神经系统疾病鉴别诊断精要

Differential Diagnosis in Neurology and Neurosurgery

·第二版·

原著　[希] 索蒂罗斯 A· 特斯蒙齐斯
(Sotirios A.Tsementzis)
主译　李志超　邱　峰

辽宁科学技术出版社
LIAONING SCIENCE AND TECHNOLOGY PUBLISHING HOUSE
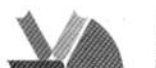
拂石医典
FU SHI MEDBOOK

图书在版编目（CIP）数据

神经系统疾病鉴别诊断精要：第二版 /（希）索蒂罗斯 A. 特斯蒙齐斯著；李志超，邱峰主译. — 沈阳：辽宁科学技术出版社，2021.9

ISBN 978-7-5591-2135-6

Ⅰ. ①神… Ⅱ. ①索… ②李… ③邱… Ⅲ. ①神经系统疾病—鉴别诊断 Ⅳ. ① R741

中国版本图书馆 CIP 数据核字（2021）第 136016 号

Original title: Differential Diagnosis in Neurology and Neurosurgery, 2/e
by Sotirios A. Tsementzis

著作权号 06-2021-25

出版发行：辽宁科学技术出版社
　　　　　北京拂石医典图书有限公司
地　　址：北京海淀区车公庄西路华通大厦 B 座 15 层
联系电话：010-57262361/024-23284376
E-mail：fushimedbook@163.com
印 刷 者：青岛名扬数码印刷有限责任公司
经 销 者：各地新华书店

幅面尺寸：145mm×210mm
字　　数：614 千字　　印　　张：23.625
出版时间：2021 年 9 月第 1 版　　印刷时间：2021 年 9 月第 1 次印刷

责任编辑：李俊卿　依　然　　责任校对：梁晓洁
封面设计：潇　潇　　封面制作：潇　潇
版式设计：天地鹏博　　责任印制：丁　艾

如有质量问题，请速与印务部联系　联系电话：010-57262361

定　　价：138.00 元

致　谢

感谢 Theoula Karouta，感谢她在23年的共同生活和陪伴中不断给予我的持续支持和真爱。

第一版前言

当今关于神经学病学的教科书、期刊和论文随处可见，可用资源也很多。面对如此多的临床知识资源，临床神经科的学生可能很难记住所有的内容，并且也不知道该如何利用。在神经病学中，最困难的任务就是在众多的鉴别诊断可能性中如何得出正确诊断，以便让患者可以接受与疾病相应的恰当的正确治疗。

医生经常会面对各种临床症状和体征，以及各种数据，需要给出明确诊断。建立一个鉴别诊断清单，对于正确解释临床症状和实验室数据，并针对病情提供恰当的治疗是必不可少的。但是对于一个临床医生来说，编制完整的鉴别诊断清单并不容易，因为根本无法记住那么多的临床鉴别点。尽管疾病诊断时需要对证据逐一“检查”，但医生根本无法做到，因为大量的参考资料都在图书馆或家中放着，不能在床边或参加期末考试之前随时翻阅。

神经系统体征的鉴别诊断清单的作用就是在分析神经系统问题时，可以根据清单，合乎逻辑地使用各种所提供的信息。有些人会耗时费力地搜罗大量的教科书，试图记住各种列表，或者——甚至更糟——试图构建自己的列表，这些都需要时间和精力，有了这本书，这些精力完全可以省下了用在其他更需要的地方。

本书以平装形式出版，提供了系统完整的神经系统疾病鉴别诊断信息，它对医学生、住院医师、急诊医生和专科临床医生来说是不可多得的有用资源。

本书提供了应进行鉴别诊断的230 多种症状，物理和影像学体征和其他异常发现。本书按读者熟悉的疾病分类罗列主要神经系统疾病的鉴别诊断清单，参照这种思路进行思考，所有不同临床疾病的鉴别诊断问题就能迎刃而解了。

本书共分为15 个章节，涉及神经病学和神经外科学的主要常见病，每章从最常见的疾病开始介绍，以便让医生尽可能多地了解疾病的各种细节。对于许多罕见的疾病，书中也有涉及。

本书的目的是为神经内科和神经外科疾病提供鉴别诊断思路，但这本书不能单独使用，因为它不是完整的神经病学和神经外科教科书。

在此，我想表达我对我的同事、实习生和学生的感谢，是他们鼓励我写了这本书。另外，我还要特别感谢我的病人，是他们教会了我如何看病，以及如何鉴别诊断。感谢 P. Toulas 博士为本书提供了几张X线图片，感谢Clifford Bergman 博士，这位Thieme 的医学编辑，因为有他的优秀创意和建议，才促成了本书的出版。

Sotirios A. Tsementzis, MD（B'ham），PhD（Edin）

第二版前言

自本书第一版出版以来15 年过去了，我见证了神经病学和神经外科领域的巨大进步，也学习到了许多新知识。

在这个新版本中，我保持了第一版的组织架构，但在原章节主题信息的基础上增加了一些新标题，特别是一些儿童神经系统疾病的常见问题。第二版增加了不少有关脑血管疾病、颅神经病理学、颅内肿瘤、感染及与感染相关的神经免疫学和周围神经疾病的信息。还附加了新的图表和插图，以方便读者能更好地理解难以用文字表述的某些复杂疾病的临床诊断。

Sotirios A. Tsementzis, MD（B'ham）, PhD（Edin）

翻译委员会

主　　译　李志超　解放军总医院第一医学中心神经外科医学部
　　　　　邱　峰　解放军总医院第一医学中心神经内科医学部
主　　审　张剑宁　解放军总医院第一医学中心神经外科医学部
副 主 译　张雷鸣　解放军总医院第一医学中心神经外科医学部
　　　　　王鲲宇　解放军总医院第一医学中心神经内科医学部
　　　　　苗　妍　解放军总医院第一医学中心神经内科医学部
翻译人员　李　青　解放军总医院第一医学中心神经内科医学部
　　　　　杨钰婷　大连医科大学附属一院神经内科
　　　　　李　磊　苏北人民医院神经内科
　　　　　钟晓玲　解放军总医院第一医学中心神经内科医学部
　　　　　于　新　解放军总医院第一医学中心神经外科医学部
　　　　　赵虎林　解放军总医院第一医学中心神经外科医学部
　　　　　李庆岗　解放军总医院第一医学中心神经外科医学部
　　　　　魏铂沅　解放军总医院第一医学中心神经外科医学部
　　　　　王　鹏　解放军总医院第一医学中心神经外科医学部
　　　　　赵　浩　解放军总医院第一医学中心神经外科医学部
　　　　　郭胜利　解放军总医院第一医学中心神经外科医学部
　　　　　赵明明　解放军总医院第一医学中心神经外科医学部
　　　　　王国壮　解放军总医院第一医学中心神经外科医学部
　　　　　刘聪为　解放军总医院第一医学中心神经外科医学部
　　　　　邹扬帆　解放军总医院第一医学中心神经外科医学部
　　　　　吴昊泽　解放军总医院第一医学中心神经外科医学部
　　　　　罗　帅　解放军总医院第一医学中心神经外科医学部

目录

第 1 章

神经系统疾病的流行病学特征

1.1 神经系统疾病的患病率

根据病因、WHO 区域和死亡率分层，对 2005 年、2015 年和 2030 年每千人神经系统疾病患病人数的预测

	2005		2015		2030	
总人数	6 441 919 466	患病人数 / 千人	7 105 297 899	患病人数 / 千人	7 917 115 397	患病人数 / 千人
癫痫	39 891 898	6.19	44 568 780	6.27	50 503 933	6.38
阿尔茨海默病	24 446 651	3.79	31 318 923	4.41	44 016 718	5.56
帕金森病	5 223 897	0.81	5 967 673	0.84	7 236 712	0.91
多发性硬化	2 492 385	0.39	2 823 092	0.40	3 279 190	0.41
偏头痛	326 196 121	50.64	364 432 879	51.30	412 894 420	52.15
脑血管病	61 537 499	9.55	67 212 050	0.46	76 826 240	9.70
神经感染性疾病	18 169 479	2.82	15 714 399	2.21	13 290 180	1.68
神经营养性疾病	352 494 535	54.72	321 738 424	45.29	285 369 403	36.04
神经损伤	170 382 211	26.45	197 627 526	27.82	242 728 912	30.60

来源：Neurological disorders：public health challenges，WHO 2006.

1.2 世界神经系统疾病流行病学

为了提高对世界神经系统疾病负担的认识，加拿大公共卫生署2009年启动了全国人口神经系统疾病健康研究。其目标之一是流行病学研究，包括15种常见神经系统疾病的发病率和患病率。他们总结了65 529份摘要和4650篇全文，涉及1242项研究。下表展示了从神经系统疾病的系统评价中获得的全球患病率或发病率数据，表明了差异的存在。例如，在加拿大癫痫流行病学系统评价中，非洲癫痫发病率最高，为215.00人/100 000人/年，其次是南美州，为162.45人/100 000人/年。北美癫痫的发病率为23.29人/100 000人/年，欧洲为42.63人/100 000人/年。这些大洲间发病率的差异很可能是由于癫痫危险因素的地理差异引起，如与发达国家相比，发展中国家中枢神经系统感染的患病率更高。由于条件所限，非洲和南美的神经系统疾病患病率或发病率数据是缺乏的或不可用的，这限制了得出可靠结论的可能性。

神经系统疾病	世界患病率或发病率	地区患病率或发病率
痴呆	患病率（基于社区，年龄 65+）	患病率（基于社区，年龄 65+）
	4628 人 /100 000 人	亚洲 4038 人 /100 000 人
	发病率（基于社区，年龄 65+）	欧洲 6758 人 /100 000 人
	4169 人 /100 000 人	北美洲 5097 人 /100 000 人
		南美洲 3668 人 /100 000 人
		发病率（基于社区，年龄 65+）
		非洲 1350 人 /100 000 人
		亚洲 870 人 /100 000 人
		澳洲 1289 人 /100 000 人
		欧洲 2317 人 /100 000 人
		北美洲 5830 人 /100 000 人
Tourette 综合征	患病率（儿童）	未进行地区分析
	770 人 /100 000 人	
癫痫	患病率（活动性癫痫）	患病率（基于社区，年龄 65+）
	596 人 /100 000 人	非洲 863 人 /100 000 人
	发病率（活动性癫痫）	亚洲 495 人 /100 000 人
	51.32 人 /100 000 人	欧洲 457 人 /100 000 人
	发病率	北美洲 5097 人 /100 000 人
	49.06 人 /100 000 人	南美洲 934 人 /100 000 人
		发病率（活动性癫痫）
		非洲 78.39 人 /100 000 人－年
		亚洲 37.56 人 /100 000 人－年

续表

神经系统疾病	世界患病率或发病率	地区患病率或发病率
		欧洲 43.87 人 /100 000 人 - 年
		北美洲 42.48 人 /100 000 人 - 年
		南美洲 119.78 人 /100 000 人 - 年
帕金森病	患病率	患病率
	315 人 /100 000 人	亚洲 337 人 /100 000 人
	发病率	非洲 77 人 /100 000 人
	女性 36.5 人 /100 000 人 - 年	北美洲 / 欧洲 / 澳洲 1398 人 /100 000 人
	男性 65.5 人 /100 000 人 - 年	南美洲 1046 人 /100 000 人
脑瘫	患病率	未进行地区分析
	221 人 /100 000 活产儿	
创伤性脑损伤	发病率（所有年龄组）	发病率（所有年龄组）
	211.35 人 /100 000 人	亚洲 380.35 人 /100 000 人
		澳洲 414.56 人 /100 000 人
		欧洲 227.74 人 /100 000 人
		北美洲 167.87 人 /100 000 人
脑积水	患病率（婴儿）	未进行地区分析
	135 人 /100 000 人	
脊柱裂	患病率	患病率
	46.20 人 /100 000 人	非洲 78.81 人 /100 000 人
		亚洲 66.36 人 /100 000 人
		澳洲 48.11 人 /100 000 人

续表

神经系统疾病	世界患病率或发病率	地区患病率或发病率
		欧洲 66.23 人 /100 000 人
		北美洲 35.72 人 /100 000 人
		南美洲 30.37 人 /100 000 人
脑肿瘤	发病率	未进行地区分析
	10.82 人 /100 000 人 - 年	
痉挛性斜颈	患病率	患病率
	4.98 人 /100 000 人	日本 2.52 人 /100 000 人
		欧洲 6.71 人 /100 000 人
Duchene 型肌营养不良症	患病率（男性）	未进行地区分析
	4.78 人 /100 000 人	
脊髓损伤	发病率（除外院前死亡率）	发病率（除外院前死亡率）
	2.88 人 /100 000 人	欧洲 / 亚洲 / 澳洲 2.24 人 /100 000 人
	发病率（包括院前死亡率）	北美洲 4.23 人 /100 000 人
	5.13 人 /100 000 人	
亨廷顿病	患病率	患病率
	2.71 人 /100 000 人	亚洲 0.40 人 /100 000 人
	发病率	北美洲 / 欧洲 / 澳洲 5.7 人 /100 000 人
	0.38 人 /100 000 人	
多发性硬化	未进行系统评价	未进行系统评价

来源：Jette N，Pringsheim T. Technical report for the Public Health Agency of Canada and the Neurological Health Charities of Canada：systemic reviews of the incidence and prevalence of neurological conditions. Ottawa，Canada：Public Health Agency of Canada；2013 Neurology 2014;83（18）:1661-1664.

2009～2013年在美国诊断的儿童和青少年原发性脑和其他中枢神经系统肿瘤

	诊断年龄（岁）								
	0～14岁			0～19岁			0～4岁		
	5年总人数	平均每年人数	比率	5年总人数	平均每年人数	比率	5年总人数	平均每年人数	比率
神经上皮肿瘤	**12 303**	**2461**	**4.04**	**15 363**	**3073**	**3.74**	**4880**	**976**	**4.88**
星形胶质细胞瘤									
毛细胞型	2999	600	0.98	3645	729	0.89	1065	213	1.06
弥漫型	792	158	0.26	1083	217	0.26	380	62	0.31
间变型	275	55	0.09	375	75	0.09	69	14	0.07
独特变异型	343	69	0.11	461	92	0.11	89	18	0.09
胶质母细胞瘤	467	93	0.15	692	138	0.17	113	23	0.11
少突胶质细胞瘤	**110**	**22**	**0.04**	**203**	**41**	**0.05**	**19**	**4**	**0.02**
间变型	–	–	–	28	6	0.01	–	–	–
星形胶质细胞型	70	14	0.02	127	25	0.03	19	4	0.02
室管膜肿瘤	961	192	0.31	1230	246	0.30	496	99	0.50
恶性胶质细胞瘤，NOS	2385	477	0.78	2737	547	0.67	931	186	0.93
脉络丛肿瘤	336	67	0.11	390	78	0.09	239	48	0.24
其他神经上皮肿瘤	30	6	0.01	34	7	0.01	–	–	–
神经/神经–胶质混合肿瘤	1091	218	0.36	1631	326	0.40	276	55	0.28
松果体肿瘤	139	28	0.05	183	37	0.04	57	11	0.06

续表

	诊断年龄（岁）								
	0～14 岁			0～19 岁			0～4 岁		
	5 年总人数	平均每年人数	比率	5 年总人数	平均每年人数	比率	5 年总人数	平均每年人数	比率
胚胎性肿瘤	2295	459	0.75	2544	509	0.62	1188	238	1.19
髓母细胞瘤	1466	293	0.48	1642	328	0.40	554	111	0.55
PNET	287	57	0.09	334	67	0.08	176	35	0.18
非典型畸胎瘤样 / 横纹肌样肿瘤	353	71	0.11	359	72	0.09	316	36	0.32
其他胚胎性肿瘤	189	38	0.06	209	42	0.05	142	28	0.14
脑神经和脊神经肿瘤	809	162	0.27	1218	244	0.29	277	55	0.28
神经鞘瘤	809	162	0.27	1216	243	0.29	277	55	0.28
脑膜肿瘤	500	100	0.16	1012	202	0.24	151	30	0.15
脑膜瘤	273	55	0.09	615	123	0.15	59	12	0.06
间质瘤	162	32	0.05	210	42	0.05	80	16	0.08
原发性黑色素细胞性病变	–	–	–	–	–	–	–	–	–
其他脑膜相关性肿瘤	58	12	0.02	177	35	0.04	–	–	–
淋巴和造血组织肿瘤	79	16	0.03	120	24	0.03	17	3	0.02
淋巴瘤	29	6	0.01	58	12	0.01	–	–	–
造血组织肿瘤	50	10	0.02	62	12	0.02	–	–	–
生殖细胞瘤和囊肿	635	127	0.21	918	184	0.22	156	31	0.16

续表

	诊断年龄（岁）								
	0～14岁			0～19岁			0～4岁		
	5年总人数	平均每年人数	比率	5年总人数	平均每年人数	比率	5年总人数	平均每年人数	比率
生殖细胞瘤、囊肿和异位	635	127	0.21	918	184	0.22	156	31	0.16
鞍区肿瘤	1415	283	0.47	3472	694	0.83	169	34	0.17
垂体瘤	743	149	0.24	2655	531	0.63	30	6	0.03
颅咽管瘤	672	134	0.22	817	163	0.20	139	28	0.14
未分类肿瘤	912	182	0.30	1419	284	0.34	318	64	0.32
血管瘤	308	62	0.10	534	107	0.13	115	23	0.12
未明肿瘤	585	117	0.17	862	172	0.21	194	39	0.19
其他	19	4	0.01	23	5	0.01	–	–	–
总计	16 653	3331	5.47	23 522	4704	5.70	5968	1194	5.98

缩写：NOS，not otherwise specified.

来源：CBTRUS（Central Brain Tumor Registry of the United States）；NPCR（National Programs of Cancers）. 2016 Society for Neuro-Oncology Epidemiology and End Results program. Oxford Journals NEURO ONCOL，October 1，2016;18（suppl 5）.

注：平均每年人数 =5 年总人数 /5

比率指经 2000 年美国标准人口年龄调整每 100 000 人患病人数

2009 ～ 2013 年在美国诊断的儿童和青少年原发性脑和其他中枢神经系统肿瘤

	诊断年龄（岁）								
	5 ～ 9 岁			10 ～ 14 岁			15 ～ 19 岁		
	5 年总人数	平均每年人数	比率	5 年总人数	平均每年人数	比率	5 年总人数	平均每年人数	比率
神经上皮肿瘤	3914	783	3.85	3509	702	3.41	3060	612	2.85
星形胶质细胞瘤									
毛细胞型	1017	203	1.00	917	183	0.89	646	129	0.60
弥漫型	227	45	0.22	257	51	0.25	291	58	0.27
间变型	97	19	0.10	109	22	0.11	100	20	0.09
独特变异型	118	24	0.12	136	27	0.13	118	24	0.11
胶质母细胞瘤	163	33	0.16	191	38	0.19	225	45	0.21
少突胶质细胞瘤	41	8	0.04	50	10	0.05	93	19	0.09
间变型	–	–	–	–	–	–	18	4	0.02
星形胶质细胞型	22	4	0.02	29	6	0.03	57	11	0.05
室管膜肿瘤	229	46	0.23	236	47	0.23	264	54	0.25
恶性胶质细胞瘤，NOS	893	179	0.88	561	112	0.55	352	70	0.33
脉络丛肿瘤	48	10	0.05	49	10	0.05	54	11	0.05
其他神经上皮肿瘤	–	–	–	–	–	–	–	–	–
神经 / 神经 – 胶质混合肿瘤	313	63	0.31	502	100	0.49	540	108	0.50
松果体肿瘤	37	7	0.04	45	9	0.04	44	9	0.04

续表

	诊断年龄（岁）								
	5～9岁			10～14岁			15～19岁		
	5年总人数	平均每年人数	比率	5年总人数	平均每年人数	比率	5年总人数	平均每年人数	比率
胚胎性肿瘤	699	140	0.69	408	82	0.40	249	50	0.23
髓母细胞瘤	684	117	0.57	328	66	0.32	176	35	0.10
PNET	54	13	0.06	47	9	0.05	47	9	0.04
非典型畸胎瘤样/横纹肌样肿瘤	25	5	0.02	–	–	–	–	–	–
其他胚胎性肿瘤	25	5	0.03	21	4	0.02	20	4	0.02
脑神经和脊神经肿瘤	259	52	0.26	273	55	0.27	409	82	0.38
神经鞘瘤	259	52	0.26	273	55	0.27	407	81	0.38
脑膜肿瘤	112	22	0.11	237	47	0.23	512	102	0.47
脑膜瘤	61	12	0.06	153	31	0.15	342	68	0.32
间质瘤	43	9	0.04	39	8	0.04	48	10	0.04
原发性黑色素细胞性病变	–	–	–	–	–	–	–	–	–
其他脑膜相关性肿瘤	58	12	0.02	44	9	0.04	119	24	0.11
淋巴和造血组织肿瘤	34	7	0.03	28	6	0.03	41	8	0.04
淋巴瘤	–	–	–	–	–	–	29	6	0.03
造血组织肿瘤	23	5	0.02	–	–	–	–	–	–
生殖细胞瘤和囊肿	168	34	0.17	311	62	0.30	283	57	0.26

续表

	诊断年龄（岁）								
	5 ～ 9 岁			10 ～ 14 岁			15 ～ 19 岁		
	5 年总人数	平均每年人数	比率	5 年总人数	平均每年人数	比率	5 年总人数	平均每年人数	比率
生殖细胞瘤、囊肿和异位	168	34	0.17	311	62	0.30	283	57	0.26
鞍区肿瘤	483	97	0.48	763	153	0.74	2057	411	1.91
垂体瘤	175	35	0.17	538	108	0.52	1912	382	1.77
颅咽管瘤	308	62	0.30	225	45	0.22	145	29	0.13
未分类肿瘤	219	44	0.22	375	75	0.36	507	101	0.47
血管瘤	66	13	0.07	127	25	0.12	226	45	0.21
未明肿瘤	150	30	0.15	241	48	0.23	277	55	0.26
其他	–	–	–	–	–	–	–	–	–
总计	5189	1038	5.12	5496	1099	5.34	6869	1374	6.38

缩写：NOS，not otherwise specified.

来源：CBTRUS（Central Brain Tumor Registry of the United States）；NPCR（National Programs of Cancers）. 2016 Society for Neuro-Oncology Epidemiology and End Results program. Oxford Journals NEURO ONCOL，October 1，2016;18（suppl 5）.

注：平均每年人数 =5 年总人数 /5

比率指经 2000 年美国标准人口年龄调整每 100 000 人患病人数

1.3 英国一项前瞻性社区研究中神经系统疾病的发病率和终生患病率

共100 230名患者登记参加了神经系统疾病发病的前瞻性随访研究。在27 658名患者中调查了神经系统疾病的终生患病率。下表列出了年龄和性别调整的每100 000人每年的发病率，并在括号中列出了95%置信区间（CI）。终生患病率表示为每1000人的患病人数，并列出95%CI。总体而言，每100 000人每年中有625人发生神经系统疾病。6%的人在某一个时间点患有神经系统疾病。

神经系统疾病		
发病率	**人数**	**（CI）**
脑血管事件	205	（183～230）
带状疱疹	140	（104～184）
糖尿病性多发性神经病	54	（33～83）
压迫性神经病	49	（39～61）
癫痫	46	（36～60）
帕金森病	19	（12～27）
周围神经病	15	（9～23）
中枢神经系统感染	12	（5～13）
带状疱疹后神经痛	11	（6～17）
重大神经损伤	10	（4～11）
患病率		
卒中	9	（8～11）
短暂性脑缺血发作	5	（4～6）
活动性癫痫	4	（4～5）
先天性神经功能缺损	3	（3～4）
帕金森病	2	（1～3）
多发性硬化	2	（2～3）
糖尿病性多发性神经病	2	（1～3）
压迫性单神经病	2	（2～3）
蛛网膜下腔出血	1	（0.8～2）
来源：MacDonald BK，Cockerell OC，Sander AS，and Sorinsen SD. The incidence and lifetime prevalence of neurological disorders in a prospective community-based study in the UK. Brain 2000;123（4）:665-676.		

1.4　美国神经系统疾病的患病率和发病率：系统评价

流行病学数据来自于研究文献中收集的最新的可靠数据，人口统计数据基于美国人口普查局最近的人口普查。为了获得最准确的推断，对一些神经病学研究中的主要研究数据进行了汇编。

美国最常见的成人发病性脑疾病的发病率来自于过去十年中已发表的资料，但肌萎缩侧索硬化症（ALS），亨廷顿病和创伤性脑损伤除外。所有的努力都是为了找到最准确和最新的数据。

患病率数据来自于过去10年内进行的研究，但亨廷顿病除外，其流行率来自于1955～1994年间发表的资料。

美国主要成人发病性脑疾病的发病率[a]

诊断 / 原因	每年诊断的人数
阿尔茨海默病	468 000
肌萎缩侧索硬化症	10 131
脑肿瘤	50 656
癫痫	142 000
HIV 痴呆	20 789
亨廷顿病	1053
多发性硬化	12 000
帕金森病	59 000
卒中	825 848
创伤性脑损伤	1 500 000
总计发病率	3 089 477

[a]（发病率 /100 000 人）× 人口估计 = 发病率

美国主要成人发病性脑疾病的患病率[a]	
诊断 / 原因	目前患有疾病的人数
阿尔茨海默病	2 459 000
肌萎缩侧索硬化症	36 480
脑肿瘤	401 565
癫痫	2 008 000
HIV 痴呆	328 600
亨廷顿病	15 611
多发性硬化	268 000
帕金森病	921 020
卒中	5 839 000
创伤性脑损伤	3 170 000
总计患病率	15 535 276

来　源：Bortongan CV, Bums J, Naoki Tajirt, Stahl CE et al. htt://dx.dol.org/10.1371/journal. pone.0078490, Oct 24, 2013.

[a]（患病率 /100 000 人）× 人口估计 = 患病率

1.5　成人原发性恶性脑肿瘤

1.5.1　发病率

脑肿瘤、其他中枢神经系统和颅内肿瘤位居英国常见癌症的第九位，占所有新发癌症病例的3%（2015年）。英国每年约有11 500例新发脑肿瘤、其他中枢神经系统和颅内肿瘤病例，即每天31例（2013～2015年）。

在英国男性中，脑和其他中枢神经系统肿瘤位居最常见肿瘤的第11位，而女性中则居第8位。85～89岁人群的发病率最高。在过去的十年中，英国脑和其他中枢神经系统颅内肿瘤的发病率增加了15%。所有脑肿瘤的总计年发病率为7人/100 000人。

预计2014～2035年间英国脑肿瘤发病率将上升6%，即2035年将达到22人/100 000人。在欧洲，2012年诊断出约57 100例新发脑和中枢神经系统肿瘤病例。英国的发病率在欧洲的排名男性为倒数第20，女性为倒数第11。2012年，全世界已诊断出256 000多例脑和其他中枢神经系统肿瘤，其发病率在世界范围内有所不同。

脑和中枢神经系统肿瘤：英国发病率

		英格兰	威尔士	苏格兰	北爱尔兰	英国
人数	男性	2092	159	196	81	2528
	女性	1529	136	165	37	1867
	总计	3621	295	361	118	4395
年龄标化率[a]	男性	8.3	10.1	7.6	10.4	8.4
	女性	5.3	7.6	5.2	4.4	5.4
	总计	6.8	8.8	6.3	7.2	6.8
95% CI	男性	（8.0～8.7）	（8.5～11.7）	（6.5～8.6）	（8.1～12.7）	（8.1～8.7）
	女性	（5.1～5.6）	（6.4～8.9）	（4.4～6.0）	（3.0～5.8）	（5.2～5.7）
	总计	（6.5～7.0）	（7.8～9.8）	（5.6～6.9）	（5.9～8.5）	（6.6～7.0）

来源：www.concerresearchUK.org

[a] 直接年龄标化（欧洲）率 /100 000 风险人群

成人肿瘤中幕上肿瘤占比最大，大多数（86%）是神经胶质瘤，包括星形细胞瘤、胶质母细胞瘤、少突胶质细胞瘤和非特异性神经胶质瘤。据报道，全世界各国之间脑肿瘤发病率存在三倍差异，同一国家的种族之间也存在差异。相比亚洲人或黑人，脑肿瘤在白种人中更常见。

1.5.2　危险因素

目前认为，脑肿瘤是累积的遗传改变引起，导致细胞逃避正常的免疫系统调节和凋亡。这些改变可能部分或全部由遗传引起，但破坏DNA的任何因素（化学性、物理性、或生物性因素）也可能是引发神经肿瘤的原因。下表列出了可能引起脑肿瘤的环境因素。

脑肿瘤环境危险因素分析（流行病学研究）		
因素	具体方面	风险评估
电离辐射	治疗、诊断	随着治疗剂量提高，风险增高，但诊断性 X 射线并未显示出相关性
移动电话	射频暴露	当前流行病学和生物学证据
极低频电磁场	住宅或职业暴露	一致性证据很少，但研究正在进行中
明确的感染	病毒、弓形虫、宫内流感病毒感染、水痘	未在肿瘤组织中发现病毒或候选病毒与肿瘤有相关一致性。少数与宫内暴露相关
过敏反应	特异反应性	特异反应性的出现可能是保护性的，但需要更深入的研究来阐明机制
饮食	亚硝胺 / 亚硝酰胺 / 亚硝酸盐 / 阿斯巴甜	暂无一致性证据
烟草	香烟、雪茄、烟草	不相关
酒精		不相关
化学试剂	染发剂、溶剂、农药、交通相关空气污染物	暂无一致性证据
职业	橡胶制造、氯乙烯、石油精炼	在石油工业工作有较小风险，但没有已知的机制或特定化学品
脑创伤 / 损伤		暂无明确证据
来　源：McKinney PA. Brain tumors：incidence，survival，and etiology. J Neurol Neurosurg Psychiatry 2004;75（suppl II）:ii12-ii17.		

1.5.3 WHO对卒中发病率和患病率的估计

卒中发病率和患病率的可靠数据对于计算卒中负担和制定卒中患者预防和治疗计划至关重要。在目前的研究中，我们回顾了欧盟国家、冰岛、挪威和瑞士公布的数据，并提供了WHO对这些国家卒中发病率和患病率的估计。使用Medline/PubMed检索确定过去10年在同类期刊上发表的卒中流行病学研究，并使用WHO InfoBase的卒中部分数据进行了评估，确定了44项发病率研究和12项患病率研究。有几种方法的差异妨碍了数据的比较。WHO卒中估计与理想卒中人群研究的结果非常吻合。根据WHO的估计，这些选定国家的卒中事件数量可能是由于人口变化导致从2000年的每年110万增加到2025年的每年150多万。在无法获得更好和更多的卒中研究之前，WHO卒中估计可能为当前没有卒中数据的国家了解卒中负担提供了最佳数据。

1.5.4　WHO卒中发病率估计：男性和女性/100 000人

WHO对25～85岁以上男性和女性卒中发病率的估计如下表所示。男性和女性卒中发生率均随着年龄的增长呈指数增长，且在大多数国家，男性的发病率高于女性。据估计，法国和瑞士男性的卒中发病率最低，拉脱维亚的发病率最高，其年龄相关卒中发病率是法国和瑞士的两倍以上。就女性而言，法国、瑞士和斯洛伐克的发病率较低，而希腊和拉脱维亚的发病率较高。后两者的卒中发病率比发病率最低的国家高出三倍。

	奥地利		比利时		塞浦路斯		捷克		丹麦		芬兰	
年龄（岁）	男	女	男	女	男	女	男	女	男	女	男	女
25～34	13	10	19	12	12	10	17	7	30	13	23	12
35～44	26	20	37	23	20	11	33	14	60	30	46	24
45～54	153	69	139	84	83	40	271	119	194	80	201	74
55～64	324	172	312	186	229	134	678	347	351	184	384	191
65～74	877	613	812	550	672	463	1989	1449	882	580	987	653
75～84	1631	1376	1237	1752	1726	3474	2918	1514	1250	1708	1391	1105
85+	2005	1801	1754	1661	2535	2753	4056	3513	1771	1628	2009	1764

	法国		德国		希腊		冰岛		爱尔兰		意大利	
年龄（岁）	男	女	男	女	男	女	男	女	男	女	男	女
25～34	19	9	14	9	21	11	11	9	14	21	14	8
35～44	37	18	28	17	42	21	23	19	28	42	27	16
45～54	131	49	131	60	215	98	107	74	126	99	124	63
55～64	253	109	316	152	535	288	212	187	315	192	295	154
65～74	630	364	899	588	1541	1216	690	647	877	672	918	585
75～84	1105	837	1696	1395	3131	3312	1381	1493	1621	1396	1946	1569
85+	1325	1113	2096	1857	4032	4671	1697	1990	1992	1732	2521	2214

	卢森堡		马耳他		荷兰		挪威		葡萄牙		西班牙	
年龄（岁）	男	女	男	女	男	女	男	女	男	女	男	女
25～34	15	18	16	10	11	12	13	8	47	20	12	8
35～44	31	36	32	20	21	25	26	17	93	39	24	15
45～54	146	103	153	81	119	93	123	69	362	149	132	57
55～64	366	231	381	203	284	175	287	148	842	390	298	143
65～74	988	721	1126	789	847	565	905	530	2299	1431	804	498
75～84	1852	1584	1870	1637	1567	1265	1796	1359	3769	3193	1413	1207
85+	2314	2087	2098	2021	1889	1657	2234	1887	4262	4153	1682	1647

	瑞典		瑞士		英国		爱沙尼亚		拉脱维亚		匈牙利	
年龄(岁)	男	女	男	女	男	女	男	女	男	女	男	女
25～34	8	6	8	6	16	9	27	12	18	14	27	14
35～44	16	13	17	12	32	18	54	25	37	27	54	29
45～54	122	65	58	49	129	94	367	133	455	205	367	141
55～64	294	164	171	110	301	209	877	407	1155	587	877	332
65～74	841	535	515	329	845	652	1858	1171	2563	1645	1824	907
75～84	579	1287	1074	822	1512	1453	2641	2473	3963	3539	2607	1680
85+	943	1767	1401	1158	1809	1925	2953	3284	4656	4757	2953	2070

	立陶宛		波兰		斯洛伐克		斯洛文尼亚	
年龄（岁）	男	女	男	女	男	女	男	女
25～34	17	9	17	12	7	4	21	11
35～44	35	17	34	25	14	9	41	22
45～54	268	138	250	103	156	58	194	139
55～64	670	332	613	289	469	183	612	296
65～74	1404	882	1255	800	1132	631	1467	858
75～84	2029	1659	1619	1459	1568	1102	2344	1754
85+	2320	2081	1706	1792	1654	1251	1784	2344

来源：Truelsen T，Piechowski-Jozwiak B，Bonita R，et al. Stroke incidence and prevalence in Europe：a review of available data. Eur J Neurol 2006;13:581-598.

1.5.5　WHO卒中患病率估计：男性和女性/100 000人

WHO对卒中患病率的估计如下表所示。卒中患病率随着年龄的增长呈指数增长，且在大多数国家，男性的患病率高于女性。就男性而言，塞浦路斯、立陶宛、波兰和斯洛伐克的卒中患病率最低，捷克、希腊、葡萄牙和斯洛文尼亚最高。就女性而言，塞浦路斯、法国、立陶宛、波兰和斯洛伐克的卒中患病率较低，捷克、希腊、匈牙利和葡萄牙较高。

	奥地利		比利时		塞浦路斯		捷克		丹麦		芬兰	
年龄（岁）	男	女	男	女	男	女	男	女	男	女	男	女
25～34	77	56	114	65	59	25	99	39	196	87	150	67
35～44	147	106	218	124	113	48	189	74	374	165	285	127
45～54	1163	634	1072	804	380	171	2037	1103	1607	775	1652	695
55～64	2246	1304	2185	1476	929	553	4604	2637	2658	1484	2887	1490
65～74	5359	3791	5052	3568	2354	1507	11 959	8965	5869	3820	6529	4168
75～84	8656	6807	7830	6260	4215	3112	18 711	15 171	8974	6554	10032	7148
85+	10 619	8733	9403	8362	5998	4881	21 192	17 156	10 198	8342	11 497	8890

	法国		德国		希腊		冰岛		爱尔兰		意大利	
年龄(岁)	男	女	男	女	男	女	男	女	男	女	男	女
25～34	118	50	83	46	114	55	66	52	85	132	79	42
35～44	225	95	158	87	217	104	126	99	161	252	150	80
45～54	1048	465	992	535	1481	838	788	702	950	1044	868	548
55～64	1849	837	2172	1122	3318	2037	1417	1464	2148	1708	1864	1114
65～74	4064	2324	5472	3524	8497	6996	3998	4140	5318	4777	5095	3416
75～84	6242	4218	8947	6646	14 616	14 686	7066	7537	8522	8178	9172	7038
85+	7371	5553	11 072	8759	19 308	21 217	8668	9954	10 454	9681	12 237	10 178

	卢森堡		马耳他		荷兰		挪威		葡萄牙		西班牙	
年龄(岁)	男	女	男	女	男	女	男	女	男	女	男	女
25～34	95	107	99	58	62	73	72	42	282	109	68	40
35～44	180	203	188	111	119	139	138	80	538	208	130	76
45～54	1129	1022	1180	787	893	919	851	589	2770	1400	965	509
55～64	2552	1914	2666	1639	1924	1464	1798	1060	5841	3020	1973	1061
65～74	6149	4854	6968	5167	5059	3780	4962	3049	14 151	9038	4714	3017
75～84	9872	8441	10 582	8878	8260	6752	8583	6060	21 026	16 185	7306	5698
85+	2425	10 944	10 944	10 422	9824	8681	10 733	8534	22 701	20 578	8527	7805

	瑞典		瑞士		英国		爱沙尼亚		拉脱维亚		匈牙利	
年龄(岁)	男	女	男	女	男	女	男	女	男	女	男	女
25～34	47	32	48	33	93	50	106	52	72	57	95	55
35～44	81	63	91	55	177	94	222	108	150	119	198	104
45～54	827	554	415	455	952	857	1363	647	1661	984	1283	838
55～64	1800	1155	1094	847	2021	1589	3326	2108	4120	2994	2862	2037
65～74	4550	3090	2933	2062	5016	4041	6153	4772	8326	6638	5608	6996
75～84	7428	5750	5132	3911	7918	7101	7631	6434	10 893	8994	6979	14 686
85+	9127	7953	6926	5639	9315	9288	7391	6669	11 456	9548	5942	21 217

	立陶宛		波兰		斯洛伐克		斯洛文尼亚	
年龄（岁）	男	女	男	女	男	女	男	女
25～34	68	38	73	53	28	18	131	68
35～44	142	79	156	114	59	38	250	130
45～54	982	697	1228	661	710	349	1566	1418
55～64	2517	1769	2877	1523	2032	902	4432	2524
65～74	4603	5569	3584	3584	4583	2617	9714	5966
75～84	5710	4741	6492	4920	5816	3726	13 444	9760
85+	5742	4402	5296	4627	4757	3035	15 631	12 098

来源：Truelsen T，Piechowski-Jozwiak B，Bonita R，et al. Stroke incidence and prevalence in Europe: a review of available data. Eur J Neurol 2006;13:581-598.

1.6　癫痫流行病学

1.6.1　欧洲活动性癫痫患病率（每1000人）

大多数欧洲国家都没有基于欧洲人口的研究。意大利、波兰、丹麦和冰岛报道了包括所有年龄段的研究。这些国家活动性癫痫的患病率为从3.3人/1000人至7.8人/1000人不等。

北欧三国芬兰、瑞典和爱沙尼亚仅报道了成人活动性癫痫的研究。这些国家活动性癫痫的患病率为5.3人/1000人至6.3人/1000人不等。

有8个国家的11项研究提供了儿童活动性癫痫的患病率。这些研究中包括的儿童年龄各不相同。有六项研究包括全部或大部分儿童年龄段，而其余五项研究则在学龄前/学龄期。这些研究中的患病率从3.2到5.1不等。

作者（年份），国家	患病率	年龄	病例数
Zielinski（1974），波兰	7.8	所有年龄段	33
Granieri 等（1983），意大利	6.2	所有年龄段	278
Maremmani 等（1991），意大利	5.1	所有年龄段	51
Beghi 等（1991），意大利	3.9	所有年龄段	199
Giuliani 等（1992）意大利	5.2	所有年龄段	235
Rocca 等（2001）意大利	3.3	所有年龄段	81
Joensen（1986），法罗群岛、丹麦	7.6	所有年龄段	333
Olafsson and Hauser（1999）冰岛	4.8	所有年龄段	428
Keranen 等（1989）芬兰	6.3	成年人	1233
Forsgren（1992）瑞典	5.5	成年人	713
Qun 等（2003a），爱沙尼亚	5.3	成年人	396
de la Court 等（1996），荷兰	7.7	成年人（55～94 岁）	43
Luengo 等（2001），西班牙	4.1	10 岁以上儿童及成年人	405
Brorson（1970），瑞典	3.5	0～19 岁儿童	195
Sidenvall 等（1996），瑞典	4.2	0～16 岁儿童	155
Waaler 等（2000），挪威	5.1	6～12 岁儿童	198
Sillanpaa（1973），芬兰	3.2	0～15 岁儿童	348
Eriksson 和 Koivikko（1997），芬兰	3.9	0～15 岁儿童	329
Endziniene 等（1997），立陶宛	4.3	0～19 岁儿童	560
Cavazzuti（1980），意大利	4.5	5～14 岁儿童	178
Sangrador 和 Luaces（1991），西班牙	3.7	6～14 岁儿童	62
Tidman 等（2001），英国	4.3	4～10 岁儿童	69

米源：Forsgren L, Beghi E, Qun A, Sillanpaa M. The epidemiology of epilepsy in Europe: a systematic review. Eur J Neurol 2005;12:245-253.

注：范围及中位数，所有年龄段：3.3～7.8；5.2

范围及中位数，成年人：5.3～6.3；5.5

范围及中位数，儿童：3.5～5.1；4.1

1.6.2 欧洲癫痫年发病率：男性和女性/100 000人

在欧洲和其他地方基于人群的癫痫发病率研究比患病率研究要少得多，因为前瞻性发病率研究往往耗时长且成本高昂。

作者（年份），国家	发病率	年龄	病例数
Joensen（1986），法罗群岛，丹麦	43	所有年龄段	118
Loiseau 等（1990），法国	44	所有年龄段	494[a]
Olafsson 等（1996），冰岛	47	所有年龄段	42
Jallon 等（1997），瑞士[b]	46	所有年龄段	176[a]
MacDonald 等（2000），英国[c]	46	所有年龄段	31
Keranen 等（1989），芬兰	24	15 岁以上成年人	230
Forsgren 等（1996），瑞典	56	16 岁以上成年人	160[a]
Qun 等（2003b），爱沙尼亚	35	19 岁以上成年人	81
Sillanpaa（1973），芬兰	25	0～15 岁儿童	397
Blom 等（1978），瑞典	82	0～15 岁儿童	43
Brorson 和 Wranne（1987），等	50	0～19 岁儿童	68
Sidenvall 等（1993），瑞典	73	0～15 岁儿童[d]	61[a]

来源：Forsgren L，Beghi E，Qun A，Sillanpaa M. The epidemiology of epilepsy in Europe: a systematic review. Eur J Neurol 2005;12:245-253.

[a] 单次发作

[b] 仅计算无诱发性发作

[c] 包括单次发作后发病率为 57

[d] 排除新生儿发作

大多数包括所有年龄段的研究在欧洲北部和西部地区完成。这些研究中的年发病率为43～47人/100 000人。

成年人的研究来自爱沙尼亚、芬兰和瑞典，年发病率分别为24、35～56人/100 000人。

在欧洲儿童发病率的研究仅来自芬兰、瑞典、法罗群岛-丹麦和冰岛。在这些研究中，儿童的年发病率分别为25、50～82、71和67人/100 000人。

1.6.3　北欧国家每100 000人癫痫发病率的前瞻性研究

北欧国家只进行了5项癫痫发病率的前瞻性研究，其中只有两项包括所有年龄段。人口基数最大的包括单次和无诱发性发作的研究（Adelow，2009）发现，癫痫年发病率为34人/100 000人。冰岛的一项包括单次和无诱发性发作的前瞻性研究（Olafsson，2005）发现，癫痫发病率为34人/100 000人。

在儿童中进行的一项较小的前瞻性研究（Braathen 1995）发现，癫痫的年发病率为53人/100 000人。在一项成年患者单次无端发作的前瞻性研究（Forsgren 1995）中发现，癫痫年发病率为56人/100 000人。

第一作者	年份	国家	年龄	发病率（每 100 000 人 / 年）
Olafsson 等	2005	冰岛	所有年龄段	33
Adelow 等	2009	瑞典	所有年龄段	34
Sidenval 等	1993	瑞典	0～15 岁儿童	73
Braathen 等	1995	瑞典	0～16 岁儿童	53
Forsgren 等	1996	瑞典	17 岁以上儿童	56
来　源：Syvertsen M，Koht Jeanette，Nakken Karl O. Prevalence and incidence of epilepsy in the Nordic countries. Tidsskriften Den Norske Legeforening 2015;135:1641-1645.				

1.7　脊髓损伤的流行病学和危险因素

脊髓损伤（spinal cord injuries，SCIs）是一种高度致残和致死性损伤，其病因可分为两类：创伤性脊髓损伤（traumatic spinal cord injuries，TSCIs）和非创伤性脊髓损伤（nontraumatic spinal cord injuries，NTSCIs）。目前，对NTSCIs的研究很少，对完全性脊髓损伤危险因素的研究也很少。本研究旨在描述TSCIs和NTSCIs的人口统计学和损伤特征，并探讨完全性SCIs的危险因素。

脊柱损伤的发病率和患病率一直在增加，估计全世界发病率为每百万人15～40例。随着社会的现代化，SCIs的发病率逐年上升。除了给患者及其家庭带来巨大负担外，社会还必须承担医疗、康复和生产力损失的费用。不同国家、不同经济水平的地区、不同经济时期SCIs的流行病学特征明显不同。同期发达国家SCIs患者平均年龄高于发展中国家，可能与发达国家人口老龄化和/或发展中国家男女比例高于发达国家有关。法国报告的SCI发病率为每百万人19.4例，平均每年934例。芬兰报告2005年的SCIs年发病率为每百万人28例。加拿大报告在1997年1月至2001年6月期间，15～64岁人群中的TSCIs发病率为每百万人42.4例，65岁以上人群中的发病率为每百万人51.4例。澳大利亚报告15岁以下儿童TSCIs和NTSCIs的平均估计发病率分别为每百万人3.8例和每百万人6.5例。美国报告2012年的SCIs年平均发病率为每百万人40例。台湾省报告儿科SCIs发病率为5.99人/1 000 000人/年。年轻人是SCIs的最高危年龄组：21～30岁年龄组的患者数量最多，且男性SCIs患者的数量多于女性。这一发现可能与更多的年轻男子从事危险的户外活动，而大多数女性在室内工作或从事其他相对较不危险的工作有关。

根据美国脊髓损伤协会（ASIA）制定的国际标准，损伤可根据严重程度分为完全性损伤和不完全性损伤，完全性损伤是指最低的骶髓节段感觉和运动功能缺失。在北京市，过去的30年里，完全性损伤占了SCIs总数的67%；而在过去的10年里，这一数值已经下降到45%。加拿大报告2006年完全性损伤占SCIs的35%。完全性损伤发生率胸段高于腰段和颈椎段。胸髓完全性损伤的发病率高于腰髓和颈髓。天津市报告100%的胸髓SCIs为完全性损伤，46.7%的颈髓和60%的腰髓SCIs为不完全性损伤。SCIs常与其他部位的骨折和脑损伤有关。

SCIs患者的并发症包括发热、肺部并发症、电解质紊乱、痉挛、疼痛、尿路感染、自主神经反射障碍、心血管疾病、骨质疏松和骨折、骨化性肌炎、深静脉血栓、褥疮和瘙痒症。一组意大利研究人员报告，SCIs患者最常见的并发症是尿路感染，其次是疼痛和痉挛。此外，意大利的一项研究报告称，多发性损伤（如相关脑损伤）的患者会受到更严重的神经损伤。

SCIs患者入院时颈髓损伤1720例　（Yang等），其次为胸髓损伤1264例、腰髓损伤941例。以上三种损伤之和大于3832，这是因为SCIs患者可能同时损伤一个以上的脊髓节段。在损伤程度上，不完全损伤的病例多于完全损伤，完全损伤和不完全损伤的比例分别为17.70%和82.30%。完全损伤的比例为：颈髓21.8%、胸髓14.6%、腰髓15.0%。脊髓损伤程度在不同节段的分布均有显著的统计学意义（$P<0.05$）。

SCIs 患者损伤严重程度的脊髓节段分布

损伤水平	损伤严重程度，n（%）			P值
	完全性	不完全性	总计	
颈段				< 0.001
是	375（21.8）	1345（78.2）	1720（44.9）	
否	303（14.3）	1809（85.7）	2112（55.1）	
胸段				< 0.001
是	185（14.6）	1079（85.4）	1264（33.0）	
否	493（19.2）	2075（80.8）	2568（67.0）	
腰段				0.016
是	141（15.0）	800（85.0）	941（24.6）	
否	537（18.6）	2354（81.4）	2891（75.4）	
总计	678（17.7）	3154（82.3）	3832（100.0）	

另一项全球文献综述（Wyndaele和Wyndaele 2006）显示，共2项研究报告了SCIs的患病率，17项研究报告了SCIs的发病率。用已公布的SCIs患病率数据，将223～755人/1 000 000人作为代表全球患病率的估计值显然是不充分的。报告的脊髓损伤发病率为每年每百万人10.4～83例。据报道，三分之一的SCIs患者是四肢瘫痪，50%的SCIs患者是完全性损伤。受伤患者的平均年龄为33岁，性别比（男性/女性）为3.8∶1。

脊髓损伤的流行病学：文献数据

	截瘫（%）	四肢瘫（%）	完全性（%）	不完全性（%）	年龄（岁）	男性/女性
Kurtzke	86.40	13.60	40.00	60.00	15 ~ 34	5.0/1
Tricot	42.68 ~ 91.3	8.7 ~ 57.32			38.2	4.6/1
van Asbeck 等	43.00	57.00	48.70	51.30		3.0/1
Maharaj	69.00	31.00	52.10	47.90	16 ~ 30	4.0/1
Dahlberg 等	54.00	46.00	43.00	57.00	31.00	3.0/1
Karacan 等	67.80	32.18			35.5 ± 15.1	2.5/1
Karamehmetoglu 等	67.00	33.00			33.00	3.0/1
Karamehmetoglu 等	57.80	41.30			31.30	5.8/1
Chen 等					46.10	3.0/1
Martins 等					50.00	3.0/1
Surkin 等						4.4/1

来源：Springer Nature © 2018 MacMillan Publishers Ltd.

1.7.1　脊髓损伤的患病率

目前只发表了两份SCIs患病率的报道。一项研究基于澳大利亚的SCIs信息，另一项研究则是基于芬兰赫尔辛基的SCIs数据。两项研究使用不同的方法计算患病率。

在澳大利亚的研究中，基于澳大利亚脊髓损伤登记表（ASCIR），根据患病率（P）与疾病发病率（I）和疾病持续时间（D）乘积（P=I×D）的关系来估计患病率。在芬兰的研究中，使用SCIs登记表确定病例数。

Wyndaele（2006）还发现了另外三份涉及同一主题的报告：斯德哥尔摩脊髓损伤研究（SSCIS，1996）使用SCI登记表来估计SCI患病率，为每百万人223人。美国国家伤害预防控制中心（NCIPC）估计2001年美国有20万居民患有SCIs，这一数字转换为患病率为每百万人约700人。最近经过积极评估，国家脊髓损伤统计中心（NSCISC）数据库估计2005年7月美国SCIs的现存患者人数约为25万人，范围为

225 000～288 000人。转换成患病率约每百万人755人，范围为每百万人679～870人。

斯德哥尔摩（每百万人223人）和赫尔辛基（每百万人280人）的患病率相当。澳大利亚（每百万人681人）和美国（每百万人700～755人）的患病率也相当。不幸的是，我们仅发现了这五项关于SCIs患病率的研究，它们都来自发达国家。我们尚未找到有关亚洲、非洲、南美洲和欧洲其他地区的数据，因此我们无法估计全球SCIs患病率。

1.7.2 脊髓损伤的发病率

迄今为止，总共发表了17项SCIs发病率研究。为了能够与患病率估计值进行比较，我们只研究伤后急性护理和康复人群的发病率。大多数研究（17个中的15个）是回顾性的。

其中7项研究与欧洲（土耳其、俄罗斯、葡萄牙、荷兰和法国）的SCIs有关，发病率从每年每百万人10.4人到29.7人不等。五项基于北美（阿拉斯加、密西西比州、肯塔基州、印第安纳州、安大略省和艾伯塔省）的研究信息显示，发病率在每年每百万人27.1人至83人之间。NSCISC的一份报告估计，SCIs的年发病率（不包括在事故现场死亡的人）约为每百万人40例或每年新发约11 000例。四项研究来自亚洲（约旦、日本、台湾省和斐济群岛），发病率在每年每百万人18.0人至40.2人之间。来自澳大利亚的一项研究估计，年龄标化SCIs发病率为每年每百万人14.5人。初发SCIs发病率为每年每百万人16.8人。

同样，大多数研究来自发达国家。没有发现来自南美洲或非洲的研究。仅包括入院前存活的患者时，文献中SCIs全球发病率的估计值介于每年每百万人10.4人至83人之间。

有三项研究还包含了院前死亡率的数据。Martins等人估计葡萄牙的总发病率为每年每百万人57.8人，Surkin等人估计密西西比州（美国）的总发病率为每年每百万人77人，Dryden等人估计阿尔伯塔省（加拿大）每年每百万人52.5人。脊髓损伤导致的院前死亡率从15%到56%不等。

1.7.3　30年来SCIs发病率和患病率的演变

较早的研究得出了可获得数据的平均值（总和除以数量），而最近的研究得出了数据的范围。为了比较旧数据和近期数据，我们计算了后者的平均值（括号内）。

30 年来 SCI 发病率和患病率的演变

综述年份	作者	每年每百万人发病率	每年每百万人患病率
1977	Kurtzke	30	520
1981	Tricot	21.7	未提及
1975—1995	Blumer 和 Quine	13 ～ 71 （34.4）	110 ～ 1120 （554）
1995—2005	Wyndaele M	10.4 ～ 83 （29.5）	223 ～ 755 （485）

来源：Average of incidence and prevalence is given in brackets.

回顾给出的数据来自什么区域是非常重要的。Tricot回顾了来自欧洲（俄罗斯、瑞士、挪威和法国）的四项研究，来自澳大利亚（维多利亚州和布里斯班）的研究有两项，来自北美（北加州）的两项和来自亚洲（日本）的一项。Blumer和Quine回顾了北美（北加州、明尼苏达州、加拿大和格陵兰岛、美国全国）的十项研究，来自欧洲（法国和冰岛）的研究有两项，来自亚洲（克什米尔）的一项，来自澳大利亚的一项。下表总结了现有数据的平均值。

30 年来文献中每个大洲脊髓损伤发病率和患病率的演变

综述	北美洲		欧洲		澳洲		亚洲
	发病率	患病率	发病率	患病率	发病率	患病率	发病率
Tricot	43.3	13.9	15.8		27.1		
Blumer 和 Quine	46	681	15.5	250	19	370	
Wyndaele[a]	51	755	19.4	252	16.8	681	23.9

注：发病率：每年每百万人平均数。使用的澳洲发病率为粗发病率，而不是年龄标化率。患病率：每百万人平均数。

[a]Wyndaele M，Wyndaele JJ. Incidence，prevalence and epidemiology of spinal cord injury：what learns a worldwide literature survey? Spinal Cord. 2006;44(9):523-529.

1.7.4 相关损伤

在SCIs患者中，73.7%有相关损伤。48.6%的SCIs患者伴有脊柱骨折，16.0%的患者伴有其他骨折，9.1%的患者出现脑损伤。23.7%的完全性损伤患者出现脊柱骨折；其他骨折和脑损伤患者分别有26.3%和25.4%患有完全性SCIs。所有相关损伤组在损伤严重程度方面均有显著统计学差异（$P<0.001$）。

3832 例相关损伤严重程度的特征

相关损伤	损伤严重程度，n（%）			P值
	完全性	不完全性	总计	
脊柱骨折				< 0.001
是	442（23.7）	1422（76.3）	1864（48.6）	
否	236（12.0）	1732（88.0）	1968（51.4）	
其他部位骨折				< 0.001
是	161（26.3）	452（73.7）	613（16.0）	
否	517（16.1）	2702（83.9）	3219（84.0）	
脑损伤				< 0.001
是	89（25.4）	261（74.6）	350（9.1）	
否	589（16.9）	2893（83.1）	3482（90.9）	
总计	678（17.7）	3154（82.3）	3832（100.0）	

1.7.5 SCIs的临床并发症

一项来自中国的大型回顾性研究表明（Rui Yang等，2014），12.8%的SCIs患者出现临床并发症。在研究期间，并发症病例数从13例增加到491例。四种主要并发症是肺部感染（37.6%）、尿路感染（26.3%）、褥疮（13.6%）和电解质紊乱（10.3%）。如下表所示，完全SCIs患者并发肺部感染、尿路感染、褥疮和电解质紊乱的百分比分别为51.4%、38.0%、32.8%和25.5%。

并发症	损伤严重程度，n（%）		总计
	完全性	不完全性	
肺部感染	95（51.4）	90（48.6）	185（37.6）
尿路感染	49（38.0）	80（62.0）	129（26.3）
褥疮	22（32.8）	45（67.2）	67（13.6）
电解质紊乱	13（25.5）	38（74.5）	51（10.3）
深静脉血栓	4（28.6）	10（71.4）	14（2.8）
消化系统疾病	4（28.6）	10（71.4）	14（2.8）
尿路结石	4（40.0）	6（60.0）	10（2.0）
痉挛	0（0）	4（100.0）	4（0.8）
自主神经反射异常	2（66.7）	1（33.3）	3（0.6）
心血管疾病	1（33.3）	2（66.7）	3（0.6）
骨质疏松	0（0）	1（100.0）	1（0.2）
其他	6（60.0）	4（40.0）	10（2.0）
总计	200（40.7）	291（59.3）	491（100.0）

注：表格中总人数为 491 例，指发生并发症患者的人数；此研究总患者数为 3823 例。

此外，用多变量逻辑回归模型筛选完全性损伤的相关危险因素。结果显示，男性（OR=1.25,95%CI:1.07～1.89）、脊柱骨折（OR=1.56,95%CI:1.35～2.60）、胸髓损伤（OR= 1.23,95%CI:1.10～2.00）、并发症（OR=2.47,95%CI:1.96～3.13）是完全性SCIs的主要危险因素。与坠落物体撞击相比，高空坠落、交通事故、低处坠落和非创伤性损伤的OR<1，因此它们是完全性损伤的相对性保护因素。

脊髓损伤的流行病学与完全性损伤的危险因素

变量	比值比（95% 置信区间）	P 值
年龄（岁）		
≤ 20	0.83（0.53 ~ 1.29）	0.410
21 ~ 40	1.08（0.80 ~ 1.47）	0.630
41 ~ 60	1.04（0.77 ~ 1.41）	0.780
≥ 60	1.00（参考值）	
性别		
男性	1.33（1.06 ~ 1.67）	0.013
女性	1.00（参考值）	
脊柱骨折		
是	2.34（1.97 ~ 2.79）	< 0.001
否	1.00（参考值）	
并发症		
是	3.42（2.76 ~ 4.23）	< 0.001
否	1.00（参考值）	
颈髓损伤		
是	1.69（1.43 ~ 2.00）	< 0.001
否	1.00（参考值）	
胸髓损伤		
是	2.25（1.85 ~ 2.73）	< 0.001
否	1.00（参考值）	
腰髓损伤		
是	0.78（0.64 ~ 0.96）	0.021
否	1.00（参考值）	

来源：Wyndaele M，Wyndaelee JJ. Incidence，prevalence epidemiology of spinal cord injury：what learns a worldwide literature survey? Spinal Cord 2006;44:523-529.

Singh A，Tetreault JJ，Kalsi-Ryan E et al. Global prevalence and incidence of traumatic spinal cord injury. Clin. Epidemiol 2014;6:309-331.

Yang R，Cuo L，Wang Peng et al. Epidemiology of spinal cord injuries and risk factors for com-plete injuries in Cuangdong，China:a retrospective Study.J Neurorestoratol 2014:9（1）:e84733.

第 2 章

神经影像学

2.1　各种颅骨病变的影像学表现

随着颅骨病变发病率的增加，CT和MRI已成为判断颅骨病变的基本影像学工具。因此，通过CT和MRI而不是传统的X线影像对颅骨病变的诊断特征进行分类是有意义的。我们可以根据颅骨增厚或变薄、骨质硬化或溶解、局灶性或全身性病变以及病变的单发或多发这四个关键特征，将不同类型的颅骨病变进行分类。在CT和MRI上，硬化性病变表现为颅骨增厚（内外皮质骨和/或髓质骨），进一步还可以细分为局灶性（单发）或弥漫性病变。溶解性病变则可分为单个或多个病灶。此外，我们还可以通过调强对比度和各种先进的MR序列（如弥散加权成像、灌注加权成像和MR波谱成像）获得关于骨质特征的额外信息。

CT扫描被认为是鉴别特征性骨改变的最佳检查方法，而MRI在检测骨髓质的异常和骨质对邻近组织的侵犯方面更具优势。

2.1.1　颅骨病变的临床特点

在作出影像学诊断时，患者的年龄、临床症状、病史以及实验室检查结果都是重要的临床因素。颅骨病变的影像学表现可以提示我们病变的生长速度，有时还能提示一些特定的诊断或者有限的鉴别诊断。对某些影像学特征的系统分析可用于颅骨病变的影像学评估。

2.1.2　颅骨病变的影像学特征

病变大小和数量

单个或多个病变的数目可以提示特定的诊断。例如，在50岁以上的患者中，多个大小不等的溶骨性病变高度提示多发性转移。

骨破坏模式及边缘（过渡区）的形态

良性肿瘤通常表现为“地图样”/边缘锐利的骨质破坏以及正常与异常骨质之间明显狭窄的过渡区。可能会出现病变的硬化边缘。侵袭性肿瘤常出现骨质破坏界限不清、虫噬样改变或渗透性骨质破坏以及广泛的过渡区域。

骨膜反应

单一、不间断的骨膜反应通常与生长缓慢的病变有关，而间断的骨膜反应则意味着侵袭性病变。

所含软组织成分和局部侵蚀

恶性肿瘤通常会包含一部分软组织成分，并可以通过该成分侵蚀到头皮或轴外间隙和/或大脑皮层。

病变基质类型和内部特征

肿瘤基质类型或其他内部特征可提示某些特定诊断。软骨和骨质起源的肿瘤通常很容易被CT发现。骨质起源的肿瘤常表现为无定形或云状钙化，但基质钙化的数量和程度差异很大。软骨起源的肿瘤通常表现为不连续的、逗号样、环状或类似爆米花样的钙化。而非钙化的软骨样基质、血管组织、纤维基质和病变内的脂肪、囊变、出血性内容物更容易被MRI发现。

2.2 成人无边缘硬化颅骨病变的单纯影像学表现

1. 正常结构
   a）骨孔、骨通道和未闭合的骨缝
   b）标志性血管和导静脉
   c）蛛网膜颗粒（近中线或上矢状窦）
2. 异常表现
   a）顶壁变薄：仅涉及老年人的颅骨。
   b）静脉畸形：位于颅外和颅内静脉系统之间的一种不规则的静脉杓状沟，最常见于额骨；临床上表现为头皮下的一个软质肿物，体积随着颅内血容量的变化而变化。
3. 先天性和发育性缺陷表现
   a）脑膨出：通过颅骨缺损位置向颅外突出的脑和/或脑膜；枕部占70%，额叶占15%。先天性中线膨出肿物包括脑膨出、鼻胶质瘤、皮样囊肿和表皮样囊肿。这些病变发生在鼻额部、枕部或颅顶。经蝶窦脑膨出发生在颅底，临床体格检查不可见，可被视为鼻咽肿块，是儿童脑膨出的一种（图2.1）。

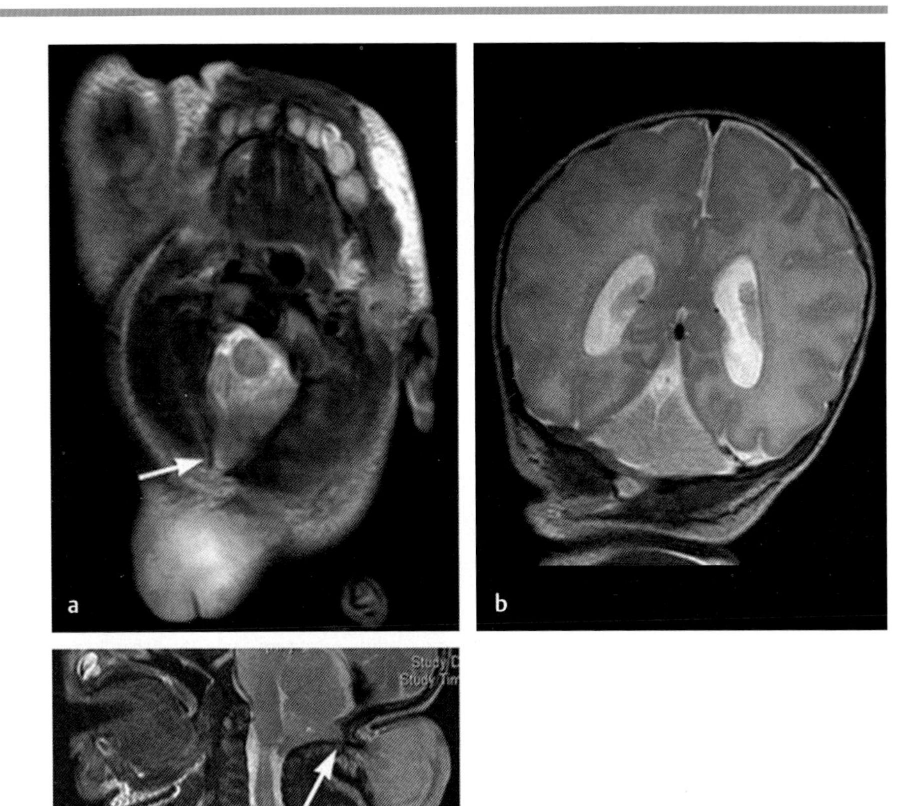

图 2.1　(a–c) Chiari III (Chiari II 畸形伴颈枕脑膨出)。MR T2WI 轴位、冠状位和矢状位图像显示颅内 Chiari Ⅱ型后脑畸形伴高位颈枕脑膨出。箭头 (a，c) 表示枕骨缺损导致小脑组织膨出的部位。(引自：Case 116. In: Tsiouris A, Sanelli P, Comunale J, ed. Case-Based Brain Imaging. 2nd edition. Thieme; 2013.)

b）皮样囊肿：发病于中线结构80%的病变来源于外胚层发育异常（图2.2）。

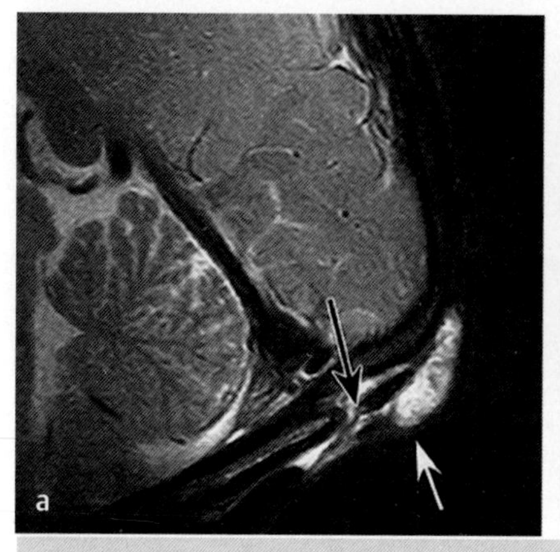

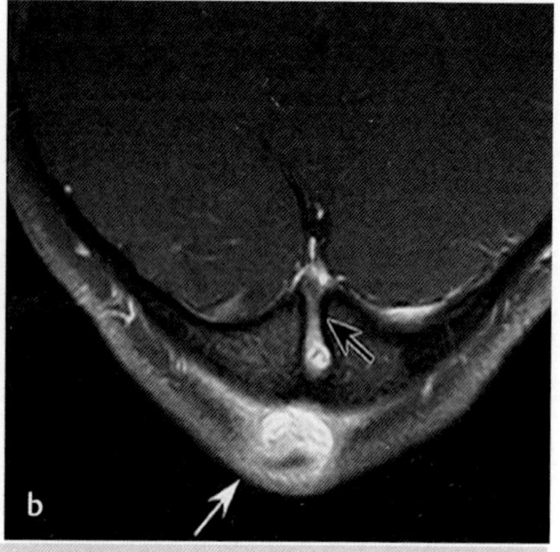

图 2.2 （a，b）枕部皮样囊肿。MRI 的矢状位 T2 加权像（a）和轴位增强 T1 加权像（b）显示枕下囊性病变（白色箭头），枕骨窦道（黑色箭头）和颅内连接。增强是由于囊肿感染所致。

c）神经纤维瘤：可能导致枕骨缺损，通常位于左侧人字缝附近。

d）蛛网膜囊肿：蛛网膜间隙增大，外层变薄。

4. 外伤性和医源性缺陷表现

a）线性颅骨骨折

b）骨缝开裂

c）手术致颅骨钻孔、颅骨缺损（非常明确）

d）软脑膜囊肿或“生长性骨折”

2.3 儿童无边缘硬化颅骨病变的单纯影像学表现

1. 正常结构

a）顶骨孔

b）囟门

c）静脉湖和导静脉

d）蛛网膜颗粒（近中线或上矢状窦）

2. 创伤后表现

a）手术致颅骨钻孔、颅骨缺损。

b）软脑膜囊肿或“生长性骨折”：在颅骨骨折下，如果硬脑膜撕裂，蛛网膜会脱垂，脑脊液（CSF）的搏动会在数周后引起骨折线的逐渐扩大和扇形改变。

c）骨内血肿

3. 先天性和发育性缺陷表现

a）颅裂畸形，脑膜膨出，脑膨出，先天性真皮窦

b）表皮样或皮样囊肿（图2.3）：发病于中线结构80%的病变来源于外胚层发育异常。

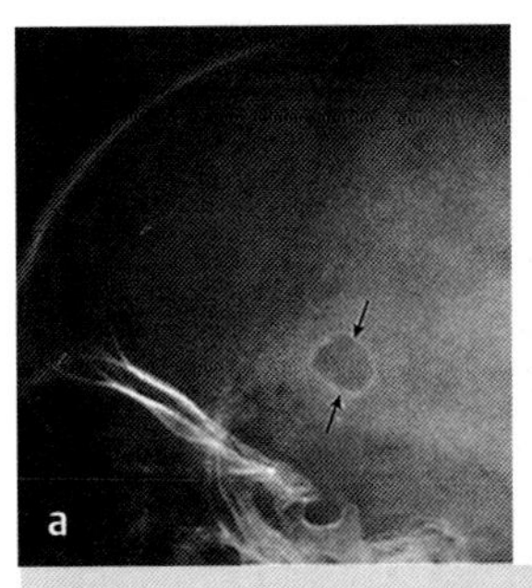

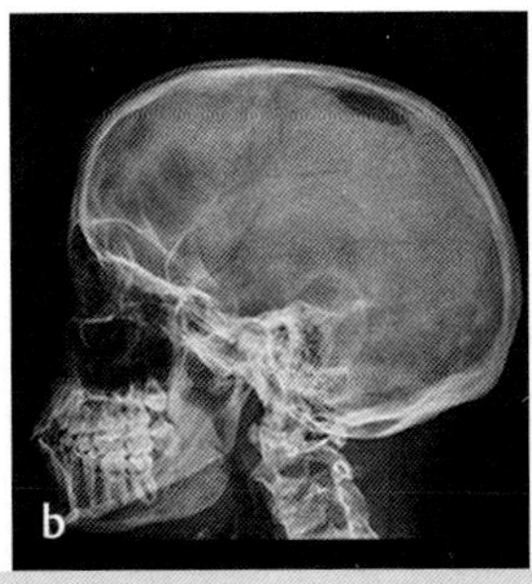

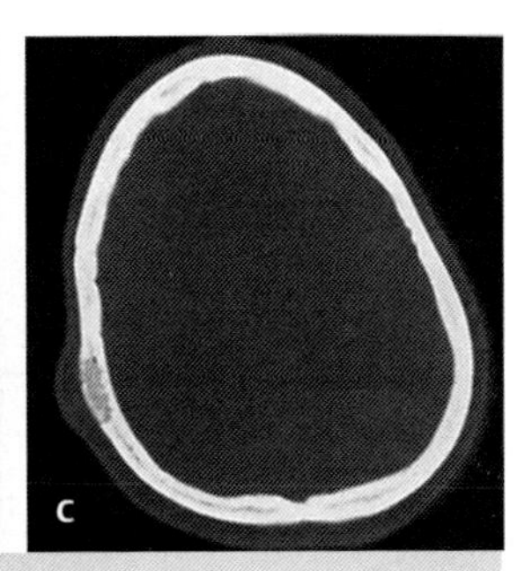

图 2.3　（a～c）1 岁婴儿的表皮样囊肿。（a）箭头所指的是一个位于顶骨的小椭圆形缺损，有清晰的硬化边缘。（b）另一个患儿的表皮样囊肿，病变并没有清晰的硬化边缘。（c）CT 扫描显示病变及周围软组织的肿胀情况。

c）椎间盘蛛网膜囊肿致椎间隙扩大和外板变薄

d）神经纤维瘤病（图2.4）

4. 感染性病变表现

a）细菌性或真菌性骨髓炎

b）包虫囊肿

c）肺结核

d）梅毒

5. 肿瘤

a）转移瘤：通常来自神经母细胞瘤和白血病

b）朗格汉斯细胞组织细胞增生症（图2.5）

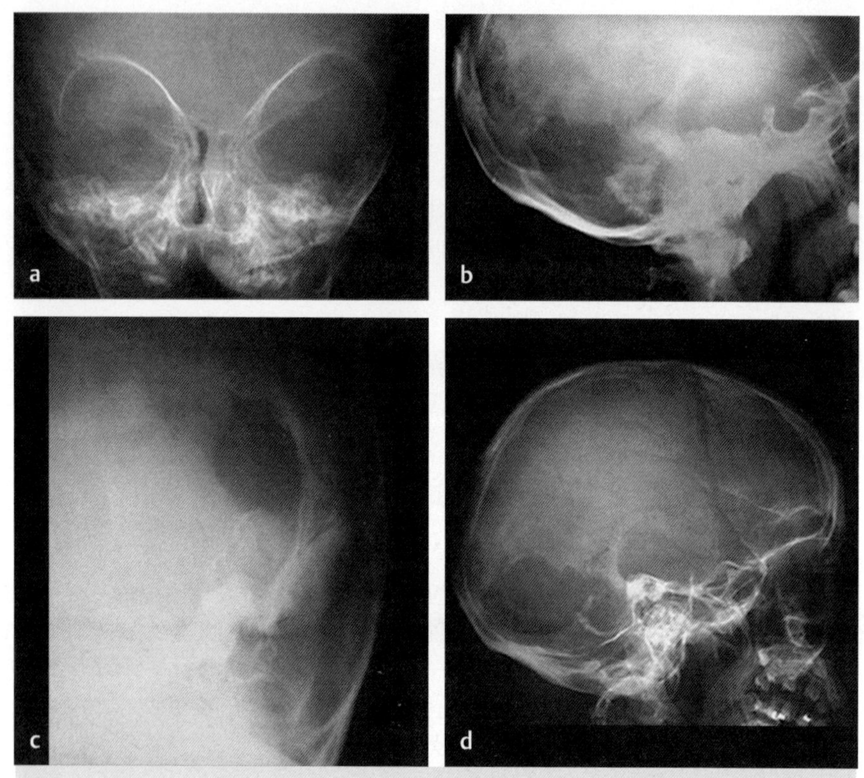

图2.4 （图a～d）神经纤维瘤病（NF）I型的颅骨改变。眼眶正面图显示蝶翼抬高（双侧）和左侧蝶骨发育不全（a）。一个5岁的NF男孩左侧人字缝缺失的侧位（b）和斜位（c）表现。另一个患有NF的儿童的侧视图，他在位于左侧人字缝附近有一个巨大的颅骨缺损（d）。（这些图片由密歇根州安阿伯市医学博士彼得·斯特劳斯提供。）

i.嗜酸性肉芽肿：一种只会引起局部疼痛的单发病变。只有在吸收愈合过程中才会出现硬化边缘。

ii.韩-薛-柯病（Hand-Schüller-Christian disease），又称慢性进行性组织细胞增生症："地图样"和多发性溶解性病变表现很常见，与系统性症状有关，如突眼、尿崩症、慢性中耳炎、"蜂窝状肺"。骨破坏呈单发或涉及多个区域。个别病灶边缘锐利，呈杯状或不规则形，但无过渡区硬化。通常，病变起源于颅骨松质骨板障，累及一个或两个骨板，造成清晰的放射状缺损和轻微不规则的"穿孔样"病变，边缘呈斜角，这是由于颅骨内外皮质无症状性破坏所致。

韩-薛-柯病的病变可以合并，变得类似一个非常大的地图，也被称为“地图样头骨”，而嗜酸性肉芽肿病变范围往往较小，只有约1～2cm直径。

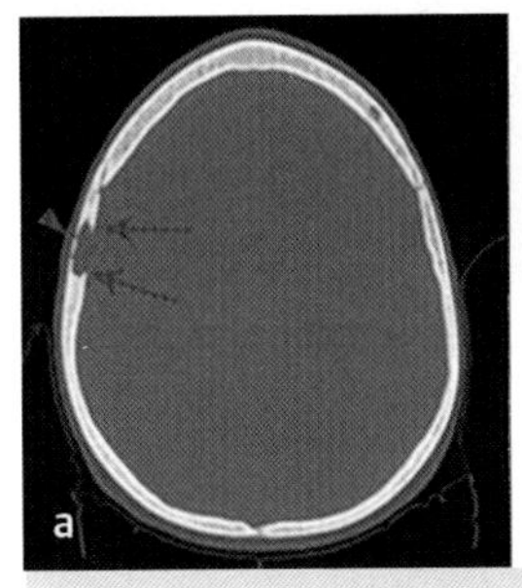

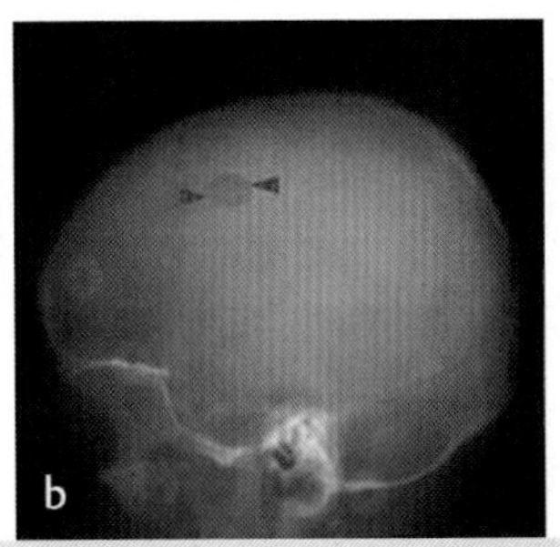

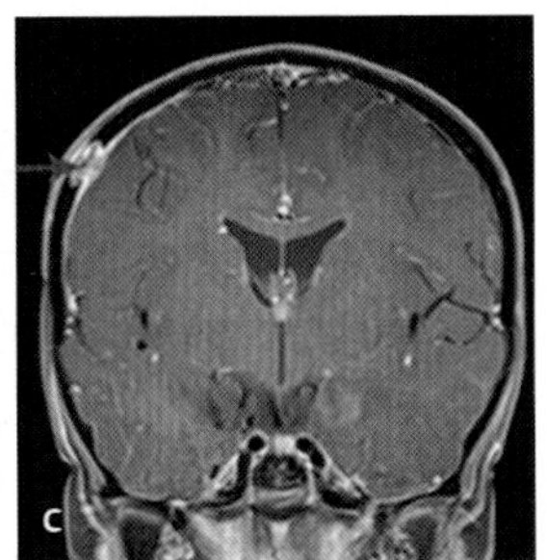

图 2.5　朗格汉斯细胞组织细胞增生症。（a）轴位 CT 骨窗图像显示右侧顶骨内的溶解性病变，该病变已侵蚀颅骨内板，边缘呈锐利的“尖角”（红色无尾箭标示），并初步侵蚀外板（红箭头标示）。（b）矢状位 CT 扫描重建图像，显示右侧顶骨（红箭头标示）内边界清楚的溶解性病变。（c）MR T1 增强的冠状位图像显示软组织成分增强，导致溶解性病变（红色无尾箭标示）和周围反应性硬脑膜增厚（红箭头标示）。（引自：Calvarial Defects. In: Choudhri A, ed. Pediatric Neuroradiology. Clinical Practice Essentials. 1st edition. Thieme; 2016.）

颅骨病变可以是无症状的，也可表现为局部疼痛和头皮软组织肿胀。在MRI上，软组织成分在T2WI上呈高信号，在T1WI上呈等信号，经钆剂增强后有明显强化。

c）肉瘤（比如尤文褐色肿瘤、骨肉瘤）

d）单发浆细胞瘤

6. 其他

a）动脉瘤样骨囊肿（图2.6）

b）动静脉畸形

c）骨血管瘤（图2.7）

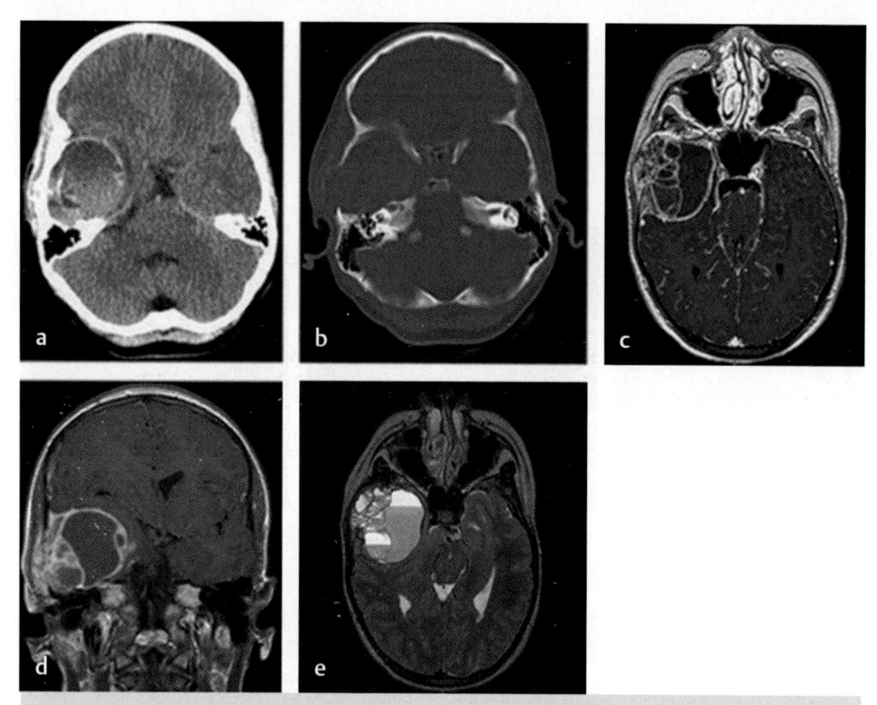

图 2.6 动脉瘤样骨囊肿。这个 12 岁的女孩右颞出现无痛硬块。（a，b）CT 显示病灶周围有钙化；骨窗显示有一个完整的钙化包膜。（c，d）轴位和冠状位 MR T1WI 对比显示肿瘤的软组织部分增强。（e）轴位 MR T2WI 显示了典型的非凝固血液的液 – 液平面。（摘自：Surgical Concepts. In: Albright A, Pollack I, Adelson P, ed. Principles and Practice of Pediatric Neurosurgery. 3rd edition. Thieme; 2014.）

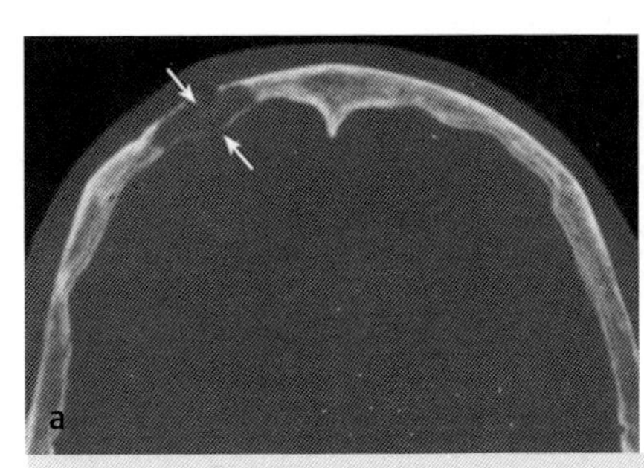
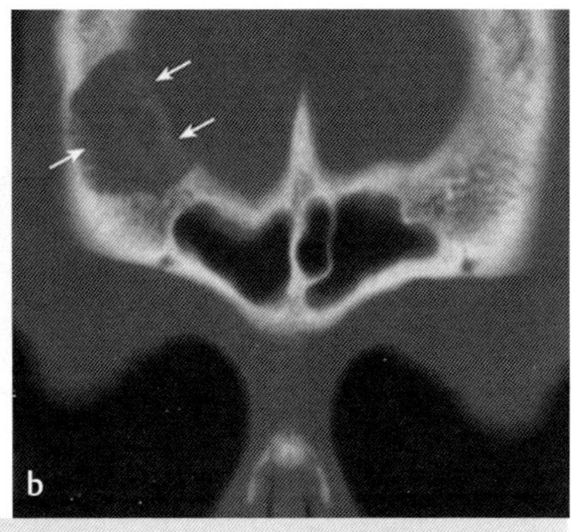

图 2.7　骨内血管瘤。（a）矢状位 CT 扫描重建显示侵犯眶上壁的额骨血管瘤。这可能被误认为是纤维异常增生等良性纤维骨病变。（b）另一名患者的冠状位 CT 扫描，经组织学证实为右额骨血管瘤（箭头所示）。（摘自：Mafee M. Pathology. In: Valvassori G, Mafee M, Becker M, ed. Imaging of the Head and Neck. 2nd edition. Stuttgart: Thieme; 2004.）

2.4　具有硬化边缘的单发颅骨病变

1. 先天性和发育性异常的病变
   a）表皮样囊肿（图2.8）：生长自颅骨板障，因此它可以波及颅骨的内板和外板。最常见的部位是枕鳞，额部、颞部较少见。它是颅底最常见的侵蚀性病变。
   b）脑膜膨出：中线颅骨缺损，边缘光滑硬化，上覆软组织肿块。70%出现在枕骨；15%出现在额骨，很少出现在颅底或顶骨。
2. 肿瘤性病变
   a）朗格汉斯细胞组织细胞增生症（图2.9）：只有在愈合过程中才有硬化边缘。
   b）血管瘤：起源于板障区，少有硬化边缘。
3. 传染性病变
   a）额窦黏液囊肿（继发于慢性鼻窦炎）
   b）慢性骨髓炎：化脓性骨髓炎最常见，可能是由真菌、梅毒或结核引起。反应性硬化主要是真菌感染，即放线菌感染，病变只有少数溶解区。

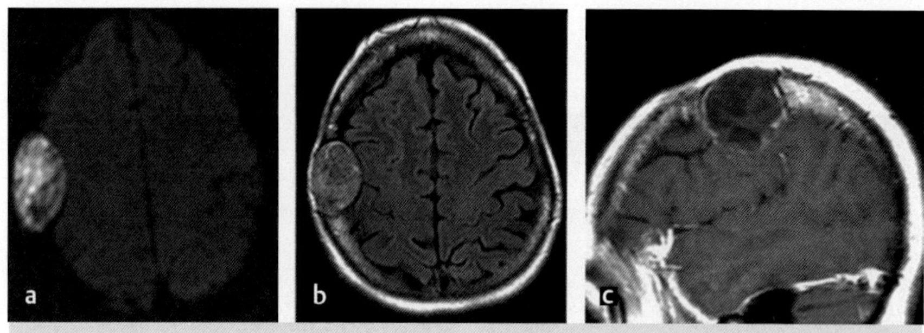

图 2.8 轴位的 DWI（a）和 T2W-FLAIR（b）显示一个不均匀的高信号颅骨病变，弥散受限。（c）矢状位 T1WI 显示，颅骨内、外板均受累于此板障内表皮样囊肿。（摘自：Case 37. In: Tsiouris A, Sanelli P, Comunale J, ed. Case-Based Brain Imaging. 2nd edition. Thieme; 2013.）

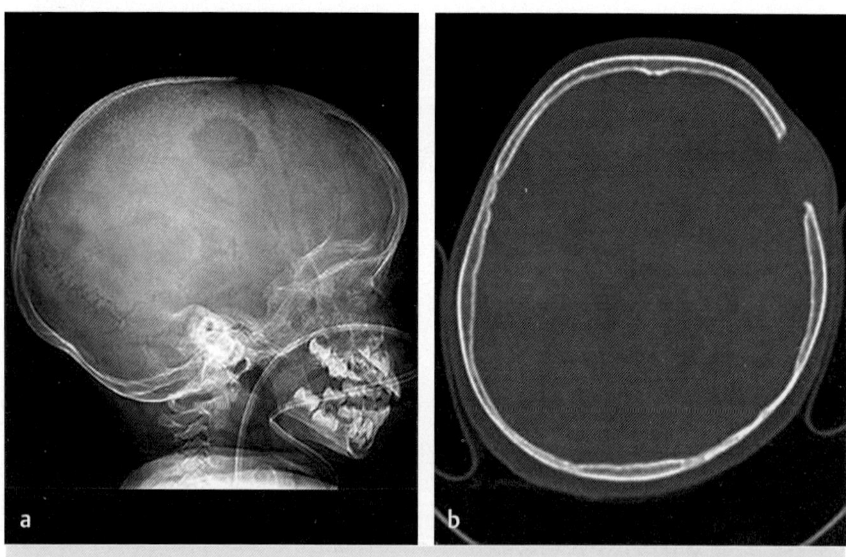

图 2.9 患有朗格汉斯细胞组织细胞增生症的 8 岁女孩。（a）影像学显示一个单发无硬化边界的溶骨病变。（b）轴位 CT 的骨窗像显示该小病灶轮廓清晰；因颅骨内外板受其影响溶骨不均，在 CT 上显示出具有特征性的斜边。

4. 其他

a）纤维异常增生：正常髓腔被纤维骨组织所取代。20%的病例累及颅面骨。MRI表现为有或无硬化区的单发或多发溶解性病变。

2.5　多发颅骨病变

1. 正常结构
   a）骨缝、顶骨孔和骨通道
   b）蛛网膜颗粒（近中线或上矢状窦）
   c）静脉湖和板障静脉
2. 代谢性病变
   a）甲状旁腺功能亢进：颅骨多处点状溶解性改变形成所谓“胡椒瓶样”表现。病灶由纤维组织和被称为棕色肿瘤的巨细胞组成，表现为陈旧性囊性纤维性骨炎。
   b）肾性骨营养不良：由于肾脏疾病导致钙的过度排泄或丢失，造成钙流失和与原发性甲亢相同的颅骨表现。
   c）骨质疏松症：蛋白质基质丢失导致老年人和患有库欣病等内分泌疾病患者的颅底和颅骨内板发生溶解。
3. 肿瘤
   a）转移瘤：颅骨转移瘤最常见的是来自乳腺、肺、前列腺、肾脏和甲状腺的血行转移，或是邻近的原发性肿瘤，如髓母细胞瘤的溶骨性转移。
   b）多发性骨髓瘤：表现为小的、分散的、大小不一的圆孔，也称为穿孔样病灶（图2.10）。

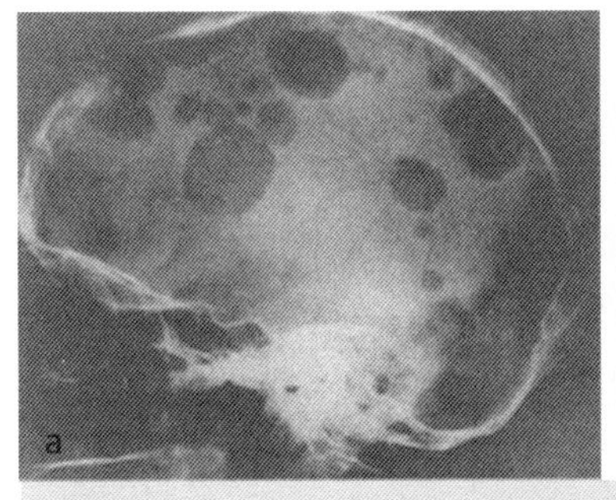

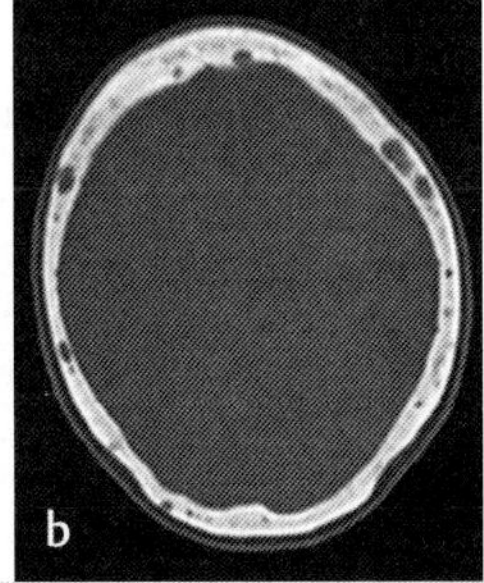

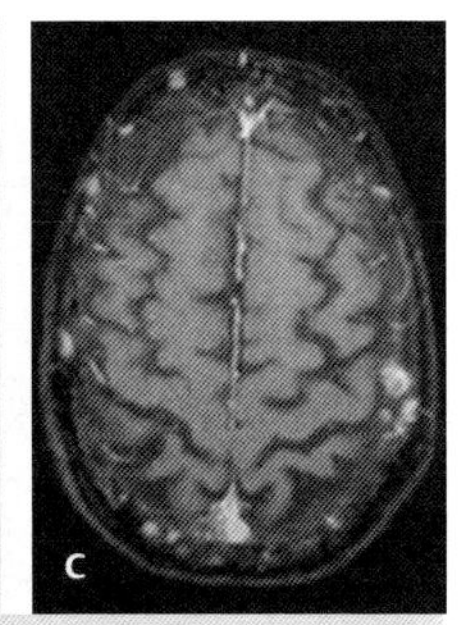

图 2.10　（a）多发性骨髓瘤。侧位 X 线片显示多发性溶骨性病变。（摘自：from XI. Differential Diagnosis by Location. In: Citow J, Macdonald R, Refai D, ed. Comprehensive Neurosurgery Board Review. 2nd edition. Thieme; 2009.)）（b）颅骨轴位 CT 上可见多发性骨髓瘤引起的多发性溶骨性病变。（c）病灶在轴位 T1 增强抑脂像上的表现。（摘自：Table 1.3 Multiple lesions involving the skull. In: Meyers S, ed. Differential Diagnosis in Neuroimaging: Head and Neck. 1st edition. Thieme; 2016.）

c）白血病和淋巴瘤：表现为小的，不清晰的，或分散的有融合趋势的多发病灶。

d）神经母细胞瘤：是婴儿最常见的颅骨转移瘤。

e）尤文肉瘤（可能很少转移到颅骨）。

4. 其他病变

a）放射性坏死：局部放疗导致治疗区域局部多发小范围骨破坏。

b）缺血性坏死：在外伤破坏性改变的几个月后，创伤局部颅骨外板和板障区出现缺血、坏死和骨缺损。

c）韩-薛-克病：多发性大面积骨质破坏，边缘不规则，无边缘硬化；后一特征可将这种组织细胞增多症X与嗜酸性肉芽肿区别开来，嗜酸性肉芽肿被认为是两者中偏良性的一种。

d）局限性骨质疏松症：代表特发性脱钙/骨化状态的第一阶段，表现为与正常骨明显分离的透光区域。第二阶段的特点是异常的再次钙沉积和骨化，表明最初骨组织受损后出现异常的重建修复。这两个阶段的骨破坏和硬化并存的病理变化特点也可见于佩吉特病（Paget’s disease）患者。

2.6 颅底局部密度增高或骨质增生性病变

1. 创伤性改变

a）颅骨凹陷性骨折：为局部骨板凹陷导致的骨折。

b）头部血肿：骨膜下陈旧性钙化血肿。常见于顶骨区；可发生于双侧。

2. 其他病变

a）钙化皮脂腺囊肿

b）佩吉特病（Paget’s病）：病变累及颅骨全层，具有典型的溶解期、环形成骨期和硬化期（图2.11）。

c）骨纤维异常增生症：约20%的病例累及头面部骨骼，可以是单发或弥漫性多发病灶。它由大量的肌纤维组织与发育不良、不成熟的非典型骨组织交织而成。CT显示骨质增厚、硬化，呈毛玻璃样（70～130 HU），早期可见囊性改变。在磁共振成像中，扩张增厚的骨组织在T1WI和T2WI上都是典型的中低信号，偶尔也有散在的高信号，增强明显（图2.12）。

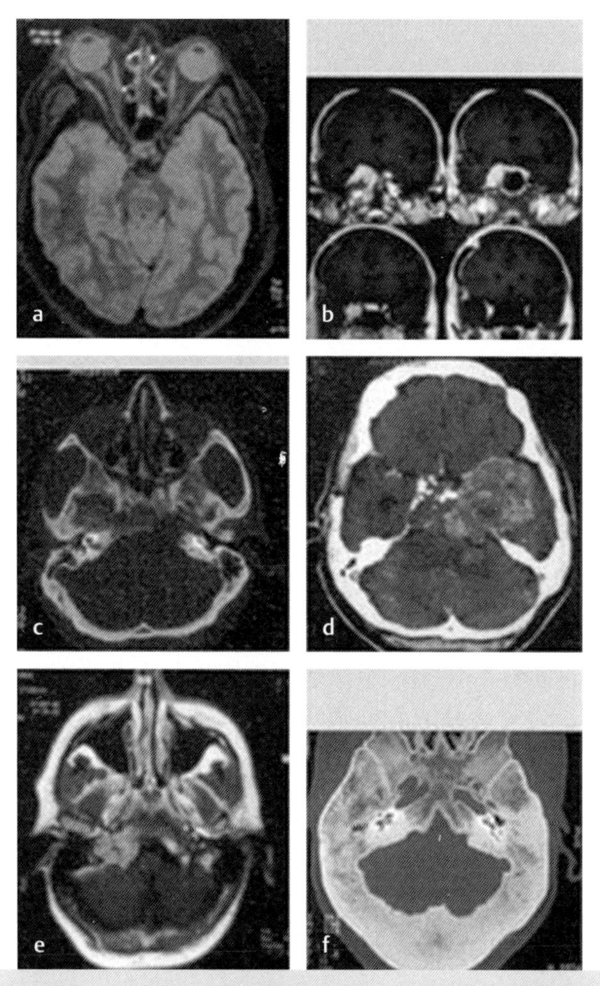

图 2.11　颅底病变。（a）骨纤维异常增生症。轴位 MR 质子密度成像（PDWI）可见右侧蝶骨增厚造成眼眶缩小及相关性突眼。（b）右侧海绵窦脑膜瘤。冠状位 T1WI 显示右侧海绵窦扩张，强化明显。（c）转移瘤。轴位 CT 显示岩骨蝶骨尖溶骨性改变。（d）脊索瘤。轴位 CT 表现为左侧颞窝及鞍旁高密度占位性病变。病变侵蚀岩骨的顶端，并延伸到同侧的桥小脑角。（e）颈静脉球副神经节瘤。轴位 CT 显示右 CPA 占位性病变，侵蚀到右颈静脉孔，表现为明显不均匀的强化。（f）佩吉特（Paget）病。轴位 CT 显示颅底骨质明显增厚，后颅窝缩小。

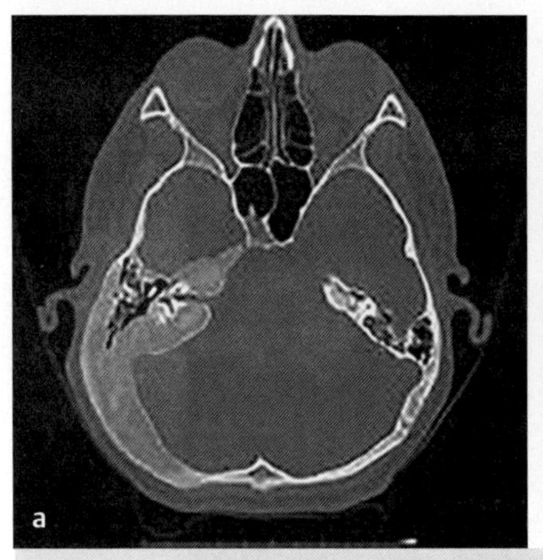

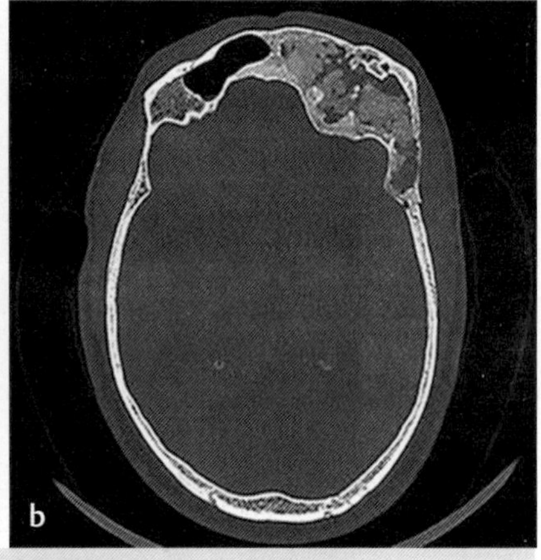

图 2.12 纤维异常增生。轴位 CT 的骨窗像显示右侧颞枕（a）和左侧额骨（b）的扩张性肿物，并具有特征性毛玻璃样基质，对颅骨外板的侵蚀更加严重。

d）额骨内板增生症：这种特发性疾病是指额骨内板异常增厚。它多发病于性功能活跃期的女性，与内分泌激素密切相关。

3. 肿瘤性病变

a）成骨细胞性转移瘤：转移性前列腺癌是最常见的成骨细胞性转移瘤，也是男性成骨细胞转移瘤的最常见病因。髓母细胞瘤则较罕见。

b）神经母细胞瘤

c）原发性颅骨肿瘤

i.良性颅骨肿瘤

-骨样骨瘤：当起源于硬脑膜时，会刺激颅骨产生病变。为了暴露病变，神经外科医生常需要打开硬脑膜。

-成骨细胞瘤

ii.恶性颅骨肿瘤：软骨肉瘤、骨肉瘤、纤维肉瘤和血管肉瘤。

传统骨肉瘤的特异性影像学表现包括骨髓损伤、皮质骨破坏、侵袭性骨膜反应、软组织肿块、破坏性病灶内以及软组织肿块内的肿瘤基质。虽然肿瘤也可以表现为单纯成骨型或单纯溶骨型，但大多数为混合型。边界不清晰，过渡区较宽。骨破坏是浸润性的，有“虫蚀样”表现，但很少进展为

“地图样”。骨肉瘤中最常见的骨膜反应是日光放射征，Codman三角的层压型（“洋葱皮”样表现）比较少见。

d）脑膜瘤：头颅X线平片的典型表现为局灶性骨质增生和脑膜动脉沟增粗扩大。

2.7 累及颞骨的病变

2.7.1 破坏性病变（边缘不规则）

1. 岩骨脊或岩尖病变

a）炎性病变：急性岩骨炎是一种非破坏性炎症性疾病（是一种乳突炎罕见的并发症），在岩尖气化的病例中发病率仅为30%～50%，其特征是岩锥散在的不规则斑点状气房内乳浊。炎症的扩散可导致岩锥部骨髓炎和脓肿的形成。周围组织的受累刺激三叉神经会引起眶周疼痛，刺激外展神经引起复视和同侧眼底痛，称为Gradenigo综合征，但并非每个病人都有这种症状。面部疼痛是由于岩尖的局灶性脑膜炎和梅克尔腔内的半月状神经节受刺激所致。外展神经受累多发生在神经穿过Dorello管（颞骨外展神经管）的节段。影像学检查显示岩尖侵蚀性改变，邻近脑膜异常强化。对肿瘤性疾病（横纹肌肉瘤、转移瘤）和表皮样肿瘤应进行鉴别诊断。MRI表现为典型的短T1WI长T2WI信号。慢性岩骨炎因病变组织蛋白和黏度高而导致出现长T1WI和/或短T2WI信号（图2.13）。

b）恶性肿瘤

i.鼻咽癌：通常可见中颅窝底大面积骨质破坏。

ii.转移瘤：可出现在岩锥的任何部位，以肺癌、乳腺癌和肾癌转移瘤较常见（图2.14）。

iii.腮腺肿瘤

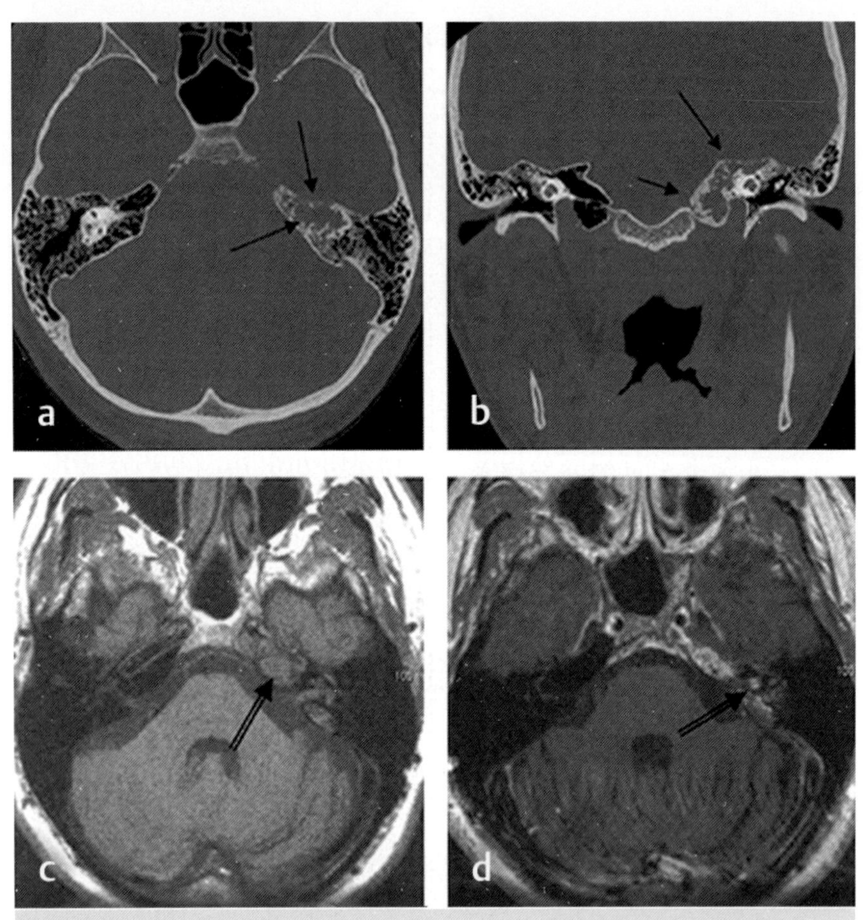

图 2.13 岩尖炎症。CT 骨窗像的轴位（a）和冠状位（b）显示弥漫性骨质混浊，局限于岩尖，骨小梁消失（箭头所示）。（c）MRI 轴位 T1WI 显示岩尖病变（箭头所示）。（d）轴位增强 T1WI 显示不均匀增化。软脑膜疾病最显著的表现是内听道内的面神经和前庭上神经的强化（箭头所示）。（摘自：Pathology and Treatment. In: Swartz J, Loevner L, ed. Imaging of the Temporal Bone. 4th edition. Thieme; 2008.）

iv.脊索瘤：由胚胎脊索残余组织发展而来，通常位于中线位置的蝶枕结合部。起源于斜坡的占35%，骶尾部的占50%，脊柱的占15%。斜坡脊索瘤的特征是鞍后钙化，伴有斜坡、鞍背和岩骨的骨质破坏。肿瘤钙化多呈溶骨性破坏，轻度强化。在T1WI上，病灶通常为等信号（75%）或低信号（25%），但在T2WI上几乎全部为高信号。

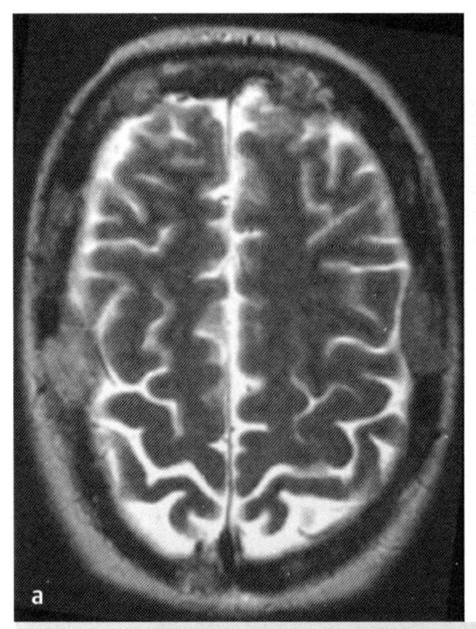

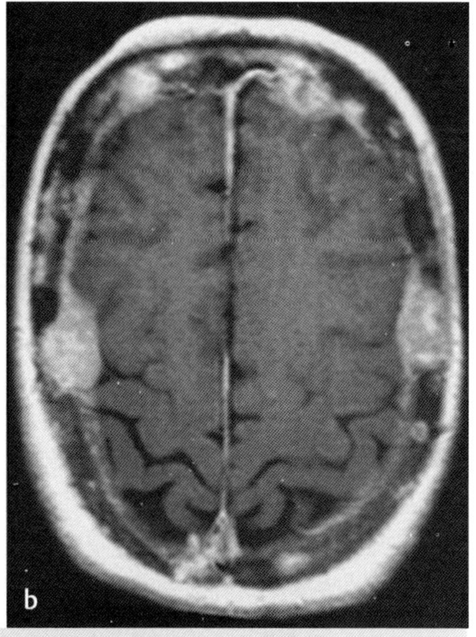

图 2.14 一位 68 岁的乳腺癌多发转移患者，其颅骨骨髓基质内多处病变，伴有骨破坏和骨外肿瘤生长。（a）肿瘤在轴位 T2WI 中为中长信号，（b）轴位的 T1 增强像。肿瘤侵犯可见硬脑膜增厚强化。（摘自：Table 1.3 Multiple lesions involving the skull. In: Meyers S, ed. Differential Diagnosis in Neuroimaging: Head and Neck. 1st edition. Thieme; 2016.）

颅内脊索瘤在高分辨率CT上的典型表现是起源于斜坡、多在中线附近、边界清楚、膨胀性的软组织肿块，伴有广泛的溶骨性骨质破坏。相对毗邻的神经轴索而言，肿瘤占位处呈现高密度影。在CT上肿瘤内表现有不规则的高密度，通常被认为是骨破坏产生的死骨，而不是肿瘤本身代谢失衡的钙化（图2.15）。

与CT在诊断颅内脊髓灰质炎中的意义相似，MRI是评估颅内脊索瘤的最佳影像学检查方法。由于MRI可以提供良好的组织对比度和精确的解剖细节，且具有多平面比较的能力，在确定病变范围的方面明显优于CT。矢状面图像在确定肿瘤后边缘、显示肿瘤与脑干的关系、描述肿瘤向鼻咽方向的延伸等方面最有价值；同时也有助于揭示肿瘤的硬脑膜侵犯程度，这是手术计划中的一个重要考虑因素。而冠状面图像有助于确定肿瘤向海绵窦方向的延伸，并描绘视交叉和视束与肿瘤的相对位置。

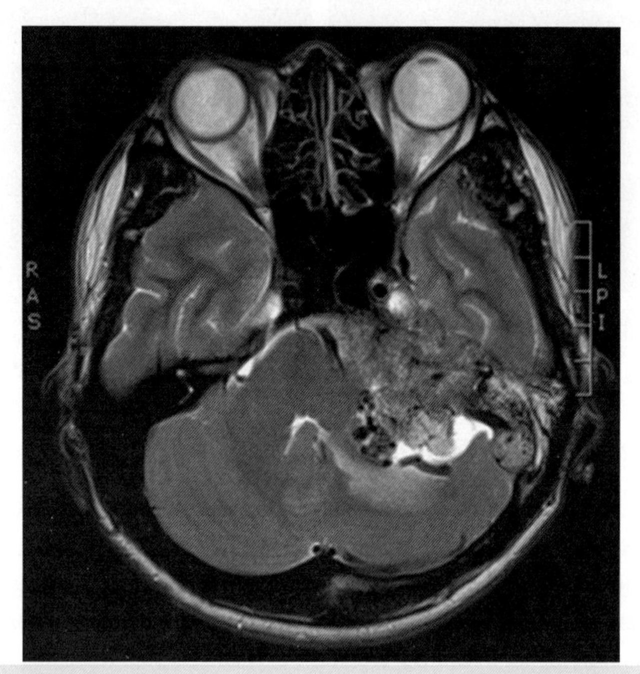

图 2.15 颈静脉副神经节瘤的 T2 轴位 MRI，该肿瘤导致脑干明显受压水肿。病人需要行脑室 – 腹腔分流术。（摘自：39.1 Introduction. In: Sekhar L, Fessler R, ed. Atlas of Neurosurgical Techniques: Brain, Volume 2. 2nd edition. Thieme; 2015.）

血管造影对于评估颅内脊索瘤来说是非特异性的。肿瘤血管形成或显影异常较少见，血管造影评估仅用于MR血管造影时颈内动脉或椎动脉明显移位、包裹或变窄的情况。脑血管造影能更好地显示管腔狭窄或闭塞的程度以及侧支循环的形成情况。

c）良性肿瘤

i.颈静脉球瘤（也称为神经节胶质瘤、化学感受器肿瘤、非嗜铬性副神经节瘤）：起源于颈静脉球上部颈静脉窝岬角内的化学感受器。通常，这些肿瘤通过岩骨锥体的下表面向上和向内生长。在这个阶段，它们表现为颈静脉孔的不规则扩大和岩骨锥体下侧的不规则破坏。随着肿瘤的生长，它会进一步破坏听骨系统、颈内静脉、颈内动脉管后缘和后颅窝。在CT上，肿物可侵蚀颞骨颈静脉孔。肿块可能向下生长到颈静脉，也可能从颈静脉球区生长到乙状窦和横窦内。MRI上血管丛内的肿物明显强化，可与血栓形成相鉴别。MRI显示颈静脉球呈典型“胡椒盐”征，并特征性地表现出宽窄不等的通道状空隙，在T2WI上尤为明显。注射钆剂后，有中度强化。这类病变以前需要DSA来明确诊断，但现在可根据病变位置位于或延伸至颈静脉球部，再加上MRI图像的血管显影和“胡椒盐”征，更容易做出诊断。

d）其他

i.朗格汉斯肉芽肿

2. 中耳和乳突病变

a）感染

i.急性或慢性细菌感染：急性乳突炎有四种主要的感染机制：通过正常骨通道（骨孔等）、骨质侵蚀、血栓性静脉炎和血行播散。当乳突区炎症控制不佳时，局部化脓蓄积可引起局部酸化和骨脱钙、缺血，进而使乳突气房细胞壁因破骨细胞功能活跃而溶解。乳突气房可形成较大的空腔，充满脓性渗出物和肉芽，导致积脓和其他合并症。这种破骨细胞性骨破坏向各个方向发展，在炎症自主吸收前可引起颞内或颅内并发症。如果鼓膜先在此之前穿孔，炎性物质通过窦口向前扩散到中耳可导致自发性溶骨。感染也可能向外侧扩散形成骨膜下脓肿，或向内侧扩散至岩部气房，引起岩骨炎。当颞骨CT显示乳突间隔或乳突壁受侵蚀时，可诊断为融合性乳突炎。这种并发症可能伴随更为急性和侵袭性的病程（合并急性乳突炎）或更为亚临床的进展（潜伏性或“隐性”乳突炎）（图2.16）。慢性乳突炎通常与良性颅内高压有关，因为炎症会影响邻近的乙状窦和副鼻窦。

ii.肺结核：非常罕见，会造成骨质破坏，但不出现硬化边缘。

b）恶性肿瘤

i.鳞状细胞癌：中耳最常见的恶性肿瘤。边缘不规则且无硬化的骨质缺损。

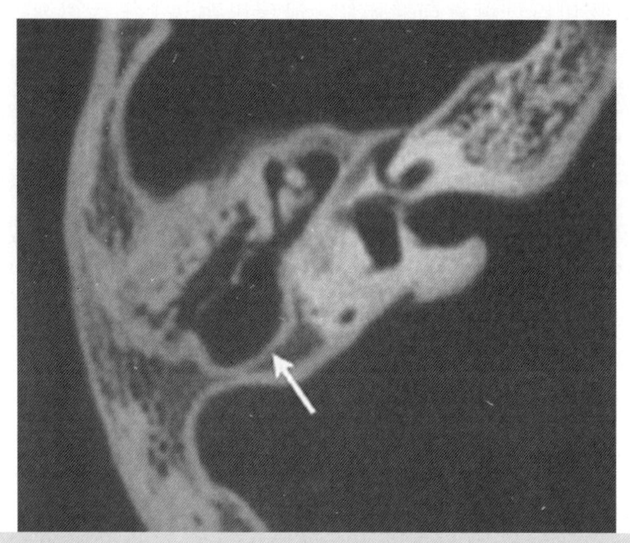

图 2.16　12 岁女性慢性中耳炎患者。轴位 CT 显示右中耳乳突气房混浊。乳突很小，乳突骨间隔溶解，乳突内积脓（称为融合性乳突炎）（箭头所示）。（摘自：Table 1.8 Lesions involving the middle ear. In: Meyers S, ed. Differential Diagnosis in Neuroimaging: Head and Neck. 1st edition. Thieme; 2016.）

ii.腺癌：比鳞状细胞癌少见。

iii.肉瘤（罕见）

c）良性肿瘤

i.下鼓室血管球瘤（化学感受器瘤）：为中耳最常见的良性肿瘤。起源于下鼓室岬角上的受体组织。属于具有局部侵袭性的血管肿瘤。

d）其他

i.朗格汉斯肉芽肿：这种疾病好发于儿童和青少年的颞骨乳突。临床表现为溶骨改变导致的听力丧失，无明显疼痛或压痛。患者通常不发热，且常见于健康儿童。MRI表现为长T1WI信号，强化长T2WI信号。

2.7.2　侵蚀性病变（边缘清晰，伴或不伴有硬化）

1. 岩骨锥体角或岩尖部病变（图2.17）
   a）听神经鞘瘤
   b）良性或恶性骨肿瘤，如血管瘤，成骨细胞瘤，脊索瘤，软骨瘤，转移瘤等。

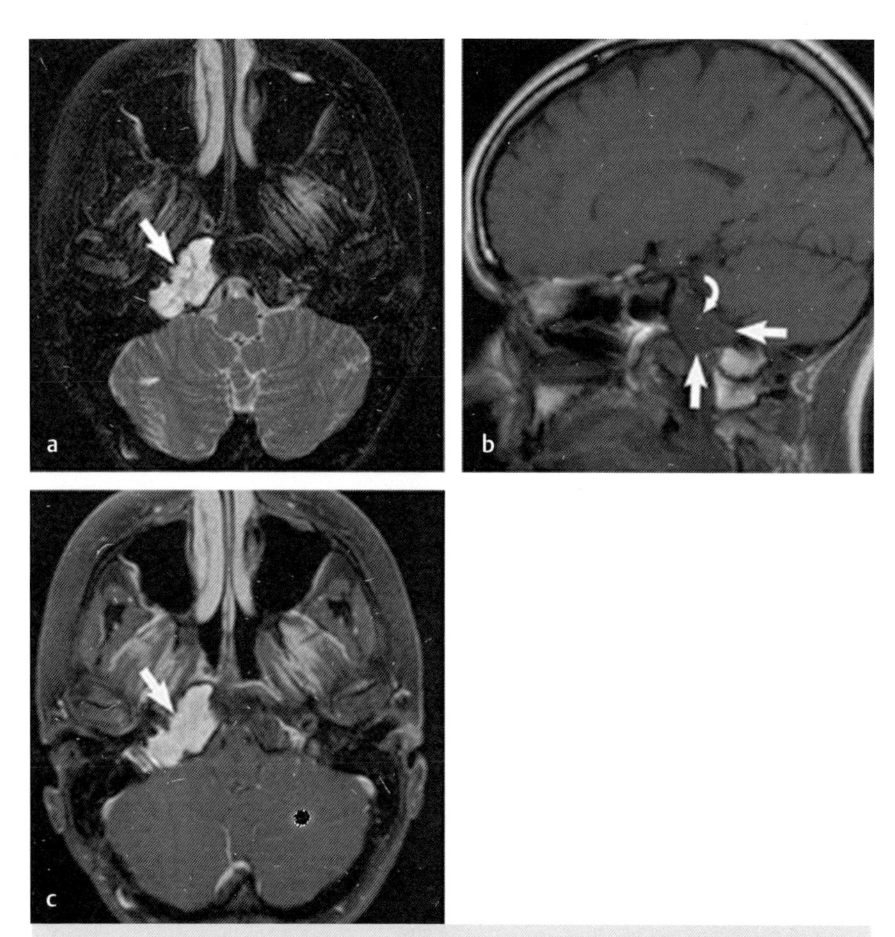

图 2.17　软骨肉瘤。（a）轴位 MRI T2WI 显示一高信号不规则肿物（箭头所示），位于岩斜结合软骨处，侵犯右侧岩尖。（b）在矢状位 MRI T1WI 上，肿块与大脑相比呈稍长信号，T1 高信号的病灶区域（弧形箭头所示）可能代表出血或钙化。（c）轴位 T1WI 增强像表现为明显均匀的强化。（摘自：Pathology. In: Swartz J, Loevner L, ed. Imaging of the Temporal Bone. 4th edition. Thieme; 2008.）

c）表皮样囊肿：位于桥小脑角区（CPA）。

d）颈内动脉海绵窦段或岩骨段动脉瘤。

e）梅克尔腔（Meckel’s Cave）脑膜瘤。

f）蛛网膜囊肿。

g）三叉、舌咽或迷走神经神经鞘瘤。

h）朗格汉斯肉芽肿。

2. 内听道病变

a）听神经瘤：占所有颅内肿瘤的8%。为起源于内听道（IAC）前庭神经鞘膜施万细胞的良性肿瘤。95%的肿瘤起源于内听道，另5%起源于靠近听道的桥小脑角区各神经的施万细胞。神经纤维瘤病常为双侧。听神经瘤多发生于第八对颅神经的前庭上支神经。随着听神经鞘瘤的增大，可能向内侧扩展至桥小脑角区，向外侧扩展至眼底和/或耳蜗孔。由这些肿瘤引起的最明显的X线片改变是耳孔上壁和后壁的侵蚀。在CT图像上，听神经鞘瘤和小脑大多都呈等密度影，若无增强扫描，很难清晰显示。然而，如果肿瘤很大并导致内听道扩张，则很容易在CT骨窗图像上看到，受影响侧的内听道开口不对称地变宽。钙化和出血比较罕见，除非肿瘤没有得到及时治疗（图2.18）。

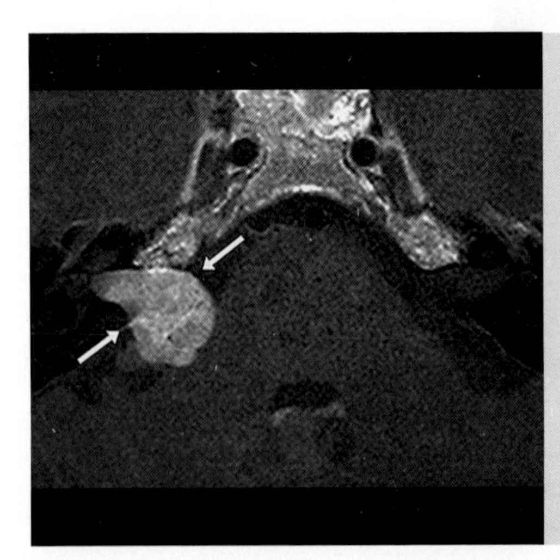

图 2.18 前庭神经鞘瘤的 MRI 轴位增强扫描。中年男性患者，右耳突然出现不对称的感音性听力丧失。图像显示内听道内明显强化的肿物，通过一个扩大的内听道开口（箭头之间所示）延伸到桥小脑角区，肿瘤与岩后嵴的骨－肿瘤界面形成一个锐角。

在MR上，神经鞘瘤通常在T1WI上呈等或稍低信号，与脑脊液相比呈高信号；而在T2WI上，神经鞘瘤呈稍高信号，与脑脊液比较呈等或低信号，增强明显。较大的肿瘤可能是异质性的，在肿瘤包膜内/外可形成囊性部分，压迫脑干可引起变形和移位，进而导致脑实质水肿，并压迫第四脑室。高分辨率T2加权像有助于显示肿瘤的轮廓，因为除脑脊液外的大多数结构都显得很暗。因此，脑脊液包绕在较暗色的肿瘤周围形成清晰对比，可显示肿瘤边界。高分辨率T2加权像也可以显示肿瘤同侧的迷路液信号强度降低，这与迷路液中较高的蛋白质含量有关；在液体抑制反转恢复序列（FLAIR）上显示为迷路液信号增强。约70%的患者肿瘤的强化明显且均匀。30%～35%病变较大的病例可见肿瘤周围水肿，钙化、囊变和出血则较少见（图2.19和图2.20）。

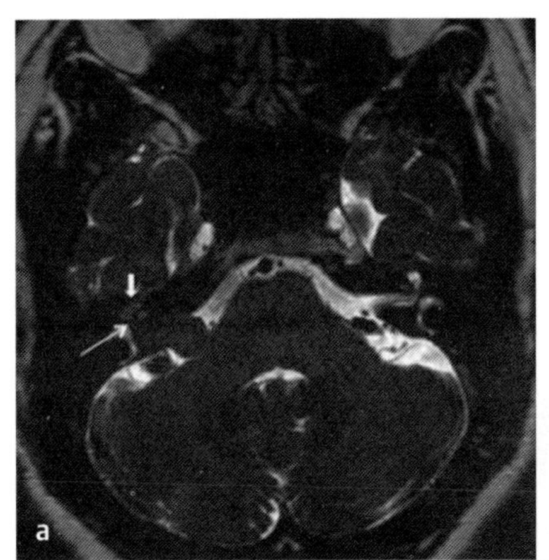

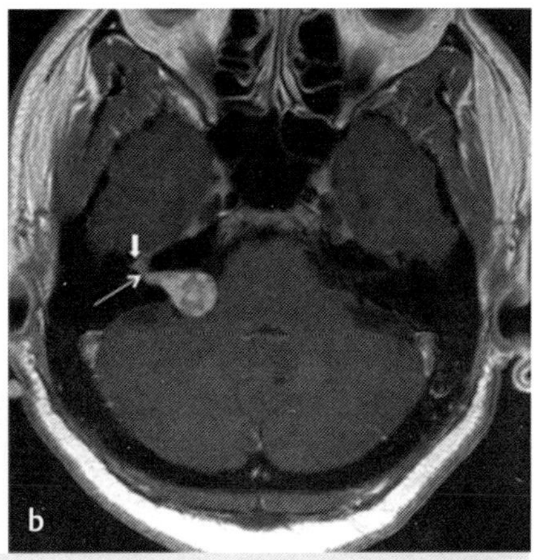

图 2.19　面神经鞘瘤在高分辨率 T2 序列（a）和 T1 增强（b）上的表现。与听神经瘤类似的在 CPA 池和内听道内“冰激凌”样强化的肿块。其特点是累及面神经迷路段（细箭头所示）和膝状神经节（粗箭头所示）。（摘自：Role of Neuroimaging in Skull Base Surgery. In: Di Ieva A, Lee J, Cusimano M, ed. Handbook of Skull Base Surgery. 1st edition. Thieme; 2016.）

b）面神经鞘瘤：非常罕见的肿瘤，可表现出与听神经瘤相似的影像学改变。

c）半月神经节脑膜瘤：听道脑膜瘤可引起听道侵蚀，常累及岩尖后表面。与前庭神经鞘瘤不同的是，脑膜瘤通常以CPA为中心向四周生长造成同侧内听道开口异常；但当脑膜瘤长到内听道内时，又很少导致内听道及其开口的扩张。脑膜瘤可以通过疝入、经天幕生长或经颞骨生长的方式延伸到中颅窝，也可能侵及中耳和海绵窦。如上所述，脑膜瘤通常会沿岩骨壁广泛生长，骨-肿瘤界面成钝角，肿瘤呈半球形或板块状。硬脑膜强化常从肿瘤边缘向外延伸（图2.21）。

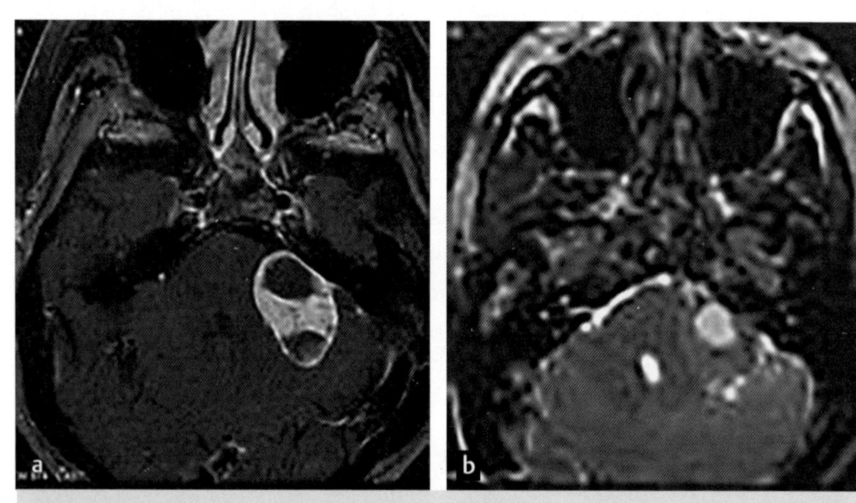

图 2.20　巨大的囊实性听神经鞘瘤。（a）轴位 T1 C+ 抑脂像，左侧桥小脑角轴外肿块伴囊性改变。后续对比层面证实为典型的起源于内听道的明显强化病灶。（b）面神经瘤在 T2 轴位上的表现。非常罕见的肿瘤，表现为与听神经瘤相似的影像学改变。

d）脊索瘤

e）血管病变

i.海绵窦段或岩骨段颈内动脉瘤。

ii.小脑前下动脉的动静脉畸形或闭塞性疾病可引起内听道（IAC）的侵蚀，使其呈漏斗状。

iii.起源于内听动脉的动脉瘤可能导致听道的侵犯。

f）其他

i.靠近岩尖部的表皮样囊肿

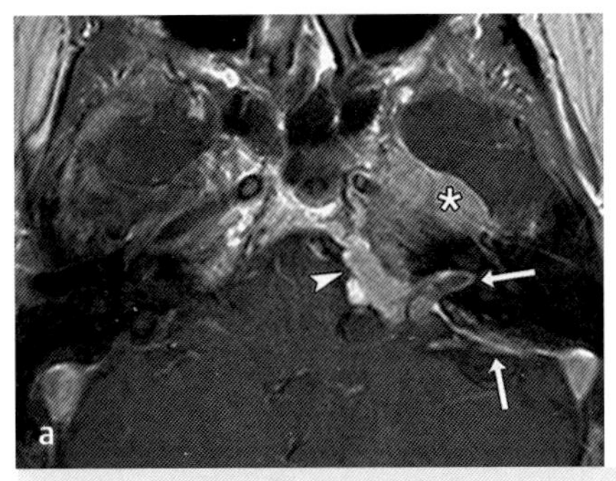

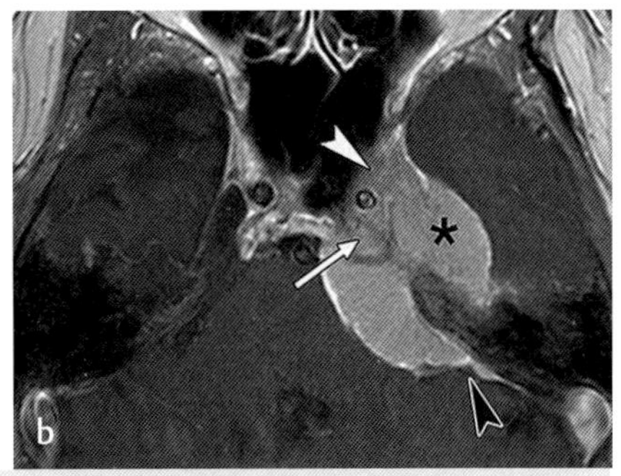

图 2.21　脑膜瘤的轴位 T1WI 图像。（a）位于岩骨后表面（白色无尾箭所示）并延伸至内听道（IAC）和乳突后表面（白色箭头所示）的广泛分布的板状病变。IAC 没有扩张。中颅窝有侵及（* 所示）。（b）在这张图像中展现的是同一序列的放大的颅骨平面，可以清楚地看到肿瘤侵犯中颅窝的情况（* 所示），同时还可以看到 Meckel 腔（白色箭头所示）和海绵窦（白色无尾箭所示）的侵犯。肿瘤包绕同侧颈内动脉，导致管腔轻度狭窄。注意肿瘤和骨表面之间呈钝角（黑色无尾箭所示）。

ii.软脑膜囊肿

iii.朗格汉斯肉芽肿

iv.转移瘤

v.脑干胶质瘤

vi.神经纤维瘤病

3. 中耳或乳突病变

a）感染

i.急性或慢性细菌性炎症：慢性乳突炎因为炎症邻近乙状窦和侧鼻窦，通常与良性颅内高压有关。

ii. 骨结核：非常罕见，可造成无边缘硬化的骨质破坏。

b）创伤（术后改变）

c）胆脂瘤：原发性胆脂瘤在起源上与发育相关，比继发于炎症性耳病的胆脂瘤少见；它们的影像学表现是相同的。80%的病例最早的X线表现是外耳道最内侧壁的骨性嵴或鼓室突起出现部分或完全破坏。95%以上的胆脂瘤在耳镜下可见。乳突窦常因慢性感染而硬化、扩大。鼓室腔内也可见软组织肿块，听骨链受到破坏或软化。类似的晚期X线改变还可见室腔慢性炎症引起的肉芽组织侵犯鼓室腔，这种病例X线片无法鉴别。在CT上，胆脂瘤表现为颞骨扇形区域内非侵袭性、侵蚀性且边界清楚的病变。在MRI上，通常表现为长T1长T2信号（图2.22）。

d）肿瘤

i.转移瘤：来源于乳腺、肺、前列腺、肾脏及其他部位原发性肿瘤的血源性转移，伴有溶骨性转移。

ii.中耳癌：30%的病例伴有慢性中耳炎，疼痛和出血症状出现较晚。12%的病例可出现骨破坏，尤其是颞下颌关节的颞窝破坏。

iii.颈静脉球瘤：颈静脉孔扩大、破坏，是一种血管病变。

iv.鼻咽部肿瘤侵犯。

v.横纹肌肉瘤：这是一种多见于儿童和青少年的肿瘤，好发于鼻咽部。多为血管性病变，可使鼻窦后壁向前移位，从而刺激形成血管纤维瘤。影像学多表现为一个伴有骨质破坏的巨大软组织肿块，信号强度与T1WI上的肌肉相似，但在T2WI上却表现为高信号，常见强化。

e）皮样囊肿

f）胆固醇肉芽肿：在咽鼓管功能异常的情况下，可能出现中耳腔负压积聚或真空现象，导致黏膜水肿和血管破裂。红细胞和异常组织分解释放胆固醇，刺激外来巨细胞发生反应，形成称为胆固醇肉芽肿的慢性肉芽肿病变。这种病变也被称为胆固醇囊肿、巧克力囊肿或蓝顶囊肿。常见的位置包括中耳和岩尖，但很少发生在乳突腔中。在患者的中耳腔，可出现鼓膜发蓝、鼓膜出血或传导性听力障碍。

在岩尖部，CT扫描可以看到一个骨性结构边缘不清晰的扩张性病变。MRI上的特征性表现为因出血导致的短T1（高信号）和不均匀的长T2信号。T2WI上可出现低信号边缘，被认为是含铁血黄素或残存的骨质边缘。胆固醇肉芽肿不增强。主要的鉴别诊断是单纯性岩尖积液。虽然积液的MRI信号特征与胆固醇肉芽肿类似，但它不会引起岩尖气房的扩张或破坏，这可用CT来鉴别。

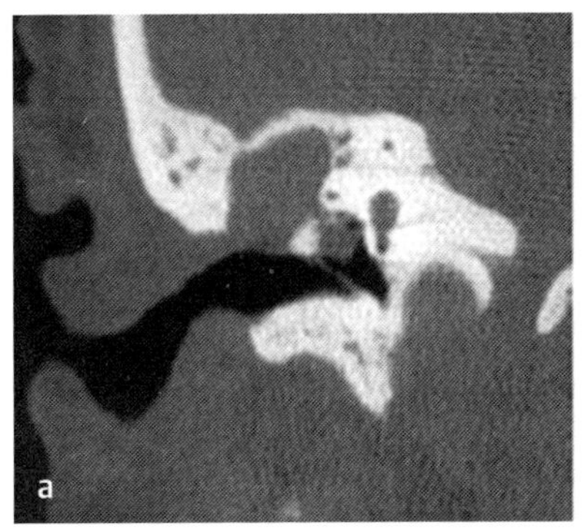

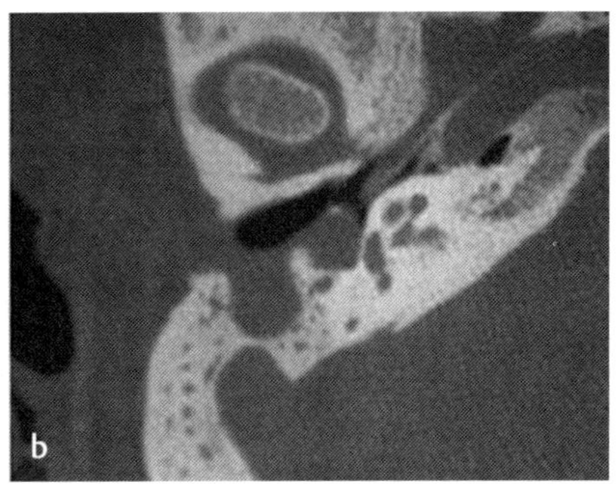

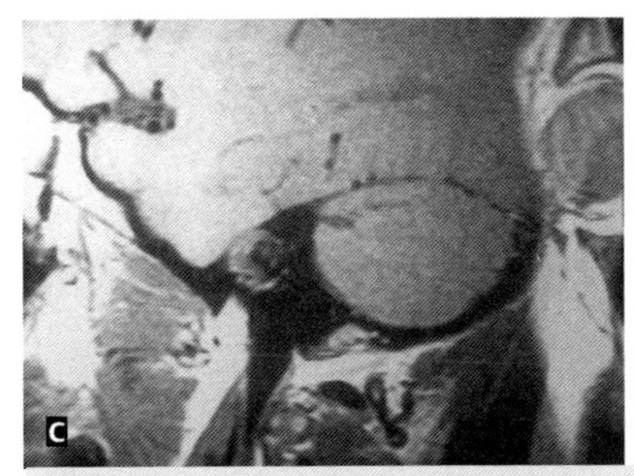

图 2.22　患者，女性，76 岁，起源于中耳的胆脂瘤，沿上内侧外耳道（EAC）延伸至骨性结构，引发自发性溶骨，致使受侵犯的听骨突入外耳道。（a）冠状位和（b）轴位 CT 显示中耳听骨链缺失，鼓膜深部残留胆脂瘤，右耳上鼓膜及听道上内侧壁骨质侵蚀［摘自：Table 1.7 Acquired lesions involving the external auditory canal (EAC). In: Meyers S, ed. Differential Diagnosis in Neuroimaging: Head and Neck. 1st edition. Thieme; 2016.］。（c）位于岩尖的先天性胆脂瘤。在 T2 图像中表现为高信号肿块，累及岩尖前部和中耳腔。在矢状位 DWI 中，病变的信号强度比 T2WI 弱。（摘自：Valvassori G. Cholesteatoma of the Middle Ear. In: Valvassori G, Mafee M, Becker M, ed. Imaging of the Head and Neck. 2nd edition. Stuttgart: Thieme; 2004.）

g）朗格汉斯肉芽肿病

h）骨结核：罕见，可在其他部位没有结核病的证据，为无边缘硬化的溶骨性病变。

4. 蝶骨翼病变

a）脑膜瘤（CT、MRI）

b）良性骨肿瘤（如软骨瘤、巨细胞瘤）

c）脊索瘤

d）颅咽管瘤
e）胶质瘤（如视神经胶质瘤）
f）转移瘤
g）鞍旁动脉瘤
h）垂体瘤（如无功能型腺瘤）
i）朗格汉斯肉芽肿病
j）丛状神经纤维瘤

2.8 颅椎交界区的异常

这些异常可能涉及骨骼、关节、脑膜和神经系统等诸多结构。

2.8.1 先天性畸形

1. 枕骨畸形

a）枕骨表现：枕骨大孔骨缘周围异常新生的骨脊和突起。尽管骨异常发生在颅外的枕骨大孔前边缘，但它通常与颅椎交界处的异常成角有关，导致颈髓交界处腹侧受压。这种特殊的异常常与原发性脊髓空洞症和Chiari畸形有关。

b）基底内陷：是指枕骨大孔边缘外的结构向上进入颅内。影像学诊断基于X线平片、CT和MRI上所表现的病理特征。基底内陷常伴有颈椎脊索异常，即寰枕融合、枕骨大孔狭窄、Klippel-Feil综合征和脊髓空洞症发育不良。“颅底凹陷”一词适用于描述诸如佩吉特病、骨软化症、甲状旁腺功能亢进、成骨不全、肾性佝偻病和软骨发育不全等疾病引起的继发性获得性基底内陷。“扁平颅底”一词适用于斜坡和前颅窝平面连接形成的基底角＞140° 的情况。它本身不会引起任何症状或体征，但如果与基底膜内陷有关，则可能发生梗阻性脑积水（图2.23）。

c）枕骨髁发育不良：寰椎和枢椎的位置升高可能导致椎动脉受压、代偿性脊柱侧凸改变和外侧髓受压。

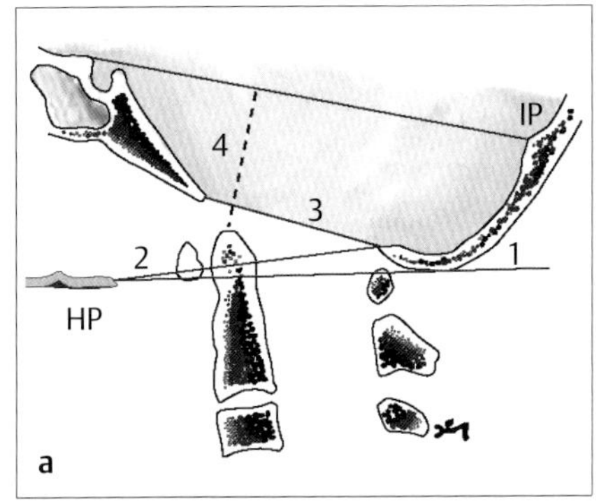

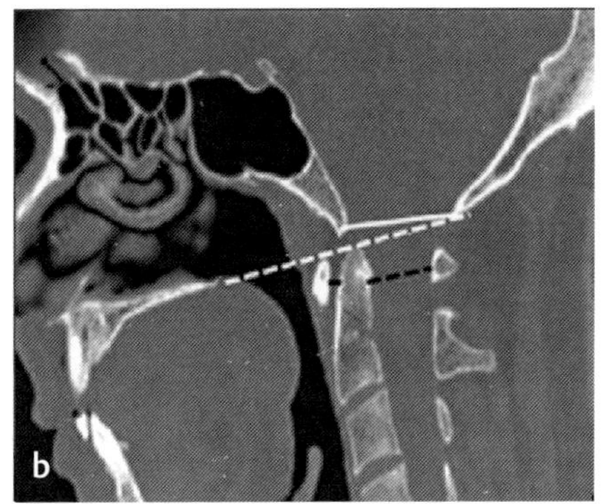

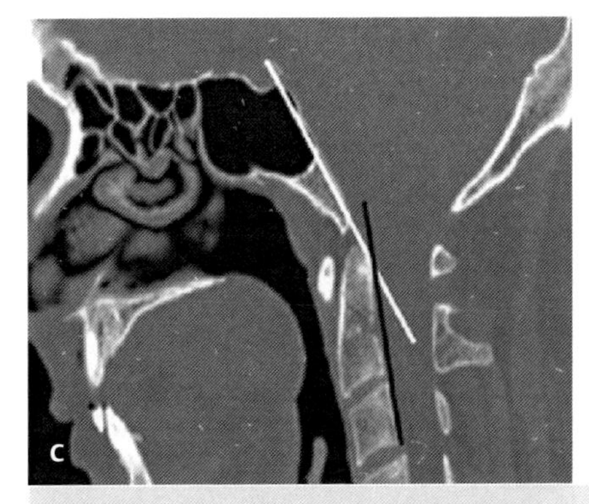

图 2.23　（a）颅底凹陷的影像学标准。1：连接硬腭（HP）与枕骨最低点之间的 McGregor 线。如果齿状突超过此线 5mm，则为颅底凹陷。2：连接硬腭和枕骨大孔后边缘之间的 Chanberlain 线。如果齿状突超过此线 2.5mm 以上，则诊断为阳性。3：连接枕骨大孔前后缘之间的 MaRae 线，应该在齿状突上方。4：Klaus 指数即齿状突尖端到鞍结节与枕骨粗隆连线的垂直距离，用于测量后颅窝的深度。（此图片由美国加州大学戴维斯萨克拉门托分校神经外科系提供 [PangTV@aol.com）（b、c）颅骨测量。（b）黑色实线：成人 ADI 正常值 > 3mm，儿童 > 5mm；黑色虚线：PADI 正常值 > 13mm。白色虚线：Chamberlain 线；白色实线：McRae 线。（c）白色实线：瓦肯海姆（Wacken-Heim）斜坡线：应与齿状突尖端后部相切。与颈椎椎体后表面连线形成斜坡 - 椎管角。

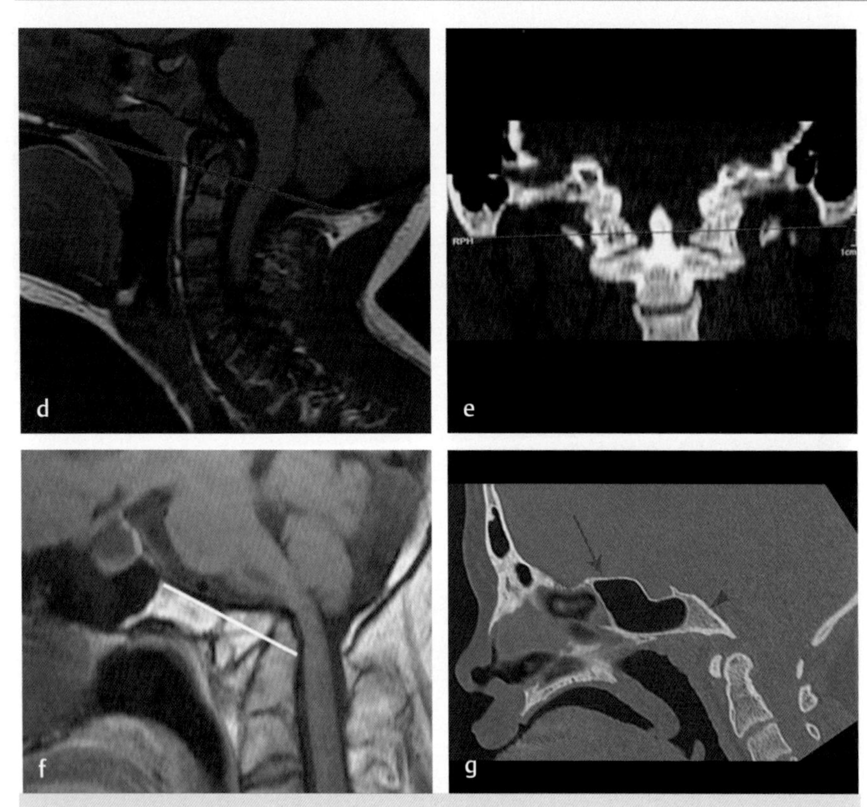

（续）基底内陷。矢状位 T1 像显示，齿状突的初级骨化中心在硬腭后部与后腭之间的连线（红线）上方突出数毫米，而齿状突顶端未分化的次生骨化中心则突出更多，代表基底膜内陷。后斜坡与齿状突后皮质之间有一个较尖的角度，同时也有交界性的扁平颅底。冠状位 CT 显示基底膜内陷（e）。齿状突的顶端位于双乳突线上方。矢状位 CT 显示瓦肯海姆斜坡基线与前 1/3 的齿状突相交（异常）（f）。相关的扁平颅底很明显。Welcher 基底角 >140°。（摘自：Anomalies of the Occiput. In: Goel A, Cacciola F, ed. The Craniovertebral Junction. Diagnosis - Pathology - Surgical Techniques. 1st edition. Thieme; 2011.）（g）扁平颅底。一位 15 岁女孩的颅底和颅颈交界处的矢状位 CT 骨窗图像显示，蝶骨平台（红色箭头所示）和斜坡背侧（红色无尾箭所示）之间有一个钝角，即为扁平颅底。（图像 d 和 g 摘自：Anatomy and Pathology of the Craniocervical Junction. In: Choudhri A, ed. Pediatric Neuroradiology. Clinical Practice Essentials. 1st edition. Thieme; 2016.）

2. 寰椎畸形

a）寰枕融合：发生率为0.25%，患者中只有1/4～1/3会引起神经症状和体征。

b）寰枢椎融合：非常罕见，大多与Klippel-Feil综合征相关。

c）寰椎后弓发育不全。

3. 轴向排列畸形

a）寰枢椎不规则分布

b）齿状突发育不良

i.齿状突终末小骨形成：来自于顶点骨化中心的持续性成骨；5岁以前很少出现。

ii.游离齿状突：是骨骺板未融合的结果，形成从轴上分离变形的齿状突椎体。唐氏综合征、脊椎骨骺发育不良和Morquio综合征的患者游离齿状突较常见（图2.24）。

iii.发育不良-发育不全

c）C2-C3融合

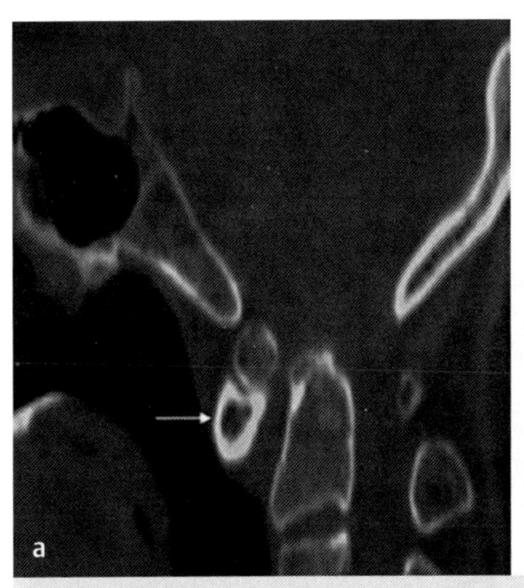

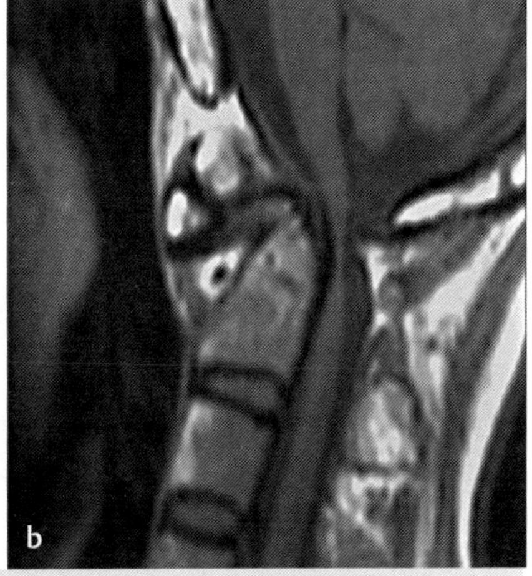

图2.24 游离齿状突。一例年轻的四肢轻瘫患者的矢状位CT影像（a）MRI T1像（b）显示，位于齿状突基底上方和前方的圆形骨片。齿状突发育不全，表面光滑，皮质形态良好，寰椎前弓肥大（箭头所示）呈圆形，与骨折有区别。MRI也显示明显的韧带增厚、椎管狭窄致脊髓压迫和脊髓软化。

2.8.2 发育和获得性异常

这些病变可被误诊为：多发性硬化症（MS）（31%）、脊髓空洞症或延髓空洞症（18%）、脑干或后颅窝肿瘤（16%）、枕骨大孔病变或Arnold-Chiari畸形（13%）、颈椎骨折、脱位或颈椎间盘突出（9%）、脊髓变性疾病（6%）、小脑变性（4%）、癔症（3%）或慢性铅中毒（1%）。

在颅椎体交界处出现骨异常症状患者的主要主诉是：单腿或双腿无力（32%）、枕部或枕下疼痛（26%）、颈部疼痛或感觉异常（13%）、手指麻木或刺痛（12%）和共济失调步态（9%）。这些患者的平均发病年龄为28岁。

1. 枕骨大孔异常
   a）继发性基底膜内陷：如佩吉特病、骨软化症、类风湿性颅骨改变。
   b）椎间孔狭窄：如软骨发育不全、枕骨发育不良、佝偻病等。
2. 寰枢椎不稳
   a）唐氏综合征：颅骨椎体异常和全身韧带松弛的发生率增加，可能导致30%～40%的患者出现寰枢椎不稳定的情况。通常唐氏综合征患者的神经症状出现在7～12岁之间。
   b）炎症性疾病
      i.类风湿性关节炎（96%）：44%～88%的类风湿性关节炎患者，其颈椎会出现从症状轻微的寰枢椎半脱位到严重致残的进行性脊髓病各种程度的病理表现。尸检显示，寰枢椎严重脱位和高位脊髓受压是最常见的类风湿关节炎患者猝死的原因（图2.25）。
      ii.感染后改变（2.5%）：继发于上呼吸道感染、乳突炎、腮腺炎、肺结核。
      iii. 痛风（1.5%）
   c）颅颈交界区的创伤性病变
      i.寰枕脱位：颅骨过度屈曲造成颈髓牵拉通常是致命的。
      ii.寰枢椎脱位：齿状突前间隙大于5mm表明横韧带和翼状韧带功能不全。

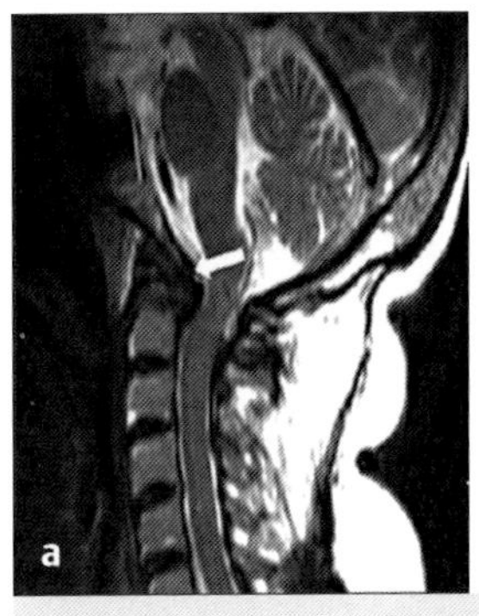
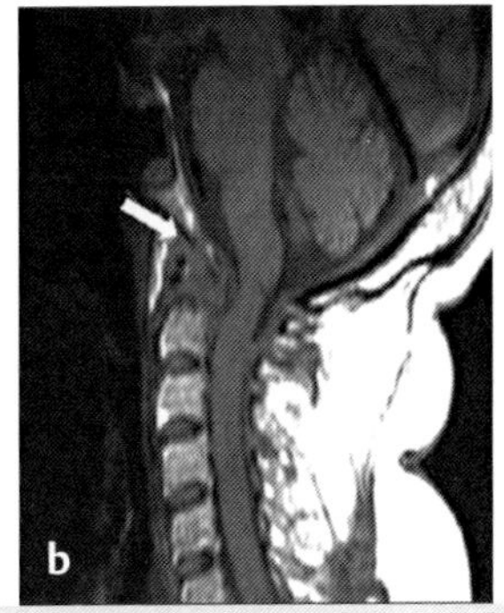
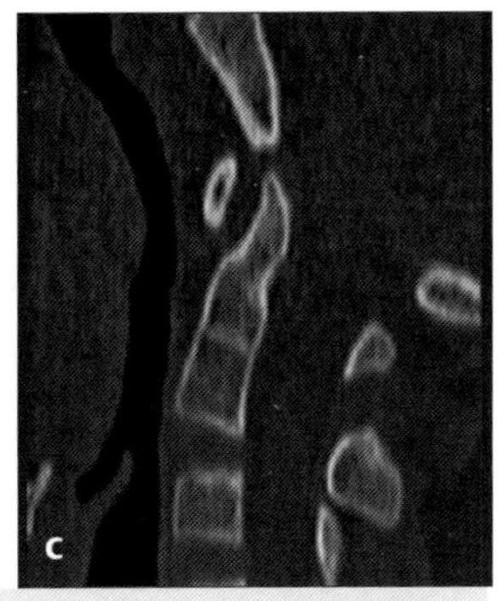

图 2.25　类风湿性关节炎（RA）。矢状位 T2W（a）和 T1W MRI（b）图像显示等 T1 短 T2 的血管翳形成（白色箭头所示）和增厚的 TAL。齿状突破坏，颈髓交界处受压。（c）另一例类风湿关节炎患者的矢状位 CT 重建显示齿状突呈钩状改变。

d）肿瘤性病变：包括脑膜瘤、神经鞘瘤、脊索瘤、皮样瘤、表皮样瘤、脂肪瘤、原发性骨肿瘤、转移瘤和多发性骨髓瘤，均可造成寰枢椎不稳定。

e）先天性代谢异常：各种类型的侏儒症常出现齿状突发育不良或缺失，这些侏儒症包括Morquio综合征、假性软骨发育不全、Scott综合征、脊椎棘突发育不良等。

f）其他：Marfan综合征，Hurler综合征，神经纤维瘤病和胎儿华法林综合征。

2.9　颅缝早闭

2.9.1　分类（图2.26）

1. **舟状头或长头症（占颅缝早闭的40%～55%）**　从前到后拉长的颅骨，双顶径是颅骨最窄的部分；由于矢状缝过早闭合而形成的船形或龙骨状头部。
2. **三角头（占颅缝早闭的5%～15%）**　头部呈三角形；前额有棱角和尖，并伴有由于额缝线过早闭合而有突出的中线骨嵴。
3. **单侧冠状缝早闭**　患侧额骨扁平，对侧外凸，面部不对称，单侧冠状缝早闭导致“小丑眼”（占颅缝早闭的20%～25%）。

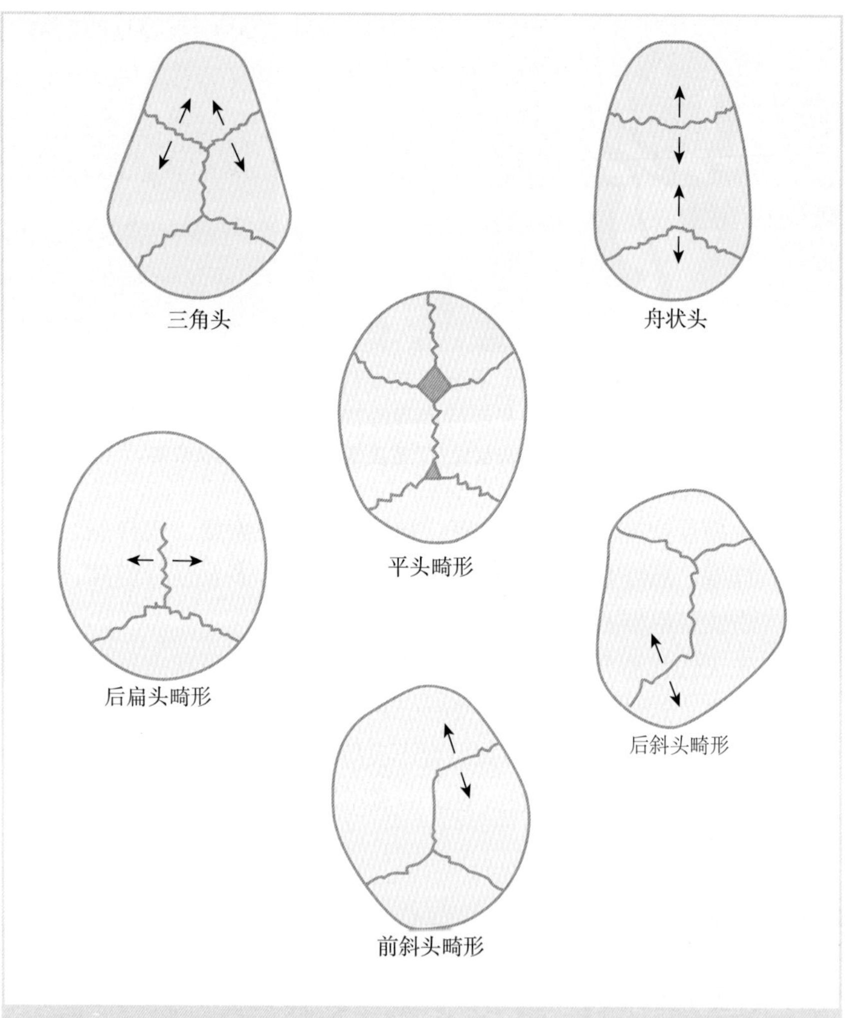

图 2.26　颅缝早闭。有许多类型的颅缝早闭，每一种都涉及不同的单一或多条颅缝的早闭，并导致独特的头部畸形形状

4. *枕骨侧斜头畸形*　单侧人字缝早闭，累及的枕骨区域变平，同侧额叶突出。
5. *尖颅或塔形头或尖头畸形*　由于冠状缝和人字缝过早闭合，导致脑干过度生长，后颅窝扁平不发达。
6. *平头畸形*　由于双侧冠状缝早闭导致的短、宽头型。

7. *三叶头颅或三叶草形头颅畸形*　由于胎儿在子宫时矢状缝、冠状缝和人字缝过早闭合而导致颞部和额叶隆起的三叶草样颅骨（图 2.27）。

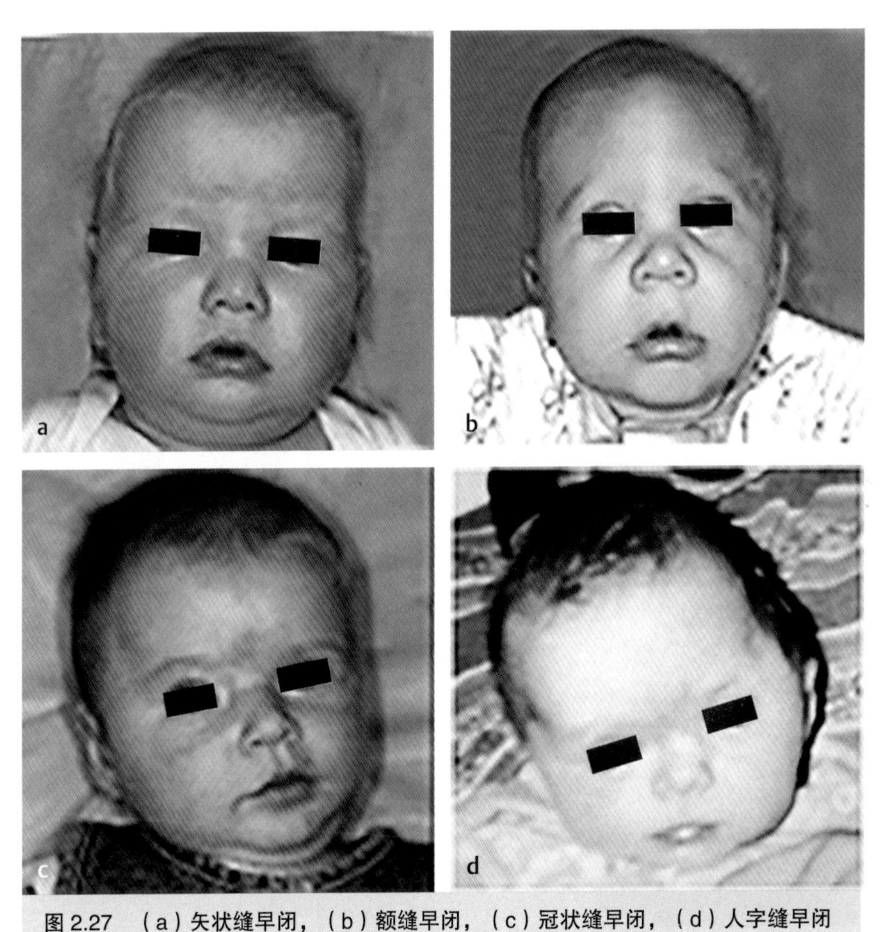

图 2.27　（a）矢状缝早闭，（b）额缝早闭，（c）冠状缝早闭，（d）人字缝早闭

2.9.2　相关的颅面综合征

1. *颅面骨发育不全（Crouzon综合征）*　冠状缝早闭、上颌骨发育不全、眼眶浅伴眼球突出、瞳距过宽和斜视。可出现脑积水、智力低下、癫痫、传导性耳聋和视神经萎缩（图2.28和图2.29）。

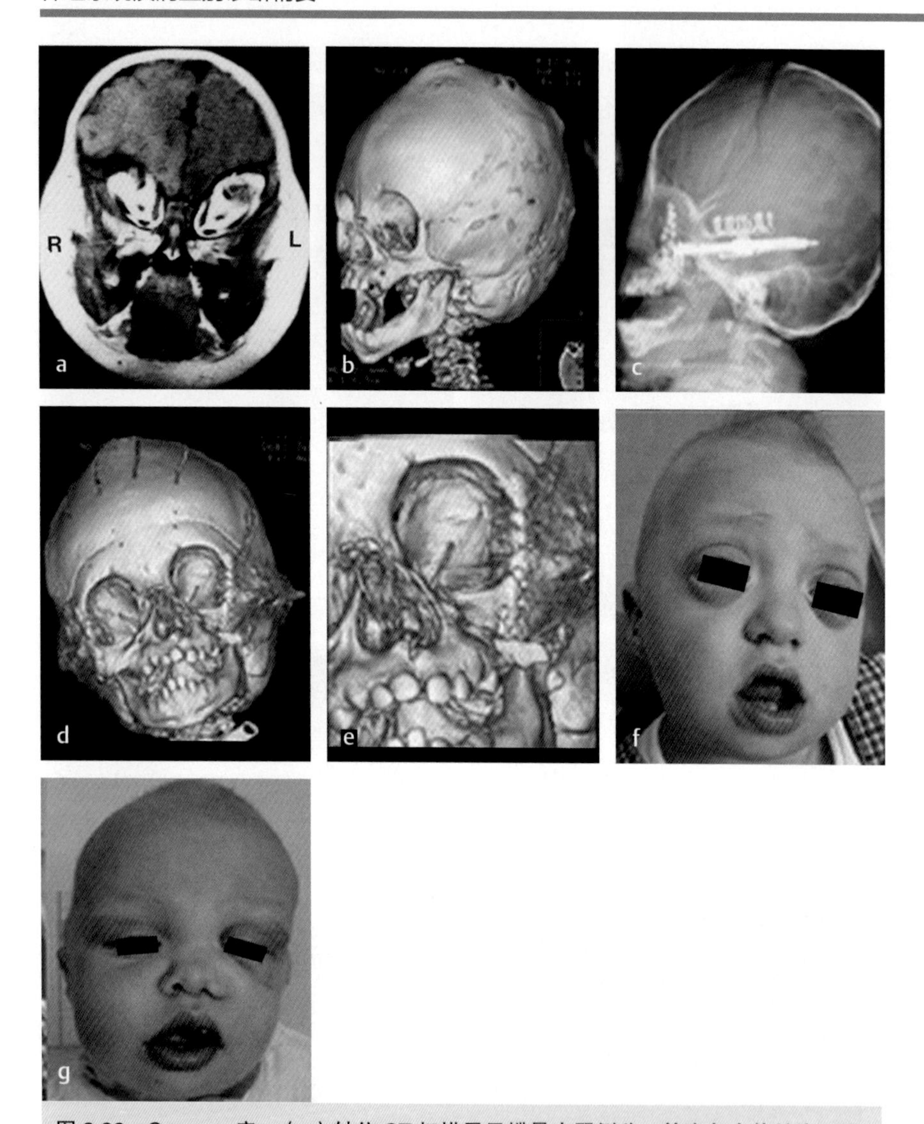

图 2.28　Crouzon 病。（a）轴位 CT 扫描显示蝶骨大翼侧移，筛窦复合体扩张，眼眶侧壁萎缩。两侧颞窝侧面有增多的脑回压迹。一名患有 Crouzon 综合征的男婴额面成像。（摘自：Mafee M. Pathology. In: Valvassori G, Mafee M, Becker M, ed. Imaging of the Head and Neck. 2nd edition. Stuttgart: Thieme; 2004.）。（b）术前 CT 的 3D 重建图像。（c）术后 X 线片。（d，e）患儿的左上颌骨折。在行骨牵引前（f）和骨牵引后（g）患儿的照片。（摘自：17.3 Outcomes and Postoperative Course. In: Cohen A, ed. Pediatric Neurosurgery: Tricks of the Trade. 1st edition. Thieme; 2015.）

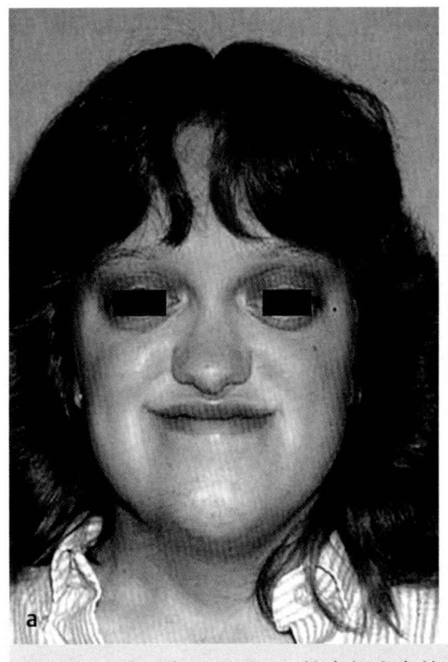

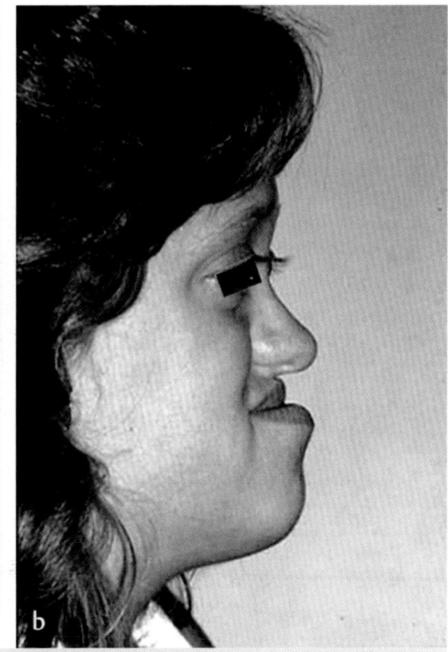

图 2.29（a，b）　Crouzon 综合征患者的典型外观，出现上颌后缩、眼球突出和假性下颌前突。（图片由 Medscape1280034 提供。）

2. Apert综合征或尖头并指畸形　最常见的是冠状缝颅缝早闭、面中部发育不全、瞳距过宽、眼睑下垂和斜视。相关的异常包括指骨或皮肤并指畸形、幽门狭窄、异位肛门和幽门发育不全（图2.30和图2.31）。

3.Carpenter综合征　短头畸形、内眦外移、手短缩畸形、足并趾畸形、性腺功能减退（图2.32）。

4.三叶草形头颅畸形（Kleeblattschädel）综合征　三叶头畸形、低位耳和面部畸形。也可表现为侏儒症、导水管狭窄和脑积水。

5. Pfeiffer综合征　平头畸形、瞳距过宽、眼睑裂向上移位、上颌骨狭窄、拇指和踇趾增宽（图2.33和图2.34）。认知发育迟滞，Chiari畸形和脑积水。

6. Saethre-Chotzen综合征　平头畸形，上颌发育不全，耳根突出，并指畸形，常伴有智力低下（图2.35）。

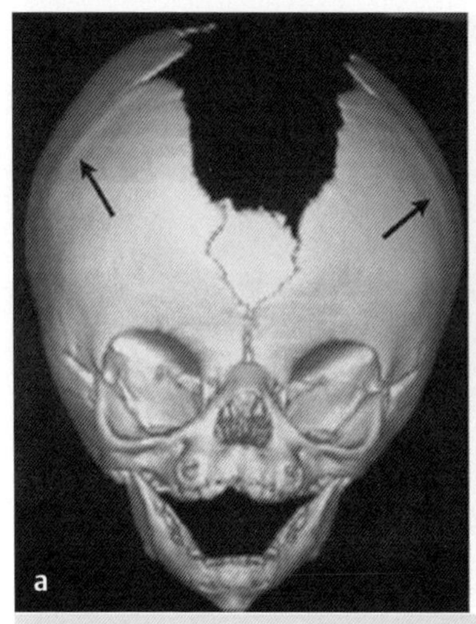

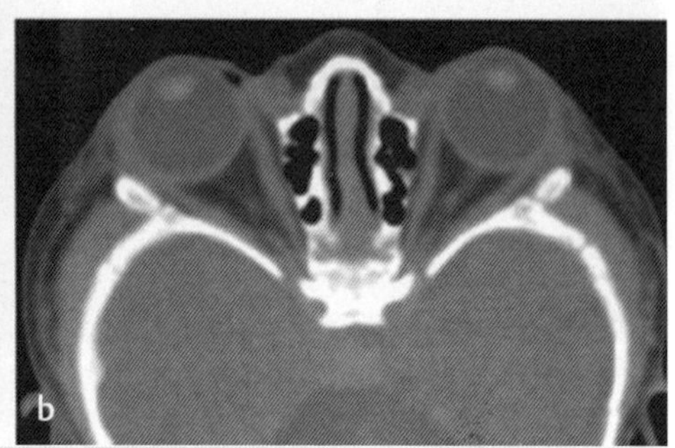

图 2.30　一名 5 个月大患有 Apert 综合征的儿童。（a）冠状位 CT 重建显示多发颅缝早闭，包括冠状缝早闭（箭头所示），导致矢状缝加宽。也可见面部中部发育不全 / 未发育。（b）轴位 CT 显示瞳距过宽。［摘自：Table 2.1 Congenital and developmental abnormalities. In: Meyers S, ed. Differential Diagnosis in Neuroimaging: Head and Neck. 1st edition. Thieme; 2016.］

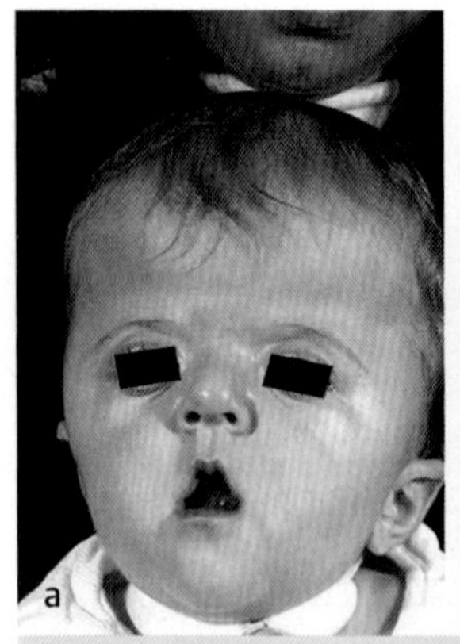

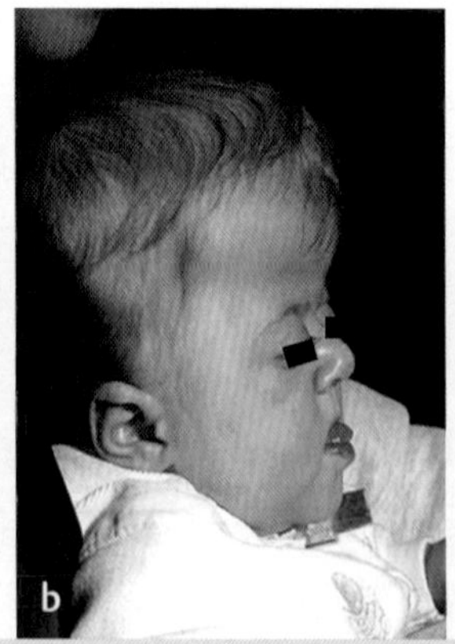

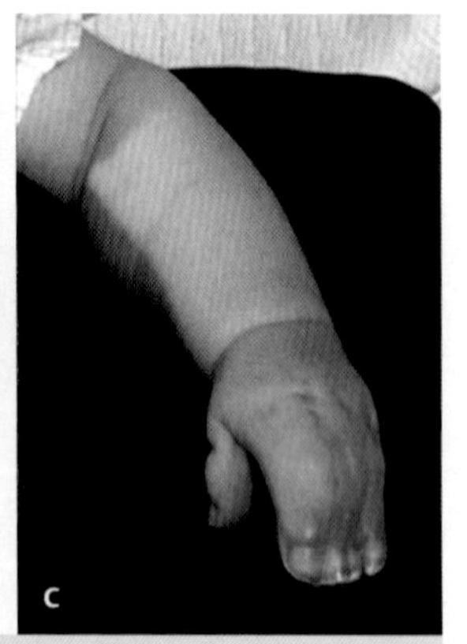

图 2.31（a–c）　Apert 综合征的典型特征，包括宽头畸形、颞部隆起、上颌骨高度缩短和后缩。合并所有手指的并指。（这些图片由 Medscape 网 1280034 提供。）

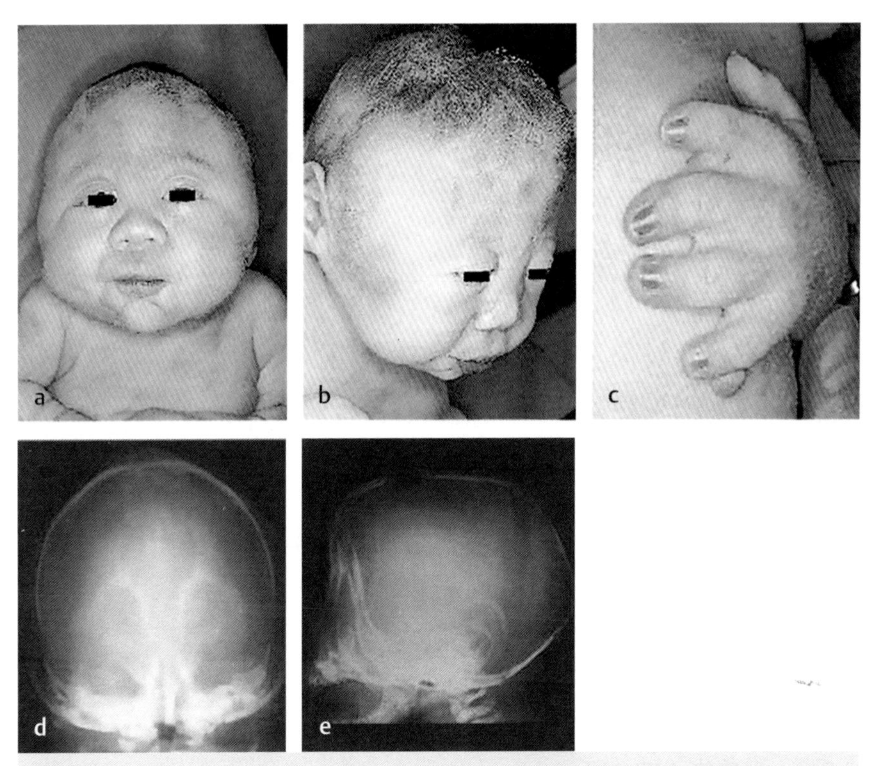

图 2.32　Carpenter 综合征。（a，b，c）Carpenter 综合征婴儿的面部外观与患有 Apert 综合征的婴儿相似；此外，还有多指畸形。斜位头骨图像显示高耸的额头和阶梯状平头畸形。（d，e）X 线片显示冠状缝过早闭合。（这些图片由 RR 新生儿护理学校提供，2016 年。）

7. Baller-Gerold综合征　颅缝早闭、耳发育异常和桡骨发育不全。视神经萎缩，传导性耳聋，隐性脊柱裂。
8. Summitt综合征　颅缝早闭，并指畸形和男子乳房女性化发育。
9. Herrmann-Opitz综合征　颅缝早闭，短指畸形，手并指畸形，脚趾缺失。
10. Herrmann-Pallister-Opitz综合征　颅缝早闭、小颅畸形、唇腭裂、四肢对称性畸形和桡骨发育不全。
11. Moebius综合征（先天性双侧面瘫）　第Ⅵ、Ⅶ对脑神经麻痹，双侧面瘫，会聚性斜视，小颌畸形，高宽鼻梁，舌萎缩，口角下垂，智力低下。MRI显示脑干发育不全和面神经丘缺失。

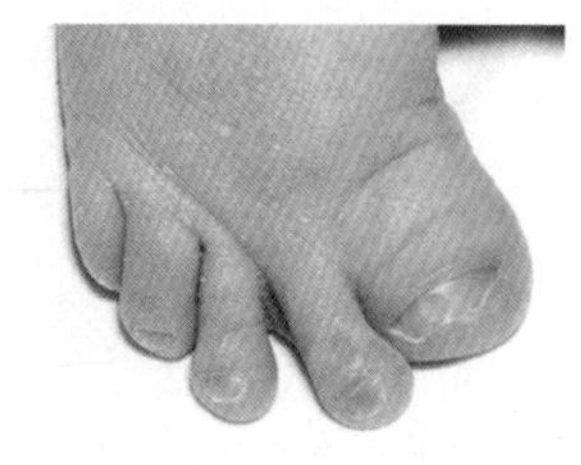
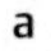
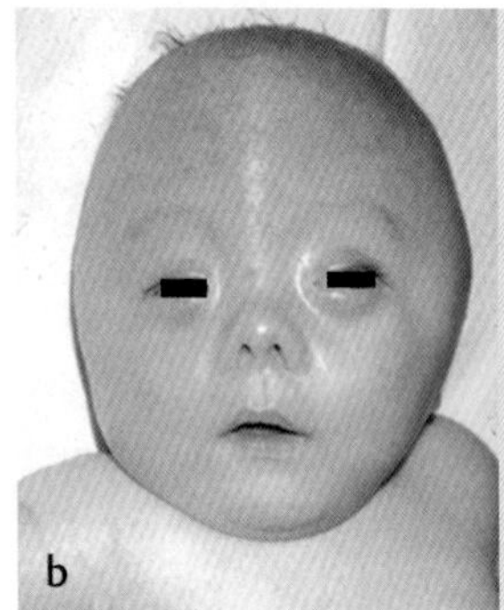
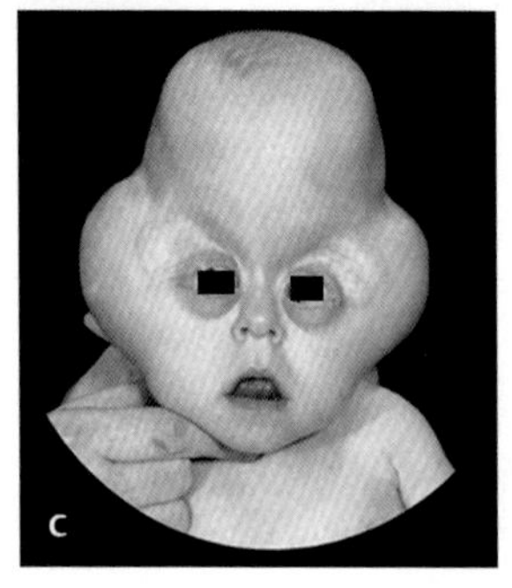
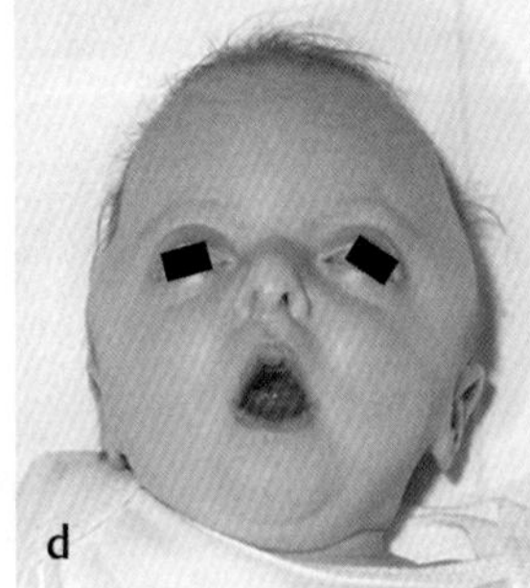

图 2.33 Pfeiffer 综合征。(a)典型的踇趾畸形。(b)Pfeiffer 综合征 1 型。(c)Pfeiffer 综合征 2 型：三叶草型。(d)Pfeiffer 综合征 3 型。(摘自：The Syndromes. In: Albright A, Pollack I, Adelson P, ed. Principles and Practice of Pediatric Neurosurgery. 3rd edition. Thieme; 2014.)

2.9.3 相关先天综合征

1. 软骨发育不全（颅底）
2. 窒息性胸廓发育不良
3. 低磷酸酯酶症（晚期）
4. 黏多醣贮积症（Hurler综合征）；黏脂多糖病Ⅲ型；岩藻糖苷贮积症
5. 风疹综合征
6. 21三体或唐氏综合征
7. 18三体综合征
8. 染色体综合征（5p-，7q+，13）
9. 肾上腺性征综合征
10. 胎儿乙内酰脲综合征
11. 特发性高钙血症或威廉姆斯综合征
12. Meckel综合征
13. 干骺端软骨发育不良或詹森综合征

14.眼-下颌-面部综合征或Hellermann-Streiff综合征

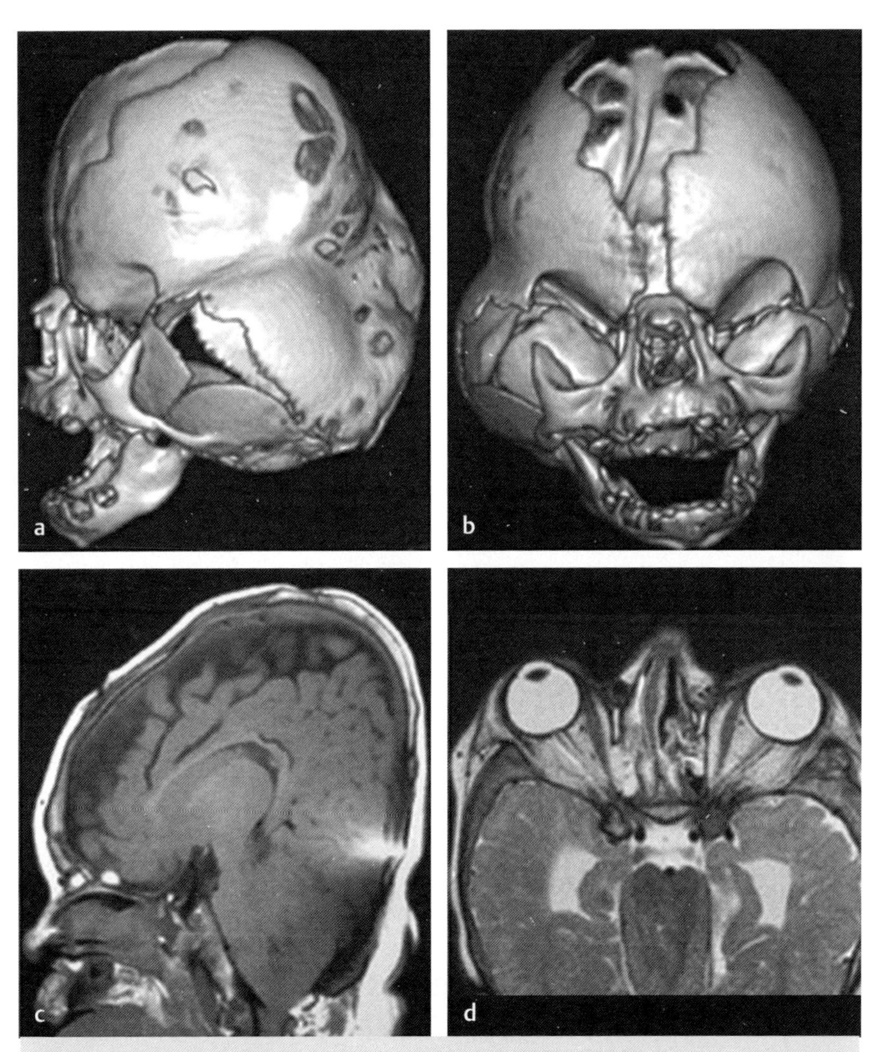

图 2.34　患有 Pfeiffer 综合征 I 型的 1 岁男童。侧位（a）和冠状位（b）CT 3D 重建图像显示冠状缝和人字缝过早闭合形成三叶草状颅骨，导致平头畸形。矢状缝位置出现颅骨扩张分离。（c）矢状位 CT 上可见 Chiari 畸形 I 型，（d）轴位 CT 上表现为瞳距过宽。（摘自：Table 1.1 Congenital and developmental abnormalities involving the skull. In: Meyers S, ed. Differential Diagnosis in Neuroimaging: Head and Neck. 1st edition. Thieme; 2016.）

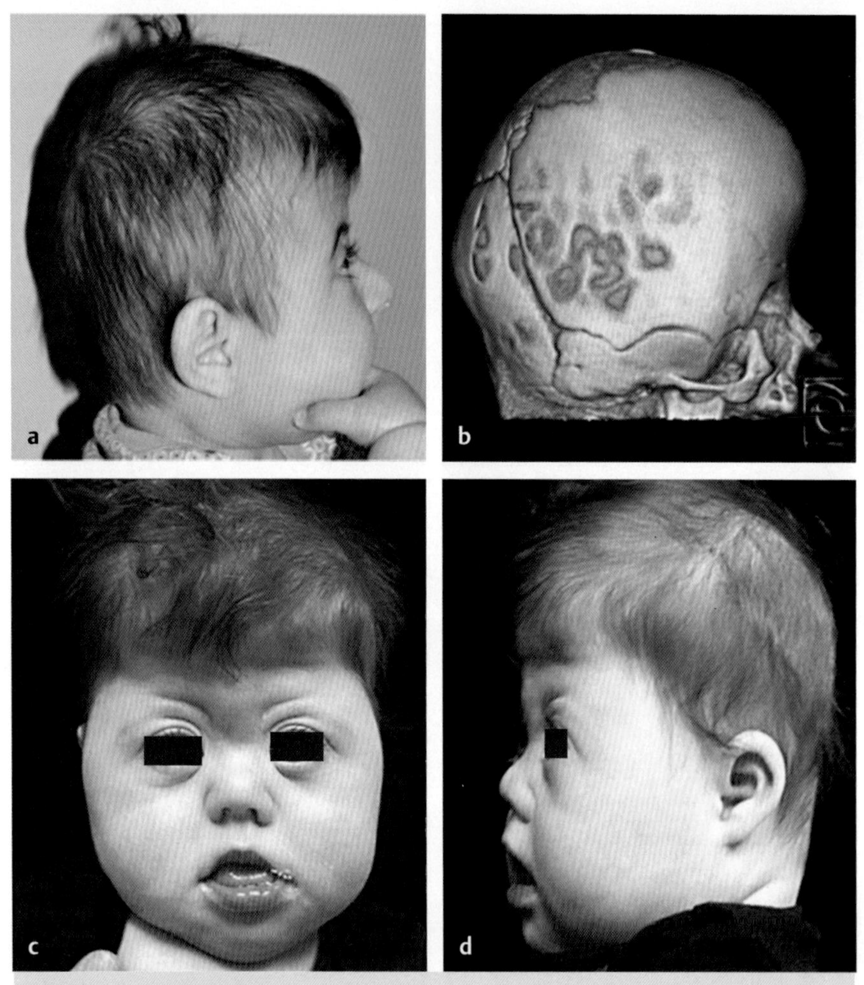

图 2.35　Saethre-Chotzen 综合征。（a）Saethre-Chotzen 综合征患儿双侧冠状缝早闭导致明显的平头畸形。矢状缝、人字缝和鳞状缝出现典型的巨大骨性扩张分离。（b）患儿早期的 CT 3D 重建显示双侧冠状缝早闭。（c，d）6 个月大的 Saethre-Chotzen 综合征患儿表现出高额头、低发际线、眼眶浅、喙状鼻。颅缝早闭导致眼球外凸和平头畸形。（这些图片由费城的巴特利特·泰勒儿童医院免费提供。）

2.9.4　与颅缝早闭相关的疾病

1. 佝偻病
2. 甲状腺机能亢进
3. 低钙血症

4. 红细胞增多症
5. 地中海贫血

2.10 巨头畸形 / 巨颅症

巨头畸形是指异常巨大的颅骨穹隆。

1. 颅骨增厚
   a）地中海贫血或贫血伴骨髓活动增强
   b）佝偻病
   c）骨质疏松症
   d）成骨不全
   e）骨骺发育不良
2. 脑积水
   a）非交通性/先天性脑积水：导水管狭窄，室间孔狭窄导致侧脑室不对称扩大，Dandy-Walker囊肿，Chiari畸形。
   b）交通性/获得性脑积水：
      i. 脑膜纤维化（炎症后，出血后，创伤后）
      ii. 畸形，破坏性病变（积水性无脑畸形、前脑无裂畸形、脑穿通畸形）
      iii. 脉络丛乳头状瘤
3. 轴外液体积聚
   a）硬膜下积液/水囊瘤
   b）硬膜下血肿
4. 脑水肿
   a）中毒：例如铅性脑病
   b）内分泌因素：如甲状旁腺机能减退，半乳糖血症
5. 巨脑（指体积异常增大的大脑）
6. 家族性巨头畸形
7. 先天性综合征
   a）软骨营养不良：例如软骨发育不全、软骨生长不全、致死性侏儒症和隐喻性侏儒症、锁骨颅骨发育不良、Soto综合征（小儿巨脑畸形综合征）。

b）黏多糖累积病：如Hurler综合征、Hunter综合征、Morquio综合征、GM神经节苷脂病。

c）神经-皮肤综合征：如神经纤维瘤病、结节性硬化。

2.11 小头畸形 / 狭颅症

1. 围产期损伤：如缺氧或缺血引起的皮质萎缩。
2. 颅缝早闭
3. 脑膨出
4. 遗传性异常

a）家族性小头畸形：常染色体隐性遗传，与X染色体相关。

b）遗传性非染色体综合征：例如，范科尼综合征，普拉德-威利综合征、塞克尔综合征、鲁宾斯坦-泰比综合征。

5. 代谢异常

a）新生儿低血糖

b）苯丙酮尿症

c）氨基酸尿

d）同型半胱氨酸尿

6. 染色体异常

a）21三体综合征（唐氏综合征）

b）18三体综合征

c）13～15三体综合征

d）猫叫综合征（5p-）

7. 孕期宫内损伤或感染

a）辐射

b）感染：例如，弓形虫病、风疹、巨细胞包涵体病、单纯疱疹（TORCH）

c）糖尿病

d）尿毒症

e）营养不良

f）胎儿酒精综合征

g）母亲使用苯妥英钠

8. 其他
   a）慢性心肺疾病
   b）慢性肾脏病
   c）着色性干皮病

2.12　颅内积气

1. 创伤性气颅：例如筛窦、额窦或乳突的穿透性损伤或骨折最为常见的。
2. 医源性气颅：例如，开颅术后，气脑造影，脑室造影。
3. 脑脓肿（感染了产气的病原体）。
4. 颅底肿瘤
   a）骨瘤侵蚀筛板
   b）鼻咽癌/筛窦癌

2.13　垂体窝缩小

1. 正常变异
2. 垂体机能减退；生长激素缺乏
3. 颅内压降低：例如脑萎缩、脑积水分流术后
4. 纤维发育不良
5. 儿童时期接受过放射治疗
6. 肌张力障碍：遗传性疾病，早期可影响正常生活并伴有白内障、睾丸萎缩、额头秃顶、颅骨增厚和额窦扩大
7. 剥夺性侏儒症
8. 21三体综合征（唐氏综合征）

2.14　垂体窝扩大

2.14.1　鞍内、鞍旁或蝶鞍周围区域占位

1. 肿瘤性病变
   a）垂体腺瘤：例如，垂体嫌色细胞腺瘤、垂体嗜酸性细胞腺瘤；垂体嗜碱性细胞腺瘤，垂体窝几乎不扩张。
   b）颅咽管瘤

c）脑膜瘤

d）下丘脑/视交叉胶质瘤

e）斜坡病变：例如转移瘤，脊索瘤

f）畸胎瘤包括生殖细胞瘤

g）表皮样和皮样囊肿

2. 非肿瘤性疾病

a）非肿瘤性囊肿：如Rathke裂囊肿、黏液囊肿、蛛网膜囊肿。

b）血管病变：如颈内动脉海绵窦段或鞍上段动脉瘤或动脉扩张，颈动脉海绵窦瘘。

c）炎症性疾病：例如脓肿、结节病、组织细胞增多症、淋巴细胞性垂体炎。

2.14.2 空蝶鞍

1. 原发性空蝶鞍综合征　由于鞍膈缺损和蛛网膜下腔疝入蝶鞍，疝入后蛛网膜中的脑脊液搏动使蝶鞍扩张。该综合征通常与良性颅内高压有关。

2. 继发性空蝶鞍　通常是垂体瘤的手术或放射治疗的结果。

2.14.3 慢性颅内压升高

梗阻性脑积水、第三脑室扩张、肿瘤、颅缝早闭等。

2.15 鞍上及鞍旁病变

最常见的鞍上占位有：鞍上垂体腺瘤、脑膜瘤、颅咽管瘤、下丘脑/视交叉胶质瘤和动脉瘤。这五种病变占鞍区/蝶鞍肿物的3/4以上。转移瘤、脑膜炎和肉芽肿性疾病占10%。其他鞍上肿块则较少见，在所有病例中每一种只占不到1%～2%。

2.15.1 肿瘤性病变

成人最常见的两种鞍区肿瘤分别为垂体腺瘤和脑膜瘤在鞍区周围生长，而儿童则常见颅咽管瘤和下丘脑/视交叉胶质瘤（图2.36）。

1. 垂体肿瘤

a）垂体腺瘤：尸检显示无症状的微腺瘤占14%～27%，中间部囊肿占13%～22%，隐性转移灶占5%。垂体转移瘤的主要来源是：

i.女性：乳腺癌是目前最常见的原发灶，超过转移瘤的半数，其次是肺癌、胃癌和子宫癌。

ii.男性：最常见的原发性肿瘤是肺部肿瘤，其次是前列腺、膀胱、胃和胰腺肿瘤。造成鞍区扩大的病变占鞍区肿物的30%～50%，如嫌色细胞或嗜酸性细胞垂体瘤；但嗜碱性细胞垂体瘤几乎从不导致鞍区扩大。CT上，微腺瘤（直径<10mm）密度较低于正常腺体，有或无强化。在MRI上，微腺瘤通常为较长T1WI信号，T2WI信号多变。大腺瘤的信号特征与微腺瘤大致相同，但由于供血不足，大腺瘤还有出血

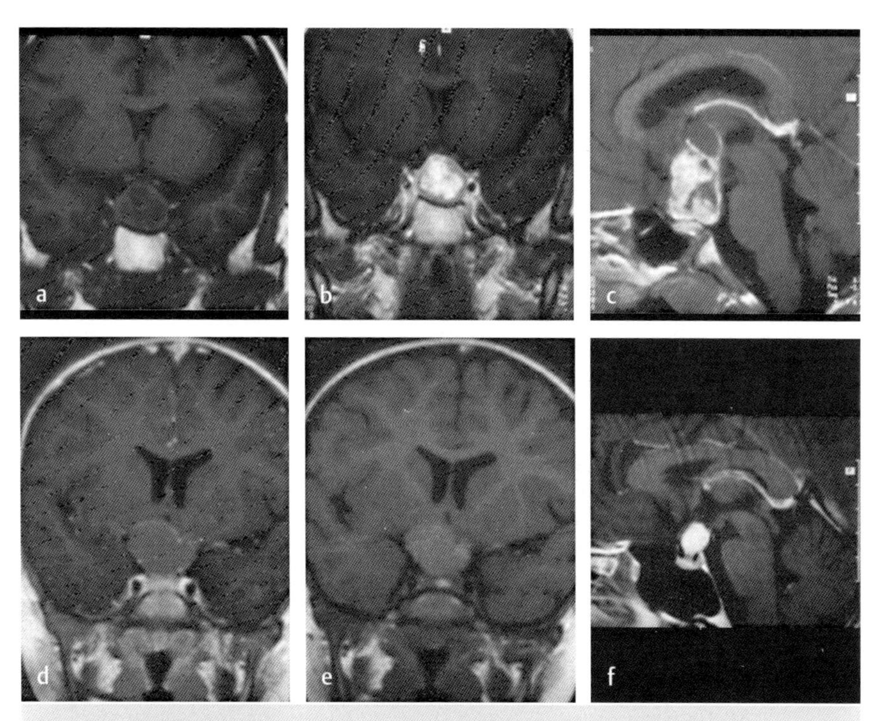

图 2.36　肿瘤性鞍区病变。（a，b）垂体大腺瘤，冠状位 T1WI 显示垂体大腺瘤与视交叉关系密切，呈异质性、对比增强后呈高信号。（c）垂体大腺瘤，矢状位 T1WI 显示垂体瘤，其后段呈不均匀的高信号，向后上方向充满鞍上池，压迫视交叉。（d，e）颅咽管瘤，鞍区占位性肿物，冠状位 T1WI 无明显强化。（f）脑膜瘤，矢状位 T1WI 显示鞍区占位性病变，对比增强后为高信号且显示垂体柄旁异常发育。

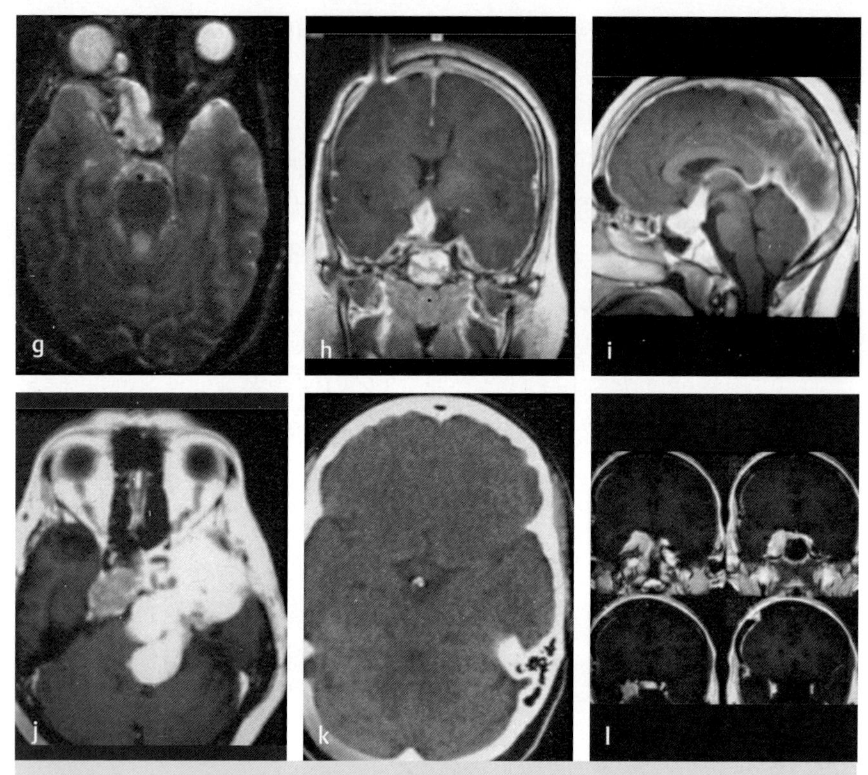

（续图）（g）视神经胶质瘤，轴位 T2WI 显示右侧视神经胶质瘤伴视神经孔扩大，T1WI 冠状位和矢状位 T1WI 分别可见一个明显强化的肿块，位于鞍内和鞍上池，并延伸至视交叉后方。（j）脊索瘤，轴位 T1WI 显示多分叶占位性肿瘤病变，呈不均匀强化，沿岩骨脊向左侧鞍旁区域、颞叶及后颅窝发展。（k）皮样肿瘤，视交叉后鞍上池钙化伴脂肪成分。（l）脑膜瘤，冠状位 T1WI 显示右侧海绵窦内明显强化的肿瘤病灶。

和梗死的倾向。囊性区域T1WI低信号，T2WI高信号。目前MRI在垂体腺瘤的诊断中起着重要作用。它能明确显示定位视觉通路、视交叉和视神经等结构，同时也可显示海绵窦或肿瘤周围的结构。MRI在勾勒血管轮廓和排除动脉瘤方面也特别有价值。

b）垂体癌或癌肉瘤

c）垂体颗粒细胞瘤或绒毛膜瘤

2. *颅咽管瘤*　占成人鞍区肿瘤的20%，儿童鞍区肿瘤的54%。对于一个特定的病变有时可表现出以下三个神经影像学特征：（1）80%的病例出现钙化，（2）85%的病例可观察到囊性改变，（3）实性部分或结节性强化。MRI对钙化相对不敏感，囊液因内容物不同而表现出不同信号，它不像CT那样能对钙化和低密度囊肿做出特异性诊断。

3.*脑膜瘤*　占所有原发性颅内肿瘤的15%～20%，是成人第二常见的鞍区肿瘤。起源于海绵窦的鞍旁外侧壁的脑膜瘤是很少见的，会沿小脑幕缘向后呈燕尾状延伸。轴外病变通常是非囊性的，质地不均匀，CT显示有钙化、结节和鞍背骨质的侵蚀。在MR上为等T1，等/稍长T2信号，明显强化。

4.*下丘脑和视神经/视交叉胶质瘤*　为第二常见的儿童鞍区肿瘤，占儿童鞍区肿瘤的25%～30%。双侧视神经胶质瘤患者中20%～50%与I型神经纤维瘤病相关。在CT上表现为等到低密度，且明显强化。MRI表现为长T1长T2信号，可无强化、不均匀强化或均匀强化。强化程度与肿瘤的病理分级无关。

5.*皮样囊肿*　是后颅窝中线部位最常见的肿瘤，鞍区较少见。影像学显示这些病变的脂肪含量很高，钙化较常见。CT显示为低密度病变。MRI信号反映出比脑组织更高的脂肪含量。皮样囊肿和脂肪瘤是鞍区“异常高信号”的两个不太常见的原因。

6.*表皮样囊肿或胆脂瘤、“珍珠样肿瘤”*　肿瘤常位于脑室系统旁或大脑、脑干、小脑的组织旁的间隙中。表皮样囊肿的CT表现为低密度病变，无明显强化。MRI表现为长T1长T2信号。

7.*畸胎瘤和畸胎类肿瘤（包括无性细胞瘤）*　多生长于松果体，鞍内或鞍上，以及骶尾部。畸胎瘤包括所有三个胚胎生殖细胞层的组织。MRI显示浸润性肿块相对大脑呈等T1信号，蛋白密度WI和T2WI呈中高信号。在CT和MR上常为均匀强化。

8.*脂肪瘤*　大多数颅内脂肪瘤被认为是先天性的异常而不是肿瘤。最常见的发病部位是大脑纵裂（50%）、四叠体池和松果体区、鞍上池和CPA池。CT图像显示衰减值在负值范围内，通常为30～100Hu，与皮下脂肪等密度。MRI显示的脂肪瘤为短T1等短T2信号。

9.*转移瘤*　约占鞍区和鞍旁肿物的1%。

a）血行扩散：在这一区域最常见转移灶的系统性原发性癌来自肺、乳腺和前列腺。

b）神经周围扩散

i.头颈部肿瘤可能以神经周围扩散的方式通过颅底的自然孔道进入颅内；如基底细胞癌、黑色素瘤、腺样囊性癌、神经鞘瘤、淋巴瘤。

ii.感染扩散：如放线菌病、莱姆病、带状疱疹。感染扩散的病灶在T2WI上呈中高信号，中度强化。

10.软骨肉瘤　一种罕见的肿瘤，起源于胚胎残留物、软骨内成骨或软骨，位于颅底、鞍旁、脑膜内或脑内。CT显示含钙化（60%的病例）且明显强化的肿块。MRI显示明显强化的肿物。由于钙化常见，CT可能对这种肿瘤更具特异性。

11.淋巴增殖性病变

a）淋巴瘤：位于鞍内和鞍上，老年人可能累及垂体、下丘脑、漏斗柄。

b）粒细胞肉瘤或绿细胞瘤：属于原始髓样细胞瘤；很少累及中枢神经系统。

12. 嗅神经母细胞瘤

13.三叉神经神经鞘瘤　为罕见的肿瘤（仅占脑肿瘤的0.4%），最常见于鞍旁的半月神经节或后颅窝。在CT影像上，尤其是骨窗像，可以显示岩尖部的糜烂。MRI则表现为边界清晰的肿块，等T1长T2信号，明显强化，瘤内可见“囊性”改变。

2.15.2　非肿瘤性病变

1. 非肿瘤性囊肿（图2.37）

a）Rathke囊肿：这种良性囊肿含有黏液蛋白，起源于Rathke囊，多位于鞍前和/或鞍上区。类似钙化的颅咽管瘤。CT检测钙化更敏感，比MRI更有优势。这些病变MRI的信号高低取决于囊肿的内容物，且这些病变的强化程度远弱于颅咽管瘤。

b）蝶窦黏液囊肿：黏液囊肿多常见于额窦和筛窦，而蝶窦黏液囊肿较少见。CT显示为等密度肿物（环形强化）。MRI的信号高低取决于蛋白质的浓度和黏度，但在T1WI和T2WI上大多表现为高信号，并伴有外周的强化（而不是肿瘤的实体）。

c）蛛网膜或软脑膜囊肿：约15%的蛛网膜囊肿发生在鞍上区域，可导致蝶鞍扩大并对相邻结构产生占位效应。这些囊肿的CT密度和MR信号强度与脑脊液一致，不出现强化或钙化。脑池造影有助于鉴别这些囊肿与第三脑室室管膜囊肿或因中脑导水管狭窄而扩大的第三脑室。

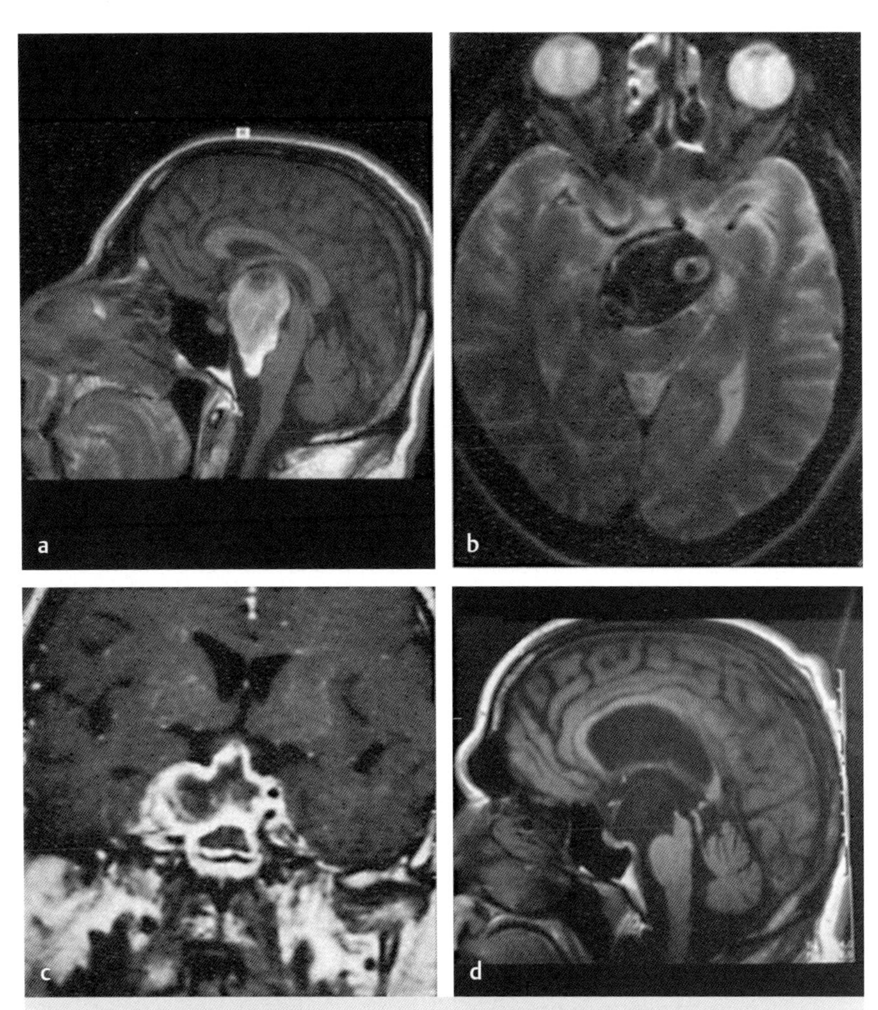

图 2.37　鞍上病变（非肿瘤性）。（a，b）基底动脉瘤。矢状位 T1WI 显示基底动脉尖端的巨大动脉瘤，有部分血栓形成（有血管流空影），从视交叉后凸入至鞍上池并压迫脑干。（c）垂体细菌性脓肿：冠状位 T1WI 显示鞍区 / 鞍上环形强化病变，含坏死液化。（d）蛛网膜囊肿：矢状位 T1WI 显示囊肿从视交叉后凸入鞍上池，信号强度与脑脊液信号相同。

2. 血管病变

a）颈内动脉海绵状段或鞍上段动脉瘤或前交通动脉（ACoA）动脉瘤：MRI的信号是多变的，取决于血栓是否存在和存在的时间长短。

i.典型的动脉瘤瘤腔未闭且腔内血流迅速，表现为清晰的鞍上肿块，在T1和T2上均显示为高速信号损失（流空影）。

ii.有血栓形成的动脉瘤可显示为多样化的MR信号。亚急性血栓在T1WI和T2WI图像上以高信号为主。血栓形成的动脉瘤中可见因反复壁内出血而形成的多层血栓。急性血栓形成的动脉瘤可表现为等信号的病变，很难与其他颅内肿物鉴别。

b）血管扩张性病变

c）海绵状血管瘤：位于Meckel腔和海绵窦。由于缺乏含铁血黄素沉积，很难用MRI诊断内部大的出血和钙化。

d）颈内动脉-海绵窦瘘或硬脑膜畸形

e）海绵窦血栓形成：可能发生在化脓过程后，介入手术或开颅术后。CT表现为在不规则强化的海绵窦内有形状不规则的充盈缺损。MRI无明显强化，表现为梗阻性窦的高信号；因为窦内非血栓区域也会强化，血凝块也为高信号，所以增强像无法提供什么帮助。

3.感染性/炎性病变

a）寄生虫感染：囊尾蚴病和棘球绦虫的寄生囊肿通常在这个部位表现为异质性，可能出现钙化。

b）脓肿：可能发生在手术后，也可能发生在鼻窦炎等易于细菌感染的情况下。渗出性细菌性脑膜炎和结核性脑膜炎时，基底部的蛛网膜下腔更易发生。

c）肉芽肿性疾病：巨细胞肉芽肿、结节病和梅毒可累及垂体和鞍区，通常导致垂体功能减退，但很少出现尿崩症。

d）朗格汉斯肉芽肿：例如韩-薛-柯综合征（Hand-Schüller-Christan syndrome）和莱特勒-西韦病（Letterer-Siwe disease）。90%以上的患者发生颅骨受累，表现为尿崩症，漏斗柄增厚并强化，伴有或不伴有下丘脑肿物。

e）淋巴腺垂体炎或淋巴细胞性垂体炎：一种罕见的影响垂体前叶的炎症反应，导致垂体功能减退和鞍上部分体积增大。该病常见于妊娠晚期或产后的女性。影像学表现无特异性，与垂体大腺瘤类似。

2.16　颅内钙化（ICC）

参考图2.38和图2.39。

2.16.1　生理性钙化

9岁以下生理性钙化非常罕见。例如，9岁以下儿童松果体和脉络丛的生理性钙化发生率仅为2%，但在15岁患儿人群中发病率增加了5倍，在成人中则很常见。

1. **松果体钙化**　20岁以上的成人约60%有松果体钙化。
2. **松果体缰部钙化**　在所有人群中发病率约30%。
3. **脉络丛钙化**　常见于双侧脉络球。
4. **硬脑膜钙化**　例如大脑镰、上矢状窦、小脑幕、岩斜韧带和鞍膈。

2.16.2　家族性、先天性或代谢性钙化

1. Sturge-Weber综合征：也称为“铁轨钙化症”，脑面血管瘤病（见图2.40）。
2. 结节性硬化：近50%的患者钙化最常见于中线部位或侧脑室附近。
3. 基底节和齿状核钙化。
4. 无脑回畸形：室间孔后透明隔腔顶部的小结节钙化。
5. 弹性纤维性假黄瘤：硬脑膜钙化，颅顶和颅底增厚。
6. 先天性脑型肉芽肿。

2.16.3　炎症性疾病

1. **细菌感染**
   a）结核：结核性肉芽肿，脑膜炎治愈。
   b）化脓性感染：在脑脓肿、化脓性脑膜炎或其他颅内化脓性感染痊愈后，会出现钙化。
   c）梅毒性肉芽肿或梅毒瘤。
2. **寄生虫感染**
   a）囊虫病：5%的感染中囊尾蚴的囊肿形成于基底池或脑组织内。只有死囊肿会出现钙化。

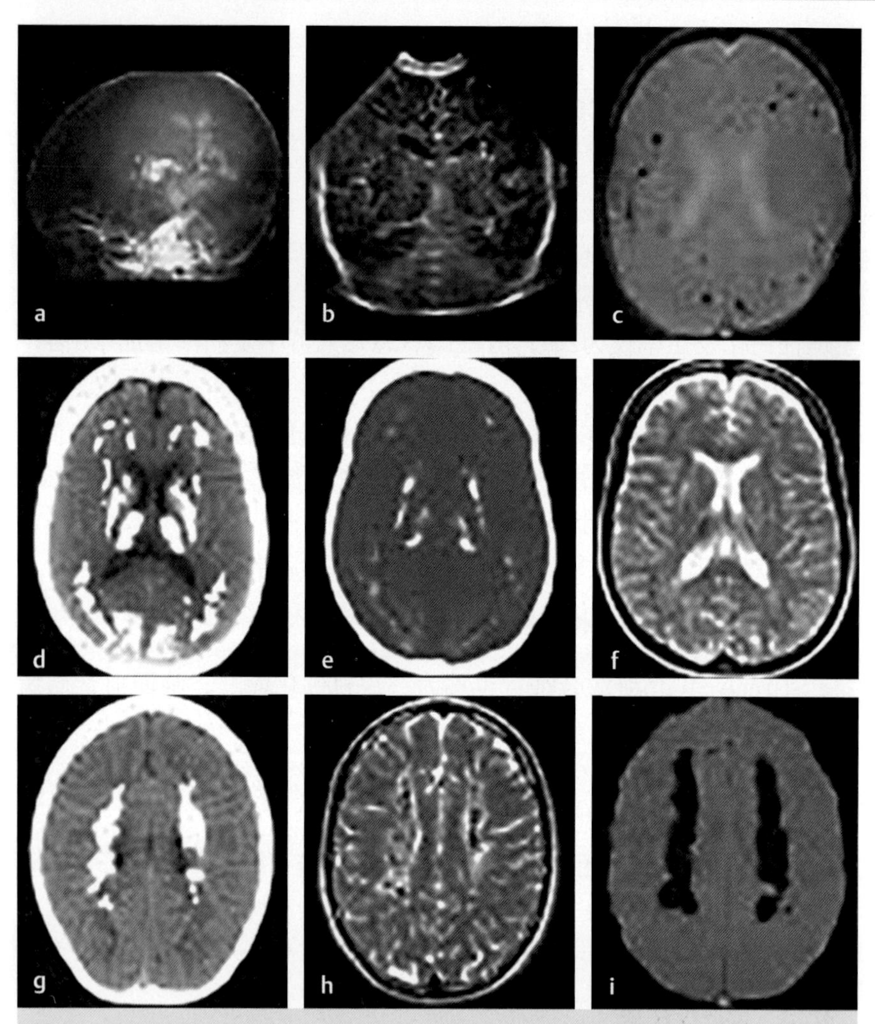

图 2.38 使用不同的成像方式识别颅内钙化（ICC）。（从左上往右下读）（a）头骨平片上可见致密钙化。（b）先天性巨细胞病毒感染患儿的脑部超声图像。ICC 在左侧脑室旁区域表现为高回声区。（c）先天性弓形虫病患儿的轴位 MRI 梯度回波序列显示皮质和白质内有多个低信号点。梯度回波序列图像的空间分辨率较差。不同的成像方式提供了互补的信息。（d）同一患者在正常脑窗下的 CT 图像，（e）骨窗设置下的 CT 图像，以及（f）轴位 MRI 的 T2 加权像。ICC 的位置在正常的 CT 脑窗图像（d）中可能很难确定，而在骨窗像（e）中，钙化与皮层的位置关系是明确的。在 T2 加权磁共振（f）上，在脑回深处看到的低信号带证实了这一点。（g）同一患者的 CT、（h）轴位 MRI 的 T2 加权像和（i）磁敏感加权像（SWI）显示 ICC 的不同图像表现取决于所使用的不同成像方式。

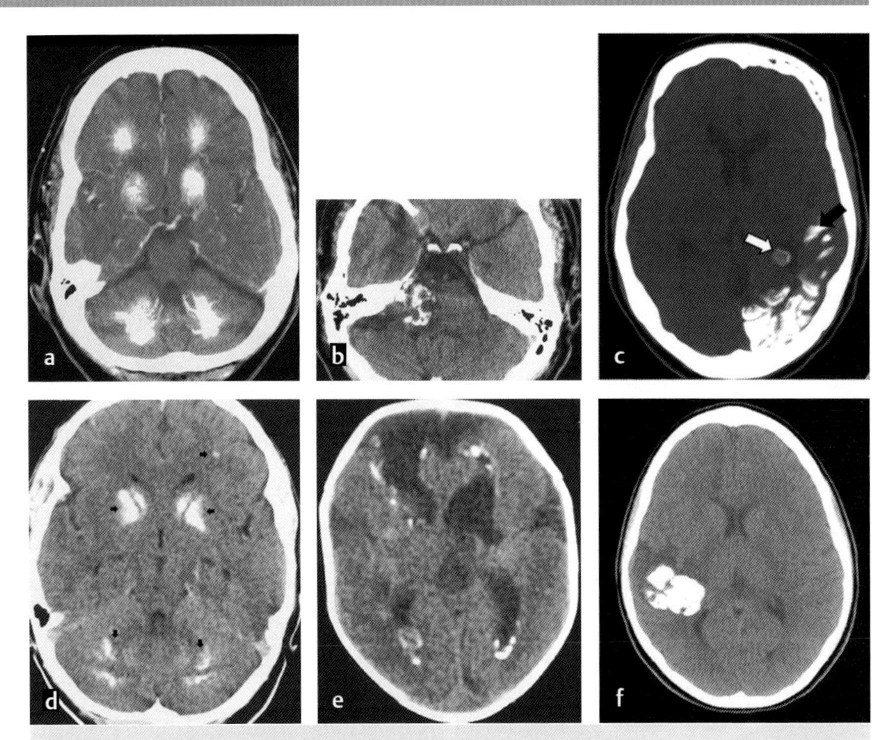

图 2.39　（a）甲状旁腺功能减退和肉眼可见的钙化。轴位 CT 显示小脑齿状核和幕上基底节有明显钙化。（b）表皮样囊肿。CT 显示硬膜内 CPA 表皮样囊肿。在极少数情况下，像这样的表皮样囊肿可能显示内部钙化。（摘自：Mafee M. Pathology. In: Valvassori G, Mafee M, Becker M, ed. Imaging of the Head and Neck. 2nd edition. Stuttgart: Thieme; 2004.）（c）无造影剂增强的头颅 CT 显示左顶叶和枕叶有多处钙化（黑色箭头所示）。左侧中线部位钙化增大的脉络丛（白色箭头所示）。（摘自：Case 213. A 29-year-old man with a history of progressive seizures and right-sided hemiparesis since childhood. The visual acuity on the left is severely decreased. In: Riascos R, Bonfante E, ed. RadCases Plus Q&A: Neuro Imaging. 2nd edition. Thieme; 2018.)（d）轴位 CT 显示基底节、小脑和左侧大脑皮质下白质的致密钙化（黑色箭头所示）。（摘自：Endocrine Dysfunction. In: Kanekar S, ed. Imaging of Neurodegenerative Disorders. 1st edition. Thieme; 2015.）（e）一名 8 天大的男婴，患有产前巨细胞病毒感染，导致弥漫性和局灶性的脑软化区域，伴有侧脑室扩张、右侧额叶的脑穿通畸形、左侧大脑半球脑裂畸形，轴位 CT 上可见多处神经系统内钙化。（摘自：Introduction. In: Meyers S, ed. Differential Diagnosis in Neuroimaging: Brain and Meninges. 1st edition. Thieme; 2016.）（f）右颞顶少突胶质瘤患儿的非增强头部计算机断层扫描（CT）图像，显示明显的高密度钙化和一些可能代表肿瘤的低密度区域。病灶的前方有轻度的瘤周水肿，但对周围脑实质无明显的占位效应。（摘自：Radiographic Presentation. In: Keating R, Goodrich J, Packer R, ed. Tumors of the Pediatric Central Nervous System. 2nd edition. Thieme; 2013.）

b）包虫囊肿：只有2%的感染会在大脑中产生囊肿，这些囊肿很少钙化（见图2.41）。

c）肺吸虫病：东方肺吸虫囊肿常见于大脑半球后部。可见大量钙化区域。

3. **真菌病**　隐球菌病，球虫病。

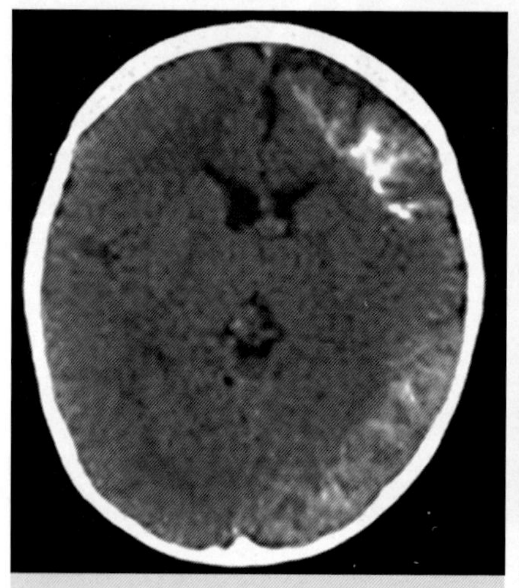

图 2.40　Sturge-Weber 综合征。Sturge-Weber 综合征的特征性脑回钙化。

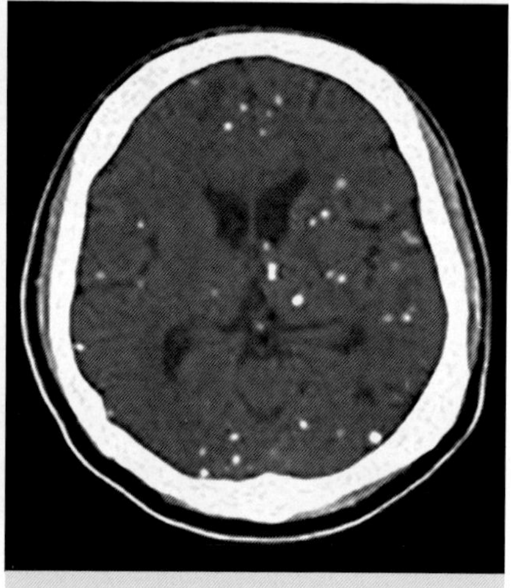

图 2.41　脑囊虫病

2.16.4　血管性病变

1. **动脉瘤**

a）巨大动脉瘤：在50%的病例中会在动脉瘤囊壁外围出现曲线状钙化。

b）大脑大静脉扩张：年龄较大的儿童或成人，松果体区可见环状钙化。

2. **动静脉畸形**　6%～29%的病例可见曲线状、形状不规则、斑片状或结节状钙化。

3. **颅内出血**

a）慢性硬膜下血肿：1%～5%的病例可出现钙化。

b）硬膜外血肿：很少发生钙化。

4. **动脉硬化性血管病**　尤其是颈动脉虹吸部的病变会引起钙化。

2.16.5　肿瘤类病变

1. 胶质瘤：总钙化率9%～10%；星形细胞瘤6%出现钙化，少突胶质瘤47%钙化。Ⅰ级胶质瘤钙化发生率为25%，Ⅳ级胶质瘤钙化发生率为2%。室管膜瘤钙化率15%。髓母细胞瘤中钙化仅占1%。
2. 颅咽管瘤：大多数病例报道中钙化的发生率在55%～94%之间。老年患者钙化的可能性较小。
3. 脊索瘤：约15%的病例出现一些形状不规则或结节状钙化。
4. 软骨瘤和骨软骨瘤：筛骨或蝶骨气房或CPA内的致密结节状钙化。
5. 脑膜瘤：在大多数病例报道中，有6%～9%的病例出现不同形态的钙化。
6. 垂体腺瘤：约6%的病例出现钙化，通常位于肿瘤的后下表面。
7. 脑转移瘤：约2%的脑转移瘤患者出现钙化。
   a）黏液腺癌脑转移
      i.结肠
      ii.胃
      iii.卵巢
      iv.乳房
   b）骨癌脑转移
   c）软骨肉瘤脑转移
8. 松果体细胞瘤：约50%的病例松果体出现致密、均匀或斑片状钙化。
9. 脉络丛乳头状瘤：约20%的病例出现钙化；儿童最常见的钙化部位是第四脑室，成人最常见的部位是颞角。
10. 皮样、表皮样囊肿和畸胎瘤：钙化在皮样和表皮样囊肿中很少见，但在畸胎瘤中很常见。
11. 胼胝体脂肪瘤：胼胝体两侧各有一条钙化带。
12. 错构瘤：通常在颞叶出现钙化。
13. 放疗后肿瘤内部出现钙化。

2.17　基底节区钙化

在CT扫描中基底节区钙化占0.6%（图2.42）。通常累及苍白球，双侧对称，也可单侧出现。这些钙化主要是特发性的，常伴有齿状核钙化。

1. 特发性：占50%以上的病例，可以是家族性的。
2. 钙代谢紊乱：甲状旁腺功能亢进、甲状旁腺机能减退和假性甲状旁腺机能减退。
3. Fahr病：也被称为家族性脑血管亚铁钙沉着症，其特征是小头畸形、痉挛、癫痫、神经系统进行性退化，基底节、齿状核和脑室周围有细小的铁和钙沉积。
4. 寄生虫病：弓形虫病，囊虫病。先天性弓形虫病约有一半会出现颅内钙化，如尾状核、脉络丛、室管膜等部位。
5. 放射治疗（微血管钙化）。
6. 结节性硬化。
7. 21三体综合征（唐氏综合征）。
8. 脑炎（如风疹、麻疹、水痘）。
9. 出生时缺氧。
10. 一氧化碳中毒。
11. 甲氨蝶呤治疗。
12. 铅中毒。
13. 艾迪生病（原发性肾上腺皮质功能低减症）。
14. 利氏病（亚急性坏死性脑脊髓病）。
15. 神经纤维瘤病。

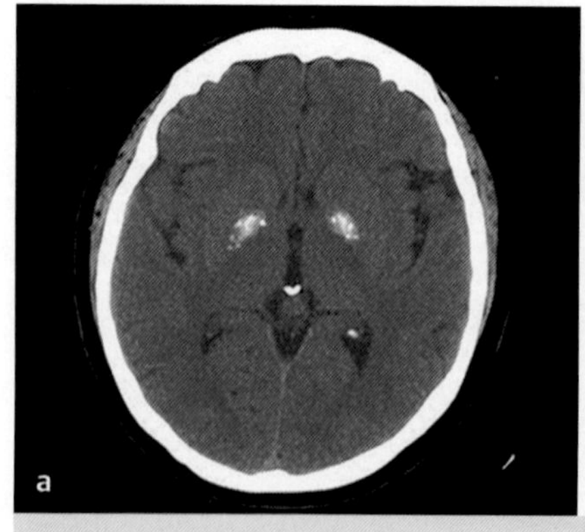

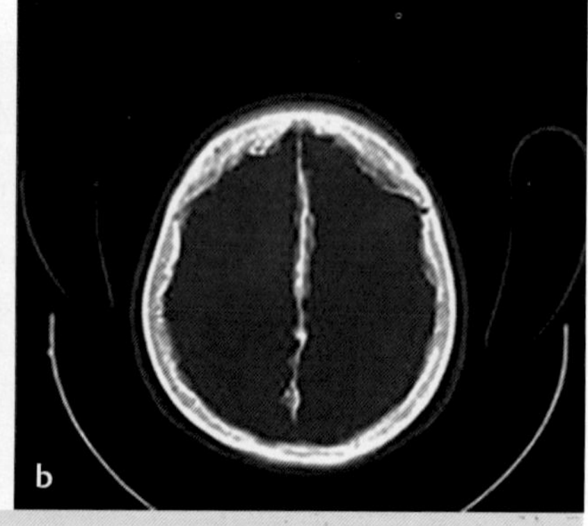

图 2.42 （a）基底节钙化。（b）大脑镰钙化。

16. Cockayne综合征（小头、纹状体小脑钙化和白质营养不良综合征）。

2.18　鞍旁钙化

1. 肿瘤性
   a）颅咽管瘤
   b）脑膜瘤
   c）垂体腺瘤（嫌色性）
   d）脊索瘤
   e）视神经胶质瘤
   f）胆脂瘤
2. 血管性
   a）动脉瘤（Willis环或基底动脉）
   b）动脉粥样硬化（颈动脉虹吸部）
3. 传染性
   a）结核性脑膜炎（基底脑膜钙化）

2.19　后颅窝肿瘤

下表显示了髓母细胞瘤、室管膜瘤和星形细胞瘤各自的影像学特征（图2.43）

影像学特点	星形细胞瘤	室管膜瘤	髓母细胞瘤
CT 增强扫描	低密度（结节强化，囊壁无强化）	等密度（极轻度强化）	高密度（中等强化）
T1WI	低信号	低信号	低信号
T2WI	高信号	等信号	等信号
位置	非中线偏心部位	中线部位	中线部位
起源	大脑半球	四脑室、室管膜	四脑室、上髓帆
钙化	不常见（<10%）	常见（40%～50%）	不常见（<10%～15%）
囊变	典型表现	常见	少见
出血	不常见	常见	不常见（>10%）
蛛网膜下腔侵犯	非常少见	常见	非常常见（25%～50%）
脑积水	不常见	常见	非常常见
第四脑室表现	不影响	增大（形态不影响）	变形（向后下方）
发病年龄（岁）	10～12	2～10&40	5～12

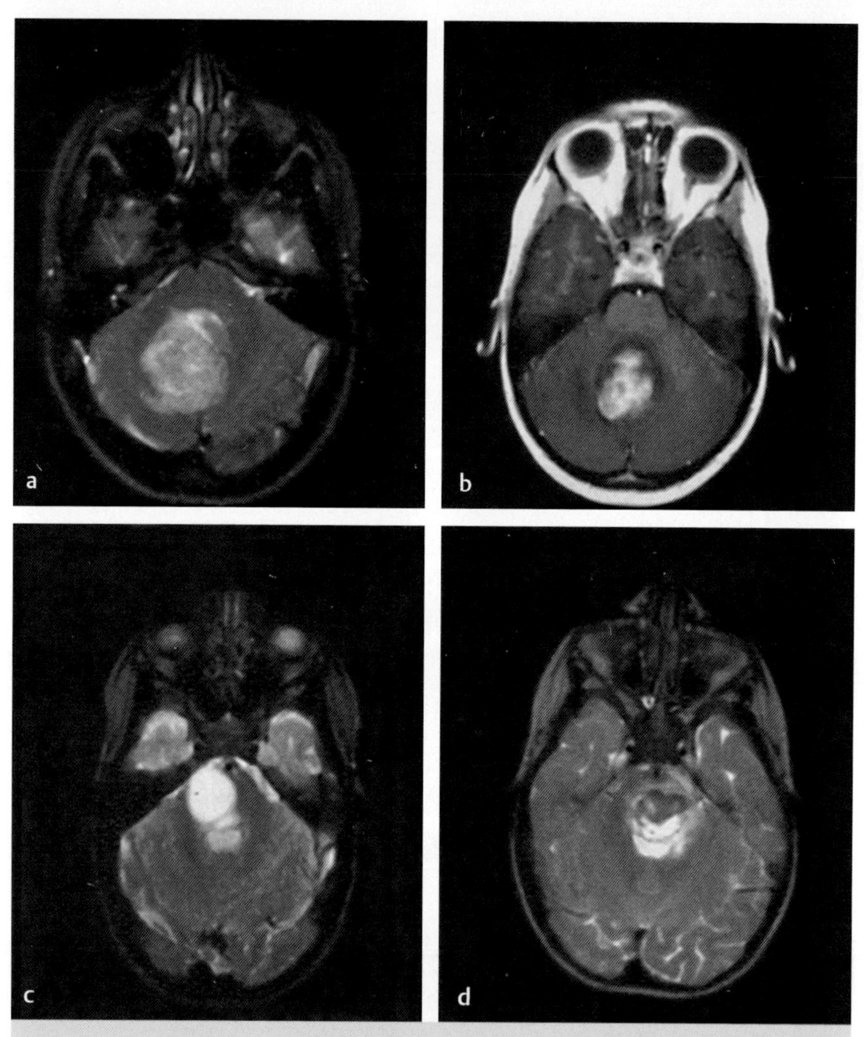

图 2.43　后颅窝病变。（a）髓母细胞瘤：轴位 MRI T1WI 显示四脑室后方实性占位性病变、四脑室受压，病变在 T2WI 为中等信号。（b）室管膜瘤：轴位 MRI T1WI 显示多分叶占位性病变，实性增强，周围无同质性和囊性特征，局部有钙化。（c）脑干毛细胞星形细胞瘤，在轴位 MRI 的 T1WI 上表现为边界清晰、病理性高信号，第四脑室轻度受压。（d）儿童桥脑海绵状血管瘤破裂后的慢性血肿。轴位 T2WI 显示桥脑实质性病变，信号不均匀。此病变使第四脑室移位，以高低混杂信号及周围水肿为特征。

2.20　术后脑组织瘢痕与脑肿瘤残余的比较

对于神经外科医生来说，没有什么比肿瘤“完全切除”术后CT或MRI显示仍有残余更让人恼火的了。由于肉芽组织有纤维血管组织增生的特性，在CT和MR扫描中也表现为增强，肉芽组织通常在术后72小时形成。因此，如果术前有肿瘤强化，术后很难区分强化的瘤床组织是肉芽组织还是边缘残留的肿瘤。肉芽组织的扫描增强在术后可能持续数月，因此神经外科医生要在手术后48小时内给病人做增强MR/CT扫描。手术部位48小时内的扫描显示强化则意味着是手术残留的肿瘤。

影像学特点	术后脑组织瘢痕	肿瘤残余
对比增强扫描		
在 48 ~ 72 小时内	不强化	强化
72 小时之后	强化	强化
增强的类型	线性（沿着术后瘤床的边缘）	实性和结节样（瘤床内）
瘤周水肿随时间的变化	减少	增加
强化范围大小随时间的变化	保持不变或减少	增加
出血（瘤床内）	随肉芽组织保持不变或减少而吸收	可能会随着残余肿瘤的增大出现新鲜出血

2.21 梗死与肿物（肿瘤、脓肿）的鉴别诊断

尽管它们的病理生理学完全不同，但在影像学研究中，有时很难区分缺血性梗死与占位性病变，如肿瘤或脓肿。在影像学表现上，许多非肿瘤性病变类似脑瘤；脓肿类似转移瘤；多发性硬化则可表现为肿块样占位性病变，也称为瘤样多发性硬化。在鞍旁区，还应始终考虑动脉瘤的可能性。

下表罗列了梗死和占位性病变的一些特点。

影像学表现	梗死	占位性病变
血管分布	单一动脉区域	可能跨越多个动脉区域
病灶形态	楔形（皮层梗死）	圆形或浸润生长
占位效应	和病灶大小相关的轻微占位效应，也可能不立刻出现或一周后才出现	和病灶大小相关的明显占位效应
水肿	细胞毒性反应引起的水肿，包括白质和灰质的水肿（楔形）	血管源性水肿，水肿主要在白质内（趾形）
占位效应和水肿的进程	随着时间延长，占位效应减轻，水肿范围缩小	随着时间而增加、加重
增强形式	脑回增强（皮层梗死）	不强化，环形、均匀或不均匀强化
强化的变化进程	强化随着时间减弱，最终消失	不随时间变化，或随时间延长，强化范围、程度增加
累及灰质	会累及	罕有累及
临床病程	症状突然出现，并逐步改善	症状逐步出现，并进行性恶化

2.22　通过 MRI 评估脑出血的时间长短和分期

脑出血的识别是至关重要的，因此，了解脑出血后血肿演变过程中影响MRI表现的复杂参数是有必要的。血肿的MRI表现在T1序列上短T1取决于质子-电子和偶极-偶极相互作用，T2序列上的短T2信号优先取决于T2质子弛豫增强的情况。此后血肿的影像学取决于一些特定包含血红素的成分是否存在（例如氧化血红蛋白、脱氧血红蛋白、高铁血红蛋白或含铁血黄素），以及血肿是否被液化成大量红细胞或是被巨噬细胞吞噬（图2.44）。

分期	时间	出血分布	血红蛋白类型	T1 信号强度	T2 信号强度
超急性期	<24 小时	细胞内	氧合血红蛋白	中等（等信号）	中等（高信号）
急性期	1～3 天	细胞内	还原血红蛋白	长（等/稍低信号）	短（低信号）
亚急性期					
早期	3～7 天	细胞内	高铁血红蛋白	短（高信号）	短（低信号）
晚期	7～14 天	细胞外	高铁血红蛋白	短（高信号）	长（被环形低信号包裹的高信号）
慢性期					
中央型出血	>14 天	细胞外	高铁血红素	中等（等/低信号）	中等（等/低信号）
边缘型出血		细胞内	含铁血黄素	中等（等信号）	短（明显低信号）

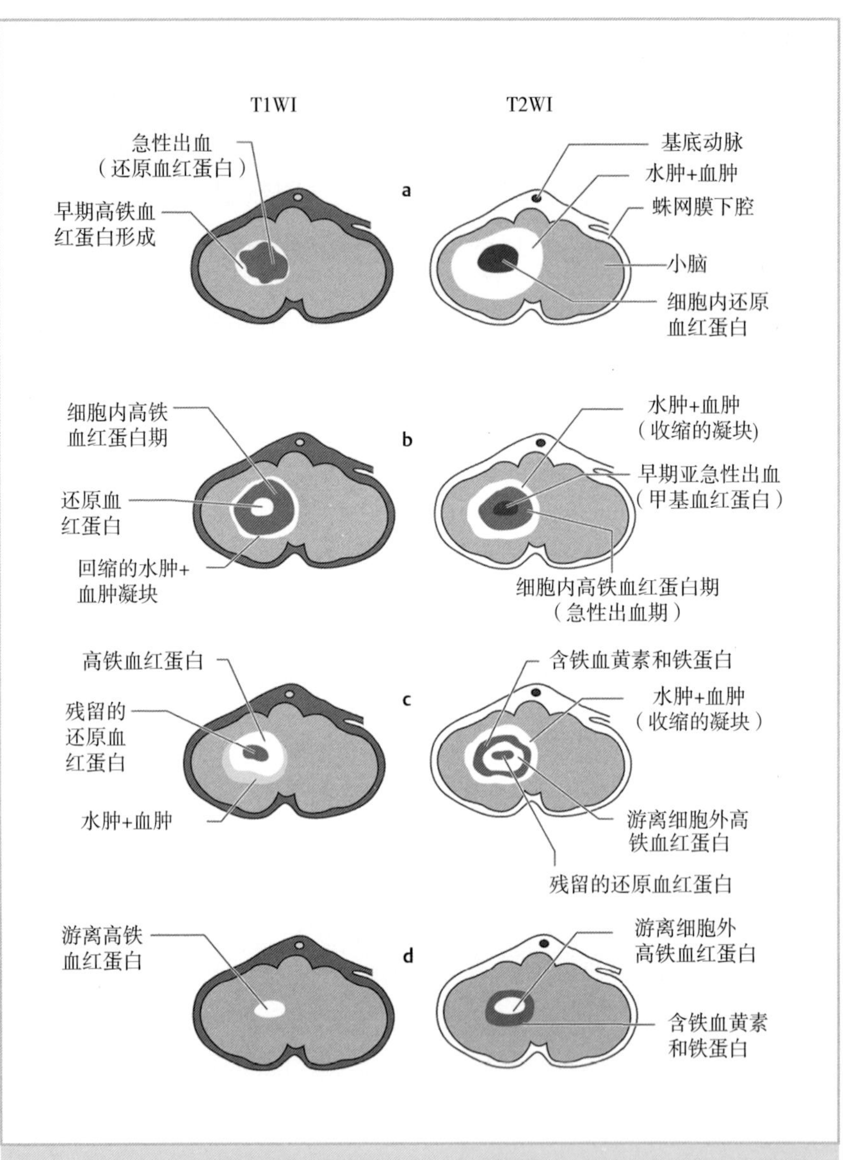

图 2.44　MRI 上出血的分期和时长评估。（a）后颅窝（右小脑）出血的 MRI 表现：急性期，即发作后 48 小时内。在 T1WI 上，小脑实质出血呈轻度低信号，T2WI 上则表现为还原血红蛋白的低信号表现。T1WI 上由于早期细胞内高铁血红蛋白的形成，周围有少量高信号。T2WI 显示正常红细胞内脱氧血红蛋白引起的明显低信号。（b）亚急性早期，即发作后 3 ～ 7 天内，血块周围红细胞内还原血红蛋白氧化为高铁血红

蛋白。在 T1WI 上，细胞内还原血红蛋白在中央出血区显示高信号，而 T2WI 则呈明显的低信号。出血的周围区域，由于细胞内多为高铁血红蛋白，T1WI 呈等信号，T2WI 呈低信号。此外，血肿周围的高信号区域是由水肿和血块溶解的血清组成。（c）亚急性晚期，即出血后 7 ～ 10 天，高铁血红蛋白和 / 或其他外源性化合物（包括过氧化物和超氧化物）中的不含血红素的分子可以造成红细胞溶解并在血肿腔内积聚胞外高铁血红蛋白。游离高铁血红蛋白在 T1 和 T2WI 上均呈高信号。在高铁血红蛋白高信号边缘内出现一个低信号区，代表的是残余还原血红蛋白。T2WI 上血肿有一个低信号边缘（含铁血黄素和铁蛋白），外周还有高信号区域代表血管源性水肿。（d）慢性期，即超过 14 天，在此期间形成被铁蛋白和含铁血黄素包围的有血管化外壁的一团浓缩高铁血红蛋白。这些铁离子在 T1WI 上表现为薄的等低信号边缘，在 T2WI 上表现为明显低信号边缘。

2.23　正常压力性脑积水与脑萎缩

虽然脑萎缩和正常压力性脑积水（NPH）均有脑室系统扩张的表现，但这两种疾病的预后和治疗意义却明显不同。脑萎缩反映了脑组织的减少，表现为皮质细胞体、轴突皮质下变性或脱髓鞘。一般来说，脑萎缩没有有效的治疗方法，而脑积水通常可以通过脑室或蛛网膜下腔分流术和/或清除阻塞性病变或过度增生性病变来治疗。

NPH的诊断要紧密结合临床表现与影像学结果。NPH的最佳实验性诊断方法仍然是脑室外引流术后的临床症状改善。单次检查很难鉴别NPH和脑萎缩造成的脑室扩大。因此，有必要进行连续的CT或MRI随访，可能观察到扩张的脑室已经恢复到正常大小，仍然扩大，或者至少没有进一步扩大。

目前NPH的影像学诊断需要根据观察脑组织影像来主观判断侧脑室扩大与脑萎缩是否不成比例。定量测量侧脑室容积和总皮质厚度（与脑萎缩的相关性）可以更客观地将NPH与正常对照（NC）、阿尔茨海默病（AD）区分开来。应前瞻性地从各个类型的患者中获得容积磁共振成像。虽然NPH组的平均脑室容积明显大于其他组，但其数值范围与AD组重叠。综合考虑脑室容积和皮质总厚度可以更好地区分NPH患者。这项初步研究表明，容积MRI测量有希望提高NPH的鉴别诊断准确率（图2.45）。

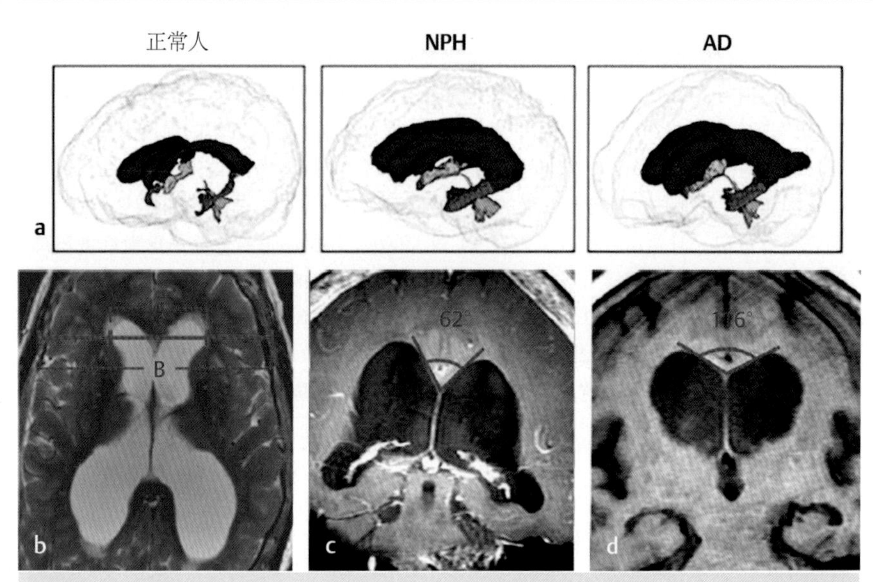

图 2.45 （a）正常人、正常压力脑积水（NPH）和阿尔茨海默病（AD）实验参与者脑室的三维立体图（从左到右）。NPH 和 AD 患者的脑室相对于正常人增大。与正常人和 NPH 患者相比，AD 患者的皮层明显变薄，尤其是枕部皮层。（摘自：Moore DW et al. A pilot study of quantitative MRI measurements of ventricular volume and cortical atrophy for the differential diagnosis of normal pressure hydrocephalus. Neurol Res Int 2012;2012, Article ID 718150, 6 pages.）（b）用于诊断正常压力性脑积水（NPH）的影像学指标。NPH 患者大脑轴位 MRI T2 加权像上 Evan 指数的测量。A=4.49cm，B=10.5cm，Evan 指数 =A/B=0.43（≥ 0.3 符合 NPH）。（c，d）大脑 MRI T1 加权像胼胝体角的测量（c）NPH 患者和（d）阿尔茨海默病患者。胼胝体角度 <90° 符合 NPH，>90° 则见于与阿尔茨海默病或其他痴呆症相关的脑室增大。（摘自：10.4 Diagnosis and Neuroimaging. In: Torres–Corzo J, Rangel–Castilla L, Nakaji P, ed. Neuroendoscopic Surgery. 1st edition. Thieme; 2016.）

下表是基于影像学特征的脑积水和脑萎缩的鉴别要点。

影像学特点	脑积水	脑萎缩
脑室系统		
颞角	扩大	正常(除外老年痴呆症)
额角（脑室角）	更尖锐	更圆钝
三脑室	凸透镜形	凹透镜形
四脑室	正常或扩大	正常（除外小脑萎缩）
脑室周边水肿	存在（脑脊液横向转移，尤其在额角和枕角。水肿会在分流后脑室减压后 24 小时之内很快缓解）	不存在（除外缺血）
中脑导水管流空	加重（NPH）	正常
胼胝体	薄的、扩张的圆形隆起。穹隆 - 胼胝体距离增加	正常或萎缩。穹隆 - 胼胝体距离正常
脑沟	扁平	随年龄不均匀增大
脑裂（海马脉络膜）	正常或轻度增大	明显增大（尤其在老年痴呆患者）

2.24　硬脑膜强化

1. 开颅术后脑膜强化：80%的患者表现为血源性的炎性反应或化学性蛛网膜炎。
2. 脑膜炎：细菌性、病毒性、梅毒性和肉芽肿性。
3. 斑块状脑膜瘤
4. 脑膜恶性肿瘤
5. 脑膜纤维化：
   a）动脉瘤性蛛网膜下腔出血
   b）脑脊液漏、脑脊液分流和颅内压降低
   c）硬脑膜静脉窦血栓形成

6. 非肿瘤性脑膜异常
   a）组织细胞增生症
   b）结节病
   c）类风湿性疾病
   d）特发性硬脑膜炎（图2.46）
7. 淋巴瘤，白血病
8. 骨外间充质骨软骨瘤
   a）骨软骨瘤
   b）软骨肉瘤
9. 硬脑膜强化的各种少见原因
   a）淀粉样蛋白沉积
   b）黏多糖贮积病（例如溶酶体贮积病）
   c）多形性胶质母细胞瘤
   d）韦格纳肉芽肿病

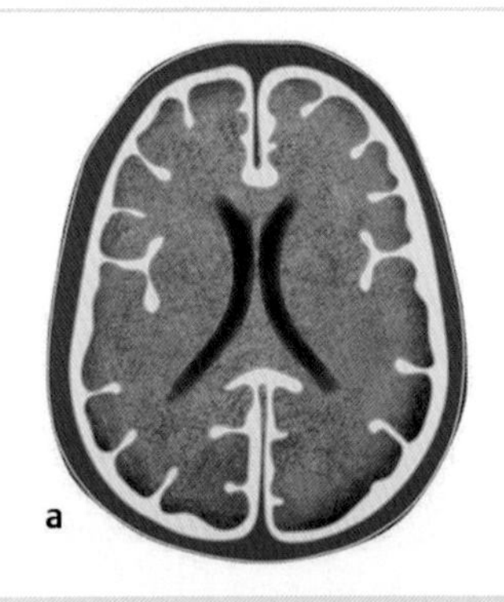

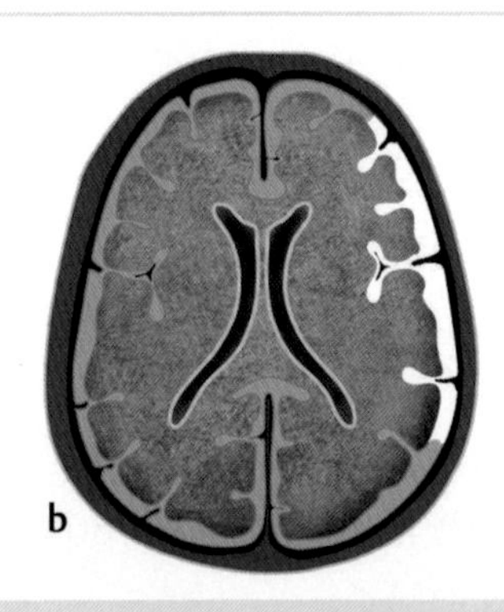

图 2.46　（a）图示硬膜增强的模式和范围，沿着大脑软脑膜表面，脑沟和脑池的蛛网膜下腔（即癌性脑膜炎）都有增强。（b）图示脑回强化，局限于大脑皮质浅层灰质（即疱疹性脑炎）。蛛网膜无强化，蛛网膜下腔或脑沟也无强化。

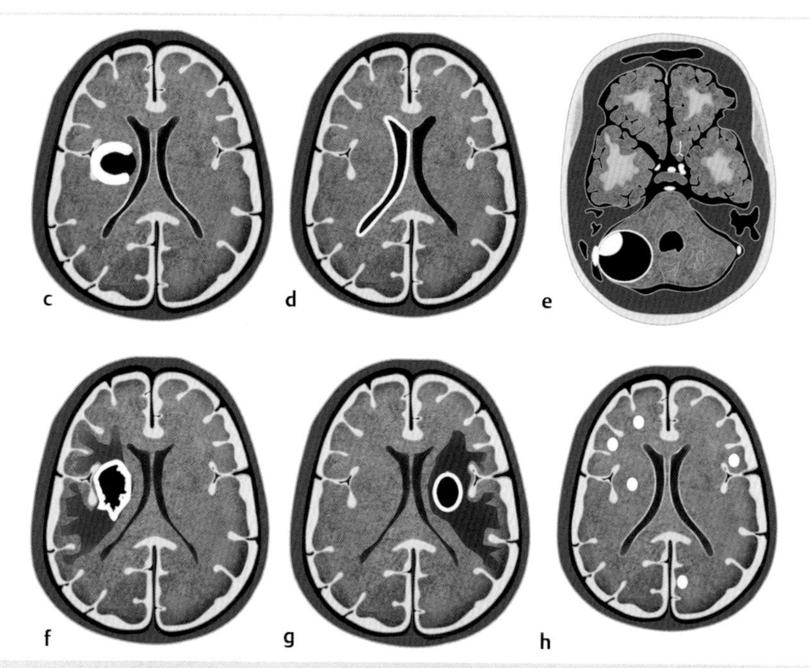

续图 2.46　(c) 图示边缘不完整的病变 (只有部分边缘增强)。这种表现可见于多发性硬化症 (如图所示无占位效应)、瘤样脱髓鞘 (有占位效应) 和分泌性肿瘤 (有占位效应，偶尔伴有周围血管源性水肿)。(d) 轴位无增强 CT 扫描显示脑室周围出现明显的增厚边缘，周围有血管源性水肿 (即原发性中枢神经系统淋巴瘤)。(e) 图示“囊性”占位伴有“囊壁结节”，这是毛细胞性星形细胞瘤的典型表现。这种模式还可见于多种可分泌液体的肿瘤，包括血管母细胞瘤、神经节胶质瘤和多形性黄色星形细胞瘤。(f) 图示病灶边缘强化并均匀增厚；环形强化较典型脓肿壁更厚且更不规则 (即高级别肿瘤中心坏死边缘环形强化)。病变周围有血管源性水肿扩散至白质。(g) 图示为一个薄的 (<10mm) 强化边缘，通常强化边缘的内缘非常平滑；这是脓肿的特征性表现。病变周围有血管源性水肿扩散到白质，也是晚期脑炎及继发性脑脓肿的环形强化模式。(h) 图示为灰质 – 白质交界处及深部灰质附近的结节性病变。这是典型的转移癌和血栓栓塞的表现。由于其典型的皮质下位置，转移瘤通常表现为皮质相关症状或癫痫发作且病灶较小 (通常直径 <1 cm)。转移性黑色素瘤还表现为皮质下结节强化。

2.25　脑回样强化

1. 脑梗死
2. 脑炎
3. 浸润性原发性肿瘤或软膜下转移瘤

4. 皮质挫伤
5. 癫痫后（如短暂性血脑屏障破坏）
6. 结节性硬化症的皮质错构瘤

2.26 胼胝体病变

1. 肿瘤：累及胼胝体的最常见病变为：
   a）多形性胶质母细胞瘤
   b）淋巴瘤
   c）转移瘤
   d）脂肪瘤
2. 外伤：由于胼胝体相对固定的横跨大脑半球间隙的位置，所以在这个部位易受到剪切伤。
3. 白质病变
   a）多发性硬化（MS）：急性和慢性多发性硬化病变常被发现位于胼胝体，是由于这些病变沿着室管膜静脉从脑室表面进入邻近的白质。采用MRI T2加权像观察胼胝体病变近年来已成为诊断MS的重要指标，因为提高了MRI对该病诊断的敏感性和特异性。
   b）白质营养不良：脑白质脱髓鞘是白质营养不良的标志；有些是由于过氧化物酶体的功能紊乱引起，如肾上腺白质营养不良（ADL），或由溶酶体酶的功能紊乱引起，如克拉伯病。
      i.肾上腺白质营养不良
      ii.克拉伯病（球形细胞白质营养不良）
   c）Marchiafava-Bignami综合征：这是一种罕见的胼胝体和邻近皮质下白质脱髓鞘或坏死的疾病，常发生于营养不良的酗酒者。
   d）严重脑积水和脑室分流术后。
4. 感染
   a）莱姆病
   b）进行性多灶性脑白质病
5. 辐射损伤
6. 梗死：罕见，因为大脑前动脉的血供是双侧的，通常一侧梗死可由另一侧血管代偿。

2.27　环形强化的病变

在成人患者中，环形强化的病变内大多数包含肿瘤、脓液或血液这三种内容物（图2.47）。

1. 肿瘤

   a）原发性脑肿瘤：如间变性星形细胞瘤、多形性胶质母细胞瘤。

   b）脑转移瘤（尤其是肺癌脑转移）

2. 脓肿

   a）化脓性脑脓肿：引起化脓性脑脓肿的常见病原体有：

      i.需氧菌

        -金黄色葡萄球菌

        -链球菌

        -革兰阴性菌（大肠埃希菌、克雷伯菌、变形杆菌、假单胞菌、流感嗜血杆菌）

      ii.厌氧菌

        -链球菌

        -拟杆菌

        -消化链球菌

   b）真菌性脓肿

      i.隐球菌病：隐球菌病是引起艾滋病患者中枢神经系统感染的第三易感疾病，仅次于HIV和弓形虫病。

      ii.球孢子菌病

      iii.毛霉菌病

      iv.诺卡氏菌病：诺卡氏菌病变表现为形态良好的环形强化，内含多个分隔。

      v.曲霉菌病：与诺卡氏菌相反，颅内曲霉菌病很少表现为包膜环形强化。

      vi.念珠菌病：念珠菌是尸检证实的非艾滋病性脑真菌病的最常见原因。

   c）寄生虫相关脓肿

      i.弓形虫病：10%的艾滋病患者和免疫功能低下的成年人会发生中枢神经系统弓形虫感染。

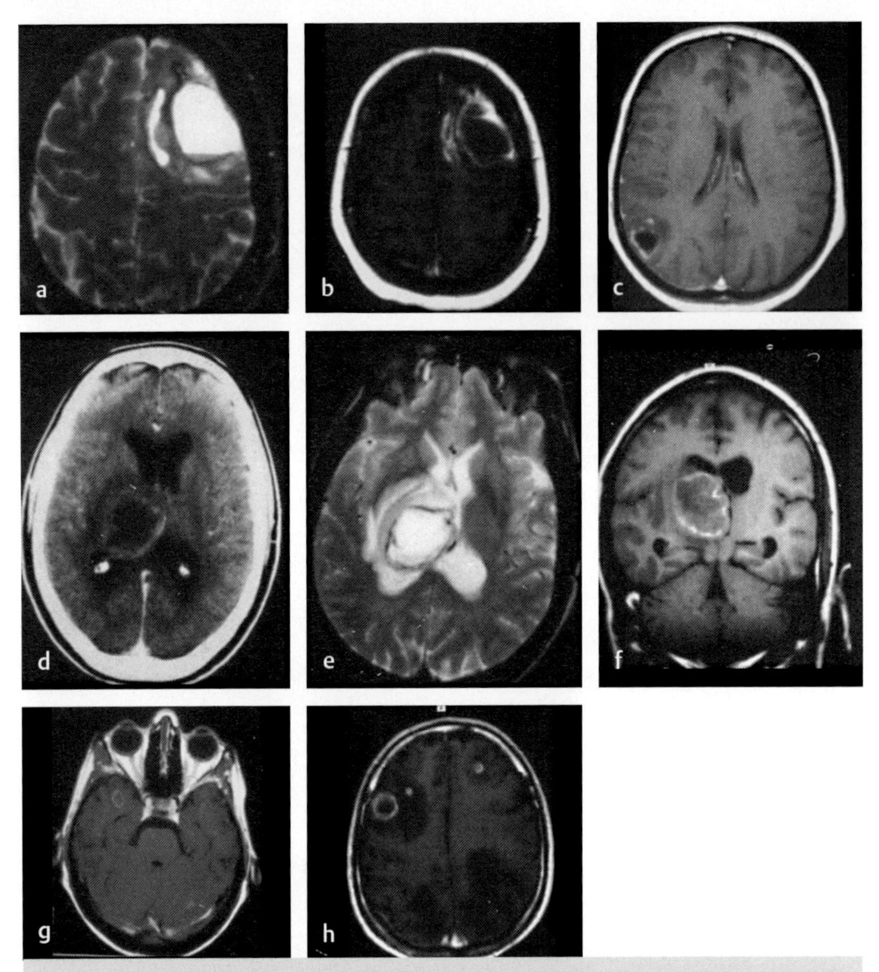

图 2.47　环形强化的病变。（a）少突胶质瘤。轴位 T2WI 显示一个异质性高强度信号的占位性病变，具有囊实性特征。（b）少突胶质瘤。同一病例的轴位 T1WI 显示不规则的对比后环形强化。（c）星形细胞瘤 WHO III 级。轴位 T1WI 显示一个占位性病变，有环形强化、中心坏死和瘤周水肿。（d）细菌性脓肿。轴位增强 CT 扫描显示右侧基底节占位性病变，周围水肿明显，不规则环形强化。（e）细菌性脓肿。同一病例的轴位 T2WI 显示右侧基底节占位性病变，囊壁增厚，病灶周围水肿明显。（f）细菌性脓肿。同一病例的冠状位 T1WI。（g）弓形虫病。轴位 T1WI 显示右颞叶皮质下环形强化的弓形虫脑脓肿。（h）脑转移瘤。多个继发性局灶性病变轴位 T1WI 显示，与之前对比出现环形强化，及与病灶大小不相称的广泛浸润性水肿。

ii.囊虫病

3. 形成囊壁的亚急性血肿
4. 梗死
5. 其他
    a）肺结核
    b）肉芽肿
    c）脱髓鞘相关疾病（如多发性硬化）
    d）放射性坏死
    e）淋巴瘤（如艾滋病患者的原发性中枢神经系统淋巴瘤或继发性系统性淋巴瘤）
    f）外伤
    g）血栓性血管畸形或动脉瘤

2.28　多发性脑白质病变

1. 多发性硬化（图2.48）
2. 颅高压和缺血性白质病变—脑白质疏松症（例如，病灶随着年龄的增长而增加，并一直伴发慢性颅内高压）。缺血性白质病变有两种类型：
    a）病变累及大脑主要动脉的分水岭区域
    b）病变是由穿髓小动脉的固有疾病（小动脉硬化）引起
3. 血管周围（Virchow-Robin）间隙：血管周围间隙随着年龄和颅内压的增加而增大。它与邻近髓鞘变薄、发白和萎缩有关。
4. 转移瘤
5. 外伤（非血管性白质损伤）：由加速-减速-旋转-剪切力对大脑造成的弥漫性轴索损伤。
6. 炎症［如莱姆病（Lyme病）、囊虫病］
7. 血管炎
    a）系统性红斑狼疮
    b）干燥综合征
    c）白塞病
    d）烟雾病（“Moya moya”病）

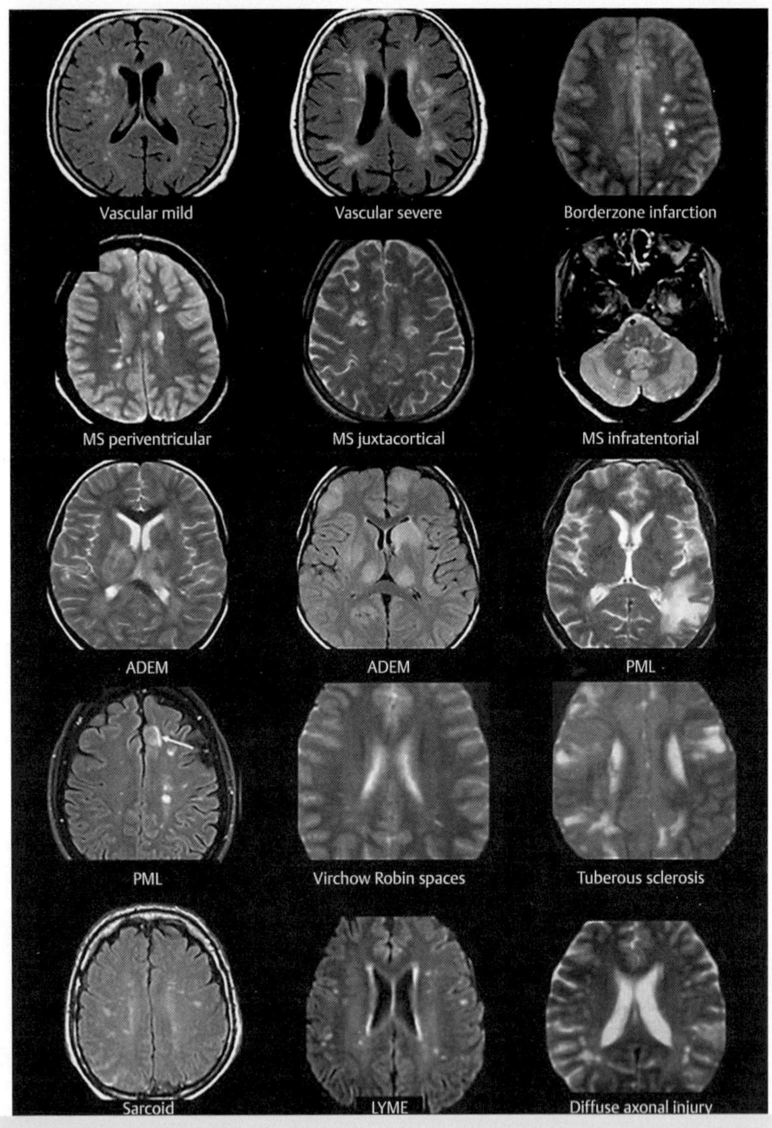

图 2.48　多发性白质病变。

e）脑血管淀粉样变

f）结节性多发动脉炎

8. 原发性中枢神经系统淋巴瘤

9. 偏头痛：额叶、半卵圆中心、基底节的不明病变，可能是由于偏头痛发作时血小板聚集增加而形成的微小血栓导致。

10. 遗传性白质脑病

11. 继发性白质脑病

 a）急性播散性脑脊髓炎（ADEM）

 b）进行性多发性脑病（PML）

 c）宾斯旺格病（皮质下动脉硬化性脑病）

 d）中毒后脑病

 e）渗透性脱髓鞘或脑桥中央髓鞘溶解

 f）酒精中毒（Marchiafava-Bignami综合征）

 g）毒品和毒素

  i.毒品：甲基苯丙胺，可卡因，海洛因。

  ii.毒素：六氯酚，铅，异烟肼，化疗药物，子痫。

 h）辐射后改变

12. 髓鞘发育不良性疾病

 a）异染性白质营养不良（MLD）：最常见类型是由芳基硫酸酯酶A缺乏而引起的。

 b）肾上腺脑白质营养不良：与肾上腺皮质功能不全，以及白质、肾上腺皮质和血浆中过氧化物酶体内氧化过程受损而导致长链脂肪酸积聚有关。

 c）亚历山大病（纤维蛋白样白质营养不良脑病）。

 d）Canavan病（海绵状脑白质营养不良）：天冬氨酸酶缺乏。

 e）克拉伯病：缺乏半乳糖基神经酰胺和精神病药物代谢所必需的半乳糖醛酸酶（GALC），导致脑内神经周围髓鞘变性（脱髓鞘）。

2.29 脑白质内多发强化病变

2.29.1 血管炎

大多数血管炎类疾病以点状强化为特征。脑血管炎见于系统性红斑狼疮（SLE）、结节性多动脉炎（PAN）、白塞病、梅毒、Wagener肉芽肿、干燥综合征和中枢神经系统原发性脉管炎。

2.29.2 白塞病

在土耳其患者中更常见。典型表现为急性期脑干病变伴结节状强化。

2.29.3 转移瘤

转移瘤周围包绕大面积水肿。

2.29.4 交界区梗死

外周边缘区梗死早期可表现为强化（图2.49）。

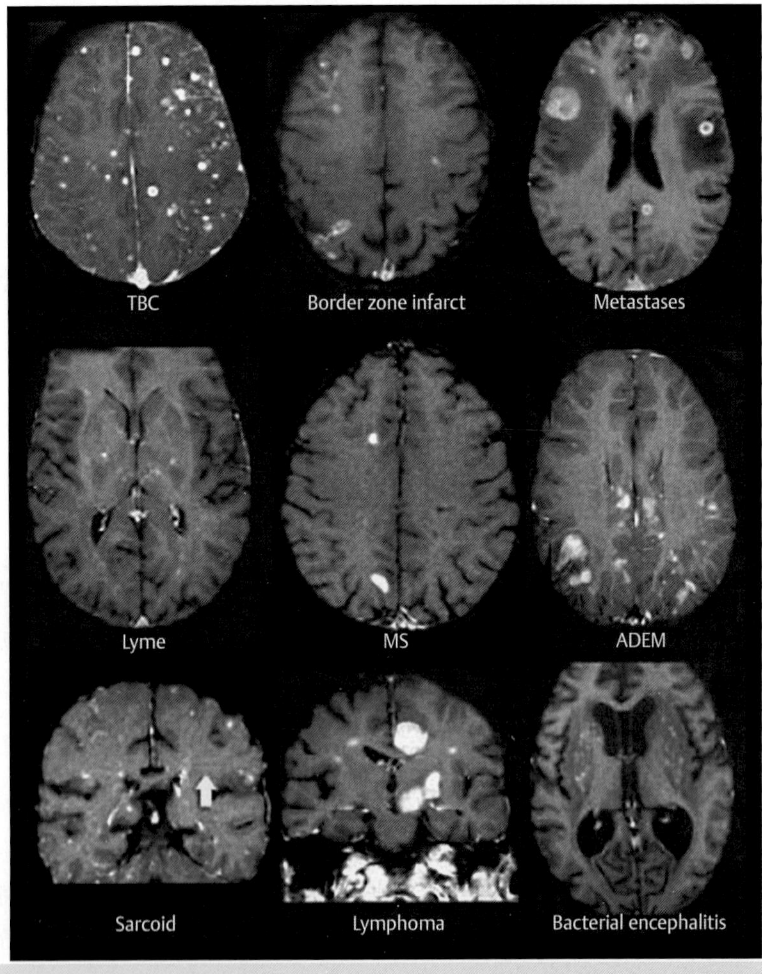

图 2.49 多发性白质强化病变。

第 3 章

发育性 - 获得性异常和小儿疾病

3.1 新生儿非癫痫性发作

在新生婴儿中，有几种非癫痫性发作的现象。它们可能很难与癫痫发作区分开。健康的婴儿震颤、抽动和肌阵挛可能是良性体征，但也可能是病理性特征，例如代谢紊乱、感染、中风、药物戒断等。这些病理状态的体征与新生儿的反射行为相似，然而，它们与发作性脑电图（EEG）的变化并不相关，常见于缺氧缺血性脑病。这些类型的癫痫发作被认为是由于缺乏皮层抑制使得脑干易化区（产生反射行为）释放冲动而导致的过度反射行为，它们也被称为脑干释放现象。

1. **良性夜间肌阵挛/新生儿良性睡眠性肌阵挛** 正常人有时会在睡眠中突然出现四肢抽动，但不需要治疗。可能集中地发生在非快速眼动（non-REM）睡眠中。视频脑电图监控显示无癫痫发作样波形。
2. **抽动或颤抖** 四肢低频率、高振幅的抽动且下颌对刺激有反应。常见于围产期窒息的新生儿，其中一些新生儿患有癫痫发作，需要脑电图监测进行鉴别诊断。抽动不伴眼球偏斜，且对刺激敏感（例如，容易由于肢体的被动运动而停止）。该运动类似震颤，与自主神经变化无关。癫痫发作通常伴眼球偏斜且对刺激不敏感，常伴自主神经变化，动作是阵挛性的，不同于震颤样运动或抽动。
3. **非惊厥性呼吸暂停** 在3～6秒的不规则呼吸后出现10～15秒的呼吸亢进，但心率、血压、体温或肤色没有明显变化。多由于早产儿脑干呼吸中枢不成熟引起，而不是由病理改变引起的。
4. **角弓反张** 背部持续反张可能是由于脑膜刺激引起的。它在婴儿戈谢病和核黄疸中可被观察到，且必须与强直性癫痫发作和去大脑强直姿势相鉴别。
5. **良性肌阵挛** 痉挛的频率和强度在数周内逐渐增加，通常在3个月后停止，然后偶尔有数次发作，但2岁后不再发生痉挛。这些婴儿的神经系统是正常的，其脑电图和头部CT扫描均正常。
6. **新生儿神经亢进或自动化运动（惊厥病）** 临床神经亢进的特征是

对意外的听觉和触觉刺激（突然的噪音、移动或触摸）产生病理性过度惊吓反应和严重的全身性强直（屈肌张力紧张可在睡眠中消退）。它通常是家族性疾病，与癫痫发作的脑电图不一致，被认为是非癫痫病。

Reuber M, Elger CE. Psychogenic nonepileptic seizures: review and update. Epilepsy Behav 2003;4(3):205 - 216

3.2 苍白型屏息症

这些发作是由于突然的、令人不快的意外刺激引起的，例如轻度的头部受伤（不伴有哭声），随后面色苍白、发汗、心动过缓和意识丧失。患儿可能会有瘫软，有阵挛性动作，并可能发展为由于脑缺血引起的强直-阵挛性癫痫发作。

屏息症常被误认为是癫痫发作，因而为避免不必要的抗惊厥药物治疗，鉴别这两种疾病十分重要。

特点	屏息症	癫痫发作
触发点	哭，受伤	自发，发烧，睡眠缺乏
在睡眠中发生	无	可有
发病经过	触发点，呼吸暂停，面色紫绀/苍白，瘫软	与四肢强直和抽搐相关
发作持续时间	通常短暂	可持续
异常癫痫样脑电图	缺乏	通常存在
治疗	父母的安慰	抗惊厥治疗

Swaiman KF, Ashwal S, Ferrieto DM, eds. Pediatric Neurology: Principles and Practice. Nonepileptiform paroxysmal disorders and disorders of sleep. 4th ed. St Louis: Mosby Elsevier; 2006

3.3 假性癫痫发作

假性癫痫发作与真正癫痫发作的发作性、行为性相似。它们很常见，占癫痫门诊患者数量的5%～20%。假性癫痫发作的患者中，10%～40%的患者也有癫痫发作。大部分患者是15～35岁之间的女性，但也可见于幼儿。

下表列出了区分非癫痫性发作（假性发作）和癫痫性发作的临床特征。

特点	假性癫痫发作	癫痫发作
持续时间	持久（几分钟）	通常少于 2 ～ 3 分钟
临床特征	波动特征	刻板特性
	通常在清醒时	可能在睡眠中发生
	有意识	有意识改变
	头部左右移动	头单侧转动
	不协调的肢体运动	协调的肢体运动
	骨盆前倾	骨盆后翘
	情绪化的发音	单调发音
	有瞳孔反射	瞳孔反射消失
尿失禁	少见	存在
咬舌	偶有发生	普遍发生
姿势变化	无	常存在
反应	冷漠	忧虑

Cragar DE, Berry DT, Fakhoury TA, Cibula JE, Schmitt FA. A review of diagnostic techniques in the differential diagnosis of epileptic and nonepileptic seizures. Neuropsychol Rev 2002;12（1）:31-64

Reuber M, Elger CE. Psychogenic nonepileptic seizures: review and update. Epilepsy Behav 2003;4(3): 205-216

William TH. Pseudoseizures: differential diagnosis. J Neuropsychiatr Clin Neurosci 1981;1（1）:67-69

3.4　新生儿癫痫发作发病时间

新生儿癫痫发作是指足月儿在出生后28天内发生癫痫发作，早产儿可延长到妊娠44周发病。患病率约为1.5%，总发病率约为每1000个新生儿中有3个发病。新生儿期是所有生命周期中最易发生癫痫发作的时期，尤其是从出生后的1～2天到1周。可能仅持续几天。然而，它们通常表示未成熟大脑因严重功能障碍或损伤而造成的神经急症。

3.4.1　鉴别诊断

新生儿癫痫发作的鉴别诊断取决于癫痫发作的发作时间。

1. **发生在第1个24小时内的癫痫发作**　以下按照发生频率顺序排列，尤其是前12小时。

a）缺氧缺血性脑病
b）败血症和细菌性脑膜炎
c）蛛网膜下腔出血
d）宫内感染
e）创伤（小脑幕或大脑镰裂伤）
f）药物的直接影响
g）足月儿脑室内出血
h）吡哆醇依赖症

2. **发生在24～72小时内的癫痫发作**　按频率和重要性顺序排列。
a）早产儿脑室内出血
b）蛛网膜下腔出血
c）脑挫伤合并硬脑膜下出血
d）败血症和细菌性脑膜炎
e）脑梗死或脑出血
f）脑发育不全
g）药物戒断
h）代谢紊乱
i.甘氨酸脑病
ii.糖原合成酶缺乏症
iii.甲状旁腺功能低下——低钙血症
iv.吡哆醇脑病
v.尿素循环紊乱
i）结节性硬化

3. **发生在72小时至1周内的癫痫发作**　按频率和重要性顺序排列。
a）先天性代谢异常，尤其是有机酸代谢障碍
i.低血糖症（果糖代谢异常，枫糖尿病）
ii.低钙血症（甲状旁腺功能低下）
iii.高氨血症（丙酸血症，甲基丙二酸血症等）
iv.高乳酸血症（糖原贮积病，线粒体病等）
v.代谢性酸中毒（枫糖糖尿病，果糖代谢障碍，多羧化酶缺乏症）

vi.不能快速筛查测试的疾病（新生儿肾上腺白质营养不良，甘氨酸脑病，小儿GM神经节苷脂沉积病，2型戈谢病）

b）脑发育不全

c）脑梗塞

d）脑出血

e）家族性新生儿惊厥

f）核黄疸

g）结节性硬化

4. 1～4周内发作

a）先天性代谢异常，尤其是有机酸代谢障碍

i.低血糖症（果糖代谢异常，枫糖尿病）

ii.低钙血症（甲状旁腺功能低下）

iii.高氨血症（丙酸血症，甲基丙二酸血症等）

iv.高乳酸血症（糖原贮积病，线粒体病等）

v.代谢性酸中毒（枫糖糖尿病，果糖代谢障碍，多羧化酶缺乏症）

vi.不能快速筛查测试的疾病（新生儿肾上腺白质营养不良，甘氨酸脑病，小儿GM神经节苷脂沉积病，2型戈谢病）

b）单纯疱疹病毒性脑炎

c）脑发育不全

d）家族性新生儿惊厥

e）结节性硬化

3.5 新生儿癫痫发作

新生儿癫痫综合征存在不同的发作类型。理解癫痫发作和癫痫综合征之间的概念差异很重要。癫痫发作被定义为由于大脑神经元过度异常放电导致的短暂的神经功能障碍。其临床表现多样，包括意识障碍、情绪变化、感觉变化、运动异常、内脏功能改变或行为改变等。

癫痫综合征是一组以脑电活动异常引起的慢性、反复发作性神经功能改变为特征的疾病。2001年国际抗癫痫联盟提出了癫痫综合征及相关疾病的新诊断方案如下。

1. **良性家族性新生儿惊厥** 常染色体显性遗传病，常在出生后的第1天内（80%在出生后的第2天和第3天）短暂发作，尤其是早产儿。在新生儿期，有类似癫痫家族史的正常新生儿中，如果癫痫发作时没有明显起因，则怀疑该病。预后良好。
2. **早期肌阵挛性脑病** 临床特征为不稳定或剧烈肌阵挛，部分性癫痫发作，强直性痉挛和抑制–爆发波型的脑电图。目前认为该病是由各种各样未知的产前病因引起；也可能是先天性的代谢异常和遗传疾病。预后不良。
3. **大田原综合征** 它是癫痫性脑病最早的发展形式之一。该病的主要特征是强直性癫痫发作和抑制–爆发波型脑电图。伴有明显的症状，大多数病例与结构性脑损伤有关，但最近报道有些病例是由于基因突变和代谢异常而被发现。预后极差。
4. **良性新生儿惊厥（非家族性）** 其特征是反复单发性阵挛发作，主要是单侧发作，在足月、前期健康的新生儿中通常是两侧交替发作；除脑电图外，所有检查均正常。由于癫痫发作多发生在出生后的第4～5天，所以通常被描述为“第5天发作”。

Panayiotopoulos CP. Neonatal seizures and neonatal syndromes. Chapter 5. In: Panayiotopoulos CP ed. The Epilepsies: Seizures and Management. Oxfordshire（UK）: Bladon Medical Publishing; 2005

Plounin P. Benign familial neonatal convulsions and benign idiopathic neonatal convulsions. In: Engel J jr, Pedley TA, eds. Epilepsy. A Comprehensive Textbook. Lippincott–Raven; 1997:2247–2255

Heron SE, Crossland KM, Andermann E, et al. Sodium–channel defects in benign familial neonatal–infantile seizures. Lancet 2002;360（9336）:851–852

Silverstein FS, Jensen FE. Neonatal seizures. Ann Neurol 2007;62（2）:112–120

Pisani F, Sisti L, Seri S. A scoring system for early prognostic assessment after neonatal seizures. Pediatrics 2009;124（4）:e580–e587

3.6 2岁后首次非发热性强直–阵挛发作

1.病毒性脑炎

- a）单纯疱疹病毒性脑炎
- b）虫媒病毒性脑炎
  - i.圣路易斯脑炎
  - ii.西方和东方马脑炎
  - iii.日本乙型脑炎

iv.加利福尼亚-拉克罗斯脑炎
c）逆转录病毒性脑炎（例如，AIDS脑炎）
d）弹状病毒性脑炎（例如，狂犬病脑炎）
2. 特发性孤立性发作
3. 继发性部分复合性癫痫发作（任何起源于皮层的癫痫发作都可能进入脑干）
a）儿童良性罗兰多区癫痫
b）儿童良性枕叶癫痫
c）部分性癫痫持续状态
4. 进行性脑病
a）传染病（例如，亚急性硬化性全脑炎）
b）溶酶体酶异常
i.糖蛋白异常
ii.Ⅱ型和Ⅶ型黏多糖贮积症
iii.鞘脂沉积病
c）灰质遗传病
i.亨廷顿病
ii.线粒体病
iii.着色性干皮病
d）白质遗传病
i.亚历山大病
ii.肾上腺脑白质营养不良

Pohlmann-Eden B, Beghi E, Camfield C, Camfield P. The first seizure and its management in adults and children. BMJ 2006;332（7537）:339-342

3.7　创伤后癫痫

如果一例创伤后癫痫（PTE）表现出非典型特征，且经治疗后仍持续发作，则应考虑假性发作的可能性。在中度创伤性脑损伤后出现难治性PTE的患者中，有20%～30%的患者被误诊且实际上为精神病发作。这一比例与非创伤性脑损伤后癫痫发作相似。

因此，应该通过视频脑电图监测来确认诊断，以明确癫痫发作的本质是精神性的，而不是癫痫性的。

3.7.1 鉴别诊断

- 儿童良性癫痫
- 复杂性部分性癫痫发作
- 意识混乱状态和急性记忆障碍
- 头晕，眩晕和失衡
- 额叶癫痫
- 头部受伤
- 新生儿癫痫发作
- 精神性非癫痫发作
- 颞叶癫痫
- 强直-阵挛性癫痫发作

Garga N, Lowenstein DH. Posttraumatic epilepsy: a major problem in desperate need of major advances. Epilepsy Curr 2006;6（1）:1-5

3.8 混乱和躁动的原因

1. 癫痫病（例如，部分性复杂性癫痫发作，失神型癫痫发作）
2. 代谢和全身性疾病
   a）渗透压失调（例如，低钠血症，低血糖症）
   b）内分泌失调（例如，肾上腺功能不全，甲状旁腺和甲状腺疾病）
   c）肝性脑病
   d）代谢紊乱（例如，肉碱缺乏，尿素循环和丙酮酸代谢紊乱）
   e）肾脏疾病（例如，高血压和尿毒症脑病）
3. 传染病
   a）细菌感染（例如，脑膜炎，猫抓病）
   b）立克次体感染（例如，莱姆病）
   c）病毒感染（例如，单纯疱疹，虫媒病，麻疹和感染后脑炎，瑞氏综合征）
4. 血管性疾病
   a）充血性心力衰竭

b）蛛网膜下腔出血

c）栓塞性梗死

d）血管炎和结缔组织疾病

e）偏头痛

5. 中毒

a）药物滥用

b）处方药

c）毒素

6. 精神性（例如，恐慌症，精神分裂症）

7. 术后（最常见）

a）脑血管疾病

b）药物，震颤性谵妄

c）肺部感染或肺不张

d）肾脏感染

e）腹部脓毒症，浅表或深部

f）膀胱或直肠过度充盈

3.9　幼儿肌张力低下或“松软儿”

“松软儿”一词是指肌肉张力差，四肢、躯干和颅面部肌肉组织受累的婴儿（图3.1）。

这种情况通常在出生时就很明显，或者在出生早期就被认为是肌肉组织不好导致在运动和休息时无法保持正常姿势。

任何水平的神经系统损伤，包括上下运动神经元损伤，都可引起肌张力减退。张力减退伴严重肌无力通常与下运动神经元疾病有关，包括影响脊髓前角细胞、周围神经、神经肌肉接头和肌肉的疾病。无明显肌无力的肌张力减退常指因围产期受伤而导致的中枢神经系统（CNS）损伤，或以后可能表现为智力低下或脑瘫的疾病。这可能是结缔组织疾病、染色体疾病或涉及代谢、内分泌或营养疾病的表现，也可能是急性病幼儿偶然和非特异的特征，或是早产儿的生理特征。

不管是由什么原因导致，松软儿很可能存在相似的临床表现，通常可根据三种临床症状进行识别：①怪异或异常姿势；②关节对被动运动的抵抗力弱；③关节活动范围增加。在新生儿期间，婴儿通常存在上述特征，以及缺乏主动运动；较大的婴儿通常表现出运动发育延迟。60%～80%病例的主要病因和诊断通常可以通过详细的病史和检查得出。然而，情况可能差异很大。由外周原因导致肌张力减退的婴儿在分娩和复苏过程中出现问题及发展为缺氧缺血性脑病的风险可能增加。

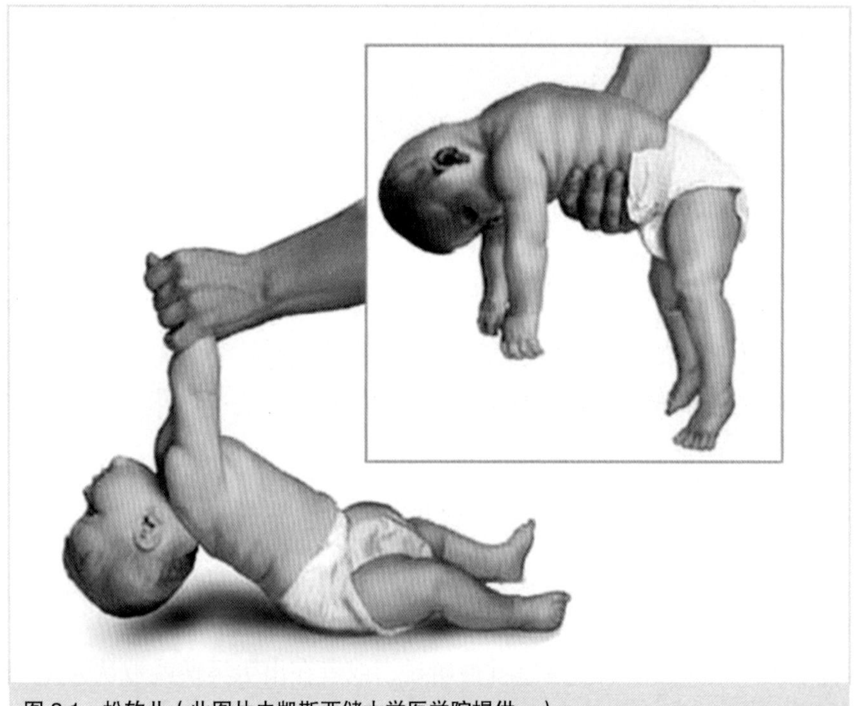

图 3.1　松软儿（此图片由凯斯西储大学医学院提供。）

3.10　“松软儿”的病因

1.全身性疾病

新生儿肌张力减退最重要也是最常见的原因是全身性疾病，全身性疾病广泛影响整个中枢神经系统（大脑/脑干）引起肌张力减退。最常见的疾病包括：

a）充血性心力衰竭（严重的先天性心脏病）

b）败血症

c）缺氧缺血性损伤（在婴儿意识恢复后，低张力状态持续数月，有时持续到他们发音和反射开始增强时，并且在意识恢复的2～3个月发生痉挛）。

2. 脑性肌张力低下

诊断要点如下：

a）其他脑功能障碍

b）体态异常

c）握拳

d）其他器官畸形

e）非对称姿势反射

f）肌腱反射正常或活跃，仰卧位拉起时，可见头后垂，不能竖直。

i.良性先天性肌张力低下：出生时肌张力低下但后来语言正常的患儿，其大脑异常发生率增加，如发育迟缓，学习困难和其他残疾。

ii.染色体疾病

-三体

-普拉德-威利综合征：15号染色体长臂缺失导致肌张力减退、智力低下、肥胖、身材矮小和性腺功能减退。

iii.脑发育不全：当肌张力低下与其他器官的畸形或头部大小和形状的异常有关时，应怀疑此病。

iv.过氧化物酶体功能障碍

-脑肝肾综合征（Zellweger综合征）：严重的肌张力减退，关节挛缩，畸形，癫痫发作。1年内死于呼吸衰竭、消化道出血或肝功能衰竭。

-新生儿肾上腺脑白质营养不良：以肌张力减退、睡眠障碍、发育不良、癫痫发作、发育迟缓和痉挛为特征的X连锁性遗传病。常在儿童早期死亡。

-小儿食管反流病

v.遗传病

-家族性自主神经功能障碍（Riley-Day综合征）：由大脑、背根神经节和周围神经紊乱引起肌张力减退的常染色体隐性遗传病。

-眼脑肾综合征（劳氏综合征）：以肌张力减退、反射减弱、白内障和青光眼为特点的X连锁性遗传病。寿命正常。

3. 脊髓疾病

a）缺氧缺血性脊髓病：严重的围产期窒息导致肌张力减退和反射消失。

b）脊髓损伤：颈部脊髓损伤仅发生在阴道分娩期间；约75%发生在臀位分娩，25%发生在头位分娩。括约肌功能障碍和感觉水平处于胸部中段者提示脊髓病。

4. 运动神经元异常

诊断的线索是：

a）腱反射减弱或消失

b）不能产生姿势反射

c）震颤

d）肌萎缩

e）其他器官无异常

i.脊髓性肌萎缩症

脊髓前角细胞和脑干运动神经核的遗传变性。

-急性小儿脊髓性肌营养不良（韦德尼格-霍夫曼病）

-慢性小儿脊髓性肌营养不良

-小儿神经元变性

-神经源性关节挛缩

ii.多发性神经病变

-轴突

-家族性自主神经失调

-遗传性运动-感觉神经病Ⅱ型

-特发性脑病

-小儿麻痹症

-脱髓鞘

-急性炎症（吉兰-巴雷综合征）

-先天性髓鞘减少性神经病

-遗传性运动-感觉神经病Ⅰ型和Ⅲ型
-异染性脑白质营养不良

iii.神经肌接头病
-小儿肉毒杆菌中毒
-家族性小儿肌无力
-短暂性新生儿肌无力

iv.先天性肌病（纤维型失衡）
-中央轴空病：在Ⅰ型肌纤维的中央位置，出现单个的周边境界清晰的轴空结构。
-纤维型失衡性肌病：以Ⅰ型纤维营养不良为主。
-肌管性肌病：以Ⅰ型纤维营养不良为主，多内核且中心核内氧化酶增多，肌球蛋白ATP酶活性降低。
-线粒体肌病：大多数或全部肌肉纤维中存在多个棒状颗粒。

v.肌营养不良
-先天性肌营养不良：存在不同大小的纤维核，广泛纤维化，脂肪组织增生、再生和退化，肌梭囊增厚。
◦福山型
◦脑白质营养不良
◦脑-眼发育不良
-新生儿肌性营养不良：固定关节周围的肌肉发育不良，以Ⅱ型纤维为主。

vi.代谢性肌病
-酸性麦芽糖酶缺乏症（Pompe病）
-肉碱缺乏症
-细胞色素c氧化酶缺乏症
-磷酸果糖激酶缺乏症
-磷酸化酶缺乏症

vii.小儿肌炎：结缔组织弥漫性炎症和增生，肌纤维变性。

viii.内分泌性肌病
-甲状腺功能亢进/甲状腺功能低下
-甲状旁腺功能亢进/甲状旁腺功能低下

-肾上腺功能亢进/肾上腺功能低下

3.10.1 鉴别诊断

1. 肌张力减退伴明显乏力（下运动神经元功能障碍）

   脊髓性肌萎缩症，先天性强直性肌营养不良，先天性肌营养不良，新生儿重症肌无力，先天性肌无力综合征，先天性肌病，代谢性肌病（Pompe病，线粒体肌病），遗传性运动和感觉神经病变，吉兰-巴雷综合征，蜱麻痹，小儿肉毒杆菌中毒。

2. 无明显乏力的肌张力减退

   a）脑性肌张力减退：围产期缺氧、产伤、唐氏综合征、Riley-Day综合征、齐薇格综合征、赖利-戴综合征、新生儿肾上腺脑白质营养不良、小儿GM1神经节苷脂沉积病。

   b）宫内感染：弓形虫病，风疹、疱疹、巨细胞病毒感染。

   c）代谢、内分泌、营养问题：氨基酸中毒、生物素酶缺乏、有机酸中毒、肾小管酸中毒、血钙异常、甲状腺功能减退、小肠吸收不良、营养不良。

   d）结缔组织疾病：埃勒斯-丹洛综合征、马凡综合征。

   e）良性先天性肌张力低下。

   f）急性病。

Bodensteiner JB. The evaluation of the hypotonic infant. Semin Pediatr Neurol 2008;15（1）:10-20

Peredo DE, Hannibal MC. The floppy infant: evaluation of hypotonia. Pediatr Rev 2009;30(9):e66-e76

Prasad AN, Prasad C. The floppy infant: contribution of genetic and metabolic disorders. Review article. Brain Dev 2003;2; 5（7）:457-476

3.11 性早熟或性成熟过早

性早熟是在异常早龄期出现的青春期发育迹象（图3.2）。在女孩中，通常认为这一年龄是8岁，尽管美国的指南指出，白人女孩在7岁之前和黑人女孩在6岁之前只有出现乳房发育或阴毛的情况下才可被认为是性早熟。在男孩中，青春期在9岁之前开始即被认为是性早熟。男女比例约为10：1。女孩的性早熟通常是一个良性的中枢病变过程，但男孩的性早熟很少是特发性的，因此男孩青春期早期体征更值得特别关注。

性早熟可分为两类。

1. **促性腺激素依赖性性早熟［中央性性早熟（CPP）“真性”］** 这涉及下丘脑－垂体－性腺（HPG）轴的过早激活。大多数被怀疑患有CPP的儿童（尤其是女孩）没有任何特殊的异常，而只是位于正态分布曲线的一端。

其原因可能是：

a）特发性（散发性或家族性）

b）中枢神经系统异常或病变

i.下丘脑错构瘤

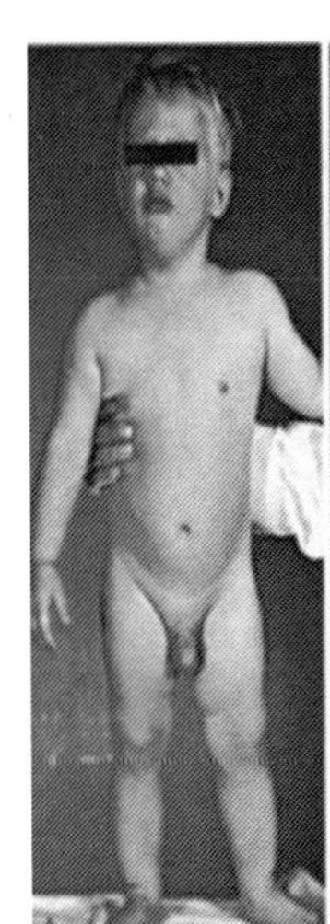
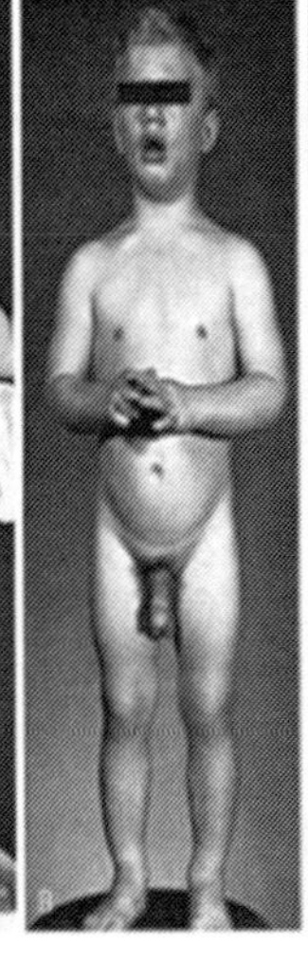
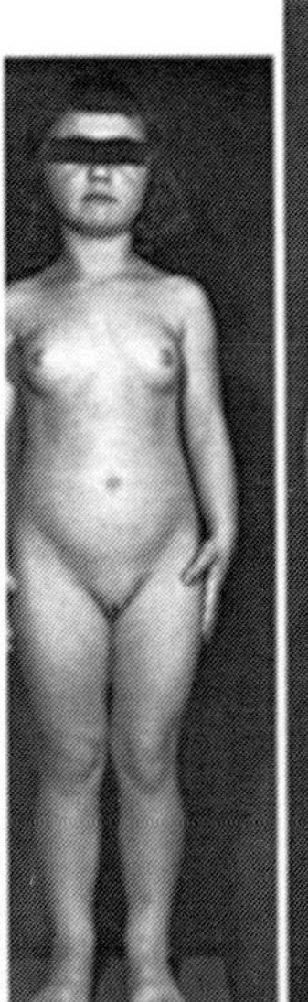
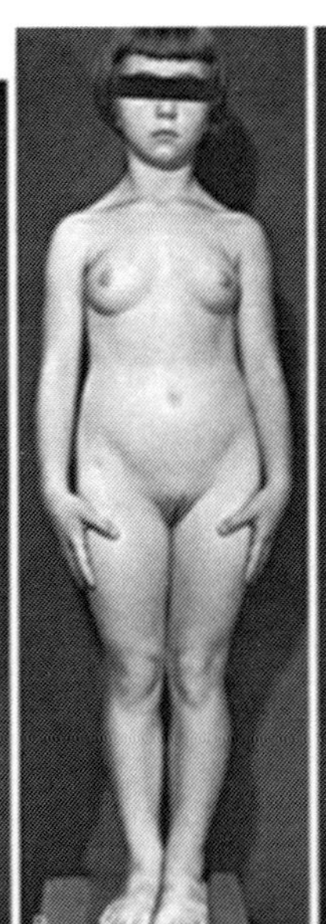
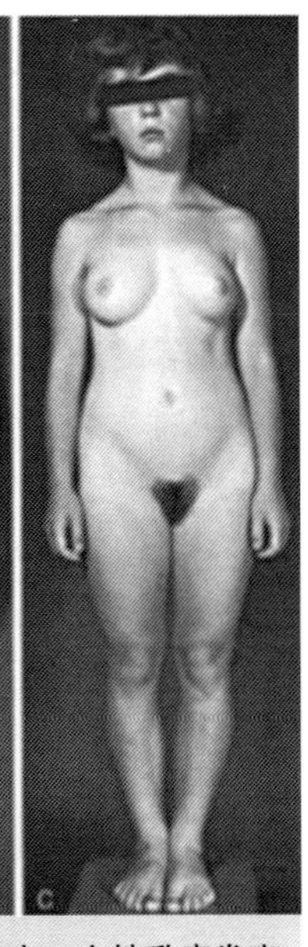

图 3.2　性早熟是基于第二性征的发育诊断的，包括男性生殖器发育、女性乳房发育和两性阴毛发育。（这些图片由马加里的桑托什博士提供）

ii.肿瘤：星形细胞瘤、颅咽管瘤、室管膜瘤、胶质瘤、生殖细胞瘤、松果体肿瘤、人绒毛膜促性腺激素（HCG）分泌肿瘤、下丘脑畸胎瘤。

iii.先天性畸形：蛛网膜囊肿、鞍上囊肿、错构瘤、脑积水（+脊柱裂）、视神经发育不良。

iv.后天性疾病：中枢神经系统炎症性疾病，脓肿，放疗，化疗，创伤，局部缺血，手术。

v.畸形综合征：威廉姆斯-伯伦综合征，克林费尔特综合征（罕见）。

vi.长期接触性激素：先天性肾上腺增生，性激素分泌性肿瘤。

c）无中枢神经系统异常的性早熟原因包括：

i.遗传：性早熟以家族性及常染色体显性遗传为主。

ii.拉塞尔-西尔弗综合征。

iii.多骨纤维发育不良。

iv.甲状腺功能减退。

v.肥胖：女孩（而非男孩）的性早熟与身体质量指数（BMI）增加有关。

2. **非依赖促性腺激素的性早熟（或假性性早熟）** 在这种情况下，性激素的存在与垂体促性腺激素的释放无关。约占性早熟病例的20%。性腺成熟与促性腺激素释放激素（GnRH）刺激无关，睾酮和雌二醇、黄体生成素（LH）和卵泡刺激素水平通常处于青春期水平（在没有促性腺激素刺激的情况下）。对GnRH反应平稳，对GnRH类似物的治疗无反应。

原因可能是：

a）肾上腺疾病

i.肾上腺腺瘤

ii.肾上腺癌

iii.先天性肾上腺增生

b）卵巢疾病：可能导致男性化或女性化

i.颗粒细胞瘤

ii.卵泡膜细胞瘤

iii.其他分泌雌激素的肿瘤：畸胎瘤，恶性畸胎瘤，无性细胞瘤，黄体瘤，混合细胞瘤，脂肪瘤

iv.卵巢性索样或卵巢支持细胞瘤，珀茨－杰格斯综合征中的芳香化酶活性

v.麦克恩-奥尔布赖特综合征（卵巢囊肿）

vi.单发卵巢囊肿

c）睾丸疾病

i.睾丸间质细胞腺瘤

ii.结构性LH激活受体突变（男性局部性早熟，即睾丸毒症）

d）人绒毛膜促性腺激素（HCG）分泌肿瘤

i.无性细胞瘤

ii.畸胎瘤

iii.绒膜上皮瘤

iv.绒毛膜瘤

v.肝细胞瘤

vi.松果体瘤

e）外因

i.长期接触性激素：药物（雌激素，合成代谢物），食品添加剂，化妆品，面霜等。

Muir A. Precocious puberty. Pediatr Rev 2006;27（10）:373-381

Kaplowitz P. Precocious puberty: update on secular trends, definitions, diagnosis, and treatment. Adv Pediatr 2004;51:37-62

3.12　关节挛缩

先天性多发性关节挛缩是一个统称，适用于描述出生时就出现的以非进行性多关节挛缩为特征的综合征（图3.3）。在胚胎早期关节通常发育正常，但随着妊娠进展，需要通过活动来促进其正常发育。如神经系统或结缔组织疾病或因身体受限，会导致这种发育异常情况。最基本的原因是胎儿运动障碍。根本原因可能是环境因素（运动能力缺乏）或遗传因素（单基因遗传），部分或全部肌肉被脂肪和纤维组织所取代。最常见的是肌发育不全（amyoplasia，A=无，myo=肌肉，plasia=生长），占40%。

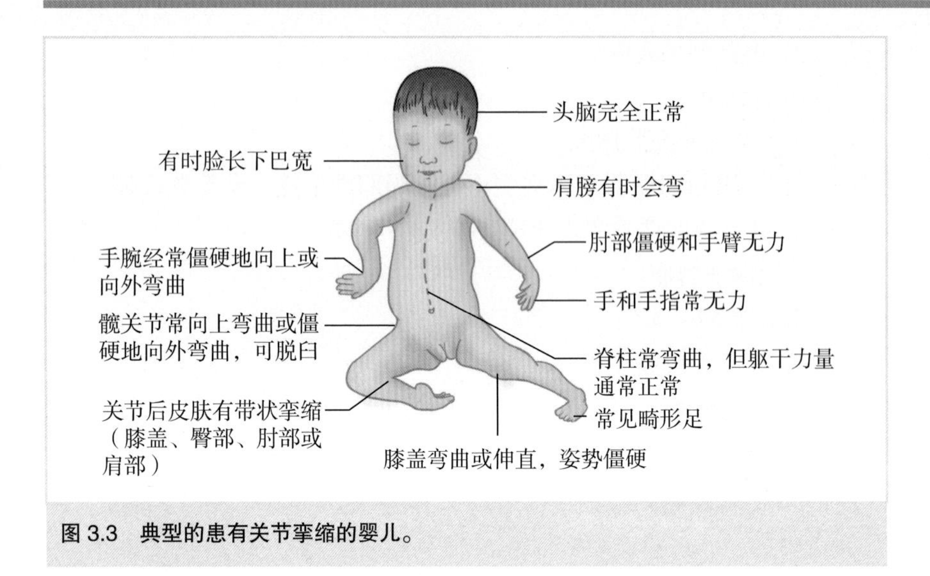

图 3.3　典型的患有关节挛缩的婴儿。

3.12.1　鉴别诊断

在诊断中有一系列广泛而多样的罕见情况需要考虑。关节挛缩的病因包括：

1. 胎儿畸形
   a）神经源性疾病
      i.脊髓脊膜突出
      ii.骶骨发育不全
      iii.脊髓性肌萎缩症［产源性前角细胞病（SMA 0），而不是韦德-霍夫曼病（SMA 1）］
      iv.先天性挛缩综合征（致命）
      v.脑-眼-面部综合征
      vi.马登-沃克综合征
      vii.佩纳-肖基尔综合征
   b）肌病
      i.先天性肌病
      ii.先天性肌营养不良
      iii.肌无力综合征

iv.子宫内病毒性肌炎

v.线粒体病

c）结缔组织疾病

i.畸形发育不良

ii.骨软骨发育不良

iii.间向性侏儒症

d）运动受限

i.波特综合征的羊水过少和多胎妊娠

2. 母体疾病

a）母体感染（包括风疹，柯萨奇病毒和肠道病毒感染）

b）药物（包括酒精、苯妥英钠和甲氨基酚）

c）外伤

d）宫内血管异常/受损

e）其他孕产妇疾病（包括肌强直性营养不良，重症肌无力和多发性硬化）

Barnshad M, Van Heest A, Pleasure D. Arthrogryposis: a review and update. J Bone Joint Surg 2009;91（Suppl 4）:40–46

3.13　进行性近端肌无力

它常由肌病导致，通常是肌营养不良。

1.肌病

a）肌肉营养不良

i.杜氏和贝克肌营养不良症

ii.面肩肱综合征

iii.肢带型肌营养不良

b）炎性肌病

i.皮肌炎

ii.多发性肌炎

c）代谢性肌病

i.酸性麦芽糖酶缺乏症

ii.碳水化合物肌病（麦卡德尔病）

iii.肌肉肉碱缺乏

iv.脂质性肌病

d）内分泌肌病

i.甲状腺功能亢进/甲状腺功能低下

ii.甲状旁腺功能亢进/甲状旁腺功能低下

iii.肾上腺功能亢进/肾上腺功能低下

2.少年脊髓性肌萎缩症 沃尔法特-库格伯格-韦兰德病

a）常染色体隐性遗传

b）常染色体显性遗传

c）GM2神经节苷脂沉积症（泰伊-萨克斯病）

3.重症肌无力综合征

a）家族性肢带型肌无力

b）慢通道综合征

4.脊髓疾病

a）先天性畸形

i.动静脉畸形

ii.脊髓脊膜突出

iii.小脑扁桃体下疝畸形（Ⅰ型和Ⅱ型）

iv.脊髓栓系

v.寰枢椎脱位：齿状突发育不全，莫奎奥综合征，先天性短颈综合征

b）家族性痉挛性截瘫

c）创伤

i.脊髓震荡

ii.椎体压缩性骨折

iii.骨折脱位和脊髓横断

iv.脊髓硬膜外血肿

d）脊髓肿瘤

i.星状细胞瘤

ii.室管膜瘤

iii.神经母细胞瘤

iv.其他肿瘤（肉瘤，神经纤维瘤，皮样/表皮样肿瘤，脑膜瘤，畸胎瘤）

e）横贯性脊髓炎

f）新生儿脊髓梗死

g）感染

i.椎间盘炎

ii.硬膜外脓肿

iii.结核性骨髓炎

Chawla J. Stepwise approach to myopathy in systemic disease. Front Neurol 2011;2:49

McDonald CM. Clinical approach to the diagnostic evaluation of hereditary and acquired neuromuscular diseases. Phys Med Rehabil Clin N Am 2012;23（3）:495-563

3.14 进行性远端肌无力

造成这种情况的主要病因是肌病，其次是神经疾病。

1. 肌病

肌病是指原发性肌肉疾病，所有的肌病都会导致肌无力、疼痛和骨骼肌萎缩。

a）肌肉营养不良

i.杜氏肌营养不良症

ii.贝克肌营养不良症

iii.面肩肱型营养不良

iv.肢带型肌营养不良

v.强直性肌营养不良

b）代谢性肌病

i.糖原病：肌磷酸化酶缺乏症，酸性麦芽糖酶缺乏症，磷酸果糖激酶缺乏症

ii.脂肪酶：肉碱缺乏，肉毒碱棕榈酰基转移酶缺乏

iii.内分泌肌病：甲状腺功能亢进，甲状腺功能低下，甲状旁腺功能亢进，皮质类固醇肌病

iv.周期性麻痹：高钾血症，低钾血症

v.线粒体肌病

-卡恩斯-塞尔综合征（眼外肌麻痹、视网膜色素变性、心肌传导阻滞、脑脊液蛋白升高）

-肌阵挛性癫痫伴破碎红纤维综合征（MERRF）

-线粒体脑肌病伴高乳酸血症和卒中样发作（MELAS）

-单纯性骨骼肌病

c）炎症性肌病

后天性肌肉疾病，肌肉炎症引起不同程度的无力和疼痛。

i.皮肌炎

ii.多发性肌炎

iii.包涵体肌炎

2. 周围神经病变

这种类型的神经病变会产生由远端向近端发展的症状和体征，即所谓的袜-套模式。

a）特发性慢性神经病变

i.轴突型

ii.脱髓鞘型

b）遗传性运动和感觉神经病变

i. Ⅰ型：腓骨肌萎缩症

ii. Ⅱ型：腓骨肌萎缩症，神经元型

iii. Ⅲ型：Dejerine-Sottas病

iv. Ⅳ型：Refsum病

c）其他遗传性神经病

i.巨大轴突神经病变

ii.异染性脑白质营养不良

d）毒性/代谢性神经病变

i.毒素：汞、铅、锌、砷、铊、酒精和有机磷酸盐。

ii.药物：胺碘酮、顺铂、氨苯砜、抑制素、苯妥英钠、吡哆醇、长春新碱、呋喃妥因、地达诺新和多巴胺脱羧酶。

e）与全身性疾病相关的神经病变

i.全身性疾病：糖尿病、尿毒症、卟啉症、维生素B_{12}缺乏症、淀粉样变性、甲状腺功能减退症和良性单克隆抗体病。

ii.全身性感染：麻风，梅毒，白喉，HIV。

iii.血管缺血性梗死引起的血管炎：全身性红斑狼疮，类风湿性关节炎，结节性多动脉炎，冷沉球蛋白血症。

iv.癌症：霍奇金病，多发性骨髓瘤，燕麦细胞癌。

f）免疫介导的神经病变

i.吉兰-巴雷综合征

ii.慢性炎症性脱髓鞘性多发性神经病

3.运动神经元疾病（前角细胞病）

a）存在下运动神经元病变体征

i.脊髓性肌萎缩

ii.小儿（韦德-霍夫曼病）

iii.少年（库格堡-韦兰德病）

iv.成人（阿兰-杜森肌萎缩）

b）存在上、下运动神经元病变体征

i.肌萎缩性侧索硬化症（运动神经元疾病）

ii.进行性延髓麻痹

c）存在上运动神经元病变体征

i.侧索硬化症

4.脊髓疾病

a）先天性畸形

i.动静脉畸形

ii.脊髓脊膜突出

iii.小脑扁桃体下疝畸形（Ⅰ型和Ⅱ型）

iv.脊髓栓系

v.寰枢椎脱位：齿状突发育不全，莫奎奥综合征，先天性短颈综合征

b）家族性痉挛性截瘫

c）创伤

i.脊髓震荡

ii.椎体压缩性骨折

iii.骨折脱位和脊髓横断

iv.脊髓硬膜外血肿

d）脊髓肿瘤

i.星状细胞瘤

ii.室管膜瘤

iii.神经母细胞瘤

iv.其他肿瘤：肉瘤，神经纤维瘤，皮样/表皮样瘤，脑膜瘤，畸胎瘤

e）横贯性脊髓炎

f）新生儿脊髓梗死

g）感染

i.椎间盘炎

ii.硬膜外脓肿

iii.结核性骨髓炎

不同类型肌无力的鉴别诊断

	临床特点					
肌无力类型	分布	肌张力	反射	感觉 / 疼痛	肌萎缩	协调性
上运动神经元病变	面部下方，手臂伸肌，腿部屈肌	痉挛； 手臂屈曲、腿部伸展（折刀样）阻力增加	深腱反射增强，髌阵挛、踝阵挛反射阳性		无； 轻度萎缩	动作缓慢或不协调（手指敲击 / 脚趾扭动）
下运动神经元病变	周围神经病变，对称分布，远端，或神经丛根部	受累肌肉肌力降低	减弱或消失		出现在受影响的肌肉中	与肌无力程度相关的运动性共济失调
脊髓损伤	脊髓损伤水平以下的上运动神经元		病变水平下反射活跃	任何方式对压迫水平的神经根痛的影响相等（脊髓半切综合征）		
重症肌无力	颅神经：复视，吞咽困难，构音障碍，近端 / 远端对称分布	正常	正常或增强			受肌无力程度影响
神经根损伤	上 / 下肢，胸部或腹壁受累神经根分布处	受累肌肉张力降低	受累皮肤或肌节反射减弱或消失	神经根性疼痛，受累神经根感觉分布异常，直腿抬高等活动可使疼痛加重	出现在受累肌肉，可见束状突起	通常不受影响

续表

临床特点						
肌无力类型	分布	肌张力	反射	感觉/疼痛	肌萎缩	协调性
肌病性肌无力	近端（颈屈肌、肩部肌肉和臀肌）：爬楼梯，从比较矮的椅子上站起来，长时间把胳膊举过头顶时会出现问题	正常或降低，可能出现严重的肌无力和挛缩	正常或逐渐出现反射减弱	疼痛、压痛，有时受累肌肉肿胀	受累肌肉严重萎缩	

van den Berg-Vos RM, Visser J, Franssen H, et al. Sporadic lower motor neuron disease with adult onset: classification of subtypes. Brain 2003;126(Pt 5):1036-1047
Pina-Garza JE. In: Fenichel' s Clinica; Pediatrics Neurology: A sign and symptom approach. 7th ed. Elsevier Saunders; 2013
Swash M, Schwartz MS. Neuromuscular Diseases. 3rd ed. Springer-Verlag; 2013

3.15　急性全身性肌无力或急性弛缓性麻痹

急性弛缓性麻痹（AFP）是一种具有广泛潜在病因的临床综合征，其特征是迅速出现肌无力，包括（不太频繁）呼吸和吞咽肌肉无力，在几天到几周内发展到最重程度。

AFP的潜在病因很多，可能因年龄和地域而异。AFP的病因往往与特定的病理生理机制或解剖形态学改变有关，这可能有助于进行正确的临床诊断。

在没有脑部疾病的情况下，突然出现的肌无力常由运动神经元功能障碍引起的。在所有列出的疾病中，吉兰-巴雷综合征是最常见的病因。

3.15.1　鉴别诊断

1.脊髓前角细胞损伤

a）针对运动神经元的病毒

i.脊髓灰质炎病毒

ii.脊髓灰质炎

iii.疫苗相关性麻痹性脊髓灰质炎

iv.肠道病毒

b）其他嗜神经病毒

i.狂犬病病毒和狂犬病疫苗

ii.疱疹病毒科（巨细胞病毒，EB病毒，水痘-带状疱疹病毒）

iii.病毒性脑脊髓炎［副黏病毒（副流感病毒，腮腺炎病毒），多哥病毒，虫媒病毒，疱疹病毒科］，寄生虫（旋毛虫），或脊髓卒中

iv.日本脑脊髓炎病毒

2.多发性神经根病

a）吉兰-巴雷综合征：基于病理生理学的诊断标准

吉兰-巴雷综合征的形态学特征与急性炎性脱髓鞘性多发性神经根病相一致。在没有野生病毒引起的脊髓灰质炎的情况下，吉兰-巴雷综合征是全世界AFP最常见的病因，占AFP病例的50%以上。发病率为每10万人1～2人，并随年龄增长而增加，这在老年人中最为常见。

b）亚急性和慢性炎症性脱髓鞘性多发性神经根病

c）急性运动性轴索型神经病

d）与HIV感染、艾滋病或机会性感染相关的神经系统疾病。

3.急性脊髓病

a）急性横贯性脊髓炎：脊髓休克期最初表现为下肢无力，急性弛缓性麻痹，膀胱膨胀（神经性膀胱功能障碍），便秘，反射减退，病损平面以下肢体瘫痪，剧痛，感觉异常。2～3周后出现反射亢进和痉挛。急性横贯性脊髓炎与肺炎支原体、疱疹病毒科、狂犬病毒、甲型肝炎病毒、肠道发热、寄生虫感染、口服脊髓灰质炎疫苗、破伤风类毒素和霍乱、伤寒有关。

b）脊髓压迫引起的急性脊髓病（椎旁或硬膜外脓肿，肿瘤或血肿）或脊髓前动脉综合征。

4.创伤

a）与臀部肌肉注射相关的急性外伤性坐骨神经炎

b）脊髓损伤

c）心血管疾病，手术并发症

术后脊髓缺血损伤可能导致截瘫或轻截瘫。主动脉钳夹和低血压可能也会导致缺血性脊髓损伤。临床表现为急性弛缓性麻痹，无反射，感觉缺失、扩张性括约肌和反射性神经源性膀胱功能障碍。

5. 周围神经病变

多发性神经根病（脊神经根和周围神经干）和多发性神经病导致的双侧对称性功能紊乱，往往与广泛作用于周围神经系统的物质有关，如有毒物质、营养不良状态，全身代谢紊乱和自身免疫反应。

a）中毒性神经病：远端轴突变性是大多数中毒性神经病变的神经功能障碍。有些传染病可能也会发生神经病变，如白喉、肺孢子虫病和狂犬病。急性脚气病、急性间歇性卟啉症、艾滋病、麻痹性狂犬病、巨细胞病毒感染、EB病毒感染和乙型肝炎病毒感染，以及接种狂犬病疫苗后，可发生与吉兰-巴雷综合征特征相似的急性周围神经病变。许多化学物质、金属和药物都与运动感觉神经病变有关。有些抗菌药、抗风湿药物（金制剂、秋水仙碱）或化疗药物（长春碱和铂剂）可能主要导致感觉异常和远端肌无力。

6.神经肌肉接头疾病

动物、植物和细菌来源的各种天然毒素也可引起神经肌肉传导障碍，导致四肢和躯干的对称性肌无力或瘫痪。肉毒杆菌毒素、破伤风毒素、动物毒素（各种蛇、节肢动物和海洋生物、青蛙、有毒鱼类、贝类和螃蟹的毒素）、植物毒素（箭毒、十烷双胺）可引起神经麻痹综合征（婴儿眼球运动障碍、延髓症状、正常DRT、肺换气不足）。

有机磷酸酯（用作杀虫剂、农药、蠕虫毒素或军用毒气）、石油添加剂和塑料改性剂会导致手部急性肌无力、感觉异常，四肢肌无力，前小腿疼痛，足踝反射消失，脚下垂和爪形手，引起迟发性神经病变而导致肌肉麻痹。

7.与严重疾病相关的肌无力

关于脓毒症患者的神经肌肉功能障碍的报道越来越多。常见的潜在致病过程可能是因使用类固醇或神经肌肉阻断剂而加重的全身性炎症反应综合征。尽管心肺功能可以完全恢复，但因呼吸肌弛缓性麻痹而无法脱离呼吸机是其典型表现。

8.全身性或代谢性疾病引起的神经病变

急性低钾性周期性麻痹，通常是家族性的（常见于男性白种儿童），是急性弛缓性麻痹的罕见病因。甲亢性周期性麻痹，特征是由于甲状腺激素水平过高（Grave's病）、过度劳累和高碳水化合物摄入而导致的急性对称性肌无力，进而发展为急性弛缓性麻痹。急性间歇性卟啉症可引起迅速进展的周围神经病变，伴有运动感觉症状和急性弛缓性麻痹。散发的低钾性麻痹病例与各种疾病有关，如肾小管酸中毒、Cron病和甘草摄入引起的继发性醛固酮增多症。

9.引起急性弛缓性麻痹的其他临床综合征

这些疾病包括骨关节创伤、急性小脑炎、腹膜后肿瘤、椎间盘感染、坏血病、杰弗里病、直肠后偏瘫（Todd麻痹）和“松软儿”综合征。

10.麻痹综合征或周期性麻痹

a）家族性高钾性周期性麻痹

b）家族性低钾性周期性麻痹

c）家族性正常血钾性周期性麻痹

Antoniuk SA. Acute muscle weakness: differential diagnoses Rev Neurol 2013;57(Suppl 1):S149-S154

Hughes RA, Cornblath DR. Guillain-Barré syndrome. Lancet 2005;366（9497）:1653-1666
Marx A, Glass JD, Sutter RW. Differential diagnosis of acute flaccid paralysis and its role in poliomyelitis surveillance. Epidemiol Rev 2000;22（2）:298-316

3.16 周期性麻痹

周期性麻痹（PP）是一组由不同病因导致的疾病，表现为间歇性、短暂性和反射减弱的骨骼肌无力，伴有或不伴有肌强直，但没有感觉缺失和意识丧失。PP分为原发性或家族性周期性麻痹和继发性周期性麻痹。

原发性和继发性PP患者的血清钾水平在发病过程中常呈异常。如果低于正常水平，则PP被称为低钾型；如果高于正常水平，则为高钾型。

原发性或家族性PP是一组由于单基因突变导致的钙（低钾PP）、钠（高钾PP、先天性副肌强直、钾加重型肌强直）、钾异常而引发的疾病（安德森综合征、一些高钾和低钾PP），以及肌肉细胞膜上的氯离子通道病（先天性肌强直，又名通道病或膜异常）。

可能是由已知原因引起的继发性PP：

1. 低钾PP
   a）甲状腺毒症
   b）噻嗪类或袢利尿剂
   c）失钾性肾病
   d）药物诱导（庆大霉素，羧苄青霉素，两性霉素B，四环素，维生素B_{12}，酒精）
   e）原发性或继发性醛固酮增多症
   f）摄入碳酸盐或灭鼠剂引起人体的急性毒性
   g）胃肠道钾流失
2. 高钾PP
   a）慢性肾功能衰竭
   b）大剂量血管紧张素转换酶抑制剂（ACE）治疗，慢性肾功能衰竭或晚期糖尿病肾病。
   c）在使用保钾利尿剂和/或血管紧张素转换酶抑制剂时补钾
   d）安德森心律失常综合征
   e）先天性肌强直性PP
   f）钾加重型肌强直

不同类型原发性周期性麻痹的鉴别诊断

临床特征	低钾性周期性麻痹	高钾性周期性麻痹	先天性副肌强直症
发病年龄	20 岁	10 岁	幼儿期
遗传性	常染色体显性	常染色体显性	常染色体显性
男女比例	3 ∶ 1	1 ∶ 1	无性别差异
发作时间	清晨或夜晚	白天	任何时间
发作持续时间	数小时至数日（2～12 小时）	数分钟至数小时（1～2 小时）	2～24 小时
诱发因素	富含碳水化合物的膳食、酒精、剧烈运动后休息	剧烈运动后休息，冷暴露	自发的或冷暴露后
严重程度	中重度肌无力	轻度至中度肌无力，可能是局部的	极轻度肌无力
肌强直	无	有	无
发病后对肌肉的影响	无改变	肌张力增加	肌张力增加后又出现肌无力
发作期血钾水平	低	一般高，可正常	一般正常
离子通道紊乱	钙通道	钠通道	钠通道
肌电图：刺激期间	电静息	电静息	
肌电图：发作期间	纤颤和平静下复杂重复放电增加且运动时减少	部分患者有强直性放电	强刺激后持续性肌强直性放电，无力的肌肉显示一些运动神经元的电位下降，而另一些神经元则电压和电位持续性降低
肌肉活检	存在单个或居中的液泡	液泡和管状聚集体	无变化或最多有几个液泡

Streib EW. AAEE minimonograph #27: differential diagnosis of myotonic syndromes. Muscle Nerve 1987; 10（7）:603-615

Lin SH. Thyrotoxic periodic paralysis. Mayo Clin Proc 2005;80（1）:99-105

3.17　感觉异常和自主神经功能紊乱

症状包括疼痛，感觉异常和敏感性丧失。

1. 臂神经炎
   a）急性特发性臂丛神经炎
   b）家族性复发性臂丛神经炎
   c）反射性交感神经营养不良
2. 先天性对疼痛不敏感：没有感觉神经病变；疼痛不敏感是由于严重的智力发育迟滞，如莱施-奈恩综合征。
3.遗传性感觉和自主神经病变
4.遗传性代谢性神经病
5.枕骨大孔区肿瘤（例如神经纤维瘤）
6.脊髓空洞症
7.多发性硬化
8. 德杰林与罗西丘脑综合征（如丘脑或初级感觉皮质缺血和丘脑胶质瘤）
9.腰椎间盘突出症

Reichgetti MJ. Clinical evidence of dysautonomia. In: Walker K, et al., eds. Clinical Methods. 3nd ed. Butterworths; 1990

Vnik AI, Maser RE, Mitchel BD. Diabetic autonomic neuropathy: evaluation of paraesthesia BMJ 2003; 26（5）:1553-1579

3.18 共济失调

1. **急性共济失调**

   其他健康儿童最常见的病因是药物摄入、小脑炎感染后和偏头痛。
   a）药物摄入：例如，过量服用催眠药、镇静剂、精神药物、抗惊厥药（苯妥英钠、卡马西平）、抗组胺药
   b）神经免疫系统感染后
      i.急性感染后小脑炎［之前有皮疹（水痘）、传染性单核细胞增多症或其他病毒感染（脊髓灰质炎，腮腺炎，柯萨奇、单纯疱疹或埃可病毒）］
      ii.多发性硬化
      iii.米勒-费希尔综合征（例如，共济失调，眼肌麻痹，反射消失）
      iv.肌阵挛性脑病与神经母细胞瘤（舞蹈眼综合征）

c）偏头痛（例如基底部偏头痛，良性阵发性眩晕）

d）脑干脑炎（如埃可病毒、柯萨奇病毒、腺病毒等）

e）脑瘤（如神经母细胞瘤的急性并发症，例如出血，突发的椎间孔移位或脑积水）

f）转化反应（尤其是10～15岁的女孩）

g）创伤（例如脑震荡后综合征，椎基底动脉闭塞）

h）血管疾病

i.小脑出血（通常是由脑动静脉畸形引起）

ii.血管炎（例如红斑狼疮，川崎病）

i）导致代谢缺陷的遗传性疾病

i.哈特纳普病

ii.枫糖糖尿病

iii.肉碱乙酰转移酶缺乏症

iv.丙酮酸脱羧酶缺乏症

v.复发性共济失调

2.慢性共济失调

在原本健康的儿童中，进行性共济失调伴/不伴头痛最常见的原因是后颅窝脑瘤。

a）脑瘤

i.髓母细胞瘤

ii.小脑星形细胞瘤

iii.室管膜瘤

iv.小脑血管母细胞瘤（Von Hippel-Lindau病）

v.脑干神经胶质瘤

vi.幕上肿瘤

b）先天性畸形

i.颅底凹陷症

ii.小脑畸形（如半球蚓部发育不全，Dandy-Walker病）

c）遗传性疾病

i.常染色体隐性遗传

-拉姆齐-亨特综合征

-共济失调性毛细血管扩张症
-弗里德里希共济失调
-哈特纳普病
-无β脂蛋白血症，低脂蛋白血症
-枫糖糖尿病
-丙酮酸代谢障碍

ii.常染色体显性遗传
-退化症

iii.X连锁性遗传
-肾上腺脑皮质营养不良

3.18.1 不同年龄组共济失调的常见原因

1. 1岁以下的儿童
   a）先天性畸形
   b）轻度脑积水
   c）大脑性麻痹
   d）遗传性共济失调
2. 1～5岁之间的儿童
   a）药物摄入
   b）急性小脑共济失调
   c）肌阵挛性脑病和神经母细胞瘤
   d）遗传性代谢缺陷
   e）脑瘤
   f）共济失调性毛细血管扩张症
   g）植烷酸贮积症
3. 5～10岁的儿童
   a）药物摄入
   b）急性小脑共济失调
   c）脑瘤
   d）威尔逊病
   e）肾上腺脑白质营养不良

f）遗传性共济失调

4. 10岁以上的儿童

a）弗里德里希共济失调

b）米勒–费希尔综合征

c）小脑出血

d）多发性硬化

e）退化症

f）遗传性共济失调

Schulz JB, Boesch S, Bürk K, et al. Diagnosis and treatment of Friedreich ataxia: a European perspective. Nat Rev Neurol 2009;5（4）:222–234

Gomez MR. Neurocutaneous Diseases: A Practical Approach. Boston: Butterworths; 1987

Fogel BL. Childhood cerebellar ataxia. J Child Neurol 2012;27（9）:1138–1145

3.19　急性偏瘫

急性发作提示有血管病或癫痫病因。

1.卒中

a）动静脉畸形

b）脑肿瘤和全身性癌症

c）颈动脉疾病（例如，肌纤维发育不良，宫颈感染，外伤）

d）药物滥用（例如可卡因、安非他明）

e）心脏病（例如先天性，风湿病性）

f）烟雾病

g）血管病变（例如狼疮，川崎病，大动脉炎）

h）镰状细胞性贫血

2.偏头痛

a）复杂性偏头痛（引起偏瘫或眼肌麻痹）

b）家族性偏瘫偏头痛

3.癫痫病

a）失神状态

b）偏瘫性癫痫发作（Todd麻痹）

4. 糖尿病　胰岛素依赖型糖尿病因病理生理机制诱发了复杂偏头痛

5. 感染　因细菌或病毒感染后偏瘫的长时间持续性癫痫发作是由血管炎或静脉血栓形成引起的。
6. 创伤
   a）血肿（例如硬膜外，硬膜下，颅内）
   b）脑水肿
7.肿瘤（伴有出血，癫痫等并发症）

Uldry PA, Regli F. [Hemiplegia: diagnosis and differential diagnosis] Schweiz Rundsch Med Prax 1990; 79（43）:1285-1290

Bhate S, Ganesan V. A practical approach to acute hemiparesis in children. Dev Med Child Neurol 2015; 57（8）:689-697

Yew KS, Cheng E. Acute stroke diagnosis. Am Fam Physician 2009;80（1）:33-40

Gondolo T. Neurology Study Guide: Oral Board Examination Review. Springer; 2005

3.20　进行性偏瘫

1. 脑瘤
2. 脑脓肿
3. 动静脉畸形
4. 脱髓鞘疾病
5. 斑痣性错构瘤病（例如，斯特奇-韦伯病）

3.21　急性局部麻痹

当一个孩子有一侧肢体不敢动时，这意味着肢体有疼痛、无力或两者皆有。疼痛通常是由受伤、感染或肿瘤引起的。复杂性偏头痛可能会导致肌无力。疼痛和肌无力是神经丛病、脊髓空洞症和颈脊髓或臂丛肿瘤的共同症状。局部麻痹的主要原因是神经丛病和单神经病变。

1.神经丛病
   a）急性特发性神经丛炎：一种臂丛和腰丛的脱髓鞘疾病
   b）骨髓炎-神经炎：血管炎引起的缺血性神经损伤
   c）霍普金斯综合征：前角细胞感染引起的哮喘后病毒性脊髓麻痹
   d）创伤
      i.新生儿臂丛神经病变（例如上/下丛神经损伤）
      ii.机动车撞伤和运动相关的产后神经丛病变

e）臂丛肿瘤

i.恶性神经鞘瘤

ii.神经母细胞瘤

2. 单发性神经病变（例如，桡神经、尺神经和腓神经的撕裂、挤压和牵拉伤）
3. 脊髓性肌萎缩症（例如前角细胞的遗传性变性）
4. 卒中
5. 脊髓空洞症
6. 先天性脊髓畸形
7. 脊髓肿瘤

Misulis KE. Hemiplegia and Monoplegia. In: Bradley's Neurology in Clinical Practice. 6th ed. Chapter 23 Elsevier/Saunders; 2012

Dhammi IK, Singh S, Jain AK. Hemiplegic/monoplegic presentation of cervical spine （C1～C2） tuberculosis. Eur Spine J 2001;10（6）:540-544

Fenichel GM. Monoplegia. In: Clinical Paediatric Neurology. A Sign and Symptom Approach. 6th ed.; 2009: 285 and 249

3.22 胼胝体发育不全

胼胝体发育不全（ACC）是一种罕见的先天性疾病。其特点是连接两个大脑半球的横向纤维部分或完全缺失（发育不全）。ACC的病因一直不得而知，可以作为常染色体隐性或X连锁显性遗传。它也可能是由怀孕第12～22周（宫内）感染或损伤引起的胎儿大脑发育障碍。宫内接触酒精（胎儿酒精综合征）也可导致ACC（图3.4）。

ACC常在两岁前被诊断出。癫痫发作可能是始发症状，表明孩子应该接受脑功能障碍测试。其他症状可能表现为出生早期的进食问题和保持头部直立、坐立、站立和行走发育延迟，精神和身体发育受损和/或脑积水。非进展性精神发育迟滞，手眼协调能力受损，视觉或听觉记忆障碍可以通过神经检查来诊断。有些患儿可能有眼球凹陷，前额突出，小头畸形，大头畸形，一个或多个弯曲的手指（屈曲指），两眼间距过宽（两眼内眦距宽），鼻子小，手短，肌张力低和喉畸形，心脏缺陷。

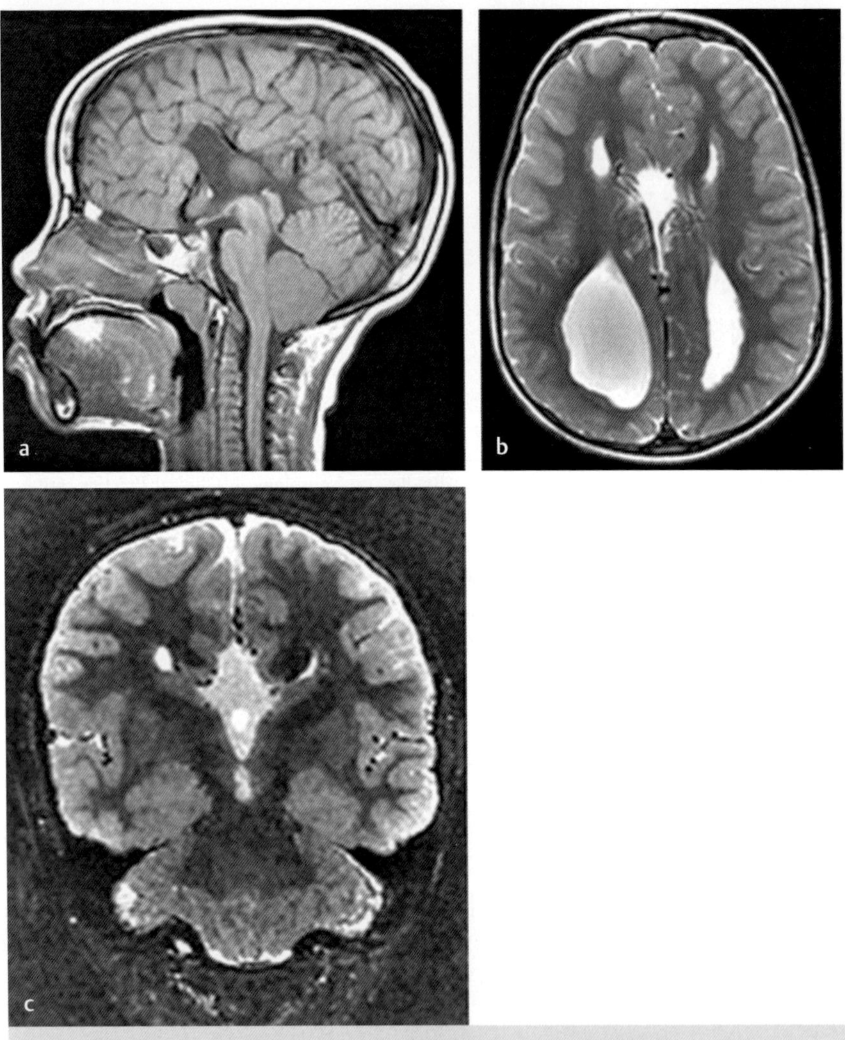

图 3.4 矢状位 T1 磁共振图像（a）显示胼胝体缺失，第三脑室高位，大脑半球内侧回呈放射状延伸至脑室边缘。T2 加权成像（b）显示侧脑室与空洞脑平行排列。脑室室管膜下表面可见灰质结节性病灶，与异位相一致。冠状位 T2 图像（c）显示侧脑室额角的“长角”结构，是继发于白质纤维的内侧凹陷（Probst 束）。第三脑室在中线处升高。（引自：Case 13. In: O’Brien W, ed. Top 3 Differentials in Neuroradiology. 1st edition. Thieme; 2015.）

3.22.1　鉴别诊断

1.孤立性ACC易与中度脑积水混淆。区分脑积水和ACC的要点之一是ACC存在透明腔隔。

2.经验证据表明，由于复杂的遗传交互作用和散发性遗传疾病（染色体缺失和重复），超过5%的ACC患者将会遗传给家庭成员。

3.严重的早发常染色体隐性遗传性神经病变（即，那些被归类为进行性神经性腓骨肌萎缩症4型，CMT4）应作为一种鉴别诊断。

4. 婴儿神经轴突营养不良（INAD）或赛特伯格病，包括典型和非典型型。PLA2G6是唯一已知与NAD相关的基因。

5. 芳基硫酸酶A缺乏症（异染性脑白质营养不良，MLD）：婴儿晚期MLD（50%～60%）、青少年MLD（20%～30%）和成人MLD（15%～20%）表现为中枢神经系统和/或外周神经系统症状，最常见的致命原因是肺炎或其他感染。

6. 巨大轴突神经病（GAN），特征是严重的早发性周围运动和感觉神经病变、智力障碍、癫痫、小脑征和锥体束征；常在30岁前死亡。病理特征即所谓的巨大轴突，是由神经丝的积聚引起的。

7. 艾卡迪尔综合征，被认为是一种X连锁性显性遗传病，表现为ACC、婴儿痉挛、眼结构异常、频繁癫痫发作、眼球显著异常（脉络膜、视网膜层）、严重智力低下。只有女性发病。

8. 安德曼综合征，一种以ACC、智力低下和进行性感觉运动障碍（神经病变）为特征的遗传性疾病。最先在加拿大魁北克的一个地区被发现。

9. 性器官不明确的X-连锁性无脑畸形（XLAG），其中男性有小而光滑的大脑（无脑回畸形），小阴茎，严重智力低下，顽固性癫痫。

10. 隔膜的连通性和非连通性（充液性）囊肿

11. 透明隔肿瘤

12. 透明隔脂肪瘤

13. 透明隔对称性肿瘤

相关的中线异常包括：

1. 大脑半球蛛网膜囊肿

2. 大脑纵裂脂肪瘤

3. 阿格里亚病或无脑回畸形

4. 脑回肥厚
5. 脑裂畸形
6. 异位
7. 丹迪-沃克综合征
8. 前脑无裂畸形
9. 退化症
10. 脑膨出
11. 视光发育不良
12. 小脑扁桃体下疝畸形Ⅰ型和Ⅱ型
13. 13号和15号和18号染色体三体
14. 脊柱裂，脑膜膨出或脊膜脊髓膨出

Dávila-Gutiérrez G. Agenesis and dysgenesis of the corpus callosum. Semin Pediatr Neurol 2002;9(4): 292-301

Barkovich AJ. Anomalies of the corpus callosum and cortical malformations. In: Barth PG, ed. Disorders of Neuronal Migration （International Review of Child Neurology）. London, UK: Mac Keith Press; 2003:83-103

Hetts SW, Sherr EH, Chao S, Gobuty S, Barkovich AJ. Anomalies of the corpus callosum: an MR analysis of the phenotypic spectrum of associated malformations. AJR Am J Roentgenol 2006;187（5）:1343-1348

3.23 巨脑

它指的是重量过重或体积过大的大脑。

巨大头——巨头畸形可能是由于脑积水、头颅巨大、占位性病变或颅骨厚所致。巨头畸形（也称为巨脑畸形）是指大脑重量超过一般人群大脑的平均重量（该年龄段和性别的平均重量）至少2.5个标准差。它与一些脑退行性疾病有关，也有些与其他疾病（如神经纤维瘤病和软骨发育不全）相关，这些疾病通常因相关的身体皮肤红斑而被诊断出来。巨脑的发病率介于2%～6%。男性较女性多见（男女之比约4：1），至少有一半的患者有巨脑家族史。

孤立性巨头症，虽然有关于一些有天赋的个体（如拜伦、屠格涅夫、俾斯麦）的头比较大的报道，但巨头症通常被认为与痉挛性疾病、发育迟缓和皮质脊髓（大脑皮层和脊髓）功能障碍有关。人们认为，这种情况是由于细胞数量增加，细胞体积增大，或由于先天代谢紊乱使代谢副产物或异常物质堆积所致。

3.23.1　巨脑的原因

1.代谢性/毒性

a）脑水肿

i.良性颅内高压

ii.中毒（例如铅，维生素A，四环素，环孢霉素）

iii.半乳糖血症

iv.内分泌疾病（例如甲状旁腺功能低下，肾上腺皮质功能低下，类固醇的使用/戒断）

v.缺铁性贫血

b）脑白质营养不良

i.卡纳万病（图3.5）

ii.亚历山大病（图3.6）

c）溶酶体疾病

i.泰-萨克斯病（图3.7）

ii.异色性脑白质退化病

d）黏多糖贮积症（图3.8）

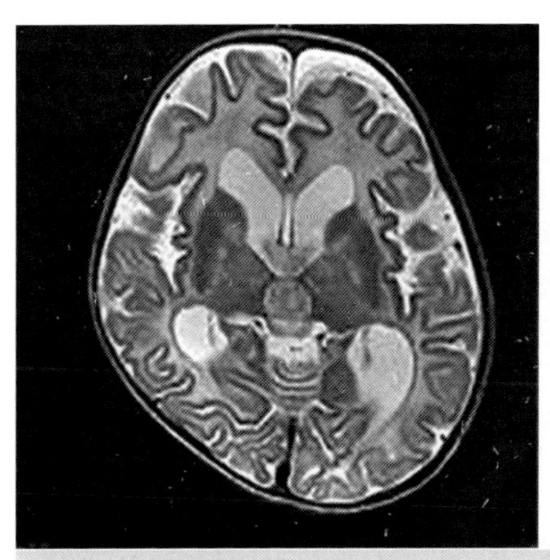

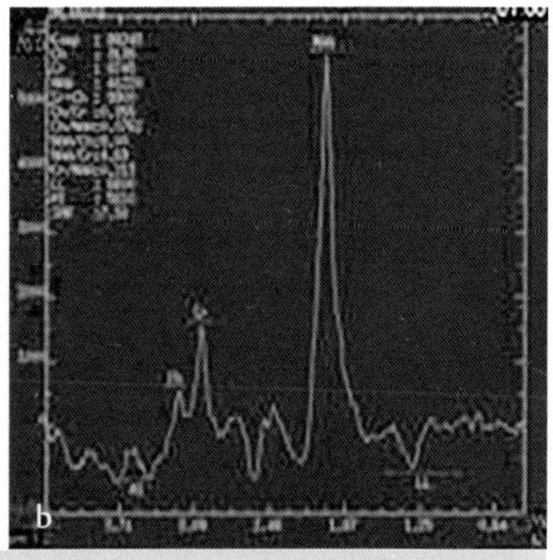

图 3.5　卡纳万病。（a）MRI 成像 T1 上显示巨大脑白质低信号，T2 高信号。（b）磁共振波谱：NAA 和 NAA/ 肌酸比值的波峰明显升高。（NAA，N- 乙酰天冬氨酸酶：髓鞘合成中的关键酶。在亚历山大病中，无 NAA 峰）

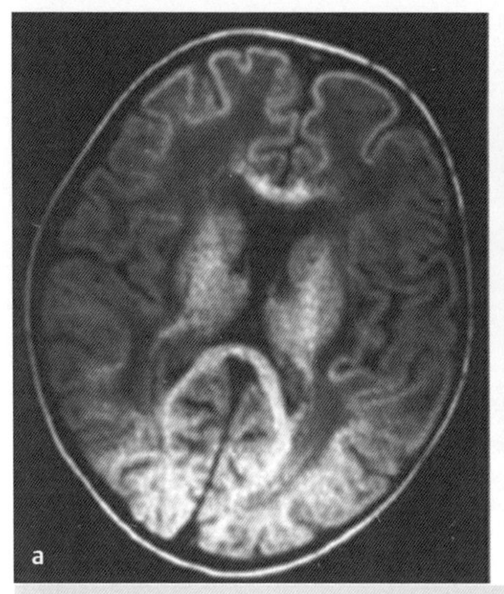
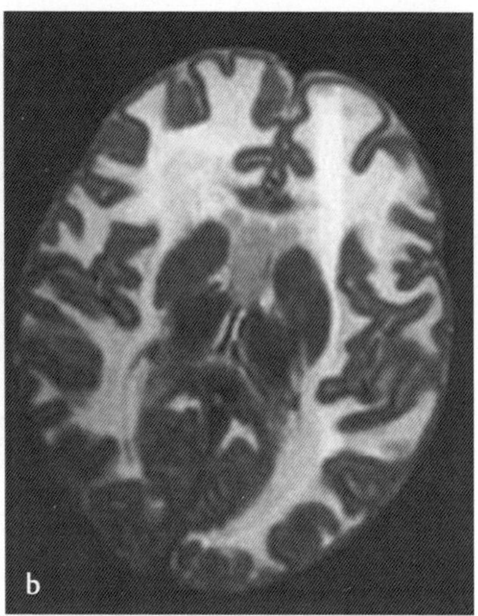

图 3.6　亚历山大病。典型的影像学特征是额叶脱髓鞘导致白质信号强度的逆转。（a）MRI T1 加权成像。（b）MRI T2 加权成像。［引自：Congenital White-Matter Diseases （Leukodystrophies）. In: Sartor K, ed. Diagnostic and Interventional Neuroradiology. 1st edition. Thieme; 2002.］

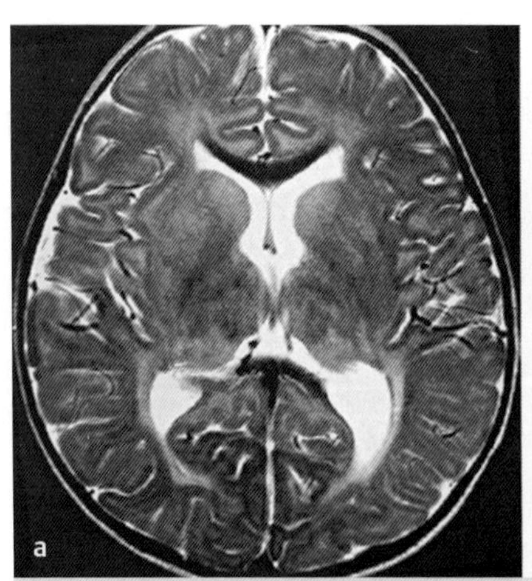
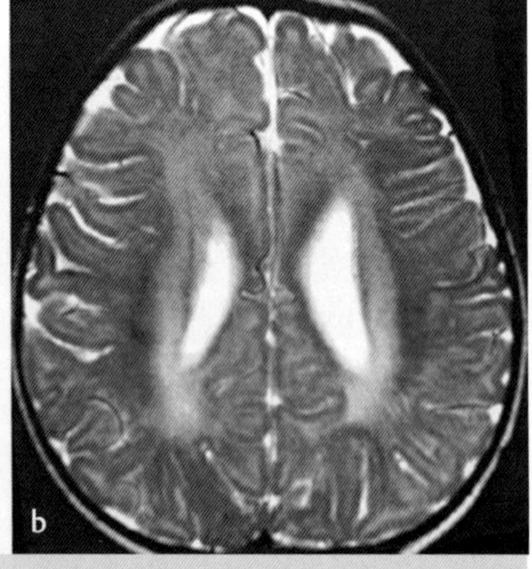

图 3.7（a，b）　一名 18 个月大的患有泰 – 萨克斯病的幼女。T2 加权成像可见脑室周围白质异常高信号区。尾状核、壳核和后丘脑也可见异常高信号（引自：Fetal Brain MRI. In: Meyers S, ed. Differential Diagnosis in Neuroimaging: Brain and Meninges. 1st edition. Thieme; 2016.）

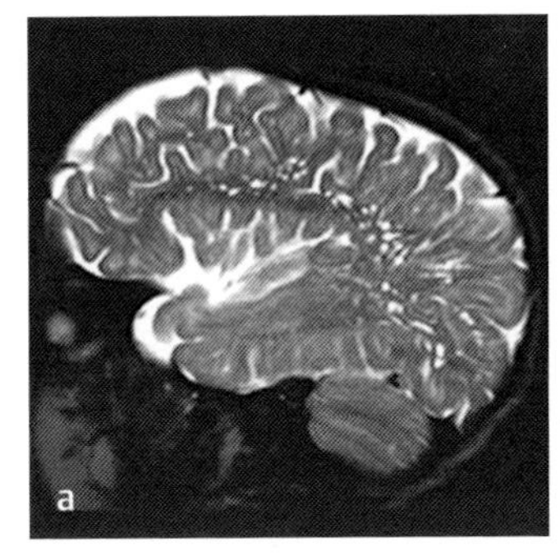

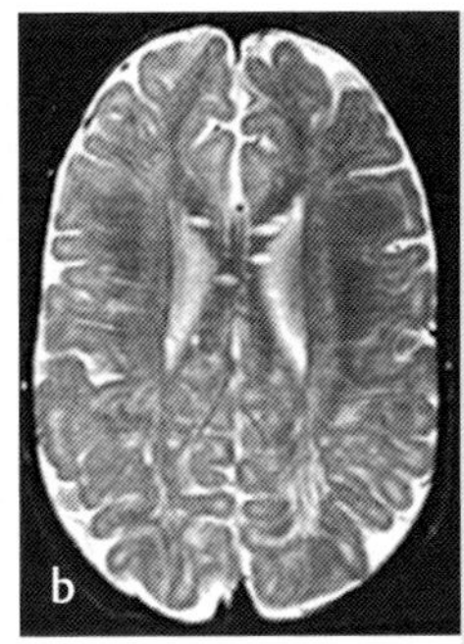

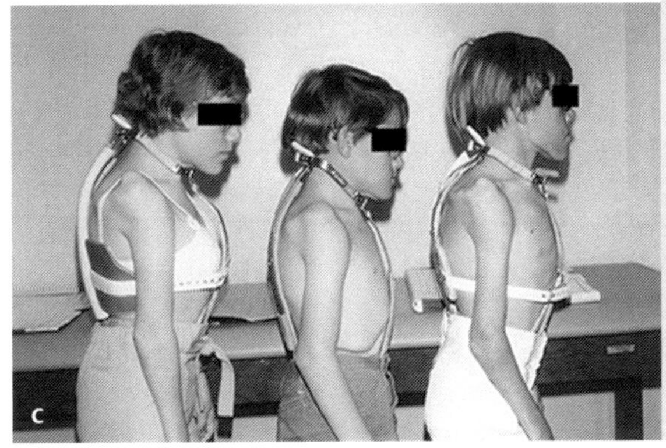

图 3.8　一个 2 岁半患有 Hurler 综合征的患儿，脑室周围白质和胼胝体在（a）矢状面和（b）T2 加权成像呈高信号。可见弥漫性脑萎缩。（引自：Fetal Brain MRI. In: Meyers S, ed. Differential Diagnosis in Neuroimaging: Brain and Meninges. 1st edition. Thieme; 2016.）。（c）摩奎奥三兄弟戴拉伸支架后的临床图片。（引自：Heritable Disorders of Connective Tissue. In: Dickson R, Harms J, ed. Modern Management of Spinal Deformities: A Theoretical, Practical, and Evidence-based Text. 1st edition. Thieme; 2018.）

i.霍勒病

ii.亨特病

iii.莫里奥综合征

iv.拉米综合征

2.结构异常

a）脑性巨人症（索托综合征）

b）家族性巨头畸形（显性和隐性遗传）

c）神经皮肤综合征

i.神经纤维瘤

ii.结节性硬化

iii.多发性血管瘤

d）脆性X综合征

e）先天性神经元移行异常

f）遗传疾病

i.班纳扬-莱利-鲁瓦卡巴综合征：巨头畸形，多发皮肤肿瘤，肿瘤样生长的错构瘤，阴茎上有深色斑点。

ii.变形综合征：AKT1基因的嵌合突变，AKT1有助于调节细胞生长、分裂和细胞死亡。

iii.颅-小脑-心脏综合征或Ritscher-Schinzel综合征：常染色体隐性遗传病，8号染色体上8q24.13基因突变，心脏缺陷，小脑发育不全，颅骨畸形。

g）肿瘤

h）阻塞性，非交通性内部脑积水

i.出血后

ii.小脑扁桃体下疝畸形Ⅱ型

iii.导水管狭窄

iv.丹迪-沃克畸形

v.先天性感染（尤其是弓形虫病）

i）非交通性，交通性，外部脑积水

i.硬膜下血肿/水囊瘤

ii.非意外创伤

iii.脑畸形

iv.海绵状静脉/窦血栓形成

v.脑膜炎后

巨脑的鉴别诊断	
软骨发育不全	多数是新突变。真性巨头畸形，认知发育正常
索托综合征	巨头畸形伴巨人症，常染色体显性遗传
半侧巨脑畸形	单侧脑增大，伴有发育性与难治性癫痫 / 婴儿痉挛
神经皮肤病	伊藤黑素病，色素失调症，神经纤维瘤病，结节性硬化，表皮痣综合征
代谢性巨脑	亚历山大病 卡纳万病 戊二酸血症I型：头部发育正常，直到2～3岁左右出现脑病。在此之后，痉挛和运动障碍突出，认知能力会发生变化

McCaffery P, Deutsch CK. Macrocephaly and the control of brain growth in autistic disorders. Prog Neurobiol 2005;77（1-2）:38-56

DeMeyer WE. Microcephaly, micrencephaly, megalencephaly. In: Swaiman K, Ashwal S, Ferriero DM, eds. Pediatric Neurology Principles and Practice. 4th ed. Philadelphia: Mosby-Elsevier, Inc; 2006:362-490

3.24　单侧颅骨扩大或半侧巨脑畸形

单侧巨脑畸形（或单侧巨脑）是与单侧大脑半球脑异常增大相关的疾病。这是一种因细胞组织缺陷和神经元移行导致大脑半球错构瘤过度生长的先天性畸形。除过度生长外，大脑皮层发育异常，不同比例地分布于无脑回畸形、巨脑回、多发性小脑回区域，其他区域正常（图 3.9）。

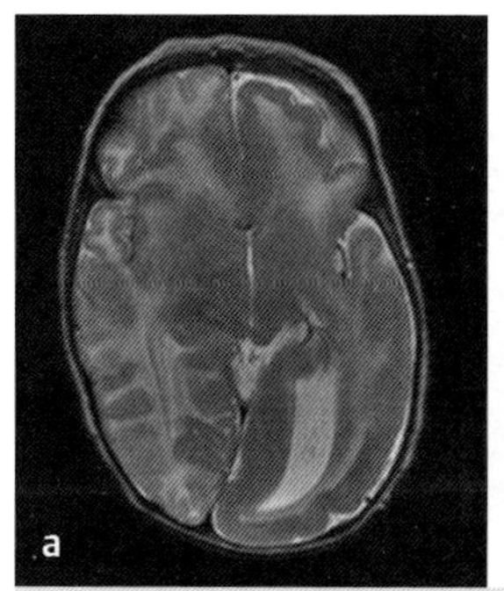

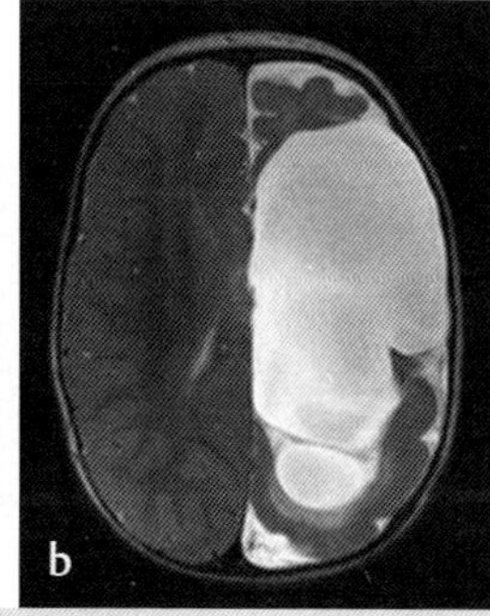

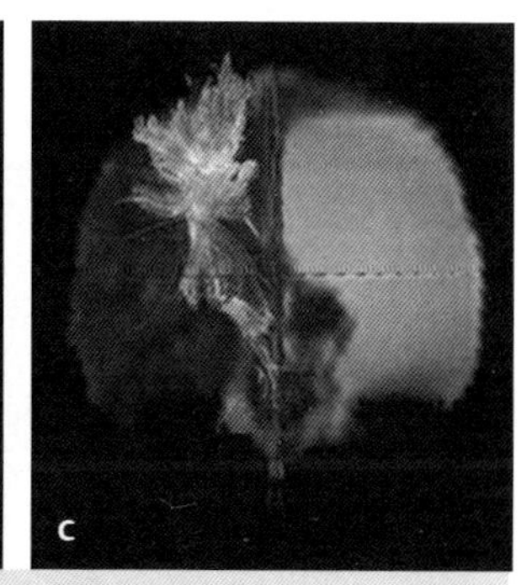

图 3.9　半侧巨脑症 / 半球切除术。（a）1 个月大的难治性癫痫女婴的 T2 加权图像显示，左侧大脑半球错构瘤过度生长伴皮质发育不良及同侧脑室增大。（b）20 个月大的患儿功能性半球切除术后 T2 加权图像，手术通过胼胝体切除术断开额叶和枕叶的残余实质，切除颞叶、岛叶及大部分额叶和顶叶。（c）弥散成像的纤维追踪显示，没有纤维越过中线、穿过胼胝体到达左侧半球的实质，证实了两个大脑半球的分离。（引自：Congenital Malformations. In: Choudhri A, ed. Pediatric Neuroradiology. Clinical Practice Essentials. 1st edition. Thieme; 2016.）

3.24.1　分类

1. 孤立型
2. 综合征型　与多种综合征相关，通常包括身体同侧部分的半体肥大。与此相关的综合征包括：
   a）表皮痣综合征
   b）血管骨肥大综合征

c）色素沉着综合征
d）变形综合征
e）伊藤单侧黑素病
f）半侧巨脑症（神经移行异常）
g）I型神经纤维瘤病（NF1）：罕见（图3.10）
h）结节性硬化症：罕见（图3.11）

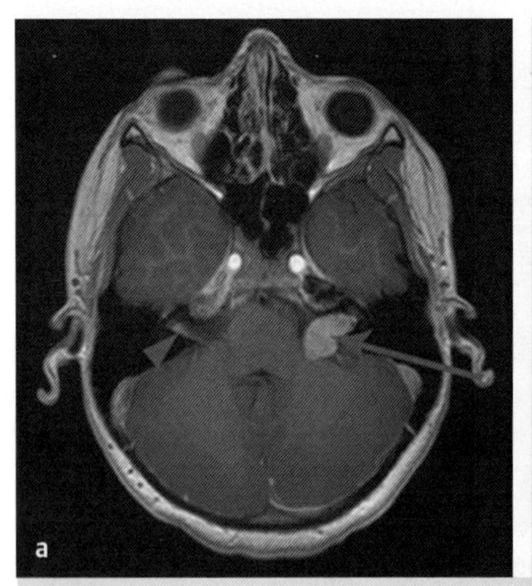

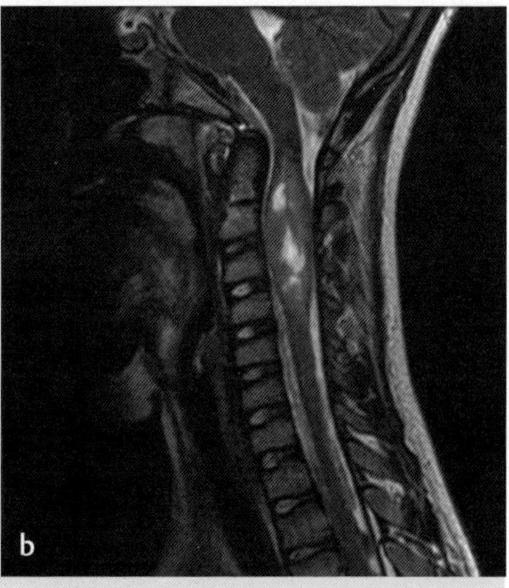

图 3.10　II 型神经纤维瘤病（NF2）前庭神经鞘瘤 / 脊髓室管膜瘤。（a）一名 11 岁男孩内耳道的 T1 加权增强对比图（IACs）显示左内耳道充盈和扩张（箭头所示），并穿过内耳孔延伸至脑桥角池。右侧 IAC（无尾箭所示）可见一个较小的强化病灶，在 NF2 的情况下为双侧前庭神经鞘瘤。（b）颈椎的矢状 T2 成像显示从 C1 到 C4 扩张性髓内病变，在 NF2 的情况下可能代表室管膜瘤。（引自：Neurofibromatosis Type II. In: Choudhri A, ed. Pediatric Neuroradiology. Clinical Practice Essentials. 1st edition. Thieme; 2016.）

3. 完全性半侧巨脑症　半侧脑肥大同样累及脑干和小脑。

3.24.2　鉴别诊断

1. 大脑半球增大
　a）脑胶质瘤病
2. 一侧大脑半球小（使正常半球显得较大）
　a）拉斯马森脑炎

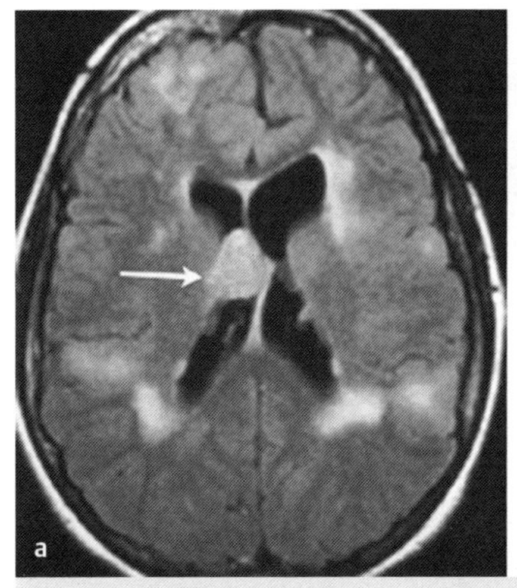

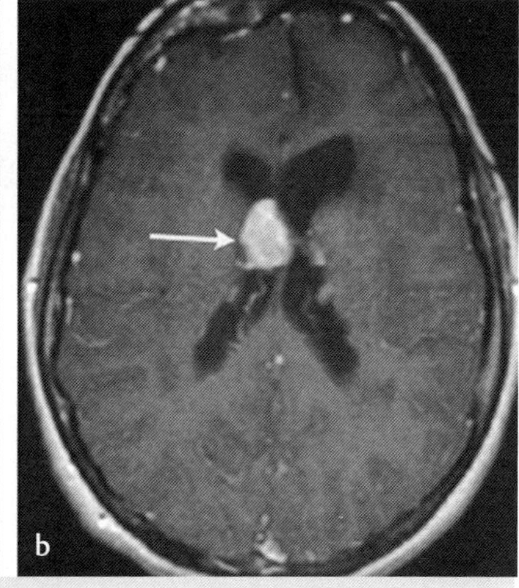

图 3.11　患有结节性硬化症的 18 岁女性患者。在右脑室间孔处可见室管膜下巨细胞星形细胞瘤（a）在 FLAIR 加权成像上有高信号（箭头）。（b）在 T1 加权成像上显示钆造影增强（箭头）。也可见皮质结节、脑室周围白质信号异常及 FLAIR 加权成像上的室管膜错构瘤。室管膜错构瘤在轴位 T1 加权成像上也显示钆造影增强。（引自：Introduction. In: Meyers S, ed. Differential Diagnosis in Neuroimaging: Brain and Meninges. 1st edition. Thieme; 2016.）。

b）戴克-戴维多夫-梅森综合征

c）斯德奇-韦伯综合征

3. 无过度生长的其他神经元移行异常

a）多小脑回畸形，无脑回畸形，巨脑回畸形

Griffiths PD, Gardner SA, Smith M, Rittey C, Powell T. Hemimegalencephaly and focal megalencephaly in tuberous sclerosis complex. AJNR Am J Neuroradiol 1998;19（10）:1935-1938

3.25　小头畸形

在大多数情况下，小头症是由于大脑在发育过程中的某个阶段不能以适当的速度生长导致的。随着小头畸形程度的增加，智力低下的可能性也随之增加。枕额周长（OFC）低于同龄平均值3个标准差以上的幼儿，智力低下的几率约为50%。OFC的生长速度和家族史会影响智力低下的发病风险。如果可能的话，父母的OFCs也应被监测。在小头症和认知障碍患者中，后天病因比遗传性病因更常见。（图3.12）

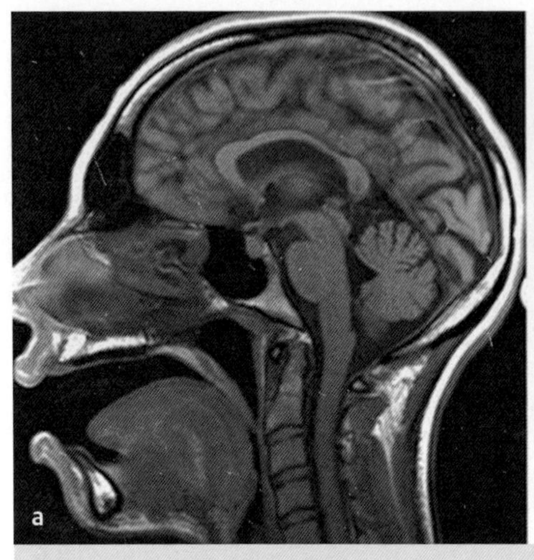

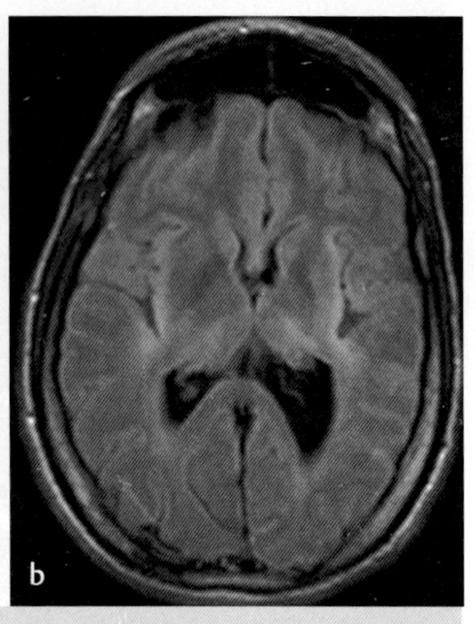

图 3.12　矢状 T1 磁共振图像（a）显示小头畸形颅面比值降低。轴向流体衰减反转恢复图像（b）显示累及丘脑的异常信号，以及双侧岛叶皮质和皮质下白质内的异常信号和脑软化。（引自：Case 12. In: O' Brien W, ed. Top 3 Differentials in Neuroradiology. 1st edition. Thieme; 2015.）

3.25.1　与小头畸形相关的疾病

1.后天获得性

a）胎儿酒精暴露

b）缺氧缺血性损伤（产前和产后发生）

c）先天性感染（TORCHS，HIV）

d）未经治疗的母体苯丙酮尿症

e）产后脑膜脑炎（细菌性和病毒性）

f）早期的非意外创伤

g）严重营养不良

2.遗传性

a）家族性和非家族性小头畸形

b）染色体异常

c）氨基酸病（例如PKU）

d）代谢性疾病

i.神经元蜡样质脂褐质沉积症

ii.线粒体病

iii.碳水化合物缺乏糖蛋白综合征

e）安格曼综合征

f）范可尼贫血

g）米勒–迪克尔综合征

h）鲁宾斯坦–泰比综合征

i）雷特综合征

j）塞克尔综合征

k）史密斯–莱米尔–奥皮茨综合征

l）威廉斯综合征

Woods CG. Human microcephaly. Curr Opin Neurobiol2004;14（1）:112–117

3.26　脊髓栓系综合征

脊髓栓系综合征（TCS）是一种神经系统疾病，与非弹性组织对脊髓尾部的固定（栓系）作用有关，从而限制了脊髓在脊柱内的运动。随着儿童年龄的增长，这些栓系物会导致进行性脊髓的异常伸展，从而导致各种神经病变和其他症状。由于脊髓和脊髓生长速度的变化，神经症状和体征的进展变化性也是很大的。一些人在出生时出现脊髓栓系综合征（所谓的先天性），而另一些人在婴儿期、幼儿期或成年期（所谓的后天性）才出现症状。大多数病例是后天性的，与终丝多余的纤维结缔组织（纤维化）的进行性发展相对应。后者是一束连接脊髓尖端和骶骨的组织。（图3.13）。在病理生理学上，TCS的神经元功能障碍部分是由于脊髓神经元不能利用氧（氧化代谢受损），部分是由于供氧不足（缺血效应），部分是由于与神经膜伸展直接相关的离子通道功能障碍。

3.26.1　病因

先天性（原发性）

儿童的非弹性结构源于胚胎发育过程中神经管闭合的缺陷，最终形成了脊柱裂（脊髓后部和骨质椎板的不完全闭合）。（图3.14）

很多情况下这种异常会使一部分脊髓突出椎管，常形成脊髓脊膜膨出。在这种异常中，脊髓在发育过程中无法与背部皮肤分离，阻止其正常上升，因此脊髓处于低位或栓系状态。在脂肪性脊髓脊膜膨出的患者中，脊髓的顶端会有脂肪，这可能与覆盖在硬膜囊上的脂肪相连。

与TCS相关的其他类型的脊柱裂包括非弹性组织与脊髓的异常连接，真皮窦道即从椎管内组织延伸到皮肤（真皮窦道），脊髓分裂（脊髓纵裂），良性脂肪团或延伸到脊髓的肿瘤（脂肪瘤）。（图3.15）

图 3.13　这是背部有三个隐性脊柱闭合不全的皮肤征象［局灶性多毛症、皮下肿块（神经肠源性囊肿）和真皮窦］的新生儿的临床照片（引自：35.1 Introduction and Background. In: Cohen A, ed. Pediatric Neurosurgery: Tricks of the Trade. 1st edition. Thieme; 2015.）。

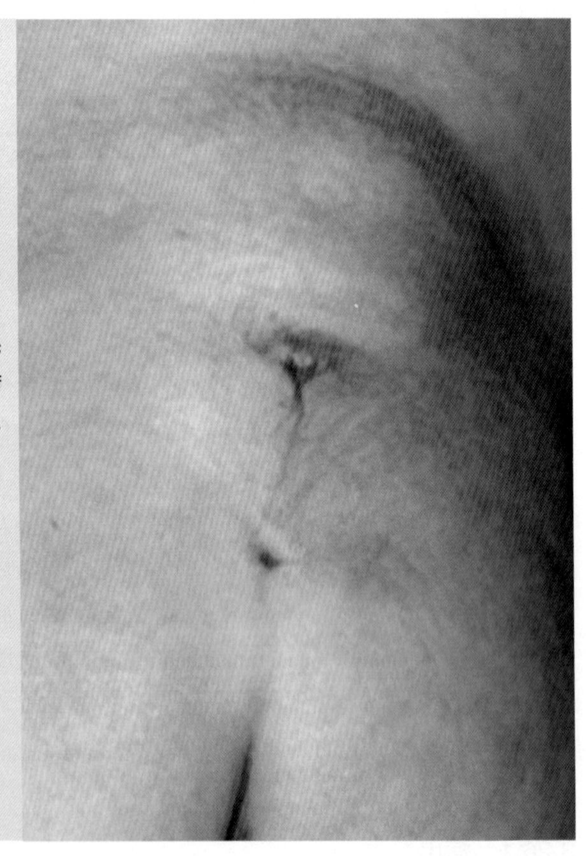

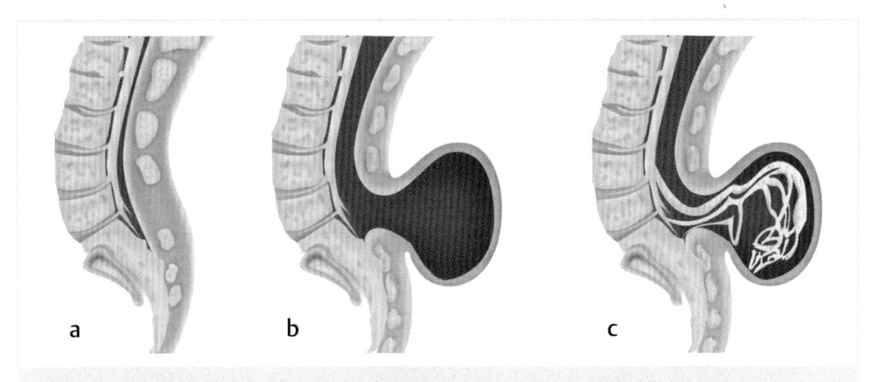

图 3.14　（a）隐性脊柱裂，（b）脊膜膨出，（c）脊髓脊膜突出。

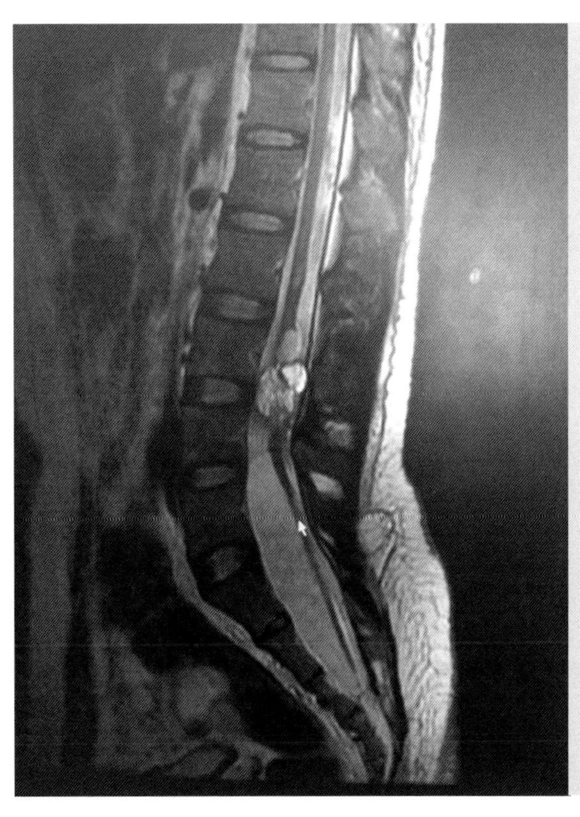

图 3.15　脊髓脂肪瘤伴脊髓栓系综合征——脊髓由于脂肪瘤被拉到骶骨。

后天性（继发性或发育性）

脊髓栓系综合征的继发原因包括肿瘤、感染或与脊髓相连的瘢痕组织

（纤维化）的牵拉。TCS可能是脊柱手术的并发症，脊柱创伤会导致脊髓上形成一条瘢痕带。

3.26.2 症状

患有TSC的儿童表现出皮肤毛簇或毛发、皮垂、浅凹、良性脂肪瘤、皮肤变色或血管瘤。其他症状包括随着活动而恶化并随休息而改善的腰痛、腿痛或麻木、行走困难（步态障碍）、足部和脊柱畸形（脊柱侧凸、前凸过度）、高弓足和锤状趾，以及不太常见的腿部力量差异。TCS也可能导致尿失禁（不自主排尿或排便）和反复尿路感染。

这种情况在成人中的表现与儿童不同，有时甚至不那么明显。例如，儿童会出现行走困难，成人通常腿部、背部和脚部疼痛无力。成人的症状还包括肢体肌肉萎缩、感觉缺失（麻木）、尿频尿急伴有膀胱排空不全甚至尿失禁。成年人会因外伤、脊柱伸展（屈曲）、椎间盘突出和椎管狭窄而加重症状。

3.26.3 诊断

TCS的诊断是基于详细的病史、彻底的临床评估和详细的MRI检查。

在儿童中，典型的影像学特征如脊髓低位和终丝增粗，可以通过MRI或CT扫描和超声检查得到证实。

成人TCS的MRI表现为脊髓圆锥位置低（L2以下）和终丝增粗。

3.26.4 鉴别诊断

TCS的诊断是根据临床症状和体征确定的，包括疼痛、感觉变化、痉挛和进行性脊柱侧凸。然而，必须排除不可控性脑积水和Ⅱ型小脑扁桃体下疝畸形，它们有时也会有相似的症状。此外，与TCS相似的症状也可由其他椎管内病变引起，如：

- 脊髓肿块
- 脊髓纵裂
- 脊髓空化和变窄
- 粘连
- 硬脊膜瘢痕

D ü z B, Gocmen S, Secer HI, Basal S, Gön ü l E. Tethered cord syndrome in adulthood. J Spinal Cord

Med 2008; 31（3）:272-278

Bui CJ, Tubbs RS, Oakes WJ. Tethered cord syndrome in children: a review. Neurosurg Focus 2007;23（2）:E2

Agarwalla PK, Dunn IF, Scott RM, Smith ER. Tethered cord syndrome. Neurosurg Clin N Am 2007;18（3）: 531-547

Gupta SK, Khosla VK, Sharma BS, Mathuriya SN, Pathak A, Tewari MK. Tethered cord syndrome in adults. Surg Neurol 1999;52（4）:362-369, discussion 370

Lew SM, Kothbauer KF. Tethered cord syndrome: an updated review. Pediatr Neurosurg 2007;43（3）:236-248

3.27　脊髓纵裂

它是指一种脊髓纵向分裂的脊髓闭合不全。它与双脊髓畸形不同，纵裂是将脊髓分为两个“半脊髓”，各自包有硬脊膜（图3.16）。而脊髓分裂畸形（SCM）一词则主要包括以上两种情况。

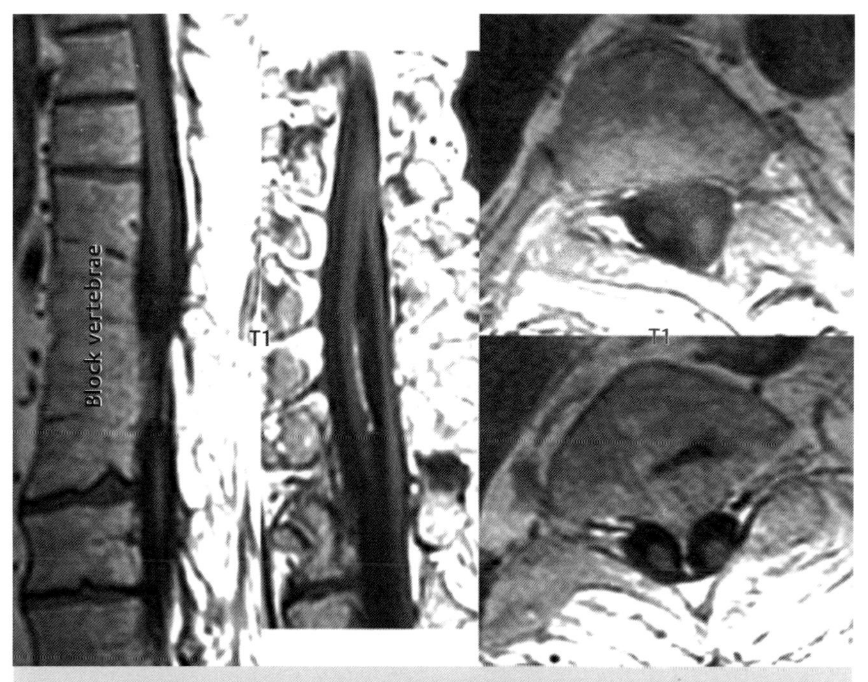

图 3.16　脊髓纵裂：矢状位、冠状位和 MR 加权图像显示多个非节段性的胸椎椎体、两个半脊髓，最后的加权图像上有一个骨髓将两条脊髓分开。脊髓纵裂常见椎体节段异常，尤其是脊椎分节不全，因此如果发现有椎体节段异常的病变（在平片或 CT 上），应该考虑脊髓纵裂的问题。

脊髓纵裂患者常伴有其他异常，如脑膜膨出、神经肠源性囊肿、皮样瘤、锤状足、脊髓脂肪瘤和脊柱上的血管瘤。

脊髓分裂畸形可根据是否存在分隔隔膜和单硬脑膜囊分为两种类型：

- Ⅰ型：分裂的骨髓位于单一扩大的硬脊膜囊内，有共同中线骨髂（骨或纤维），通常有症状；常见脊髓积水，通常表现为脊柱侧凸、脊柱裂和脊髓栓系综合征。常见皮肤色素沉着、血管瘤、毛囊 。
- Ⅱ型：分裂的骨髓分别位于两个较小的硬脊膜囊内；可能存在脊髓积水和脊柱裂，但无其他异常；患者症状较轻，甚至无症状。

3.27.1 临床表现

大多数脊髓纵裂患者有症状，表现为脊髓栓系的症状和体征。包括：

- 皮肤红斑或有皮肤损伤（血管瘤，浅凹，毛囊，畸胎瘤或脂肪瘤）
- 脊柱畸形
- 下半身肌无力
- 腰痛
- 脊柱侧弯
- 尿失禁甚至大便失禁
- 运动及感觉问题

3.27.2 诊断

这个问题通常可在产前（妊娠第3个月）超声检查中发现。这就是为什么在成人发生率很低的原因，但有时仍会发生。脊髓分裂畸形较常见于下段脊髓，但有时发生在多个节段。

- 50%发生在L1和L3之间
- 25%发生在T7和T12之间

还会出现其他问题，例如脊柱裂，半椎或蝴蝶椎骨。

MRI是评估儿童脊髓分裂畸形的首选方法。MRI可显示脊髓和脊髓积水（如果有），以及是否存在其他异常。CT扫描能更好地显示平片上的许多特征（即足间距扩大、脊柱侧凸、多节段脊柱裂），此外还可以显示骨间隔。

3.27.3 鉴别诊断

虽然影像学检查可以比较清晰地显示骨髓及其典型特征，但与以下几种疾病的鉴别诊断还是比较困难。

- 脊髓纵裂症
- 脊髓脊膜膨出
- 脊髓空洞症
- 脊髓纵裂
- 脊髓栓系综合征
- 闭合性脊柱裂

参考文献

Pang D, Dias MS, Ahab–Barmada M. Split cord malformation: part I: a unified theory of embryogenesis for double spinal cord malformations. Neurosurgery 1992;31（3）:451-480

Pang D. Split cord malformation: Part II: Clinical syndrome. Neurosurgery 1992;31（3）:481-500

Schijman E. Split spinal cord malformations: report of 22 cases and review of the literature. Childs Nerv Syst 2003;19（2）:96-103

Goldbloom RB. Pediatric Clinical Skills. 4th ed. Saunders/Elsevier; 2010

第 4 章

颅神经疾病

4.1 嗅觉缺失

嗅觉异常是指两侧鼻子完全无法嗅出气味，而嗅气味能力下降被称为嗅觉减退。还有其他几种与嗅觉相关的疾病，如嗅觉障碍，即嗅觉识别障碍。嗅觉倒错是指嗅到一种气味时，被误认为另一种气味（如将臭气错认为香气等）。嗅幻觉是指闻到实际上并不存在的气味。失认症是可以闻到气味，但不能分辨这些气味。

原发性嗅觉障碍的常见原因包括老年退行性因素、鼻-鼻窦炎、上呼吸道病毒感染、外伤。这四种病因占所有嗅觉障碍患者的2/3以上。

嗅觉障碍可分为传导性（即传输）障碍（即气味刺激物对嗅觉神经上皮细胞的传递障碍）和中枢性障碍。

4.1.1 病因

1. 大部分炎症会导致嗅觉缺失
   a）细菌性鼻窦炎
   b）过敏性鼻炎
   c）血管运动性鼻炎
   d）真菌性鼻窦炎
   e）慢性炎症性鼻炎（梅毒、肺结核、结节病、麻风病、韦格纳肉芽肿）
   f）鼻息肉病
   g）干燥综合征
   h）额窦和筛窦炎
2. 创伤-骨折导致气道阻塞
   a）黏膜水肿
   b）异物
   c）鼻成形术
3. 喉切除术或气管切开术后患者由于鼻腔气流减少或缺失而出现嗅觉

减退。长时间气管插管的儿童也可能导致嗅觉减退。

a）气管套管

b）反常鼻甲

c）鼻中隔畸形

d）鼻甲肥大

e）鼻部整形术

f）鼻窦手术

g）萎缩性鼻炎

4. 肿瘤-阻塞鼻腔

a）良性［乳头状瘤（最常见）、血管纤维瘤、骨瘤，神经鞘瘤］

b）恶性（鳞状细胞癌、腺癌、嗅神经母细胞瘤、淋巴瘤、涎腺癌、转移瘤）

c）鼻咽癌伴转移

5. 发育异常导致鼻腔阻塞

a）脑膨出

b）皮样囊肿

4.1.2　中枢/感觉神经障碍

1. 老化

嗅觉随着年龄的增长而减弱。嗅球中的神经纤维数随年龄的增长而减少。

2. 头部外伤、脑外科手术或蛛网膜下腔出血可能牵拉、损伤嗅丝或损伤脑组织，从而导致嗅觉丧失。

3. 感染和炎症过程

a）病毒感染（神经上皮损伤）

b）结节病（影响神经结构）

c）韦格纳肉芽肿病

d）多发性硬化症

e）慢性鼻炎（通过上调细胞凋亡使嗅觉受体不可逆性受损）

4. 颅内肿瘤

a）良性（乳头状瘤、脑膜瘤、颅咽管瘤、胶质瘤）

b）恶性（白血病、嗅神经母细胞瘤、转移瘤）

c）颞叶肿瘤

5. 内分泌紊乱可能影响嗅觉功能

a）甲状腺功能减退

b）肾上腺功能减退

c）糖尿病

d）库欣综合征

e）维生素缺乏（维生素A、B族）

f）肾功能衰竭

g）肝硬化

6. 先天性症状-嗅球发育不全

a）神经上皮缺失（发育不全/宫内感染）

b）特纳综合征

c）卡尔曼综合征（性腺机能减退伴隐睾，无青春期，偶有色盲）

7. 全身或吸入性药物的毒副作用

a）氨基糖苷类

b）甲醛

c）甲氨蝶呤

d）乙醇

e）有机溶剂

f）锌鼻喷雾剂

g）鼻腔类固醇喷雾剂

h）可卡因

i）铅

8. 中枢神经系统（CNS）的退化过程

a）帕金森病

b）阿尔茨海默病

c）亨廷顿病

d）运动神经元病

e）多发性硬化症

f）颞叶癫痫

g）肌萎缩侧索硬化

h）原发性震颤

i）多系统萎缩

9. 精神疾病

a）抑郁

b）精神分裂

c）季节性情感障碍

10. 局部放疗：头颈部放疗

11. 大量吸烟

12. 白化病

Patten J. Neurological Differential Diagnosis. 2nd ed. Springer; 1995

Freda PU, Post KD. Differential diagnosis of sellar masses. Endocrinol Metab Clin North Am 1999; 28（1）:81–117, vi

Katzenschlager R, Lees AJ. Olfaction and Parkinson’s syndromes: its role in differential diagnosis. Curr Opin Neurol 2004;17（4）:417–423

4.2　动眼神经麻痹

动眼神经（CN Ⅲ）麻痹可表现为复视、上睑下垂、眼睛疼痛、头痛、瞳孔散大、单眼视物模糊，有一种或多种症状。主要症状为双视轴偏斜引起的水平和垂直混合性复视。由于动眼神经支配七条不同的肌肉，因此临床表现也各不相同。但是动眼神经麻痹时，这些肌肉都会受到不同程度的影响。

极少见的单侧动眼神经麻痹会导致受累眼球向下、向外偏斜（偏斜、外展），伴患侧上睑下垂，严重时可覆盖瞳孔。此外，强光刺激散大的瞳孔可导致症状性眩光，调节障碍会导致近物模糊。动眼神经常和其他颅神经同时受累，尤其是视神经、滑车神经、三叉神经、外展神经（图4.1）。

完全性动眼神经麻痹时，眼球处于下转外展位，即向下、向外。眼球不能内收和上转，可以充分的外展和下转。上斜肌麻痹导致眼球下转伴内翻，当眼球外展时则更明显。注意上斜肌的症状表现，对于动眼神经麻痹与动眼神经合并外展神经麻痹的鉴别诊断非常重要。完全性动眼神经麻痹时，上睑下垂严重，调节障碍，瞳孔散大，对光反射迟钝。

不完全性动眼神经麻痹比完全性更常见，查体时应确定症状是否符合不全性麻痹。

动眼神经麻痹最常见的病因是缺血和动脉瘤。肿瘤和外伤各占10%，20%的病例病因不明。有助于区分动脉瘤性和肿瘤性麻痹与良性缺血性麻痹的两个临床特征是：瞳孔受累和动眼神经联合运动。

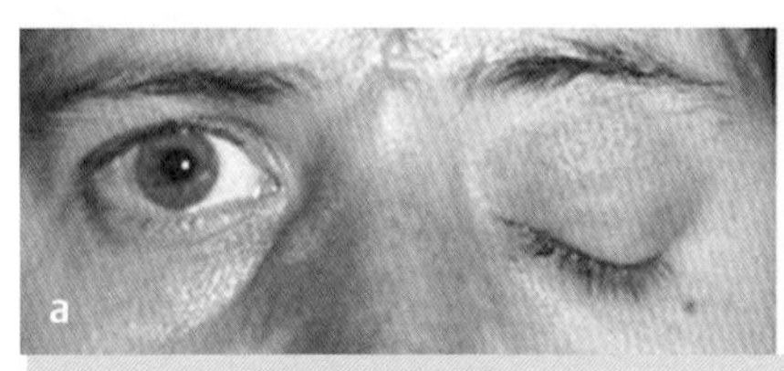

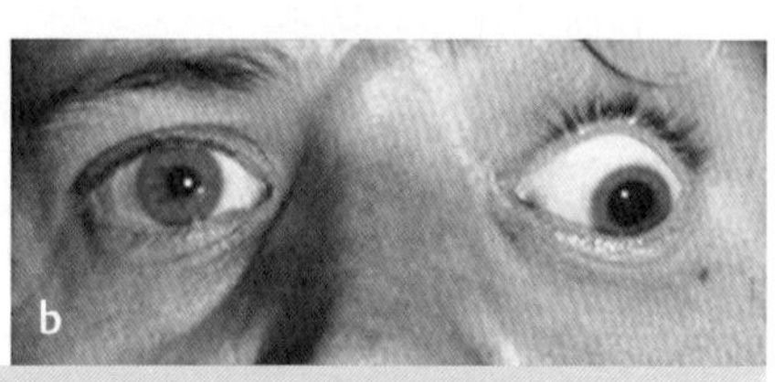

图 4.1　完全性左动眼神经麻痹。（a）左眼完全性上睑下垂。（b）检查者抬起上睑，露出瞳孔，瞳孔固定（即不活动）。眼睛也可以通过外直肌和上斜肌的主要作用轻微外展，这些肌肉由外展神经和滑车神经支配。（引自：12.3 Disturbances of Ocular and Pupillary Motility. In: Mattle H, Mumenthaler M, Taub E, ed. Fundamentals of Neurology: An Illustrated Guide. 2nd edition. Thieme; 2017）

1.瞳孔受累

75%的缺血性动眼神经麻痹患者瞳孔未受累，但90%以上的动脉瘤性麻痹患者存在瞳孔改变。动脉瘤性动眼神经麻痹的瞳孔保留（pupil-sparing）几乎从未发生过完全眼外肌瘫痪（译者注：动眼神经受累还有一个很重要现象叫pupil-sparing，也就是完全或不完全眼外肌瘫痪不伴瞳孔改变）。因此，正确的瞳孔规律是：动脉瘤不会造成完全或不全性瞳孔保留的动眼神经麻痹。30%的微动脉瘤性动眼神经麻痹的患者可能出现轻度不对称（< 1mm）。

完全性动眼神经麻痹的相对瞳孔保留，眼外肌和眼提肌不完全性动眼神经麻痹的完全瞳孔保留，不能可靠地排除动脉瘤或其他肿瘤性病变。此外，眼睛疼痛和相关眼外肌麻痹的程度并不能用于鉴别是由微动脉性病变引起的还是由压迫引起的相对瞳孔保留动眼神经麻痹。如果出现其他颅神经麻痹或神经系统症状，应考虑肿瘤性病变。当合并霍纳综合征或瞳孔异常时需要特别小心，以确保不会造成瞳孔保留，因为这些可能表明有肿瘤存在。

2.动眼神经联合运动（肌肉异常共同收缩）

最常见的症状是内收时眼睑抬高。眼球内收或下转所引起的瞳孔缩小也经常在对光反射时发生。眼外肌间的联动会导致眼球内收或眼球回缩，并引起垂直凝视麻痹。以上症状的任意一个都可能提示存在动脉瘤或肿瘤压迫动眼神经，因为微血管或特发性病变很少发生。动眼神经联合运动也发生在外伤后（包括神经外科手术）和偏头痛。

4.2.1　动眼神经麻痹的影像学诊断

1.轴内（中脑）

a）缺血——旁正中/基底部中脑梗死：

i.贝内迪克特综合征：同侧动眼神经麻痹，同侧手震颤和共济失调。

ii.韦伯综合征：同侧CN Ⅲ麻痹和对侧偏瘫或轻偏瘫（①动眼神经根损伤——除外直肌和上斜肌之外的所有眼球外肌麻痹；②皮质脊髓束受损——对侧上下肢瘫痪；③皮质核束损伤——对侧面神经和舌下神经核上瘫。）

iii.米亚尔-居布勒综合征：表现为交叉麻痹、对侧肢体、展神经和面神经及同侧面部和皮质脊髓束（译者注：本病特征为病变侧外展神经麻痹、面神经麻痹，对侧肢体上运动神经元性瘫及中枢性舌下神经麻痹。表现为复视，病变侧内斜视，眼外展障碍，同侧额纹消失，眼睑闭合不全，鼻唇沟变浅，口角歪向对侧，对侧上、下肢瘫痪）。

b）肿瘤（如胶质瘤、转移瘤）

c）炎症/脱髓鞘（如带状疱疹脑炎，脊髓灰质炎，多发性硬化）

d）出血（如颅内血肿、蛛网膜下腔出血）

e）结核瘤

f）先天性动眼神经核发育不全

2.基底部的蛛网膜下腔

a）动脉瘤：它是蛛网膜下腔出血后影响动眼神经时最常见病变，因此可能会出现突然的剧烈头痛、颈项强直和意识丧失［例

如，后交通（不常见），枕叶，基底尖或小脑上]

b）颞叶疝

c）脑膜炎（如细菌性、真菌性/寄生性、病毒性）

d）基底脑膜瘤样浸润及其他炎性病变可累及动眼神经及其他所有颅神经，其主要症状为脑膜炎，如头痛、颈项强直、发热和意识改变。例如，癌性/淋巴瘤/白血病、肉芽肿性炎症（结节病、淋巴瘤样肉芽肿、韦格纳肉芽肿）和脑膜血管性梅毒。

3. 海绵窦和眶上裂

a）动脉瘤（颈内动脉）

b）肿瘤——单纯动眼神经麻痹可由垂体腺瘤向外生长或其他原发性鞍内肿块（如鞍区脑膜瘤、垂体腺瘤、颅咽管瘤及其他转移）引起。

c）炎性——托洛萨-亨特综合征（特发性或肉芽肿性炎症）。海绵窦内的炎性弥漫性病变通常会导致中枢神经系统动眼神经、滑车神经、外展神经和交叉神经的第一个分支同时受累，也称海绵窦综合征（CSS）。

d）海绵窦内血栓形成

e）垂体卒中（现有垂体腺瘤内梗死）

f）颈动脉海绵窦瘘

g）颈动脉硬脑膜支—海绵窦瘘：通常表现为动眼神经及海绵窦内其他颅内神经受累，突眼，眼结膜充血。这是由于大量动脉血流入海绵窦内前引流静脉所致。当从海绵窦后静脉引流时，可导致单纯的动眼神经麻痹不伴有结膜充血，这就是白眼瘘管。

h）糖尿病微血管病变引起的脑梗死（80%的患者瞳孔未受累，无痛或有痛，3个月内可逆）

i）真菌感染（如毛霉病，多见于糖尿病患者）

j）眼带状疱疹

4. 眼眶

a）炎性：眼眶内非特异性或肉芽肿性炎症称为眼眶炎性假瘤。

b）眼眶爆裂性骨折：眼眶内的病变容易导致眼球突出、眼睑肿胀、结膜充血和化学反应。也可能累及其他支配眼外肌（滑车神经和外展神经）的颅神经，或累及这些肌肉本身。

c）眼眶肿瘤（如脑膜瘤40%，血管瘤10%，泪管癌，神经纤维瘤，脂肪瘤，表皮样瘤，纤维异型增生，肉瘤和黑色素瘤35%）。

d）内分泌疾病（甲状腺眼病）

5. 其他

a）眼肌麻痹性偏头痛：主要出现在10岁以下的儿童，有反复发作的单侧头痛和同侧动眼神经麻痹，可能持续数周。

b）动脉炎，巨细胞动脉炎

c）吉兰-巴雷综合征（GBS）（孤立性多发性神经根炎的Fisher综合征）

d）结节病（Schaumann综合征）

e）传染性单核细胞增多症和其他病毒感染

f）免疫治疗后

g）毛菌病

h）Albers-Schonberg综合征

i）与阿司匹林中毒有关

j）红斑狼疮

6. 动眼神经损伤的原因

a）甲状腺炎：由于炎症因素导致的上直肌和外直肌无力。

b）重症肌无力：复视、上睑下垂、各种眼部症状或眼部运动疲劳都可能增加这种可能性。

c）核间眼肌麻痹：不伴有眼球运动无力的复视，共轭水平凝视，如多发性硬化症，脑干梗死。

d）潜在性斜视：疲劳或嗜睡状态下的复视。

e）进行性眼肌病（家族性上睑下垂）：一种罕见的影响眼外肌的肌营养不良。

7. 儿童动眼神经麻痹的病因

a）外伤

b）肿瘤

c）不明原因

d）眼肌麻痹性偏头痛

e）手术

f）脑膜炎/脑炎

g）硬膜下血肿

h）病毒性上呼吸道感染

i）水痘-带状疱疹病毒

j）动脉瘤

k）眼眶蜂窝织炎

l）鼻窦疾病

m）中脑囊肿

n）周围性动眼神经麻痹

o）中毒

4.2.2 鉴别诊断

动眼神经麻痹的诊断包括以下情况：

1. 瞳孔大小不等（瞳孔散大）

a）睫状肌麻痹剂型滴眼液

b）艾迪综合征

c）对侧霍纳综合征

d）创伤性瞳孔散大

2. 眼球运动和上睑下垂

a）进行性眼外肌麻痹

b）甲状腺疾病的早期症状

c）重症肌无力

d）眼眶炎性疾病

e）2型杜安综合征

f）先天性上睑下垂

g）全身性肌病

Kwan ESK, Laucella M, Hedges TR, III, Wolpert BM. A cliniconeuroradiologic approach to third cranial nerve palsies. Am J Neuroradiol 1987;8（3）:459–468

Lazaridis C, Torabi A, Cannon S. Bilateral third nerve palsy and temporal arteritis. Arch Neurol 2005;62（11）:1766–1768

Varma D, Tesha P, George N. Acute painful third nerve palsy: the sole presenting sign of a pituitary adenoma. Eye（Lond）2002;16（6）:792–793

Blake PY, Mark AS, Kattah J, Kolsky M. MR of oculomotor nerve palsy. AJNR Am J Neuroradiol

1995;16（8）:1665–1672
Taw LB, Taw M. Oculomotor nerve palsy—An integrative East–West approach Proceedings of UCLA Healthcare 2015; 19

4.3　滑车神经麻痹

滑车神经麻痹的临床特征是垂直肌肉旋转麻痹、斜颈、斜视、歪头。滑车神经支配上斜肌，当头侧面倾斜时，它帮助眼球旋转并向下看。一个患有滑车神经麻痹的患者抱怨他有垂直复视，即物体看起来是叠在一起的。当看向一边或试图阅读一本书时，复视会变得更严重。滑车神经麻痹可能是轻微的和难以察觉的，因为在偶然的检查中眼睛看起来是正常的。滑车神经麻痹的原因有很多。原因不明的病例占60%。

4.3.1　滑车神经的病因

1. 轴内（脑干）
   a）梗死
   b）出血
   c）外伤
   d）脱髓鞘
   e）医源性（神经外科并发症）
   f）先天性滑车神经核发育不全
2. 蛛网膜下腔
   a）外伤
   b）乳突炎
   c）脑膜炎（传染性和肿瘤性）
   d）肿瘤（如幕脑膜瘤、生殖细胞瘤、畸胎瘤、胶质瘤、绒毛膜癌、滑车神经鞘瘤、转移瘤）
   e）医源性（神经外科并发症）
3. 海绵窦和眶上裂
   a）糖尿病性脑梗死（这是最常见的原因；3个月内可逆）
   b）动脉瘤（例如，颈内动脉海绵体内的先天性动脉瘤性扩张，通常发生于老年女性高血压患者）
   c）颈动脉海绵窦瘘（例如外伤性、自发性）

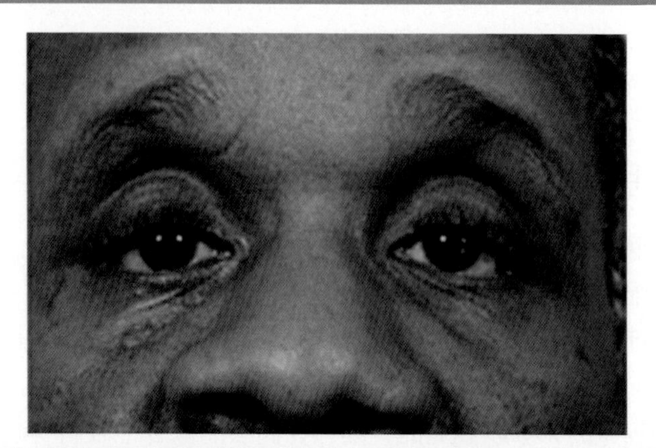

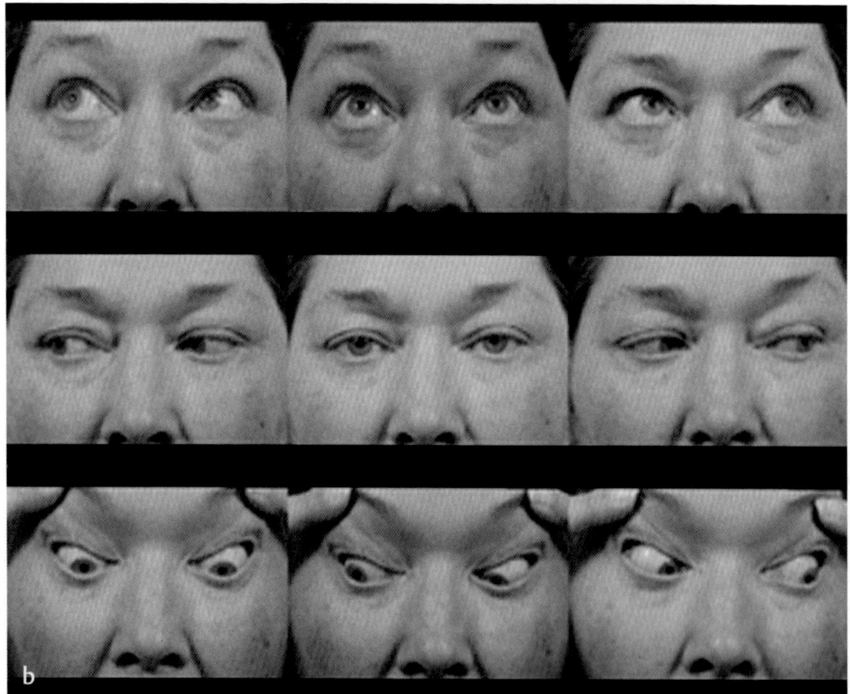

图 4.2 滑车神经麻痹。（a）创伤性左滑车神经麻痹表现为平视时左上斜视。（b）患者为左滑车神经麻痹。注意：其左眼向上斜视，与右眼相比，左眼向下看时受限。（引自：55.6 Cranial Nerve IV. In: Sekhar L, Fessler R, ed. Atlas of Neurosurgical Techniques: Brain, Volume 2. 2nd edition. Thieme; 2015.）

d）海绵窦血栓形成（脓毒症引起的严重并发症；面上部或鼻旁窦

的皮肤炎症）

e）肿瘤（如垂体腺瘤，鞍旁、鞍结节脑膜瘤，畸胎瘤，生殖细胞瘤，转移瘤）

f）Tolosa-Hunt综合征

g）带状疱疹

4. 滑车神经麻痹的其他原因

a）甲状腺炎（眼外肌肌病）

b）重症肌无力

c）潜在性斜视

d）布朗综合征：滑车上斜肌肌腱的机械性障碍，其特征是突然发作、短暂和反复地不能将眼睛向上和向内移动。

4.3.2　滑车神经的鉴别诊断

滑车神经麻痹首先必须与其他原因引起的垂直复视相鉴别。这些包括动眼神经麻痹、斜视、重症肌无力和Grave’s眼病。这些患者通常有其他临床症状，有助于它们与单纯的滑车神经麻痹相鉴别。此外，随着时间的流逝，这些患者经常会出现其他症状，无法掩盖诊断。（1）滑车麻痹还需鉴别诊断是先天性还是后天性。先天性滑车麻痹有几种识别方法。首先，患者通常会具有非常高的垂直融合幅度。正常的垂直融合振幅在1～3棱镜屈光度的范围内。先天性滑车神经麻痹患者通常可以融合10～15棱镜屈光度。而且，旧照片可以显示患者自小时候起是否存在长期的头部倾斜。这将提供更多证据表明滑车神经麻痹是否为先天性的。后天性滑车神经麻痹的最常见病因是外伤（30%）；另一个常见的病因是微血管或缺血性疾病，通常发生在糖尿病或高血压（8%）患者。（2）其他病因包括压迫性病变，如肿瘤（6%）或动脉瘤（8%），颅内压增高，滑车神经固有性肿瘤，以及极少数的巨细胞动脉炎。

Bagheri A, Fallahi MR, Abrishami M, Salour H, Aletaha M. Clinical features and outcomes of treatment for fourth nerve palsy. J Ophthalmic Vis Res 2010;5（1）:27-31

Brodsky MC. Pediatric Neuro-Ophthalmology. 3nd ed. Springer; 2006

Gentry LR, Mehta RC, Appen RE, Weinstein JM. MR imaging of primary trochlear nerve neoplasms. AJNR Am J Neuroradiol 1991;12（4）:707-713

4.4 外展神经麻痹

外展神经麻痹是后天性水平复视的常见原因。表现为外展受限和向患侧注视时偏斜角度增大。这种情况最重要的特征是复视，即患者看到任何物体时都是两个并排的图像。复视通常在远处更严重。然而，儿童可能不会抱怨复视。如果是单侧外展神经麻痹，当凝视患侧时，两眼球之间的距离似乎最大。应在未受累的眼固定（原发性偏斜）时进行测量，因为如果在受累的眼固定（继发性偏斜）时，测量值会更大，一个小的垂直缺损可能伴随外展神经麻痹，这可能会引起附加的病理改变，如滑车神经麻痹或歪斜偏斜。

外展神经麻痹是最常见的眼外肌麻痹，发病率为11.3/10万。35%的患者患有高血压或糖尿病，26%原因不明，5%有肿瘤，2%有动脉瘤。

外伤或蛛网膜下腔出血时双侧外展功能障碍常提示为颅内压增高导致的双侧外展神经麻痹。颅内压突然升高可导致脑组织移位压迫外展神经，使其呈90° 弯出桥髓连接处，沿斜坡向上至海绵窦。获得性外展神经麻痹的其他原因包括：会聚路径受损、丘脑内斜视、先天性斜视、Ⅱ型糖尿病、Kearns-Sayre综合征、海绵窦血栓形成、Wildervanck综合征、硫胺素缺乏症、托洛萨-亨特综合征、杜安综合征、莫比斯综合征、雷蒙-塞斯唐综合征、Gradenigo-Lannois综合征。

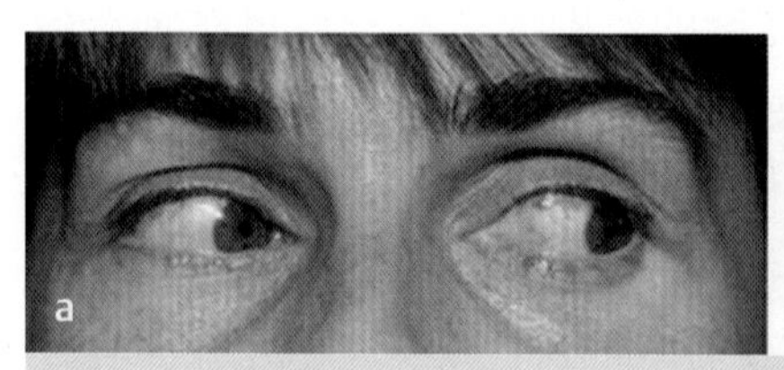

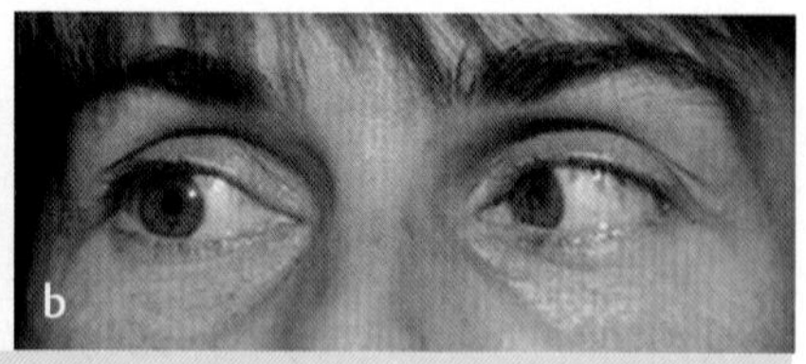

图 4.3 部分右外展神经麻痹。（a）左眼注视时，两眼平行；（b）右眼注视时，右眼不能完全外展。

4.4.1 外展神经麻痹的病因及鉴别诊断

1. 轴内

a）梗死：桥旁和基底节梗死；例如，福维尔综合征、Gasperini综合征和米亚尔-居布勒综合征。

b）韦尼克脑病：酒精中毒和重度营养不良的严重并发症；静脉注射维生素B_1后可逆转病情。

c）Moebius综合征：先天性面神经核缺失和相关的外展神经核缺失。

d）脑桥胶质瘤：许多肿瘤起源于外展神经核区；儿童或神经纤维瘤病患者出现外展神经和面神经麻痹时都应考虑。

e）脱髓鞘（例如多发性硬化；核间眼肌麻痹或外展神经麻痹是一种常见的表现）。

f）眼睑外展缺损伴眼裂缩窄综合征。

2. 基底蛛网膜下腔

a）外伤（16%～17%）（例如，严重的头部和脑干损伤）

b）颅内压升高

c）基底脑膜突（如结核性、真菌性、细菌性和癌性、脑膜炎、脑膜血管性梅毒）

d）蛛网膜下腔出血（导致的梗阻性脑积水和颅内压升高）

e）斜坡肿瘤（例如脊索瘤、软骨瘤、肉瘤、转移瘤、佩吉特症）

f）桥小脑角肿瘤（如听神经鞘瘤、脑膜瘤、表皮样囊肿、转移瘤、巨大动脉瘤、蛛网膜囊肿）

g）岩尖综合征（中耳炎或合并慢性乳突炎向颅内发展破坏岩骨尖时，引起患侧三叉神经、外展神经功能障碍）

h）浸润（例如鼻咽癌或副鼻窦癌，白血病，中枢神经系统淋巴瘤）

i）结节病

j）医源性（神经外科并发症）

3. 海绵窦和眶上裂

a）动脉瘤（例如，通常发生于老年高血压女性的ICA海绵窦内的先天性动脉瘤性扩张）

b）颈动脉海绵窦瘘（例如外伤性、自发性）

c）海绵窦血栓形成：由上面部皮肤或鼻旁窦的脓毒症引起的严重并发症。

d）肿瘤（如垂体腺瘤，鞍旁、鞍结节脑膜瘤，转移瘤，鼻咽癌）

e）Tolosa-Hunt综合征

f）带状疱疹

g）糖尿病性脑梗死

4. 其他

a）非特异性发热性疾病（一过性外展神经麻痹，尤其是儿童）

b）感染性疾病（如白喉、肉毒中毒）和副感染性疾病：神经麻痹几乎都可自行恢复。

c）腰椎穿刺：幕上和幕下室间的压差梯度引起下行疝，导致可逆性外展神经麻痹。

5. 外展神经麻痹的鉴别诊断

a）甲状腺炎（眼外肌肌病）

甲状腺眼病和眼眶炎性疾病可导致眼球外肌受限，但通常伴有特征性体征和症状，如眼球突出、直肌水肿、肌肉嵌入、眼睑退缩和上睑迟落。被动牵拉试验可能有助于排除外展缺陷的限制性病因。

b）重症肌无力

这种情况一直是急性斜视发病的病理因素。冰试验和静息试验是确诊肌无力患者功能改善的有效方法。腾喜龙试验有时可能会给出假阴性结果。单纤维肌电图可能是确诊的最佳检查方法。

c）先天性内斜视

d）会聚痉挛

近反射痉挛可能会引发外展功能障碍。会聚时瞳孔缩小，一只眼完全闭合时痉挛减弱。

e）偏头痛

f）发作性偏瘫（divergence paresis）或发作性功能不全（divergence insufficieny）伴共同性内斜视远侧比近侧明显（或近侧无）且随着发作性融合幅度下降，会出现类似外展神经麻痹的症状。发作性轻瘫的功能定位价值不大。

Goodwin D. Differential diagnosis and management of acquired sixth cranial nerve palsy. Optometry 2006;77（11）:534–539

Keane JR. Bilateral sixth nerve palsy. Analysis of 125 cases. Arch Neurol 1976;33（10）:681–683

Durkin SR, Tennekoon S, Kleinschmidt A, Casson RJ, Selva D, Crompton JL. Bilateral sixth nerve palsy. Ophthalmology 2006;113（11）:2108–2109

4.5　三叉神经病变

1. 轴内（脑桥）
   a）梗死：桥脑远端背外侧梗死可能会导致同侧面部麻醉，因为病变会损害三叉神经传入和传出纤维。
   b）肿瘤性（例如桥脑神经胶质瘤，转移瘤）。
   c）脱髓鞘（例如，多发性硬化症；年轻人在牙科手术局部麻醉后偶尔出现一侧面部麻木是多发性硬化症的常见症状）。
   d）脊髓空洞症（先天性，如Chiari畸形；继发性，如创伤、缺血性坏死、高位颈髓内肿瘤）。
2. 桥小脑角区
   a）听神经鞘瘤
   b）脑膜瘤：通常伴有骨质增生和/或病灶内钙化。
   c）外胚层内含物（如表皮样囊肿、皮样囊肿）
   d）转移瘤
   e）三叉神经鞘瘤
   f）动脉瘤
3. 岩尖病变
   a）岩骨弥漫性炎症（如乳突炎或中耳感染引起的岩骨弥漫性炎症。这会导致严重的耳痛，并伴有外展神经、面神经、前庭蜗神经和三叉神经损伤，称为格雷德尼戈综合征）
4. 海绵窦/眶裂
   a）严重创伤
   b）转移瘤（例如，鼻咽癌或鼻旁窦癌）
   c）海绵窦血栓形成
   d）动脉瘤：颈动脉海绵窦扩张，在窦道的后端可能会刺激三叉神经）
   e）眼眶和视孔肿瘤（如脑膜瘤40%；血管瘤10%；假瘤5%；胶质瘤5%；泪管癌，神经纤维瘤，表皮样囊肿，骨纤维不典型增

生，肉瘤，黑色素瘤，脂肪瘤，托洛萨-亨特综合征，汉德-舒勒-克里斯蒂安病40%）

5. 其他

a）糖尿病血管神经病变

b）三叉神经痛

c）急性带状疱疹：在老年人中，病毒易侵犯面神经第一分支。

d）系统性红斑狼疮（血管性三叉神经病变）

e）硬皮病：表现为孤立性三叉神经病变，有神经系统症状的硬皮病患者占10%，在所有硬皮病患者中发生率为4%～5%。

f）进行性系统性硬化：纤维化伴神经卡压可能导致三叉神经和其他颅神经病变。

g）干燥综合征（血管性三叉神经病变）

h）淀粉样变：累及三叉神经的周围神经病变。

i）砷性神经病（周围神经和三叉神经病变）

j）三叉神经感觉支病变：进展缓慢的单侧或双侧面部麻木或感觉异常，被认为是由血管炎或Gasserian神经节纤维化引起；最常见的是可能患有结缔组织疾病，如干燥综合征、系统性红斑狼疮和皮肌炎。

Hutchins LG, Harnsberger HR, Hardin CW Dillon WP Smoker WR Osborn AG. The radiologic assessment of trigeminal neuropathy. AJNR Am J Neuroradiol 1989;10:1031-1038

Zakrzewska JM. Diagnosis and differential diagnosis of trigeminal neuralgia. Clin J Pain 2002;18（1）:14-21

Siccoli MM, Bassetti CL, S á ndor PS. Facial pain: clinical differential diagnosis. Lancet Neurol 2006;5（3）: 257-267

Krafft RM. Trigeminal neuralgia. Am Fam Physician 2008;77（9）:1291-1296

Majoie CB, Verbeeten B, Jr, Dol JA, Peeters FL. Trigeminal neuropathy: evaluation with MR imaging. Radiographics 1995;15（4）:795-811

4.6 眶尖综合征

眶尖综合征（OAS）被描述为涉及动眼神经（Ⅲ）、滑车神经（Ⅳ）、外展神经（Ⅵ）和三叉神经眼支（V1）的视神经功能障碍。

眶上裂综合征（SOFS）或Rochon-Duvigneaud综合征通常适用于描述位于眼眶顶点正前方的病变，包括Zinn环以外的结构。但在临床中，多发性颅神经麻痹可以在没有视神经功能障碍的情况下出现。

视力丧失和眼肌麻痹通常是OAS的最初表现。眶周或面部疼痛可能反映三叉神经的眼支（V1）或上颌支（V2）的受累。眶周疼痛是Tolosa-Hunt综合征（一种眶尖特发性炎症综合征）的诊断标准之一。应检查眶周皮肤和角膜反射是否对称。感染性、炎症性和肿瘤性疾病可能与眼球突出有关。CCS的血管原因，如颈动脉腔静脉瘘，通常与搏动性突眼有关。视神经功能障碍的评估包括测量最佳矫正视力、检查瞳孔是否存在传入性瞳孔缺损、色觉测试、动态视野和静态视野检查。复视可能是SOFS、OAS或CSS（海绵窦综合征）的主要症状。眼偏移的模式在评估单眼运动神经麻痹时尤其重要；然而，由于可能累及多条颅神经，仅靠一种检查方式可能很难被发现。

4.6.1 病因学

眶上裂、眶尖和海绵窦都是相邻的，虽然这些术语定义了疾病过程的准确解剖位置，但这些综合征的病因是相似的。

1. 炎症
   a）Wegener肉芽肿（全身性和局限性均可累及海绵窦）
   b）结节病（CCS是这种炎症状态的唯一表现）
   c）系统性红斑狼疮
   d）Churg-Strauss 综合征（可能累及海绵窦和眶上裂）
   e）巨细胞动脉炎（可能类似OAS，并伴有眶周疼痛和眼肌麻痹）
   f）Tolosa-Hunt综合征（海绵窦或眶尖内的肉芽肿性炎症）
2. 传染性
   a）真菌累及中枢神经系统和鼻旁结构感染可能导致OAS（例如，毛霉病、曲菌病）
   b）细菌感染可导致副鼻窦海绵窦血栓形成，并引起CSS和OAS（如链球菌属、葡萄球菌属、放线菌属、结核分枝杆菌属、革兰阴性杆菌属、厌氧菌属）
   c）病毒（带状疱疹）
   d）螺旋体（梅毒螺旋体）

3. 血管性

a）颈动脉海绵窦动脉瘤

b）颈动脉海绵窦瘘

c）海绵窦血栓形成

d）镰状细胞性贫血

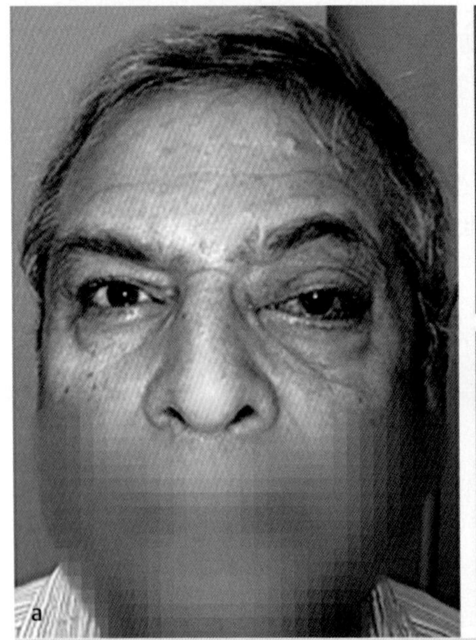

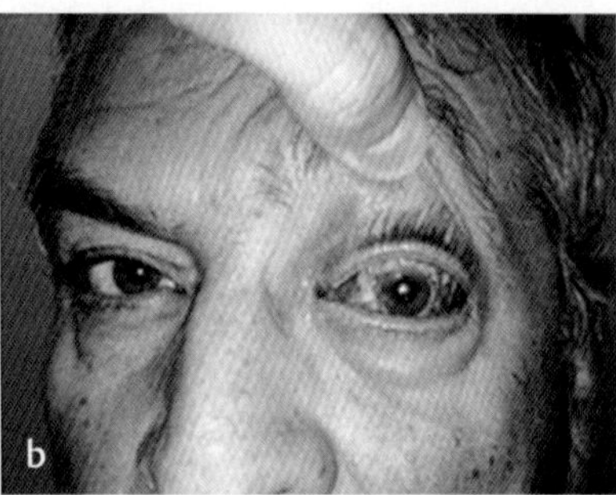

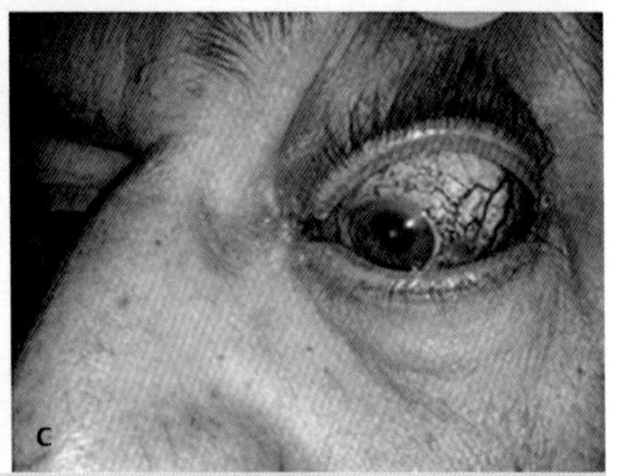

图 4.4　颈动脉海绵窦瘘患者的典型眼部表现。表现为原发性突眼、结膜水肿和眼肌麻痹。（a）自发性硬膜颈动脉海绵窦瘘患者。（b）左眼球外展无力，外展神经麻痹。（c）患眼化脓。（引自：Clinical Presentation. In: Spetzler R, Kalani M, Nakaji P, ed. Neurovascular Surgery. 2nd edition. Thieme; 2015.）

4. 肿瘤

a）头颈部肿瘤（鼻咽癌、腺样囊性癌、鳞状细胞癌）

b）神经肿瘤（神经纤维瘤、睫状神经鞘瘤、神经鞘瘤）

c）转移性病变（肺癌、乳腺癌、肾细胞癌、恶性黑色素瘤）

d）血液病（白血病、非霍奇金淋巴瘤）

5. 创伤

a）穿透性/非穿透性损伤

b）眶尖骨折

c）残留异物

d）医源性（海绵窦手术，眼眶/面部手术）

6. 其他

a）黏液囊肿

Restman J. Diseases of the Orbit. A Multidisciplinary Approach. 2nd ed. Lippincott William and Wilkins; 2003

Bray WH, Giangiacomo J, Ide CH. Orbital apex syndrome. Surv Ophthalmol 1987;32（2）:136–140

Yeh S, Foroozan R. Orbital apex syndrome. Curr Opin Ophthalmol 2004;15（6）:490–498

4.7 面神经麻痹

面神经麻痹（FNP）的病因可分为中枢型（上运动神经元）和周围型（下运动神经元）。

使皮质脊髓通路受阻的中枢神经病变可导致对侧下面部肌肉瘫痪。这是因为前额和上半脸的皮质延髓纤维是双侧分布的；然而，到脸部下半部分的神经纤维主要是交叉支配对侧。通常病因是血管源性（即卒中），但也可能包括肿块（如肿瘤、脓肿）或神经退行性疾病（如没有明显肌肉无力的面部失用症）。

面神经外周型病变发生于桥脑水平或以下的区域。这种病变会导致同侧完全性面瘫。急性下运动神经元麻痹可出现在任何年龄段，但最常见于20～50岁年龄段，对男女均有同样的影响。发病率约为每年每100 000例中有30例（孕妇为45例）。通常单侧面瘫发作迅速。耳下或乳突区疼痛也很常见，严重时可提示中耳或疱疹性疾病。可能会有听力减退，患者在膝状神经节附近出现病变可能导致无泪症和味觉丧失（图4.5）。

与外周病变相比，中央病变导致的面瘫程度较轻，但其起源可能是大脑的一个严重问题。为了区分面神经麻痹患者是中枢性还是周围性病变，我们可要求患者做产生抬头纹的动作；如果患者整个额头都有抬头纹，则病变位于中枢。如果患者只能在前额的一半处有抬头纹，则病变位于外周。

1. 轴内

a）核上性

i.对侧中枢运动神经元损伤：在中央前回区域或其传出路径;例如，血管性损伤、创伤、肿瘤。

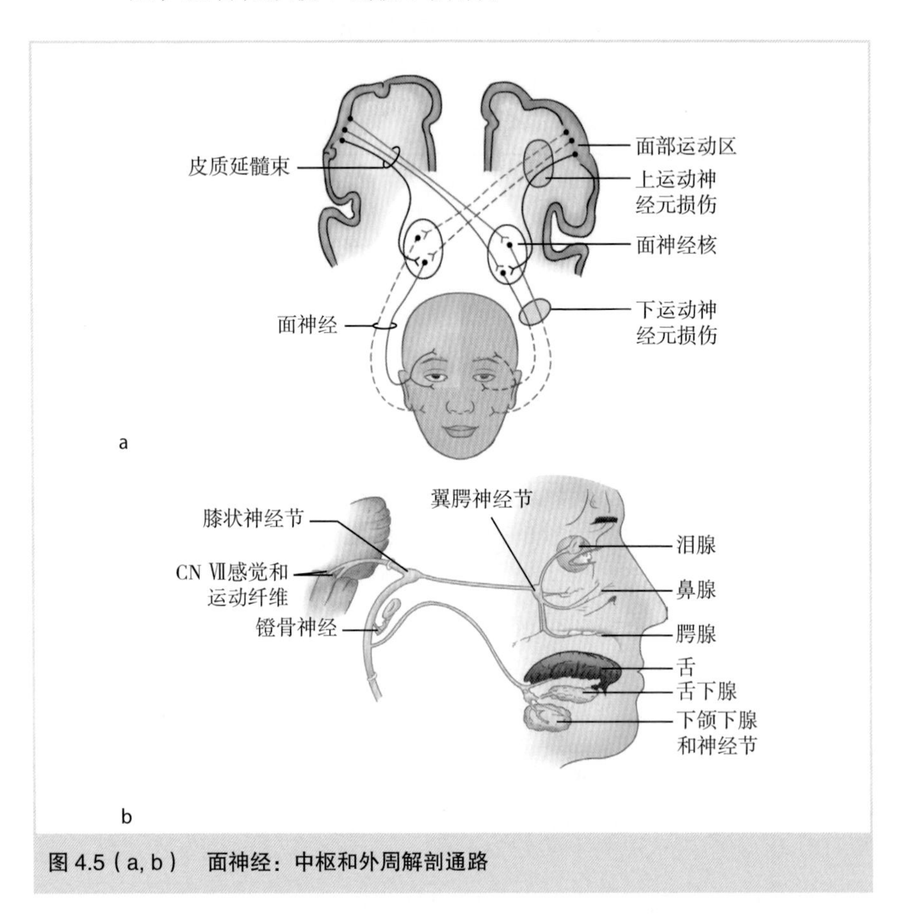

图 4.5（a, b）　面神经：中枢和外周解剖通路

ii.进行性核上麻痹：皮质下结构如迈纳特基底核、苍白球、丘脑下核、黑质、蓝斑和上丘明显的神经元缺失；患者有下视眼肌瘫痪、帕金森症、假性球麻痹和额叶征。

b）核性（脑桥的被盖）

i.血管性损害：旁正中和基底部梗死;例如,Millard-Gubler综合征、Gasperini综合征和Foville综合征。

ii.脑桥肿瘤（如胶质瘤、转移瘤）：许多脑桥胶质瘤开始长在外展神经核和面神经核上。身体同侧的脑瘫可提示脑桥病变，但无同侧角膜反射是桥小脑角综合征的早期征象。

c）MS多发性硬化

d）延髓空洞症：该病的进展以缓慢受累症状为标志，最终表现为面部分离性感觉缺失。

e）脊髓灰质炎：急性面神经麻痹常伴有其他核肌的麻痹和萎缩。

2. 桥小脑角（例如，肿瘤占6%）

缓慢进展的面神经麻痹伴其他颅神经受累，尤其是内耳门处，最终发展为中枢神经系统功能障碍。

a）听神经鞘瘤

b）脑膜瘤：通常伴有骨质增生和/或病灶内钙化。

c）外胚层内含物（如表皮样囊肿、皮样囊肿）

d）转移瘤

e）三叉神经、面部或其他颅神经神经鞘瘤

f）动脉瘤

g）基底动脉扩张

3. 周围病变

a）贝尔麻痹（57%）

急性面瘫最常见的病因是贝尔麻痹。它是面神经麻痹一种呈急性发作的特发性面神经麻痹，可由远侧桥脑面神经管内的任何部位的功能障碍引起。视网膜病变伴糖尿病和高张力是特发性面神经麻痹的易感因素。虽然认为单纯疱疹病毒1型是病因，贝尔麻痹仍然需要排除诊断。其他原因导致面瘫误诊为贝尔麻痹的患者可能高达28%。

b）头部外伤合并颅底骨折（17%）

中颅底骨折也会累及内耳门（面神经通过），而纵向骨折通常不累及该神经。

c）感染（4%）（如带状疱疹病毒、水痘-带状疱疹病毒、巨细胞病毒、腮腺炎、风疹、EB病毒、莱姆病、梅毒、人体免疫缺陷病毒）

d）拉姆齐-亨特综合征

带状疱疹累及面神经和前庭神经。在同侧耳、硬腭和/或舌头前

2/3处可见囊泡。还会出现耳聋和眩晕，其他颅神经也会受累。如果没有皮疹，就称为无疹性带状疱疹。免疫缺陷是一个危险因素。

e）Melkersson-Rosenthal综合征

患者出现反复发作的面部无力，面部和嘴唇慢性水肿，舌肥大或舌裂。

f）Heerfordt 综合征

面瘫伴结节病，腮腺肿胀及视觉系统受累。

g）中耳炎、急慢性乳突炎和中耳肿瘤是导致面神经麻痹（如胆脂瘤、血管球瘤）的重要原因。

h）面神经下颌支的机械性损伤、面部创伤或手术损伤下颌下区，例如颈椎高位融合，颈动脉内膜切除术，腮腺手术。

i）吉兰-巴雷综合征

近端运动神经病变，常累及外展神经和面神经。

j）卟啉症

周围神经病变主要累及面神经和迷走神经。

k）肿瘤（少于所有面神经麻痹病例的5%）

如，腮腺恶性肿瘤，神经鞘瘤，腮腺肿瘤/癌，纤维异常增生，神经纤维瘤病。如果身体虚弱持续数周；耳、颈或腮腺有肿块；4～6周功能没有改善，应怀疑是肿瘤。

May M, Klein SR. Differential diagnosis of facial nerve palsy. Otolaryngol Clin North Am 1991;24（3）:613-645

James DG. Differential diagnosis of facial nerve palsy. Sarcoidosis Vasc Diffuse Lung Dis 1997;14（2）:115-120

Evans AK, Licameli G, Brietzke S, Whittemore K, Kenna M. Pediatric facial nerve paralysis: patients, management and outcomes. Int J Pediatr Otorhinolaryngol 2005;69（11）:1521-1528

Hohman MH, Hadlock TA. Etiology, diagnosis, and management of facial palsy: 2000 patients at a facial nerve center. Laryngoscope 2014;124:283-293

4.8 贝尔麻痹

排除其他病因，贝尔麻痹是面神经麻痹最常见的原因，占面瘫患者的70%。10～40岁发病率为20/10万，65岁以上发病率59/10万。人群中糖尿病患者发病率更高。可能是一种家族遗传病。目前研究显示大量病例发病可能与疱疹病毒感染有关，尤其是单纯疱疹病毒1型和水痘-带状疱疹病毒。广为接受的致病机制是骨迷路段面神经炎，神经受压迫、神经轴索脱髓鞘、神经血供中断为常见原因。

贝尔麻痹进展迅速，数小时发展为偏侧面瘫。最典型的症状为半侧面部表情丧失，不能完全闭眼、抬眉毛、皱眉、微笑。其他症状包括病侧泪液分泌减少、单耳听觉过敏、舌前2/3味觉丧失、唾液分泌减少、头痛和下颌周围疼痛。贝尔麻痹通常能自行恢复。大约7%的病例会在10年内复发。

4.8.1　鉴别诊断

贝尔麻痹是一种排除性诊断疾病。以下为一些应该排除的疾病：

1. 拉姆齐-亨特综合征：膝状神经节水痘-带状疱疹病毒感染，伴有面部无力和外耳道痛性水疱疹。
2. 中耳或乳突感染。
3. 面神经肿瘤
   a）良性肿瘤：面神经施万细胞瘤可以表现为周期性急性面瘫。其他罕见肿瘤如神经纤维瘤、颈静脉球瘤和血管瘤也可导致面神经受压。
   b）恶性肿瘤：腮腺癌、急性淋巴细胞白血病、基底细胞癌、鳞状细胞癌（中耳/外耳）、耵聍腺腺癌及颞骨转移癌（乳腺癌、肺癌）所致面神经麻痹。
4. 偏侧面肌痉挛：尽管两种疾病都会发生面肌联合运动，但没有明显相关性。
5. 桥小脑角肿瘤或动脉瘤：听神经鞘瘤、脑膜瘤及颈静脉球瘤压迫桥小脑角区第七对颅神经（面神经）。
6. 神经莱姆病：面神经麻痹是莱姆病最常见的神经并发症。如果病患表现为分离性面部无力并有蜱咬伤、皮疹及莱姆病流行区居住史等病史，应该怀疑本病。
7. 脱髓鞘疾病：MS，急性炎症性脱髓鞘性多神经疾病。视功能改变、眩晕和乏力或麻痹提示脑干病变，如脱髓鞘。
8. 神经结节病：葡萄膜炎、腮腺肿大和发热所致的面神经麻痹。

9. 糖尿病：是面神经病变中不常见的原因。然而，这些病人中20%发现患有糖尿病。一般来说，与非糖尿病患者相比，这些患者的预后更差。
10. 梅毒和肺结核：两者均为面神经麻痹的罕见但可治疗的病因。梅毒性树胶肿压迫面神经颞骨段，中耳结核波及鼓室段，都会导致面神经炎。
11. 梅克松-罗森塔尔综合征：交替性面神经麻痹主要发生于儿童。它与大的裂纹舌和面唇肿胀相关。

Adour KK, Hilsinger RL, Jr, Callan EJ. Facial paralysis and Bell’s palsy: a protocol for differential diagnosis. Am J Otol 1985（Suppl）:68-73

Peitersen E. Bell’s palsy: the spontaneous course of 2,500 peripheral facial nerve palsies of different etiolo-gies. Acta Otolaryngol Suppl 2002;122（549）:4-30

Sullivan FM, Swan IR, Donnan PT, et al. Early treatment with prednisolone or acyclovir in Bell’s palsy. N Engl J Med 2007;357（16）:1598-1607

4.9 双侧面神经麻痹

双侧面神经麻痹极为罕见，在所有面瘫病例中占不到2%，发病率为1/500万。贝尔麻痹仅占双侧面瘫的23%。

双侧面神经麻痹最常见的感染病因是莱姆病，其病原携带者是常见的虱子。莱姆病患者中有30%～35%出现双侧面神经麻痹。

急性感染性多发性神经根炎（吉兰-巴雷综合征）是一种病因不明的炎性感染后多发性神经根病。死亡患者中双侧面神经麻痹发生率高达50%。

近40%EB病毒感染相关性面神经麻痹为双侧性。现有的文献已充分证明，小儿年龄组EB病毒感染易继发面神经麻痹，但成人发病少见。

外伤性颅骨骨折、桥小脑角肿瘤和结节病是已知面神经麻痹的常见病因。28.4%双侧面神经麻痹患者罹患糖尿病，这可以解释为糖尿病患者更易发生神经退行性变。

梅克松-罗森塔尔综合征具有如下特征性表现：面神经麻痹、面部浮肿、舌裂。症状在青少年期出现，是复发性面神经麻痹。

默比乌综合征：一种罕见的神经系统疾病，儿童出生时伴有面神经和外展神经发育不全，表现为面肌无力，眼球不能外展。

4.9.1　鉴别诊断

1. 急性感染性多发性神经根炎
2. 多发性特发性颅神经病
3. 莱姆病
4. 结节病
5. 脑膜炎（肿瘤性或感染性）
6. 脑干脑炎
7. 良性颅内高压
8. 白血病
9. 梅克松-罗森塔尔综合征（罕见的神经系统疾病，特征为面瘫、肉芽肿性唇炎和舌裂）
10. 糖尿病
11. 艾滋病病毒感染
12. 梅毒
13. 传染性单核细胞增多症
14. 畸形，如默比乌斯综合征
15. 血管炎
16. 大脑半球神经纤维瘤
17. 脑桥及桥前肿瘤
18. 麻风

Price T, Fife DG. Bilateral simultaneous facial nerve palsy. J Laryngol Otol 2002;116（1）:46-48

Terada K, Niizuma T, Kosaka Y, Inoue M, Ogita S, Kataoka N. Bilateral facial nerve palsy associated with Epstein-Barr virus infection with a review of the literature. Scand J Infect Dis 2004;36(1):75-77

Jain V, Deshmukh A, Gollomp S. Bilateral facial paralysis: case presentation and discussion of differential diagnosis. J Gen Intern Med 2006;21（7）:C7-C10

4.10　眩晕

眩晕是一种非特异且常见的临床表现，鉴别诊断宽泛。一般人群发病率为20%～30%。首先要怀疑确定是否存在前庭疾病，因为眩晕在现病史中出现率约占50%。前庭疾病一经证实，重点要区分周围性和中枢性眩晕。通常，用以下文字来描述主观症状的多样性，包括眩晕、站立不稳、全身无力、晕厥先兆、晕厥或跌倒。

病史中，真性眩晕与假性眩晕的区别是至关重要的，因为真性眩晕最有可能是前庭器官功能障碍所致，而假性眩晕可能是由于各种中枢神经系统、心血管或全身性疾病所致。

眩晕多数病因为良性；然而，一小部分可能是由严重的潜在疾病所导致，如脑血管疾病或后颅窝肿瘤。

4.10.1 鉴别诊断

眩晕的原因包括如下几个方面：外周性前庭功能障碍占40%，中枢神经系统病变占10%，精神障碍占25%，晕厥前状态/平衡失调占25%，非特异性眩晕占10%。

晕厥前期

由于脑血流中断致大脑氧合暂时性中断所致的意识丧失。常见的病因有直立性低血压、心律失常、精神疾病和血管迷走神经性晕厥。

平衡障碍

一种腿或躯干不稳定和失去平衡的感觉。病因包括周围神经病变、前庭功能紊乱、肌肉-骨骼失常、步态紊乱和帕金森病。

非特异性的头晕

特指患者在没有前庭功能减退的情况下，伴有无旋转性头晕、主观失衡和对运动信号过敏。精神疾病是主要原因，如抑郁、广泛性焦虑障碍、恐慌或恐惧障碍和转化障碍。

4.10.2 眩晕的病因

前庭系统由中枢部和前庭部组成。（1）周围部分包括半规管、椭圆囊、球囊和前庭神经。（2）中枢部包括前庭核复合体、前庭小脑、脑干、脊髓和前庭皮质。

1.眩晕的周围性病因

a）良性阵发性体位性眩晕（BPPV）

包括短暂性眩晕发作，持续数秒并伴有头部运动。这是眩晕最常见的原因，一般此类眩晕是由后半规管（90%～95%）或外侧半规管（5%～10%）耳石症引发。Dix-Hallpike手法是确定和诊断后半规管性BPPV的一种试验方法。

b）梅尼埃病

特征为持续数分钟至数小时的不连续发作性眩晕，波动性低频感音性耳聋，耳鸣和耳闷。梅尼埃病相关的眩晕通常很严重，并伴有恶心、呕吐和平衡失调，认为与内淋巴流体压力过高有关。

c）前庭神经炎或迷路炎

以快速发作的严重性眩晕、恶心、呕吐和步态不稳为特征。眩晕多于休息时出现，可因姿势改变而加重。认为是前庭蜗神经前庭部的一种病毒性炎症。如果前庭蜗神经耳蜗部同时受累（迷路炎），可能会出现听力受损。

2. 眩晕的中枢性病因

单纯垂直和多向性眼球震颤而无实质性固定抑制表现，通常提示为中枢性眩晕。中枢性眩晕通常与伴有神经体征的严重眩晕和较不明显的运动错觉有关。

a）偏头痛性眩晕

偏头痛是引起复发性眩晕的原因之一，发作时伴有视觉先兆、耳鸣、听力下降、复视、共济失调、构音障碍、畏光。有三种亚型：基底动脉型偏头痛、儿童良性复发性眩晕和前庭性偏头痛。

b）脑血管障碍

椎基底动脉系统为内耳、脑干和小脑供血。

i.脑干缺血：持续性眩晕数分钟至数小时，同时伴有复视、构音障碍和共济失调。

ii.瓦伦贝格综合征（外侧髓性梗死）：急性发作眩晕、异常眼动、同侧霍纳综合征、同侧肢体共济失调、同侧面部和对侧躯干疼痛/体温感觉丧失。

iii.小脑梗死和出血：老年患者，眩晕并伴有恶心、呕吐、肢体共济失调和步态障碍。

3. 多发性硬化

20%～50%的多发性硬化患者会发生眩晕，持续数天至数周，症状类似前庭神经炎。可出现邻近中枢神经系统功能障碍（面部麻木、复视）或小脑体征（严重共济失调）。

4. 遗传性共济失调

Post RE, Dickerson LM. Dizziness: a diagnostic approach. Am Fam Physician 2010;82（4）:361-368, 369

Ozono Y, Kitahara T, Fukushima M, et al. Differential diagnosis of vertigo and dizziness in the emergency department. Acta Otolaryngol 2014;134（2）:140-145

Karatas M. Central vertigo and dizziness: epidemiology, differential diagnosis, and common causes. Neurol−ogist 2008;14（6）:355-364

4.11 颅神经Ⅸ、Ⅹ、Ⅺ神经病变

CN Ⅸ、Ⅹ和Ⅺ自延髓腹侧穿出，经颈静脉孔到舌骨水平，彼此紧邻，因此经常受到相同病变的影响。舌骨下、孤立的迷走神经病变（喉返神经）可导致声音嘶哑和吞咽困难，但不伴有呕吐反射和其他口咽征。此情况下，必须对诸如感染、肿瘤和动脉瘤等上纵隔腔病变进行鉴别，并进行影像学检查以排除这些病变。

舌咽神经（CN Ⅸ）支配舌后三分之一、咽和中耳感觉传入神经。舌咽神经麻痹很少引起咽喉和舌感觉障碍，但有时会有腮腺分泌障碍。然而，由于迷走神经的代偿，运动症状往往不明显。这可以在喉癌中看到。刺激表现为舌咽神经痛。迷走神经（CN Ⅹ）是上腭、咽部和喉部肌肉的运动神经。迷走神经麻痹表现在喉返神经功能障碍上，它会导致暂时的（长达1年）或永久的声音嘶哑。副神经（CN Ⅺ）发出分支支配胸锁乳突肌和斜方肌。此神经的损伤导致肩下垂和上肢外展障碍。这些低位颅神经在疾病中通常共同受累，它们联合受损将导致口腔、延髓和肩功能明显丧失。如果损伤部位是下运动神经元，则称为延髓麻痹，如果损伤部位是上运动神经元，则称为假性延髓麻痹。延髓麻痹的神经学病因主要为运动神经元疾病（MND）和重症肌无力，假性延髓麻痹的神经学病因主要为中风和MND。非神经系统的主要原因是局部恶性肿瘤。

4.11.1 CN Ⅸ、Ⅹ、Ⅺ神经病变的病因

1.髓内（髓质）

a）背外侧梗死（外侧髓质或瓦伦贝格综合征）

b）出血（高血压、动静脉畸形）

c）梅克松-罗森塔尔综合征（MS）

d）脑桥中央髓鞘溶解：脱髓鞘疾病易发生在营养不良或酗酒合并低钠血症患者；快速纠正低钠血症可能是脱髓鞘疾病的病因之一，该类疾病主要表现为四肢无力和低位颅神经受累。

e）肿瘤（如神经胶质瘤、转移瘤）

2. 颈静脉孔

a）感染（如脑膜炎、恶性外耳炎、颞骨内类似肿瘤的破坏性软组织肿块）

b）血管病变（如椎动脉扩张、椎动脉瘤）

c）肿瘤

i.副神经节瘤（颈动脉血管球或颈动脉体瘤）

ii.神经鞘瘤（如施万细胞瘤、神经纤维瘤）

iii.鼻咽癌（80%为鳞状细胞癌，18%为腺癌，后者通常来自小唾液腺）

iv.转移癌（最常见的颅底肿瘤，来源于肺、乳腺、前列腺或鼻咽肿瘤）

v.其他肿瘤（如非霍奇金淋巴瘤、儿童横纹肌肉瘤）

vi.脑膜瘤

vii.表皮样肿瘤（胆脂瘤）

d）创伤

i.广泛性颅底骨折

ii.穿透伤

iii.外科损伤（如颈部根治性手术切除）

3. 颅外神经病变

a）迷走神经

i.感染（如纵隔、颈动脉间隙）

ii.血管（如颈内静脉血栓形成、左主动脉弓动脉瘤）

iii.手术创伤（如插管、甲状腺切除术、颈动脉内膜切除术、心血管手术、食管癌切除术）

iv.肿瘤

-副神经节瘤（颈血管球）
-神经鞘瘤（如施万细胞瘤、神经纤维瘤）
-原发或结节状鳞状细胞癌,其他转移癌
-非霍奇金淋巴瘤
-甲状腺恶性肿瘤
-肺癌
-左侧纵隔肿瘤

b）副神经

i.医源性
-颈后三角淋巴结活检
-颈淋巴结清扫术
-颈部手术
◦良性颈部肿物切除
◦腮腺切除术
◦颈动脉血管手术（如动脉内膜剥脱术）
◦颈内静脉操作（如静脉插管）
◦面部拉皮术

ii. 创伤性
-穿透性伤害（玻璃划伤或枪伤）
-钝伤（如摔跤、悬吊坠落伤、剧烈的颈部扭伤、鞭击性伤害）

iii.神经性
-Vernet综合征（如颈静脉孔区肿瘤）
-脊髓灰质炎
-运动神经元病
-臂丛神经炎
-脊髓空洞症

iv. 其他疾病：自发性孤立神经损伤

Panisset M, Eidelman BH. Multiple cranial neuropathy as a feature of internal carotid artery dissection. Stroke 1990;21（1）:141-147
Ebright J. Septic thrombosis of the cavernous sinuses Arch Intern Med 2001;161（22）:2671-2676
Keane JR. Multiple cranial nerve palsies: analysis of 979 cases. Arch Neurol 2005;62（11）:1714-1717

4.12 舌下神经病变

舌下神经支配舌内肌和大部分舌外肌（腭舌肌由CN Ⅹ支配）。舌下神经损伤可导致同侧舌内肌和舌外肌萎缩。通过静止状态舌体，以及向内和向外伸缩来检查。在检查中，可伴有同侧舌萎缩的神经束状病变。舌尖吐出，由于对侧舌肌功能正常，舌向病变一侧偏移（核上病变表现为向病变对侧偏移）。然而，吞咽和语言功能通常无障碍。双侧舌下神经麻痹可导致舌不完全瘫痪，舌体无法于口内活动，进食和吞咽困难，发音困难，尤其在卷舌时。病变影响脑干水平、脑池、颅底或外颅段的舌下神经时会出现舌下神经麻痹症状。炎症性、肿瘤性、血管性和退行性/脱髓鞘性疾病是最常见的罪魁祸首。除外责任病灶，影像学检查可显示失神经化的表现：舌肌萎缩和脂肪浸润。

4.12.1 舌下神经病变的病因

1. 髓内（髓质）
   a）延髓旁正中-基底梗死（延髓内侧综合征）
   b）脑干出血、缺血
   c）梅尔森-罗森塔尔综合征、肌萎缩侧索硬化症（病变影响低位颅神经髓内部分）
   d）神经胶质瘤、转移瘤
   e）延髓空洞症
   f）延髓型脊髓灰质炎
   g）肉毒中毒、白喉（颅神经双侧麻痹）
   h）退行性变（如真球麻痹伴肌萎缩性侧索硬化症，直立性低血压综合征：多系统萎缩的直立性低血压）
2. 蛛网膜下腔/颅底病变
   a）Chiari畸形
   b）颅底凹陷症
   c）慢性脑膜炎或癌性脑膜炎
   d）结节病（单侧或双侧影像颅神经）
   e）血管性病变（如椎基底动脉纤维瘤扩张、动脉瘤、蛛网膜下腔出血）

f）颅底肿瘤

i.脑膜瘤

ii.神经鞘肿瘤（如施万细胞瘤、神经纤维瘤）

iii.转移瘤（如肺癌、乳腺癌、前列腺癌、鼻咽癌）

iv.原发性骨-软骨细胞瘤（如脊索瘤、骨瘤、肉瘤）

v.颈静脉球瘤或非嗜铬性副神经节瘤

g）外伤

i.广泛的颅底骨折

ii.穿透伤

iii.手术创伤（如颈部根治性手术、颈动脉内膜切除术）

h）感染（如严重的外周性中耳炎、毛霉菌病、曲霉病）

3. 神经末梢病变（鼻咽部/颈动脉间隙）

a）肿瘤（如鳞状细胞癌、转移瘤、非霍奇金淋巴瘤、颈静脉球瘤）

b）创伤（如穿透性损伤、外科手术损伤）

c）感染（如细菌性脓肿、寒性脓肿）

d）血栓栓塞

4. 其他病变

a）良性复发性颅神经麻痹（主要影响CN Ⅴ、Ⅶ、Ⅷ和Ⅻ）

b）孤立性良性单侧腭部麻痹（主要为男孩，病毒感染后可自愈）

Keane JR. Twelfth-nerve palsy. Analysis of 100 cases. Arch Neurol 1996;53（6）:561-566

Boban M, Brinar VV, Habek M, Rados M. Isolated hypoglossal nerve palsy: a diagnostic challenge. Eur Neurol 2007;58（3）:177-181

Lindsay FW, Mullin D, Keefe MA. Subacute hypoglossal nerve paresis with internal carotid artery dissection. Laryngoscope 2003;113（9）:1530-1533

4.13 多发性颅神经麻痹及多发性眼肌和面球肌无力

多发性颅神经病患者在神经临床实践中经常可以见到。从脑干到外周神经功能障碍，颅神经功能受损可发生在任何部位。根据Keane的一系列研究，外展神经受损在颅神经功能障碍中最常见，其后依次为面神经、动眼神经、三叉神经。动眼和滑车神经功能障碍是最常见的颅神经复合功能障碍，其次为三叉神经伴外展神经麻痹或三叉神经伴面神经麻痹。局灶性脑干病变常表现为“交叉”综合征，伴同侧颅神经功能障碍和对侧长的运动或感觉传导束功能障碍。由于丰富的前庭和小脑连接，脑干病变患者常表现为眩晕、步态不稳、共济失调、恶心和呕吐。

1. 髓内（脑干综合征）

当下，绝大多数脑干综合征是由以下因素所致：

a）血管病损：脑干梗死和出血

脑干综合征及其所涉及的解剖区域、神经结构和血管在“脑血管病”一章的“脑干血管综合征”一节中有详细描述。

b）非血管疾病

i.脱髓鞘疾病（MS）

ii.急性播散性脑脊髓炎（ADEM）

iii.髓内肿瘤（脑干胶质瘤/室管膜瘤）

iv.脑干脑炎（比克斯塔夫脑炎）

v.脑桥中央髓鞘溶解症

vi.Arnold-Chiari畸形

vii.延髓空洞症

2. 蛛网膜下腔病变

a）重型颅脑损伤（如蝶骨骨折，眶尖骨折伤及眶运动神经，颞骨骨折累及CN Ⅵ和CN Ⅶ以及颞叶沟回疝压迫CN Ⅲ）

b）脑膜炎（如肺结核）

c）基底池脑炎（如结节病）

d）基底脑膜恶性肿瘤

e）白血病脑膜炎

f）肿瘤（如斜坡肿瘤或鼻咽癌颅内侵犯）

g）巨大ICA动脉瘤

h）医源性（后窝及桥小脑角术中探查）

3. 海绵窦和眶尖

a）肿瘤

颅底/斜坡肿瘤是多发性颅神经病变的病因，发生率30%，为最常见的病因。

i. 鼻咽癌

青年多发，与EB病毒感染有关。最常涉及的是CN Ⅵ，其次为CN Ⅱ、Ⅴ和Ⅶ；如斜坡病变接受放疗，CN Ⅻ易受累。

ii. 脊索瘤

另一罕见肿瘤，常累及颅神经功能障碍，甚至导致脑干受压。

iii.其他颅底肿瘤

其他具有类似症状的肿瘤包括转移瘤、脑膜瘤、淋巴瘤、骨髓瘤、组织细胞增多症、神经细胞瘤、巨细胞瘤、成血管细胞瘤和各种原发性骨肿瘤。

iv. 桥脑前肿瘤

外生性神经胶质瘤、皮样囊肿和表皮样囊肿，常表现为多发性颅神经病变，特别是CN Ⅲ，Ⅳ和 Ⅵ功能障碍。

v. 累及颞骨的肿瘤

腺样囊性癌、腺癌和黏液表皮样癌，肿瘤可直接累及面神经和低位颅神经。

vi. 其他肿瘤

神经鞘瘤、垂体腺瘤、纤维肉瘤、原始神经外胚层瘤、白血病、颅咽管瘤、胆脂瘤和颈静脉球瘤。

b）延髓血管病可压迫多组颅神经，以CN Ⅲ、Ⅵ和Ⅴ最常见。

i.椎基底动脉扩张延长症

ii.基底动脉扩张

iii.颈动脉夹层（同侧头痛、霍纳综合征、后组颅神经病变）

iv.糖尿病（常引起孤立的颅神经病变）

v.镰状细胞病（很少引起多发性颅神经病变，主要是CNs Ⅴ和Ⅶ）

c）海绵窦血栓形成

d）颈动脉海绵窦瘘

e）医源性术后并发症

颈内动脉内膜切除术、后三角淋巴结活检、头颈部根治性手术后所致多发性颅神经病变。

f）眼眶外伤合并结缔组织和肌肉卡压

意外创伤是多发性颅神经病变最常见的病因之一，占12%。

g）真菌感染（如放线菌病、毛霉菌病，尤其是老年糖尿病和免疫抑制患者）

h）假瘤（肌炎）

i）痛性眼肌麻痹综合征

j）甲状腺眼病

自身免疫性疾病，眼外肌肥大、炎性细胞浸润，最终导致眼肌运动受限和运动障碍。以疼性眼球凸出和结膜水肿开始，复视和眼睑收缩进展迅速。该临床表现需要做以下鉴别：

i.成年人的特发性眼眶炎

ii.儿童的横纹肌肉瘤和眼窝蜂窝织炎

4.其他病变

a）感染

i.特异性病毒感染（如EB病毒或带状疱疹病毒，该病具有自动免疫特性，可引发脱髓鞘症状）

b）肌无力综合征

c）代谢疾病

i. 韦尼克脑病（急性出血性脑灰质炎）

ii. 亚急性坏死性脑脊髓病

d）罕见病

i.旋毛虫病

ii.淀粉样变性

iii.动脉炎（尤其是颞动脉炎）

iv.肌肉的肿瘤浸润

e）副蛋白血症

i. 宾尼尔综合征

f）血管炎

i.结节性多动脉炎

ii.耳蜗前庭综合征

iii.韦格纳肉芽肿病

g）骨病

骨病可致颅神经在其骨性出口处受压而致病。

i.骨硬化病（艾伯斯-勋伯格病或大理石骨病）

ii.骨纤维结构不良

iii.颈静脉孔扩张性疾病

iv.颅骨增生性眼肌麻痹

h）周围多发神经病变伴脑神经受累

表现为显著的眼球肌无力和脑干功能障碍，包括周围神经病变、神经肌肉接头病特定的肌病。

i. 多发性神经病变伴颅神经病变

周围神经局部占位占17%，主要有以下几类疾病：

-吉兰-巴雷综合征

-Miller-Fisher综合征（炎性神经病变和吉兰-巴雷综合征的变体）

-莱姆病

-白喉

-糖尿病

-艾滋病

-结节病

-化疗药物（长春新碱/长春花碱/顺铂）

-特发性颅神经病变（推测与Tolosa-Hunt综合征重叠）

-神经肌肉接头病

ii.神经肌肉接头病

-重症肌无力

-肉毒毒素中毒

iii.延髓相关性肌病

-线粒体肌病（慢性进行性眼外肌麻痹）

-肩肱肌萎缩

-眼咽部肌萎缩

Hokkanen E, Haltia T, Myllylä VV. Recurrent multiple cranial neuropathies. Eur Neurol 1978;17（1）:32-37

Keane JR. Multiple cranial nerve palsies: analysis of 979 cases Arch Neurol 2005;62:1714-1717

4.14 后组颅神经综合征

一般而言，后组颅神经综合征主要涉及第九～十二对颅神经 ，有多种形式的后组颅神经综合征。这些神经从枕骨大孔上方出颅。第九～十一对颅神经从颈静脉孔出颅，CN Ⅻ从舌下管出颅。颈静脉孔综合征通常指下四对颅神经各种组合形式的神经麻痹，出现呼吸困难、发音困难和构音障碍。

1. 颈静脉孔综合征/Vernet综合征（Schmidt综合征）

   特征性表现为同侧CNs Ⅸ、Ⅹ、Ⅺ麻痹和对侧偏瘫。该综合征由颈静脉孔或腮腺后间隙病变所致。Schmidt综合征的特征为同侧CNs Ⅸ、Ⅹ、Ⅺ和Ⅻ麻痹同时伴有对侧偏瘫。血管球瘤（副神经节瘤）是常见的病因，它是起源于神经嵴细胞、生长缓慢的良性肿瘤，但侵蚀颅骨骨质并向颈静脉孔、甚至舌下神经管扩张。其他常见的病变包括神经鞘瘤、脑膜瘤和转移瘤。较少见的病因包括乳突后脓肿、脊索瘤和颈静脉球血栓形成。

2. 枕骨髁——颈静脉孔连接部综合征/髁间隙综合征

   包括颈静脉孔综合征（CNs Ⅸ、Ⅹ和Ⅺ功能障碍）并累及CN Ⅻ。

3. 维拉雷综合征

   这是交感神经参与其中的枕骨髁-颈静脉孔连接部综合征（霍纳综合征）。也被称为咽后间隙综合征。如果病变延伸到腮腺后间隙，可能会累及CN Ⅶ。

4. 岩尖综合征或格拉代尼戈综合征

   这种综合征多是由于化脓性中耳炎影响颞骨岩尖引起的。典型表现为三叉神经分布区疼痛伴外展神经麻痹。如果感染扩散到颅底，可能同时存在颈静脉孔综合征的特征性表现。

Gutiérrez Ríos R, Castrillo Sanz A, Gil Polo C, Zamora García MI, Morollón Sánchez-Mateos N, Mendoza Rodríguez A. Collet-Sicard syndrome. Neurologia 2015;30（2）:130-132

Tiliket C, Petiot P, Arpin D, et al. Clinical and radiological aspects of Villaret’s syndrome. Clin Neurol Neuro-surg 1996;98（2）:194-196

Jo YR, Chung CW, Lee JS, ParkHJ. Vernet syndrome by varicella-zoster virus. Ann Rehabil Med 2013;37（3）:449-452

第 5 章

神经眼科疾病

5.1 霍纳综合征

霍纳综合征是眼部交感神经径路损害所致。其特征是瞳孔缩小，瞳孔扩张缓慢，轻度（1～2 mm）上睑下垂，同侧无汗，明显眼球内陷（患侧眼球看起来凹陷），眼球内陷是上睑下垂和下睑轻度抬高的结果。如果病变是先天性或长期存在的，虹膜可能有不同的颜色。三级神经元的眼交感神经通路起自大脑支配瞳孔开大肌（图5.1）。

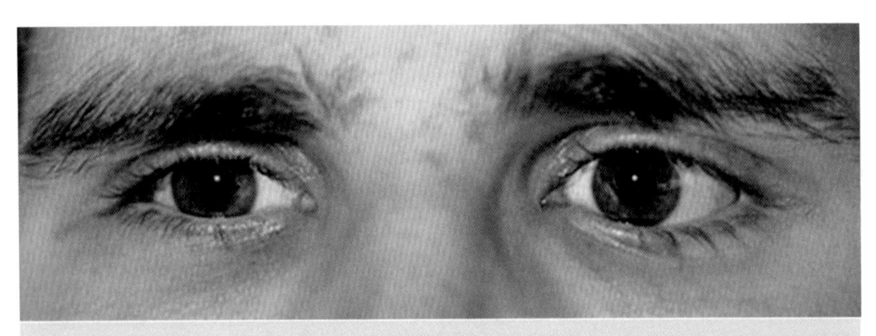

图 5.1　右侧颈动脉夹层患者的右侧霍纳综合征。右眼瞳孔和眼睑间隙明显比左眼狭窄。（转载自 12.3 Disturbances of Ocular and Pupillary Motility. In: Mattle H, Mumenthaler M, Taub E, ed.Fundamentals of Neurology: An Illustrated Guide. 2nd edition. Thieme; 2017.）

5.1.1 霍纳综合征的病因

1.一级（中枢）神经元

中枢神经元从下丘脑后部经脑干进入脊髓，经中间外侧柱，到达脊髓C8～T2水平的Budge睫状体脊髓中枢的突触。

a）大脑半球病变（如半球切除术，大面积梗死可能会导致同侧霍纳综合征）

b）脑干病变

脑干的交感神经和脊髓丘脑通路在整个过程中彼此相邻。因此，霍纳综合征常与对侧疼痛和体温下降有关。

i.梗死（如桥背外侧、延髓外侧或延髓背外侧综合征）

ii.脱髓鞘疾病（如多发性硬化症）

iii.桥脑胶质瘤

iv.延髓空洞症

v.延髓性脊髓灰质炎

vi.脑炎（如带状疱疹）

vii.基底性脑膜炎（如梅毒）

c）颈髓病变

这些病变通常会导致上肢疼痛及深层腱反射消失，引起双侧霍纳综合征；表现出的上睑下垂通常要引起注意。

i.外伤（特别是引起中央脊髓损伤）

ii.胶质瘤或室管膜瘤

iii.脊髓空洞症

iv.延髓型脊髓灰质炎

v.肌萎缩侧索硬化或Lou Gehrig病

vi.Arnold-Chiari畸形

vii.颈椎脱位或椎动脉夹层

2. 二级（节前）神经元

节前轴突通过前根离开脊髓，通过肺尖进入交感神经颈链。交感神经链与颈动脉有关。颈上神经节的二级神经元突触位于颈动脉分叉处。

a）下臂丛损伤（如D1和C8根性撕脱伤，称为Klumpke麻痹）

b）臂丛下干病变（如经肺尖胸膜延伸扩展的肺尖癌，也被称为肺上沟瘤；乳腺或其他部位恶性肿瘤转移至腋下腺体；下神经丛的辐射损伤）

c）医源性（如甲状腺、喉部、咽部、颈椎前路减压和融合手术）

d）颈部和椎旁的肿块，通常为淋巴结病（侵犯椎旁交感神经链，如甲状腺肿瘤、淋巴瘤、细菌性或结核性脓肿、后纵隔肿瘤、椎体前血肿）

e）神经鞘瘤（如影响D1神经根的神经纤维瘤）

f）颈肋综合征（通常发生在年轻女性）

g）颈椎间盘突出（非常罕见；少于2%）

h）肺尖肿瘤（如肺上沟瘤）

i）主动脉瘤、锁骨下动脉瘤或颈总动脉瘤

j）神经母细胞瘤

k）下颌牙脓肿

3. 三级（节后）神经元

三级（节后）轴突离开颈上神经节后，与颈内动脉和颈外动脉伴行。大多数三级轴突经颈内动脉到达同侧海绵窦，然后与外展神经纤维一起进入三叉神经鼻睫支，经眶上裂进入眼眶。这些长的睫状神经通过睫状神经节（没有突触）在蛛网膜下腔进入眼睛，支配径向的虹膜开大肌。面部的血管舒缩（潮红）和催汗的（出汗）交感纤维都与颈外动脉的分支同行。

a）丛集性头痛或偏头痛（占病例的12%；节后眼交感神经麻痹）

b）颈动脉病变（如外伤、夹层；与持续性面部疼痛相关，是进一步评估的指征）

c）海绵窦病变

交感神经和副交感神经常因海绵窦病变而受损，导致瞳孔半扩张、固定，并伴有其他眼外神经麻痹。

d）眶上裂病变（同侧部分扩张、瞳孔固定伴眼外神经麻痹）

i.带状疱疹感染

ii. Raeder综合征（三叉神经旁综合征）

Mahoney NR, Liu GT, Menacker SJ, et al. Pediatric Horner's syndrome: Etiologies and role of Imaging and Urine studies to detect neuroblastoma and other responsible mass lesions. Am J Pathol 2006;142（4）:651-659

Asch AJ. Turner's syndrome occurring with Horner's syndrome.Seen with coarctation of the aorta and aortic aneurysm Am J Dis Child 1999;133（8）:827-830

Schievink WI. Spontaneous dissection of the carotid and vertebral arteries. N Engl J Med 2001;344（12）:898-906

5.2 异常瞳孔

1. 瞳孔不等大

这是指大小不相等的瞳孔，约20%为生理性的。然而如果这是一种新发症状，首先应确定瞳孔存在哪些异常，然后寻找相关的体征。第一步是比较光线和昏暗条件下的瞳孔。

a）一只眼睛对光反应不佳，在光线充足的条件下瞳孔不等大更明显，受累的瞳孔异常大。

b）双眼对光反应良好，但在黑暗中瞳孔扩张不佳（即瞳孔不等增强），受累的瞳孔异常小。

2. **大瞳孔**

在光线充足的房间里收缩状况不佳。

鉴别诊断：

a）药物（即抗精神病药，阿托品，可卡因，肾上腺素）

b）外伤性虹膜损伤

c）动眼神经麻痹

d）药理性扩张（即扩瞳性滴眼液）

e）虹膜红斑病

f）艾迪瞳孔

g）5-羟色胺综合征（对5-羟色胺的毒性反应）

h）失血

3. **小瞳孔**

在昏暗的光线下扩张状况不佳。

鉴别诊断：

a）药物（即海洛因，芬太尼，可待因，曲马多和其他麻醉品）

b）生理性小瞳孔

c）毛果芸香碱滴剂[1]

d）葡萄膜炎伴粘连

e）霍纳综合征

f）偏头痛

g）肺上沟瘤（肺尖癌）

h）角膜溃疡

1　药物并不是引起瞳孔改变的单一因素，但根据药物种类的不同，它们会导致瞳孔收缩、扩张或反应性不佳。对于没有外伤和既往病史的瞳孔改变，首先要考虑药物因素。

4. 瞳孔颜色异常

白瞳症：指白色的瞳孔，可能是多种原因所致。

鉴别诊断：

a）先天性白内障（必须排除视网膜母细胞瘤的可能）

b）持续性胎儿血管综合征

c）外层渗出性视网膜病变

d）早产儿视网膜病变

5. 瞳孔形状异常

瞳孔应该是圆的，任何偏差都表明存在异常。

鉴别诊断：

a）先天性虹膜缺损

b）虹膜发炎

c）创伤

d）阿–罗瞳孔

e）急性闭角型青光眼

固定的椭圆形瞳孔，伴有剧痛、红眼、角膜混浊和全身不适。

6. 瞳孔反应异常

a）光反射试验：由于严重的视神经损伤（如离断）而引起异常。病人的患侧眼睛是盲的；当刺激患侧眼睛时，两个瞳孔都没有反射，但当刺激健侧眼睛时，两个瞳孔反射正常。

b）摆动闪光试验：当瞳孔出现相对传入性瞳孔功能障碍（RAPD）时，称为Marcus-Gunn瞳孔。提示视神经病变，视网膜中央动脉或静脉闭塞。在弱视、玻璃体出血、视网膜脱离或晚期黄斑变性中，也可能发生轻度RAPD。

c）近反射试验：造成近光分离的几种原因可以根据问题是单侧的还是双侧的来分组。

i. 单侧光–近反射分离

–传入性传导缺陷

–艾迪瞳孔

–眼带状疱疹

–第三颅神经异常再生

ii.双侧光-近反射分离

-神经梅毒

-糖尿病

-强直性肌营养不良

-帕里诺背侧中脑综合征（Parinaud dorsal midbrain syndrome）

-家族性淀粉样变性

-脑炎

-慢性酒精中毒

5.3 瞳孔综合征

5.3.1 阿-罗瞳孔

1. 光反射消失

   当眼睛暴露在强光下时，瞳孔不收缩。人造光比强光更适合测试。最好在黑暗的房间里测试。

2. 近反射调节存在

   双眼视近物时瞳孔强直收缩。

3. 通常出现瞳孔缩小

4. 滴注阿托品后瞳孔扩张不完全

5. 无睫脊反射

   当颈部受到刺激或可卡因注入眼睛时，对侧瞳孔扩张。

6. 通常是双侧、不对称和不规则的。

鉴别意义

阿-罗瞳孔传统上被认为是中脑导水管周围中枢副交感神经通路的损伤所致。

1. 它是脑膜血管型梅毒的典型症状（如神经梅毒、斑疹和麻痹性痴呆）。
2. 偶尔发生于流行性脑干脑炎、酒精中毒、松果体瘤和晚期糖尿病。

5.3.2 霍纳综合征

1. 上、下眼睑不同程度的下垂

   最严重的情况时，眼睑可达到瞳孔边缘。而在轻度的情况下，几乎看不到睑下垂。下眼睑可出现孤立性睑下垂，称为“倒置上睑下垂”。

2. 睑裂变窄

这是由于上眼睑下垂和下眼睑轻微抬高所致：米勒肌麻痹。

3.瞳孔缩小

患侧瞳孔比对侧稍小。在明亮的光线下瞳孔不等程度最小，黑暗中则放大。偶尔瞳孔受累只能通过药理学试验证明。

4.对光反射正常

5.无汗症

发生在5%的有节前病变的患者中；运动和血管收缩纤维与颈外动脉的分支伴行。

6.面部及结膜短暂血管扩张

由于血管收缩活性的丧失，结膜可能轻微充血。

7.眼球内陷

这种症状不容易被发现，它不是眼交感神经麻痹的特征。

8.眼泪黏度的变化

9.虹膜颜色异常

在先天性霍纳综合征中，患侧的虹膜没有着色，保持蓝灰色。

鉴别意义

霍纳综合征是眼部交感神经径路损害所致。这条通路有三级神经元。一级纤维从同侧下丘脑通过脑干和颈髓下降到T1～T2和C8（布吉氏睫脊中枢）。它们在同侧节前交感纤维上结合，通过第一和第二前背根离开脊髓，以二级神经元的形式在颈交感链中上升到颈上神经节，然后在节后交感纤维上结合。三级神经元通过颈内动脉，进入半月状神经节，经三叉神经第一支进入眼眶，支配虹膜瞳孔开大肌。运动和血管收缩纤维分别与颈外动脉分支伴行（见“霍纳综合征的病因”）。

5.3.3 福尔摩斯–艾迪或“强直性”瞳孔

1. 圆形瞳孔的广泛扩张
2. 对光反射消失

长时间暴露在强光下，瞳孔可能收缩缓慢

3. 张力性调节
4. 双眼视近物时瞳孔强直收缩
5. 通常为单侧（80%），女性更常见。
6. 常伴有膝腱反射消失和出汗障碍。

鉴别意义

福尔摩斯-艾迪瞳孔或强直性瞳孔是睫状神经节中的神经细胞变性引起的（图5.2）。这种情况的原因尚不清楚，但通常在病毒性疾病（如眼带状疱疹）之后发生。

光反射不良或消失，瞳孔对近刺激出现强直反应，这种分离反应被认为是由于交感神经的缓慢抑制引起，而不是任何残留的副交感神经活动引起的。诊断可由瞳孔对弱效缩瞳滴液（如0.05%～0.125%毛果芸香碱）的敏感性确定，表现为患侧瞳孔能产生最大程度的剧烈收缩，而正常瞳孔只是缩小。

5.3.4　传入性瞳孔功能障碍或Marcus-Gunn瞳孔

正常的眼睛在光照下瞳孔会快速收缩。当光线照射健侧的眼睛时，会引起瞳孔快速收缩，患侧眼睛也会收缩。反过来，当光线照射患侧眼睛时，反应较慢且不完全，非常短暂，以致于瞳孔再次缓慢散大（瞳孔逃逸现象）（图5.3）。

当出现以下情况时，反应最为明显：

- 光线从健侧眼睛快速移动到患侧眼睛，反之亦然。
- 每次刺激持续约1秒，间隔2～3秒。当明亮的光从正常眼摆动到患侧瞳孔时，患侧瞳孔收缩较少（因此看起来扩张）。

鉴别意义

Marcus-Gunn瞳孔反应被认为是患侧促进光反应的纤维数量减少所致。病变一定是视交叉前的，而且几乎总是累及视神经，通常是由于多发性硬化引起。

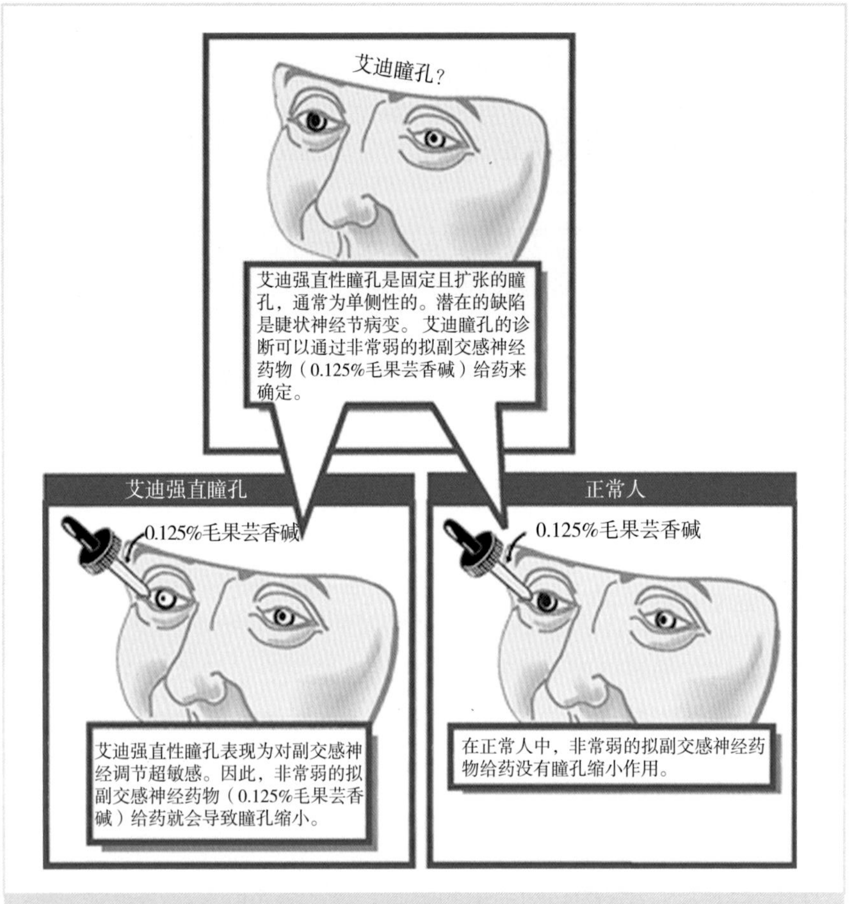

图 5.2 艾迪强直性瞳孔。(转载自：Adie' s Tonic Pupil. In: Alberstone C, Benzel E,Najm I, et al, ed. Anatomic Basis of Neurologic Diagnosis. 1st edition. Thieme; 2009.)

5.3.5 外伤性瞳孔扩张或虹膜麻痹

1. 不规则的瞳孔扩张
2. 对光反应差或消失

鉴别意义

钝性外伤使巩膜纤细的睫状神经纤维断裂，导致虹膜暂时性麻痹，瞳孔不规则扩张，对光反应受损。对于意识和精神状态正常的患者，评估其外伤史和眶/眶周局部损伤对于诊断有明确意义。

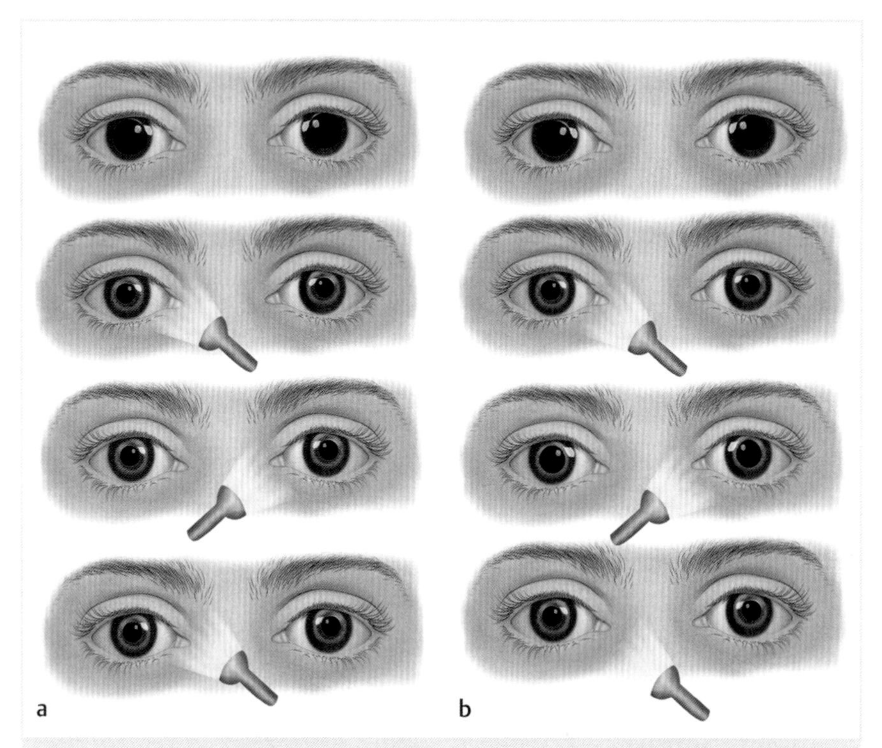

图 5.3　（a）正常瞳孔的对光反射，瞳孔大小不变。（b） 左眼瞳孔反射消失。当光线照射右眼时，双侧瞳孔收缩；但当光线照射左眼时，双侧瞳孔都扩张。

5.3.6　虹膜震颤

瞳孔在均匀、恒定的光线下自发地、部分有节律地、交替地收缩和扩张。瞳孔呈现肉眼可见的不自主的震动逐渐递减，这种现象叫做虹膜震颤。

瞳孔通常表现出规律的震动，即瞳孔不稳定，特别是在高倍镜下。瞳孔不稳定是器质性疾病的表现。

鉴别意义

主要见于：

1. 正常人
2. 癔症
3. 早期白内障、多发性硬化、脑膜炎和对侧脑血管损伤

4. 动眼神经麻痹康复后

5.3.7 单侧瞳孔扩大（散瞳）

1. 可引起单侧瞳孔扩大和睫状肌麻痹的药物
   a）苯肾上腺素，肾上腺素
   b）可卡因
   c）羟基苯胺
   d）阿托品，霍马-欧卡托品（homa-eucatropine）
   e）东莨菪碱
   f）环戊通
2. 偏头痛（丛集性头痛常导致霍纳综合征性瞳孔缩小）
3. 艾迪瞳孔
4. 动眼神经麻痹
   a）动脉瘤（如后交通动脉瘤、后脑动脉瘤、小脑上动脉瘤）
   b）颞叶疝
5.急性睫状神经节炎
   在感染或创伤几天后突然出现大瞳孔，最初对调节反射、对光反射或会聚反射无反应。
6.睫脊反射
   当颈部受到刺激或可卡因注入眼睛时，瞳孔会在同侧扩张。
7.假性扩张
   对侧瞳孔收缩：例如霍纳综合征。

鉴别意义

单侧瞳孔扩大是昏迷患者最重要的体征，除非有其他明确原因，否则瞳孔扩大表明颞叶突出压迫了同侧动眼神经，需要立即手术。

5.3.8 双侧瞳孔扩张（瞳孔散大）

见图5.4。

1 .幕上肿块引起延喙尾损伤，可导致几乎不可逆的脑损伤和昏迷。
2. 全身性药物中毒
   a）抗胆碱药（如阿托品、东莨菪碱、颠茄、溴丙胺太林）

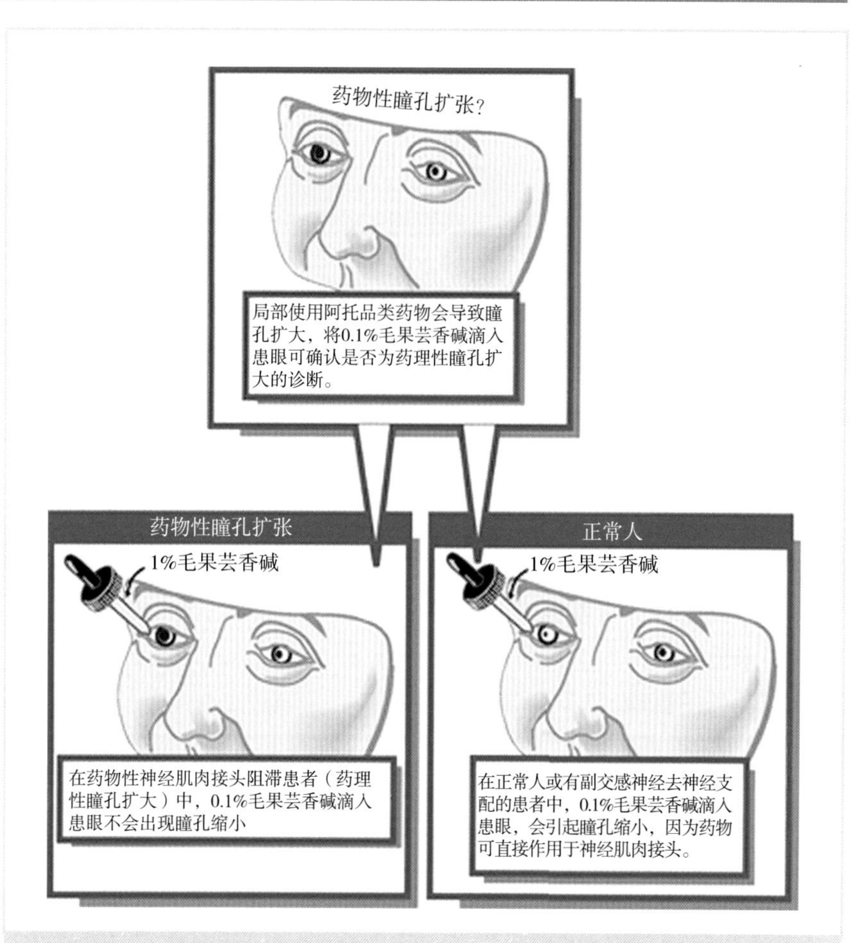

图 5.4　药理性瞳孔扩张。（转载自 Pharmacological Mydriasis. In: Alberstone C, Benzel E, Najm I, et al, ed. Anatomic Basis of Neurologic Diagnosis. 1st edition. Thieme; 2009.）

b）三环类抗抑郁药

c）抗组胺药（如苯海拉明、扑尔敏）

d）吩噻嗪

e）安非他命

f）可卡因

g）肾上腺素，去甲肾上腺素

h）麦角酸二乙酰胺

i）硫喷妥钠

3. 癫痫发作后（如大发作）
4. 双侧视神经损伤和失明
5. 帕里诺综合征

顶盖内的病变会干扰中脑导水管周围交叉的光反射纤维，导致瞳孔扩张和不活动，以及向上的凝视麻痹。

6. 甲状腺毒症
7. 情绪状态（交感神经过度兴奋，如恐惧，痛苦）

5.3.9 单侧瞳孔收缩（瞳孔缩小）

1. 霍纳综合征
2. 局部缩瞳药物

a）毛果芸香碱

b）新斯的明，毒扁豆碱

c）卡巴胆碱

d）乙酰甲胆碱

3. 眼前房的局部损害

5.3.10 双侧瞳孔收缩（瞳孔缩小）

1. 全身性药物中毒

a）麻醉品（如吗啡和鸦片剂，哌替啶，美沙酮，右丙氧芬）

b）巴比妥类药物

c）酚妥拉明

d）甲丙氨酯

e）胆碱能药（如新斯的明，腾喜龙，毒扁豆碱，吡啶斯的明）

f）大麻

g）胍乙啶

h）单胺氧化酶抑制剂，利血平

2. 桥脑病变

大量的桥脑内出血通常与针尖样瞳孔、意识丧失和四肢痉挛性轻瘫伴快速反射有关。

3. 阿-罗瞳孔

4. 神经梅毒（很少会引起单侧瞳孔缩小）
5. 高龄

5.4 复视

5.4.1 单眼复视

该病症是精神病性的，或由眼睛的屈光不正引起。

1. 角膜或晶状体的散光或不透明
2. 角膜营养不良
3. 虹膜根部离断
4. 异物（如气泡、玻璃、寄生虫）
5. 视网膜大撕裂
6. 视网膜黄斑囊肿
7. 枕叶病变
8. 强直性共轭凝视偏差
9. 额部眼区与枕部相关区域之间没有交联
10. 视觉重复

5.4.2 双眼复视

如果闭上任何一只眼睛都可缓解，则复视是由于视轴的错位引起。

1. 眼外肌疾病
    a）重症肌无力
    b）甲状腺眼眶病
    c）眶尖外伤伴结缔组织和肌肉卡压
    d）眼眶肌炎
    e）肿瘤（如垂体腺瘤和分泌生长激素的腺瘤，它们会导致眼外肌增大。）
2. 眼运动神经障碍
    a）严重的头部外伤［如蝶骨骨折（眶尖）会影响眼运动神经，颞骨骨折会影响外展神经和面神经核］
    b）微血管缺血（与糖尿病有关）
    c）压迫

i.肿瘤（脑膜瘤，垂体腺瘤伴卒中，转移瘤，特别是鼻咽癌）

ii.巨大的颈内动脉瘤

d）颅内压升高（如影响动眼神经和外展神经核的钩回疝和扁桃体疝）

e）脑膜感染，基底部炎症和癌病

3. 中枢通路障碍

a）核间性眼肌麻痹

动眼神经和外展神经核之间的内侧纵束（MLF）损伤，在侧视时产生不协调的眼球运动和复视。

b）反向偏斜

它是由内耳椭圆囊至眼运动神经核的前庭-眼反射通路受损引起，常出现单侧MLF病变，但也可能出现脑干病变。通常病侧的眼睛位置较高。

c）发散不足（如双侧外展神经麻痹，颅内压升高）

d）会聚不足（如近反应而导致相关的瞳孔缩小，引起会聚痉挛）

e）失代偿性斜视（通常无病理学意义）

4. 眼睛光学系统障碍

a）核晶状体硬化

b）不能校正的难治性误差

c）角膜病

i.圆锥角膜（如Gorlin-Goltz综合征或局灶性真皮发育不全，Crouzon病）

ii.巨角膜（如马凡综合征，Pierre Robin综合征）

iii.微角膜（如Bardet-Biedl综合征）

d）虹膜周边切除术

e）晶状体疾病

i.晶状体脱位（如Alport综合征，马凡综合征）

ii.球形晶状体（如高赖氨酸血症，亚硫酸盐氧化酶缺乏症）

5.不清楚或合并的疾病

a）慢性进行性眼外肌麻痹

b）毒性眼肌麻痹（如肉毒中毒和白喉）

c）Miller-Fisher综合征和吉兰-巴雷综合征（如病毒后神经病）

d）代谢性（如韦尼克脑病）

e）Eaton-Lambert肌无力综合征

f）强直性肌营养不良

5.4.3　垂直双眼复视

1. 眶底爆裂性骨折伴下直肌卡压
2. 甲状腺眼眶病伴下直肌紧绷
3. 眼肌无力
4. 动眼神经麻痹
5. 滑车神经麻痹
6. 反向偏斜

5.4.4　水平双眼复视

1. 眼眶内侧壁爆裂性骨折和内直肌卡压
2. 甲状腺眼眶病伴内直肌紧绷
3. 眼肌无力
4. 核间性眼肌麻痹
5. 会聚不足
6. 失代偿性斜视
7. 动眼神经麻痹
8. 外展神经麻痹

Rucker JC, Tomsak RL. Binocular diplopia. A practical approach. Neurologist 2005;11（2）:98-110

Loong SC. The eye in neurology: evaluation of sudden visual loss and diplopia—diagnostic pointers and pitfalls. Ann Acad Med Singapore 2001;30（2）:143-147

Pelak VS. Evaluation of diplopia: an anatomic systemic approach. Hosp Physician 2004;40（3）:16-25

Brazis PW, Lee AG. Acquired binocular horizontal diplopia. Mayo Clin Proc 1999;74（9）:907-916

5.5　上睑下垂

1. 先天性

a）孤立性（70%先天性上睑下垂为单侧下垂）

b）家族性（非常罕见，双侧）

c）交感神经调节缺失（先天性霍纳综合征）

d）动眼神经和三叉神经异常联带运动（Marcus-Gunn现象，颌动瞬目）

e）睑裂狭小综合征

f）新生儿肌无力

2.神经源性（如由于动眼神经损伤）

a）神经核病变（严重的双侧上睑下垂，内直肌无力，上视麻痹，如果出现神经核完全病变则瞳孔扩张）

b）周围病变（单侧上睑下垂，瞳孔散大和眼肌麻痹）

3.肌病

a）重症肌无力

b）眼咽肌营养不良

c）慢性进行性眼外肌麻痹

d）多发性肌炎

e）长期使用局部类固醇滴眼剂/药膏

4.眼眶

a）炎性疾病

i.甲状腺眼眶病

ii.特发性眼眶炎（眼眶假瘤）

iii.Tolosa-Hunt综合征

iv.眼眶尖综合征（痛性眼肌麻痹）

b）肿瘤

i.婴儿横纹肌肉瘤

ii.皮样囊肿

iii.血管瘤

iv.转移性神经母细胞瘤

v.视神经胶质瘤

c）创伤（医源性，特别是斜视、视网膜脱落和白内障手术后）

5.假性上睑下垂

a）继发于眼部刺激、异物（为保护性反应）

b）眼睑痉挛

c）眼球内陷

d）病理性对侧眼睑回缩
e）对侧眼球突出
f）亨廷顿舞蹈病（眼睑开放性失用症）
g）癔症

Patten J. Neurological Differential Diagnosisnd ed. Springer; 2005
Victor M, Hayes R, Adams R. Oculopharyngeal muscular dystrophy—a familial disease of late life characterized by dysphagia and progressive ptosis of the eyelid N Engl J Med 1962;267:1267-1272
Chezzi A, Zaffarini Y. Neurological manifestations of gastrointestinal disorders, with particular reference to the differential diagnosis of multiple sclerosis. Neurol Sci 2001;22（2）:117-122

5.6　急性眼肌麻痹

5.6.1　单侧急性眼肌麻痹

1. 动脉瘤或异常血管

神经麻痹被认为是由于动脉瘤囊内出血引起的，动脉瘤囊内出血会挤压动脉伴行的神经。

a）动眼神经麻痹：后交通动脉和颈内动脉交界处的动脉瘤
b）外展神经麻痹：小脑前下动脉和基底动脉瘤

2. 小的脑干出血（例如栓塞，白血病，凝血障碍）
3. 眼肌麻痹性偏头痛

影响动眼神经的暂时性麻痹占85%，影响外展神经和滑车神经的仅占15%。

4. 海绵窦血栓形成

几乎完全由口、鼻或脸部的感染传播引起。

5. 岩下窦血栓形成（Gradenigo综合征）

源于中耳感染，影响外展神经、面神经和三叉神经节。

6.海绵窦瘘（源于创伤）
7.脑肿瘤

a）脑干胶质瘤
b）颅咽管瘤
c）垂体腺瘤
d）鼻咽癌

e）淋巴瘤

f）松果体区肿瘤

8. 特发性颅神经麻痹

短暂性神经麻痹，由病毒感染引起，相比于动眼神经或滑车神经，更常影响外展神经。

9. 重症肌无力（以及其他导致神经肌肉阻滞的药理学或毒性原因）

10. 眼眶

a）肿瘤

i.皮样囊肿

ii.血管瘤

iii.转移性神经母细胞瘤

iv.视神经胶质瘤

v.横纹肌肉瘤

b）炎性疾病

i.Tolosa-Hunt综合征

ii.眼眶假瘤

iii.结节病

11. 创伤（如眼眶爆裂性骨折伴压迫性肌病）

12. 颅内压升高（如钩回疝，假性脑瘤）

13. 脱髓鞘（如影响三条颅神经的神经功能束）

5.6.2 双侧急性眼肌麻痹

引起单侧眼肌麻痹的大多数情况也可能引起双侧眼肌麻痹。

1. 肉毒中毒

2. 中毒

药物如抗惊厥药，三环类抗抑郁药和其他血清浓度达到中毒剂量的精神药物可能会损害眼球运动。

3. 脑干脑炎

由埃可病毒、柯萨奇病毒和腺病毒引起。

4. 白喉

5. 海绵窦血栓形成

6. 颈动脉海绵窦瘘
7. 重症肌无力，甲状腺毒症

Roy FH. Ocular Differential Diagnosis. Jaypee–Highlights Medical Publishers Inc; 2012
Lee SH, Lim GH, Kim JS, et al. Acute ophthalmoplegia （without ataxia） associated with anti–GQ1b antibody.Neurology 2008;71（6）:426-429
Abrahamson IA Jr, Horwitz ID. Acute ophthalmoplegia: a differential diagnosis. Am J Ophthalmol 1954;38（6）:781-787
Smith J, Clarke L, Severn P, Boyce R. Unilateral external ophthalmoplegia in Miller Fisher syndrome: case report. BMC Ophthalmol 2007;7:7

5.7　核间性眼肌麻痹

由于脑桥中部的动眼神经核和外展神经核之间的内侧纵束纤维（MLF）损伤而引起水平眼运动障碍。MLF病变导致侧视时出现眼球运动不协调和复视，表现为同向侧方注视时外直肌收缩正常，而内直肌收缩不全。（图5.5和图5.6）。

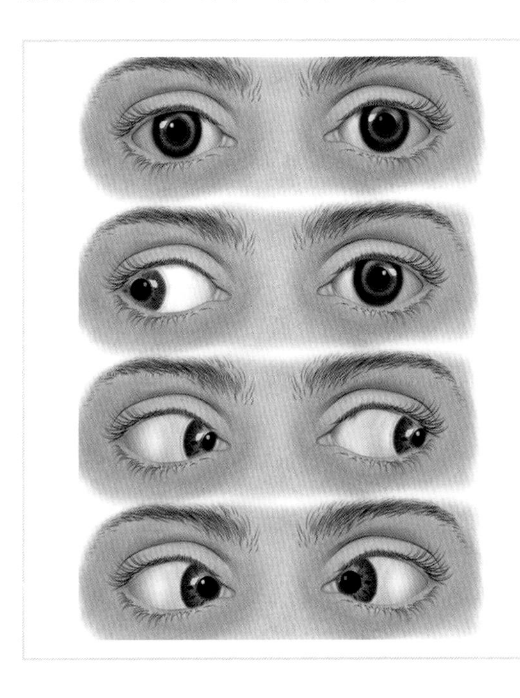

图 5.5　左侧核间性眼肌麻痹（Cogan 后型）。眼睛会聚表示眼内直肌功能正常。

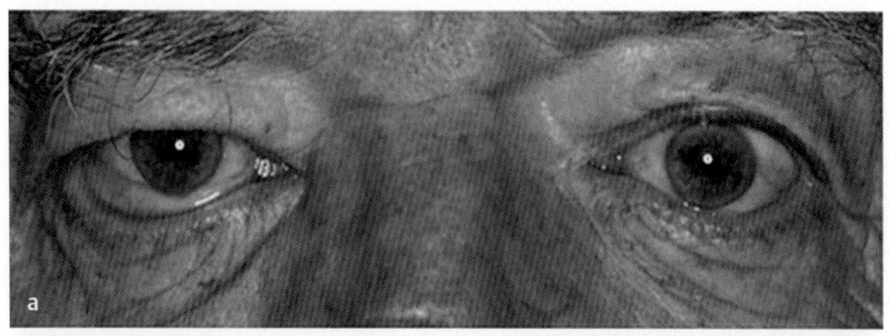

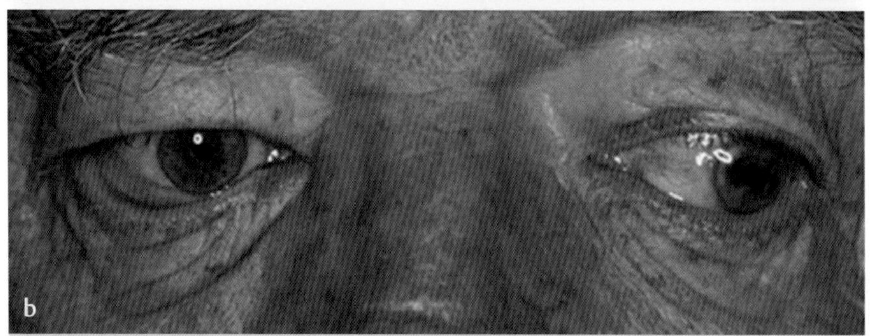

图 5.6 腔隙性脑干梗死患者的右侧核间性眼肌麻痹。(a)患者直视前方时，眼睛是平行的。(b)向左凝视时，右眼不能内收(内直肌无力)。(转载自 12.3 Disturbances of Ocular and Pupillary Motility. In: Mattle H, Mumenthaler M,Taub E, ed. Fundamentals of Neurology: An Illustrated Guide. 2nd edition. Thieme; 2017.)

1. 脑干梗死

　该表现最常见于老年人，单侧，由基底动脉或其旁支阻塞引起。

2. 多发性硬化

　最常见于青壮年，尤其该表现为双侧时。

3. 内、外轴脑干和第4脑室肿瘤(如胶质瘤、转移瘤)
4. 脑干脑炎(如病毒或其他形式的感染)
5. 药物中毒(如三环类抗抑郁药、吩噻嗪、巴比妥类或苯妥英钠)
6. 代谢性脑病(如肝性脑病，枫糖糖尿病)
7. 红斑狼疮
8. 头部外伤
9. 退行性疾病(如进行性核上性麻痹)
10. 梅毒

11.Chiari Ⅱ和Ⅲ畸形及相关的延髓空洞症

12.假核间性眼肌麻痹（以下为特征：）

a）重症肌无力

b）韦尼克脑病

c）吉兰-巴雷综合征

d）外斜视

e）Fisher综合征

Keane JR. Internuclear ophthalmoplegia: unusual causes in 114 of 410 patients. Arch Neurol 2005;62（5）:714-717

Bolaños I, Lozano D, Cantú C. Internuclear ophthalmoplegia: causes and long-term follow-up in 65 patients.Acta Neurol Scand 2004;110（3）:161-165

5.8　垂直凝视麻痹

1. 肿瘤

a）松果体区

b）中脑

c）第三脑室

2. 导水管狭窄和脑积水

3. 中脑背侧梗死或出血

4. 头部外伤

5. 多发性硬化

6. Miller-Fisher综合征

7. 维生素B_{12}或B_1缺乏

8. 神经内脏脂质贮积病

a）戈谢病

b）尼曼-皮克病，C型

9. 先天性垂直眼运动障碍

10.以下综合征也可出现垂直凝视麻痹：

a）进行性核上性麻痹

b）甲状腺眼病

c）重症肌无力

d）吉兰-巴雷综合征

e）先天性向上凝视受限

Strupp M, Kremmyda O, Adamczyk C, et al. Central ocular motor disorders, including gaze palsy and nystagmus. J Neurol 2014;261（Suppl 2）:S542-S558
Hommel M, Bogousslavsky J. The spectrum of vertical gaze palsy following unilateral brainstem stroke. Neurology 1991;41（8）:1229-1234

5.9 单侧突然视力丧失

1. 血管障碍

a）动脉硬化性缺血性视神经萎缩

视神经乳头苍白、视网膜苍白、假性乳头水肿和不完全性失明是最突出的诊断特征。

b）短暂性单眼失明或黑朦

颈内动脉狭窄或心源性栓塞是主要原因。

c）颞动脉炎

影响老年人，经常导致完全失明；病人抱怨头痛，血沉通常升高。

2. 急性球后神经炎

视神经的急性炎症反应，作为对下列情况的反应：

a）多发性硬化（高达50%的病例具有MS的其他表现）

b）代谢和毒性损伤

c）避孕药

患者抱怨中央视力受损（如“烟喷状”、“毛绒球”）。检查显示视力受损（20/200），中央暗点，偶尔有视乳头样水肿（炎症就在神经乳头后面）。

鉴别诊断：

a）视乳头水肿

通过视力丧失的严重程度来鉴别。如果黄斑部视网膜区域出现出血或渗出，可能导致快速的中央视力丧失。而在视乳头样水肿的情况下，视力保持正常。

b）视交叉压迫

中央视力由乳头黄斑束提供，乳头黄斑束比其他视神经纤维对外部的压迫更敏感。视神经萎缩和双颞区缺损是诊断的线索。

c）创伤

颅前窝骨折间可累及视神经孔。

d）弱视伴视乳头水肿

与颅内压增高相关的短暂发作：如良性颅内压增高。

5.10　双侧突然视力丧失

1. 皮质盲

视力下降，瞳孔反射正常，眼底镜检查正常。

a）暂时性失明

i.轻度头部外伤

ii.偏头痛

iii.低血糖症

iv.低血压

b）永久失明

i.缺氧

-梗死：（1）老年人基底动脉血流突然明显受阻。（2）外伤后颅内高压导致小脑幕裂孔疝并压迫大脑后动脉。

-出血（外伤性或罕见自发性）

ii.枕叶多发性转移瘤

iii.多灶原发性肿瘤（如恶性胶质瘤）

iv.枕叶多发性脓肿

2. 视神经病变

a）缺血性神经病（如全身性血管病或低血压致视神经前部梗死）

b）外伤性神经病（如严重头部外伤伴神经肿胀、撕裂或出血引起的间接视神经病变）

c）中毒性营养性神经病

i.药物（例如巴比妥酸盐，链霉素，氯霉素，异烟肼和磺胺类）

ii.酒精（如甲醇：夜间视觉丧失；烟草和乙醇：进行性视觉丧失）

iii.维生素B_1、B_{12}和叶酸缺乏症：数周内进行性视力丧失

d）脱髓鞘性神经病变（超过50%的儿童双眼视觉丧失，而成年人通常为单眼）

3. 视网膜疾病
   a）视网膜缺血（如视网膜中央动脉闭塞）
      i. 老年人由卧位突然变为直立位时，常出现血流动力学视网膜缺血伴主动脉弓综合征。
      ii.视网膜偏头痛（可见于1/3的儿童和年轻人）
      iii.凝血病（如血小板及Ⅷ因子活性增加）
      iv.其他危险因素（如先天性心脏病、镰状细胞病、血管炎和妊娠）
   b）致盲创伤（如视网膜挫伤、撕裂或夹层）
4. 颈动脉或椎动脉外伤（症状在几个小时或几天内出现）
5. 垂体卒中（垂体出血性梗死通常发生在已存在的垂体瘤中）
6. 心因性失明

瞳孔对光反应正常，眼底镜检查无明显变化；病人在没有任何前兆的情况下突然的失明，也没有任何可描述的失明病因。

5.11　慢性进行性视力丧失

1. 压迫性视神经萎缩（多为单侧）（图5.7）
   a）颈动脉瘤
   b）肿瘤
      i.垂体腺瘤
      ii.脑膜瘤
      iii.儿童视神经和下丘脑神经胶质瘤
      iv.颅咽管瘤
      v.皮肤肿瘤
2. 遗传性视神经萎缩
   a）黄斑变性
   b）家族性Leber视神经萎缩
   c）Wolfram综合征（如青少年糖尿病、视神经萎缩和双侧听力丧失）
   d）小儿Refsum病（如失明、耳聋、痴呆、共济失调）

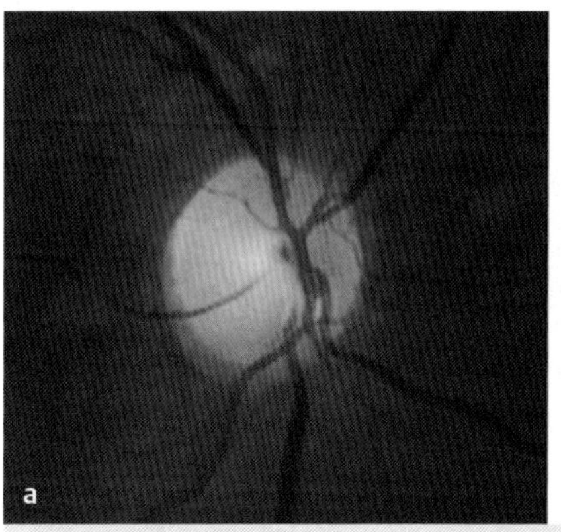

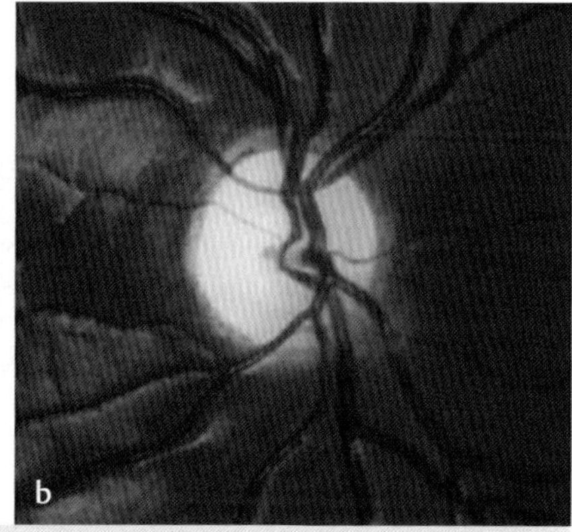

图 5.7　右眼视盘（乳头）。（a）正常视盘。（b）苍白的萎缩性视盘。（这些图片由伯尔尼大学眼科提供。）（转载自 3.3 Head and Cranial Nerves. In: Mattle H, Mumenthaler M, Taub E, ed.Fundamentals of Neurology: An Illustrated Guide. 2nd edition. Thieme; 2017.）

3. 颅内压持续升高
   a）假性脑瘤
   b）梗阻性脑积水
4. 眼内肿瘤（如视网膜母细胞瘤）
5. 有毒物质（如工业溶剂）
6. 毯层视网膜变性
   a）氨基酸代谢缺陷症
   b）脂质代谢异常
   c）碳水化合物代谢异常
   d）Cockayne综合征（原发性视网膜色素变性，共济失调，痉挛，耳聋，周围神经病变）

Khan J, Chong V. Sudden visual loss. Lancet 2007;370（9587）:590

Jones RG, Peall A. Sudden unilateral visual field loss. J Emerg Trauma Shock 2009;2（3）:211-212

Beran DI, Murphy-Lavoie H. Acute, painless vision loss. J La State Med Soc 2009;161（4）:214-216, 218-223

Cormack G, Dhillon B. Sudden loss of vision. Practitioner 1998;242（1593）:851-853

Levy J, Marcus M, Shelef I, Lifshitz T. Acute bilateral blindness in meningeal carcinomatosis. Eye（Lond）2004;18（2）:206-207, discussion 207-208

Trojano M, Paolicelli D. The differential diagnosis of multiple sclerosis: classification and clinical features of relapsing and progressive neurological syndromes. Neurol Sci 2001;22(Suppl 2):S98-S102

5.12 短暂性单眼失明

1.栓塞

持续时间通常为3～5分钟；二次型、垂直型或全视觉丧失，符合视网膜小动脉的分布；伴有对侧偏瘫，伴或不伴偏身感觉障碍。最常见的栓子类型是胆固醇栓子，通常是多发性的，表现为视网膜血管狭窄处亮的、有光泽的、稍不规则的物体，与视野缺损和其他视网膜区域相对应。纤维蛋白-血小板栓子表现为奶油状，在动脉树上形成无定形的栓子，它们可能与胆固醇栓子共存。钙化栓子是最罕见的，在血管内呈锯齿状、亮白色斑点，仅来源于心脏瓣膜。

a）颈动脉分叉处血栓栓塞（最常见的来源）

b）心源性栓塞（瓣膜，附壁血栓，心内肿瘤）

c）大血管或颈内动脉远端粥样硬化栓塞

d）与药物滥用有关的血管内栓塞

2. 血流动力学疾病

双眼视力丧失主要发生在老年人，持续几秒到几分钟，双眼变灰或变暗。它们与姿势和/或心律失常有关，可能与偶发性耳鸣、复视、眩晕、口周感觉异常有关。

a）广泛的动脉粥样硬化闭塞性疾病

b）炎性动脉炎（锁骨下颈动脉闭塞性血栓动脉炎）

c）灌注不足（如心力衰竭，急性血容量不足，凝血障碍，血液黏度）

3. 眼部病变

a）前部缺血性视神经病（AION）

b）视网膜中央或分支动脉闭塞（经常栓塞）

c）视网膜中央静脉闭塞

d）非血管性原因（如出血，压力，肿瘤，先天性）

4. 神经性

同时影响双眼或任意一只眼睛的极短暂的或二次视力减弱，这些发作与视乳头水肿相关。

a）脑干，前庭或动眼神经

b）视神经炎，视神经或视交叉受压

c）视乳头水肿

d）多发性硬化

e）偏头痛

f）心因性

5. 特发性

The Amaurosis Fugax Study Group. Current management of amaurosis fugax. Stroke 1990;21（2）:201-208

Biousse V, Newman NJ, Sternberg P Jr. Retinal vein occlusion and transient monocular visual loss associated with hyperhomocystinemia. Am J Ophthalmol 1997;124（2）:257-260

5.13　短暂性视觉丧失

1.栓塞

通常为单眼，持续3～10分钟。主要来源是颈动脉分叉处的溃疡斑块，但也可源于心脏瓣膜、附壁血栓和心房黏液瘤。临床上，它会产生一个象限分布的、垂直的或全部的视力丧失模式，对应于视网膜小动脉的分布。在中枢性短暂性脑缺血发作的情况下，它与对侧偏瘫有关，伴或不伴偏身感觉障碍。

a）胆固醇栓子或颈动脉分叉血栓栓子（50%）

最常见的栓子类型是胆固醇栓子，常来自同侧颈动脉分叉，较少来自远端颈内动脉和大血管。在眼底镜检查中，它表现为血管上，有时是在分叉处的光泽的、稍不规则的附着物。

b）纤维蛋白-血小板栓子或心源性栓子（4%）

这些栓子可能来自溃疡斑块的血栓改变，心脏附壁血栓，瓣膜异常，或与药物滥用有关的血管内栓塞和颅内肿瘤。在眼底镜检查中，它们呈柔软的奶油状，在动脉树上形成一个无定形的栓子；它们可能与胆固醇栓子共存（79%）。

c）钙化栓子（9%）

非常罕见，在血管树中呈现明亮的白色斑点，几乎完全起源于心脏瓣膜。

d）其他

较少见的栓子包括心脏黏液瘤、脂肪（普氏视网膜病和胰腺炎）、空气、羊水和静脉注射吸毒者注射的微粒。

2. 血流动力学病变

单眼或双眼失明，通常为完全性，很少出现视觉变灰或视线变暗。大多数情况下受影响的老年患者可能会有像“电视雪花”一样的忽闪忽现，或者突然发作。这些发作持续几秒到几分钟，偶尔伴有耳鸣、复视、眩晕，很少伴有口周感觉异常。这些失明的发作与以下相关：

a）灌注不足（心脏衰竭，心律失常，椎动脉压迫，体位性低血压，急性血容量不足，凝血病，血液黏滞）

b）广泛血管闭塞性疾病（眼眶动脉或颈动脉的分布使眼眶循环容易受到轻微灌注减少的影响，正常情况下不会影响视觉功能）

c）炎性动脉炎（锁骨下颈动脉闭塞性血栓动脉炎，“无脉病”）

3.眼病变

a）前部缺血性视神经病

在苏醒、视乳头肿胀、传入性瞳孔缺损和神经纤维内微出血时出现单眼视力和色觉突然下降。在全身疾病（如糖尿病、动脉粥样硬化、高血压、低血压、缺氧、偏头痛、颈动脉闭塞性疾病）、血管炎（如颞动脉炎、系统性红斑狼疮、病毒后血管炎、放射性坏死、免疫接种后）、血液病（如真性红细胞增多症、高黏血症、抗磷脂抗体增加、蛋白C缺乏症、镰状细胞病）、感染性和炎症性疾病（如结节病、梅毒、莱姆病、巨细胞病毒、疱疹）患者中的发病率增加。

b）视网膜中央动脉或分支动脉闭塞（经常栓塞）

约20%的中央动脉闭塞是由栓子引起的，其他大多数本质上是动脉硬化性的和炎性的，原因包括高血压、糖尿病、结节病、真菌、颞动脉炎、高凝状态。临床上表现为突然出现的严重的视力丧失，眼底镜检查显示后视网膜不透明，黄斑呈樱桃红色，而中央凹和周围视网膜保持正常颜色。

c）视网膜中央静脉闭塞

在几小时或几天的视力波动之后，最终导致视力非常差（20/200）和闪光幻视，眼底镜检查显示视网膜大出血、弯曲扩张的深色静脉以及视乳头水肿。通常在6～12个月后视力自发恢复（一半病例达20/50）。静脉闭塞的重要发病因素有：动脉粥样硬化和高血压（75%）、青光眼（15%）、糖尿病和高凝状态。

d）非血管性原因（如出血、压力、肿瘤、先天性）

4.神经性

a）“典型”偏头痛

到目前为止，短暂性视力丧失最常见的原因是“典型”偏头痛，表现为暗点之后双边同侧视野丧失。它被认为是血管痉挛或动静脉分流所致，很少导致梗死，通常在10～20分钟内消失。几乎总是伴随着头痛，持续数小时至一天以上，并可能伴有恶心和畏光。

b）视神经炎、多发性硬化（MS）

视神经炎是50岁以下的患者神经源性失明的最常见原因。视神经炎通常是脱髓鞘的表现（如特发性MS、Schilder病或其他白质营养不良），它是20%～75%的MS患者的首发症状。脱髓鞘是视神经炎最常见的病因，MS是脱髓鞘最常见的病因。

c）脑干、前庭或动眼神经

d）视乳头水肿

真性视乳头水肿的唯一症状可能是每次出现单眼的模糊或短暂的视觉模糊，但任何一只眼睛都可能受到影响。在视盘肿胀变为慢性并开始萎缩之前，真性视乳头水肿伴广泛颅内压增高引起的视盘模糊性肿胀与视力丧失无关。视觉丧失可与颅内肿瘤（如颅咽管瘤、垂体腺瘤）压迫视神经或视交叉引起的视乳头状水肿有关。

e）心因性

Biousse V, Trobe JD. Transient monocular visual loss. Am J Ophthalmol 2005;140（4）:717-721

Krieglstein GK, Weinreb RN. Pediatric Ophthalmology, Neuro-ophthalmology, Genetics. Lorenz R-Borruat FX, eds. Springer Verlag; 2008

Balmitgere T, Vighetto A. [Transient binocular visual loss: a diagnostic approach] J Fr Ophtalmol 2009;32（10）:770-774

Cohen AB, Ploss ML. Neuro-ophthalmology: Disorders of the afferent visual pathway. In Hospital Physician Board Review Manual 2007;1-16

5.14 视盘肿胀（视乳头水肿）

视乳头水肿一词通常用于描述伴有颅内压增高的双侧视盘肿胀。所有其他类型都应描述为视盘肿胀或肿胀视盘，大多数是单侧的。

真性视乳头水肿伴颅内压升高与视力丧失无关，除非视盘肿胀变为慢性，并开始萎缩。乳头水肿也必须与假性视乳头水肿区别开来，如视盘玻璃疣。

1. 假性视乳头水肿
   a）先天性视盘突出症（图5.8）
      视乳头水肿的假象，在4%的成年人中可发现，通常由视神经乳头内的透明体（玻璃疣）引起。10岁以前的儿童没有视神经乳头玻璃疣。
   b）"小全碟"
      视盘边缘略微模糊，中央血管分支晚，无中央杯；为正常变异。

图 5.8 假性视乳头水肿，视盘边缘稍模糊，但无视网膜血管模糊或表面毛细血管扩张。（转载自 21.4 The Optic Disk. In: Gasco J, Nader R, ed. The Essential Neurosurgery Companion. 1st edition. Thieme; 2012.）

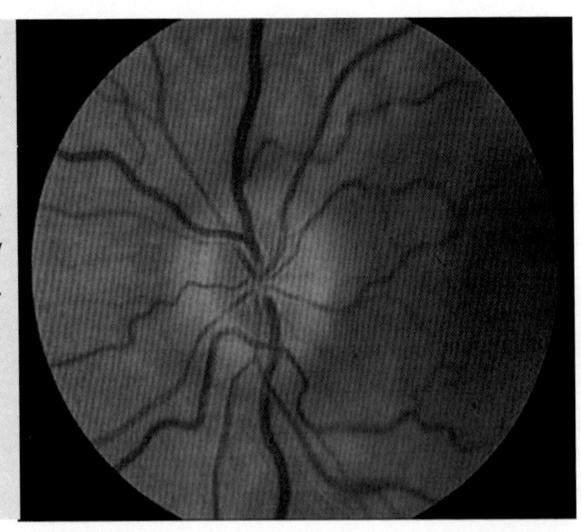

2. 真性视乳头水肿（通常是双侧的；图5.9）
   a）颅内压增高
      i.颅内肿块病变（如肿瘤，脓肿，血肿）
      ii.弥漫性脑肿胀（如创伤后，传染性）
      iii.急性梗阻性脑积水

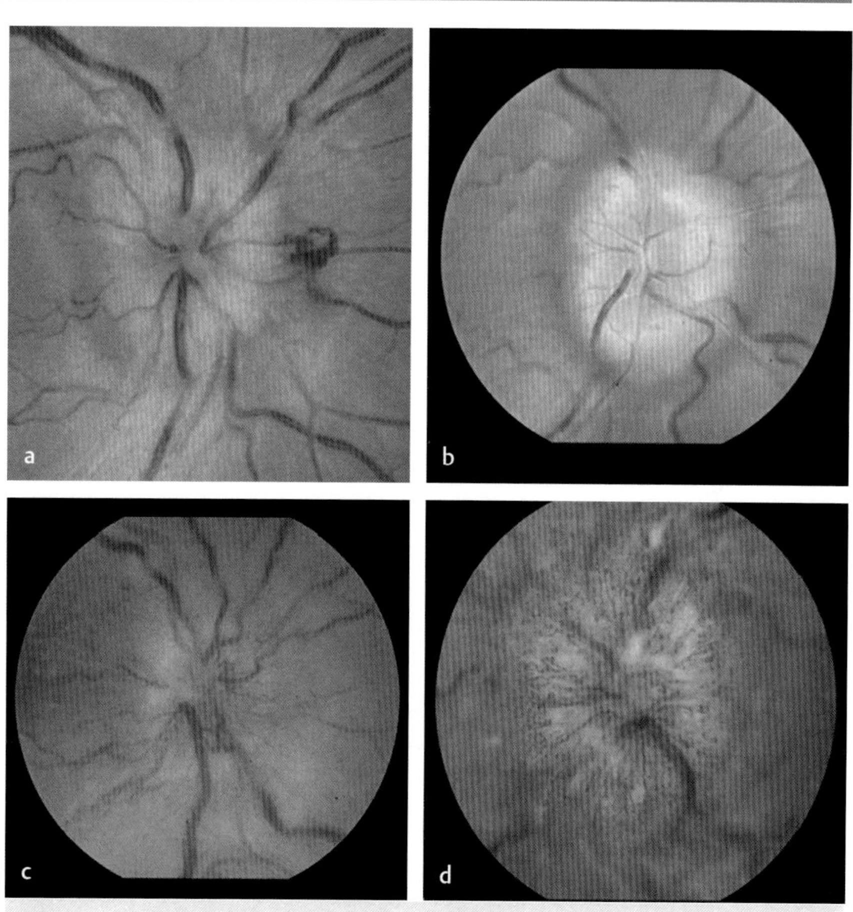

图 5.9 （a）脑肿瘤患者的急性乳头水肿。视盘肿胀，边缘模糊，3 点钟方向有少量出血。[转载自 12.2 Neurologic Disturbances of Vision（Optic Nerve）. In: Mattle H, Mumenthaler M, Taub E, ed. Fundamentals of Neurology: An Illustrated Guide. 2nd edition. Thieme; 2017.]（b） Ⅱ级乳头水肿，伴 360° 光晕环绕，视盘边缘模糊。（转载自 21.4 The Optic Disk. In: Gasco J, Nader R, ed. The Essential Neurosurgery Companion. 1st edition. Thieme; 2012.）（c）Ⅳ级乳头水肿，视盘中心主要血管模糊。（转载自 21.4 The Optic Disk. In: Gasco J, Nader R, ed. The Essential Neurosurgery Companion. 1st edition. Thieme; 2012.）（d）Ⅴ级乳头水肿，视盘血管完全模糊。（转载自 21.4 The Optic Disk. In: Gasco J, Nader R, ed. The Essential Neurosurgery Companion. 1st edition. Thieme; 2012.）

iv.假性脑瘤

b）神经周围炎或神经炎或神经视网膜炎

i.梅毒

ii.结节病

iii.病毒性脑膜炎

iv.莱姆病

3. 单侧视盘肿胀

a）无视力丧失

i.大盲点综合征（一种病毒性视神经脑膜炎）

ii.青少年糖尿病

b）与视力丧失有关

i.乳头炎（视乳头水肿，中心暗点，色觉减弱，瞳孔传入缺陷和运动疼痛）

ii.前部缺血性视神经病（视力突然下降，视神经头肿胀，瞳孔传入反射，色觉减弱，垂直视野缺损）

iii.Foster-Kennedy综合征（一只眼视神经萎缩，另一只眼视盘肿胀伴嗅觉缺失）

iv.假性Foster-Kennedy综合征（较常见，指急性AION引起的视盘肿胀，既往AION引起另一只眼萎缩。可能是滥用可卡因或眶沟脑膜瘤所致）

v.其他缺血性视神经病变

-感染性和炎症性疾病（如结节病、梅毒、莱姆病、巨细胞病毒和疱疹病毒感染引起的缺血性表现）

-全身性动脉炎（如SLE）

-肿瘤侵犯视神经乳头：（1）原发性，如血管瘤、血管母细胞瘤、黑色素细胞瘤；（2）转移性，如白血病、网状细胞肉瘤、脑膜癌病、乳腺癌、肺癌。

-肿瘤压迫眼眶视神经

Van Stavern GP. Optic desc edema. Scand Neurol 2007;2:233-243

Foroozan R, Buono LM, Savino PJ, Sergott RC. Acute demyelinating optic neuritis. Curr Opin Ophthalmol 2002;13（6）:375-380

Jung JJ, Baek SH, Kim US. Analysis of the causes of optic disc swelling. Korean J Ophthalmol 2011;25（1）:33-36

5.15　视神经增粗

MRI能鉴别大多数血管病变，有助于减少眼内大量混淆性病变。

1. 肿瘤

a）视神经胶质瘤

i. 前视通路的星形细胞肿瘤

它们主要发生在青春期前的儿童，其中1/3的肿瘤与神经纤维瘤病有关。临床表现为单侧视力丧失、眼球突出、视盘苍白和/或肿胀以及斜视。一半的儿童胶质瘤有稳定的临床进程，特别是与神经纤维瘤病相关的；另一半肿瘤继续进行性增大。神经影像学检查（CT和MRI）显示胶质瘤呈梭形，肿瘤延伸至眶外，视神经管增粗，蝶骨嵴异常。

ii.恶性胶质瘤或胶质母细胞瘤

罕见，多见于成人；可能表现为单侧视力丧失的视神经炎。对侧视神经迅速受累，数月后病情发展至完全失明，一年内死亡。

b）脑膜瘤

i. 原发性视神经鞘脑膜瘤

中年女性多发，有隐性和轻微视觉减退，并随着时间症状逐渐显现。神经影像学通常显示视神经阴影呈“铁轨”样扩大，有时在CT和MRI上可以看到钙化。

ii.颅内脑膜瘤

可能涉及视神经，或沿其鞘侵犯或压迫。颅内脑膜瘤起源于蝶骨嵴、蝶骨平面和鞍结节区。眼眶扁平肥厚型脑膜瘤起源于蝶骨外侧三分之一，形成一薄层肿瘤，向内侧扩散并浸润视神经。它们产生大量的骨质增生，导致明显的突眼伴结膜水肿，血管充血，眼外肌增大。

c）其他神经源性肿瘤

如丛状神经瘤导致眼眶内神经大量增生，常与海绵窦内神经增生并存，并伴有神经纤维瘤病。

d）转移瘤

其中最常见的是：

i.儿童

-神经母细胞瘤

-尤文肉瘤

ii.成人

-女性乳腺癌

-男性肺癌

-男性前列腺癌

e）白血病浸润

2. **特发性炎性假瘤**

像肿瘤一样的炎症，在组织学上类似于眼眶淋巴瘤。

3. **视网膜中央静脉闭塞**

4. **视神经炎**

视神经炎导致急性或亚急性中央视力下降；亚急性中央视力下降从20/15到数小时至数天无光感，对比敏感度98%，闪光感30%，色觉减退，眼球转动疼痛，瞳孔传入性缺损。几个月后视力恢复，预后极佳。

a）特发性

b）脱髓鞘

是视神经炎的最常见原因。

i.多发性硬化

它是脱髓鞘最常见的原因，20%～75%的MS患者以视神经炎为首发症状。

ii.Devic病（视神经脊髓炎）

iii.肾上腺白质营养不良（Schilder病）

c）病毒（如麻疹，腮腺炎，风疹，小儿麻痹症，柯萨奇病毒感染，病毒性脑炎，带状疱疹，传染性单核细胞增多症）

d）特殊感染（如弓形虫病，隐球菌，组织胞浆菌病，莱姆病，梅毒，肺结核）

e）炎症（如结节病可能涉及视交叉、鞍/鞍周结构，增强CT或MRI扫描显示脑膜增厚）

f）与全身性疾病相关（如克罗恩病，溃疡性结肠炎，Whipple病，Reiter综合征，自身免疫性疾病）

Turbin RE, Pokorny K. Diagnosis and treatment of orbital optic nerve sheath meningioma. Cancer Control 2004;11（5）:334–341

Uccello G, Fedriga P, Tranfa F, et al. CT scan in the differential diagnosis of thickened optic nerve. Orbit 1986;5（4）:255–258

Purvin V, Kawasaki A, Jacobson DM. Optic perineuritis: clinical and radiographic features. Arch Ophthalmol 2001;119（9）:1299–1306

第6章

颅内肿瘤

脑肿瘤可能起源于大脑的神经结构或者由远处肿瘤转移而来。胶质瘤、转移瘤、脑膜瘤、垂体瘤和听神经鞘瘤占所有颅内肿瘤的95%。

颅内原发肿瘤和转移瘤的临床症状和体征相似，起始时症状通常隐匿，但是肿瘤出血或者脑室内肿瘤堵塞第三脑室时会发生急性症状。

临床表现可能是非特异的，包括以下症状：

- 头痛
- 精神状态改变
- 共济失调
- 恶心/呕吐
- 乏力
- 步态失调

脑内肿瘤的头痛特点：

- 通常类似于非特异性紧张性头痛
- 通常不单独发生，是迟发的症状
- 中老年人新发的头痛应引起重视
- 头痛的部位反映了肿瘤影响的侧别，但是不能精确定位肿瘤的位置
- 后颅窝肿瘤头痛更加常见
- 儿童颅内肿瘤头痛更常见

肿瘤性头痛常见的描述：

- 晨起头痛较重且伴有呕吐（伴或不伴恶心）
- Valsalva动作（闭口呼气试验）、弯腰或者从卧位起立时加重

脑肿瘤可能的其他表现如下：

- 局灶性癫痫
- 固定的视觉改变
- 言语障碍
- 局灶性感觉异常

超过1/3的新诊断的脑肿瘤患者会有癫痫发作，如果肿瘤侵及大脑半

球，50%以上的患者会有癫痫发作。无论脑肿瘤是良性或恶性、常见或不常见都能够导致癫痫。低级别肿瘤的患者似乎发生癫痫的可能更大，这可能与其较长的生存时间有关。

与癫痫密切相关的肿瘤包括：

- 黑色素瘤
- 出血性病变
- 多发转移瘤
- 生长缓慢的原发肿瘤
- 靠近中央沟的肿瘤

成人脑肿瘤最常发生癫痫的包括：

- 胚胎发育障碍的神经上皮瘤（DNETs）
- 神经节胶质瘤
- 多形性胶质母细胞瘤
- 低级别星形细胞瘤
- 脑膜瘤
- 转移瘤
- 少突胶质细胞瘤

儿童脑肿瘤最常发生癫痫的包括：

- 神经节胶质瘤
- 低级别星形细胞瘤
- 胚胎发育障碍的神经上皮瘤（DNETs）
- 少突胶质细胞瘤

未发现体格检查异常或常规检查异常，也不能排除明确病人患中枢神经系统肿瘤的诊断。基于肿瘤的位置，颅内肿瘤可能产生局灶的或广泛的功能缺失，但有些肿瘤（例如额叶肿瘤）可能并不存在相应的体征，甚至有时体征的定位错误，也会误导诊断。

体格检查可能的发现包括以下：

- 视乳头水肿反映了数天或更长时间的颅内压增高，儿科病人更加普遍。
- 复视为第六对颅神经的位移或压迫的反应
- 向上凝视（Parinaud综合征），可能发生于松果体肿瘤

- 枕叶肿瘤可能产生特异性的同向偏盲或部分视野缺损
- 嗅觉丧失可能发生于额叶肿瘤
- 脑干和小脑肿瘤常导致颅神经麻痹、共济失调、运动不协调、眼球震颤、锥体束征、单侧或双侧肢体感觉缺失

CT和MRI是中枢神经系统肿瘤诊断的辅助检查手段，CT快速检查适用于评估临床上病情不稳的患者。CT在发现钙化、颅骨肿瘤、超急性期出血（出血时间小于24小时）、协助快速鉴别诊断及即时处理时更具优势。MRI在软组织分辨率上更有优势，其能更好地分辨等密度病变、增强的肿瘤以及相关的病变，如水肿、出血的各个阶段（除超急性期）、梗死。MRI结合SPECT和PET，可用于鉴别肿瘤复发和放射性坏死。

Purdy RA, Kirby S. Headaches and brain tumors. Neurol Clin 2004; 22（1）:39–53
DeAngelis LM. Brain tumors. N Engl J Med 2001; 344（2）:114–123

世界卫生组织（WHO）脑肿瘤分级

分级	特点	肿瘤类型
低级别	WHO Ⅰ级	最低度恶性（良性）
		可通过单独的外科手术治愈
		非浸润性生长
		生存期长
		生长缓慢
		例如毛细胞性星形细胞瘤、颅咽管瘤、神经节细胞瘤、神经节胶质细胞瘤
	WHO Ⅱ级	生长相对缓慢
		浸润生长趋势
		可能源于高级别肿瘤复发
		例如弥漫型星形细胞瘤、松果体细胞瘤、单纯的少突胶质细胞瘤
高级别	WHO Ⅲ级	恶性
		浸润性生长
		类似于高级别肿瘤复发
		例如间变星形细胞瘤、间变室管膜瘤、间变少突胶质细胞瘤
	WHO Ⅳ级	高度恶性
		快速生长
		广泛浸润
		快速复发
		易坏死
		例如多形胶质母细胞瘤、松果体母细胞瘤、髓母细胞瘤、室管膜母细胞瘤

引自 Kleihues P, Burger PC, Scheithauer BW. The new WHO classification of brain tumours. Brain Pathol 1993;3（3）:255-268

6.1　基于解剖位置的颅内肿瘤

6.1.1　大脑半球肿瘤

成人：

1. 星形细胞瘤
   a）间变性星形细胞瘤（占胶质瘤的10%～30%）
   b）胶质母细胞瘤（占胶质瘤45%～50%）
2. 脑膜瘤
3. 转移瘤
4. 垂体瘤
5. 少突胶质细胞瘤
6. 原发中枢神经系统淋巴瘤
7. 室管膜瘤
8. 神经节细胞胶质瘤
9. 肉瘤

青年和儿童：

1. 胶质母细胞瘤
2. 神经节细胞胶质瘤
3. 神经节肉瘤
4. 恶性星形细胞瘤
5. 脑膜瘤
6. 脑膜肉瘤
7. 少突胶质细胞瘤
8. 青少年毛细胞型星形细胞瘤
9. 单发转移瘤
10. 多形性黄色星形细胞瘤
11. 纤维性组织细胞瘤
12. 纤维性黄色瘤

婴幼儿：

1. 原始神经外胚层肿瘤（PNET）
2. 幕上脑实质内室管膜瘤

3. 星形细胞瘤
4. 婴儿纤维增生性神经节胶质瘤
5. 胚胎发育不良性神经上皮瘤

6.1.2 脑室内肿瘤

1.侧脑室（好发部位）

a）星形细胞瘤（间变性，胶质母细胞瘤）
b）室管膜下巨细胞星形细胞瘤（室间孔）
c）室管膜瘤（第四脑室）
d）室管膜下瘤（第四脑室）
e）少突胶质瘤（神经细胞瘤）（透明隔，侧脑室）
f）脉络丛囊肿/黄色肉芽肿（侧脑室中线）
g）脑膜瘤（侧脑室中线）
h）转移瘤（所有部位）
i）脉络丛乳头状瘤/恶性上皮肿瘤
j）表皮样/皮样囊肿
k）原发性中枢神经母细胞瘤
l）错构瘤（室管膜）
m）血管瘤（所有部位）
n）成胶质细胞瘤
o）神经鞘瘤
p）囊虫病（所有部位）
q）室管膜囊肿
r）脉络膜黄瘤（室间孔）

2. 三脑室

a）胶样囊肿
b）毛细胞星形细胞瘤/星形细胞瘤
c）少突神经胶质瘤
d）室管膜瘤
e）转移瘤
f）淋巴瘤

g）结节病

h）囊肿

i）壁外肿瘤

i.垂体腺瘤

ii.动静脉畸形

iii.起源于下丘脑的星形细胞瘤或其他肿瘤

iv.松果体肿瘤/畸胎瘤

3. 第四脑室/导水管

成人：

a）转移瘤

b）血管母细胞瘤

c）脑干胶质瘤

d）脉络丛乳头状瘤

e）室管膜下瘤

f）皮样/表皮样囊肿

g）非肿瘤性肿物

儿童：

a）成神经管细胞瘤

b）星形细胞瘤

c）室管膜瘤

d）脉络丛乳头状瘤

e）脑干胶质瘤

f）皮样囊肿

g）脑膜瘤

Brenner AV, Linet MS, Fine HA, et al. History of allergies and autoimmune diseases and risk of brain tumors in adults. Int J Cancer 2002; 99（2）:252–259

Chandana SR, Movva S, Arora M, et al. Primary brain tumors in adults. Am Fam Physician 2008; 77（10）:1423–1430

Perkins A, Liu G. Primary brain tumors in adults: diagnosis and treatment. Am Fam Physician 2016; 93（3）:211–217

Arora RS, Alston RD, Eden TOB, Estlin EJ, Moran A, Birch JM. Age–incidence patterns of primary CNS tumors in children, adolescents, and adults in England. Neuro–oncol 2009; 11（4）:403–413

Morales H, Gaskill–Shipley M. Imaging of common adult and pediatric primary brain tumors. Semin

Roentgenol 2010; 45（2）:92–106.– Elsevier
al–Mefty O, Kersh JE, Routh A, Smith RR. The long–term side effects of radiation therapy for benign brain tumors in adults. J Neurosurg 1990; 73（4）:502–512
Al–Okaili R, Krejza J, Wang S, et al. Advanced MR imaging techniques in the diagnosis of Intraaxial brain tumors in adults. Radio Graphics 2006; 26（Suppl 1）

6.2 松果体肿瘤

松果体区肿瘤占成人颅内肿瘤的0.4%～1.0%，占儿童的3.0%～8.0%。大多数儿童在发病时年龄在10～20岁之间，平均年龄为13岁。成人一般在30岁以上（图6.1）。

大多数肿瘤是由胚胎组织异位、松果体实质细胞恶性转化或周围星形胶质细胞转化所致。松果体区肿瘤的鉴别诊断还应包括血管异常和转移瘤。

松果体区肿瘤会导致导水管压迫，并由此产生梗阻性脑积水，通常导致头痛、恶心和呕吐等临床表现。如果不加以治疗，可能会逐渐出现嗜睡、昏迷和死亡。上丘受损可导致垂直凝视麻痹综合征，伴有瞳孔或动眼神经麻痹。进一步压迫导水管周围灰质区可能会引起瞳孔散大，会聚痉挛，瞳孔不等大和难治性眼球震颤会聚。儿童可能会继发性内分泌功能不全（尿崩症、假性早熟——93%的年龄>12岁的女孩继发性闭经，33%的<15岁的患儿发育停滞）。

1. 生殖细胞肿瘤
   a）纯生殖细胞瘤
      该区域最常见的肿瘤，占松果体肿瘤的50%
   b）胚胎细胞癌
   c）绒（毛）膜癌
   d）畸胎瘤
   e）混合生殖细胞瘤
   f）卵黄囊瘤（内胚窦）
2. 松果体壁（细胞组织）肿瘤
   a）松果体母细胞瘤
   b）松果体细胞瘤
3. 邻近结构或支持组织起源的肿瘤
   a）星形细胞瘤

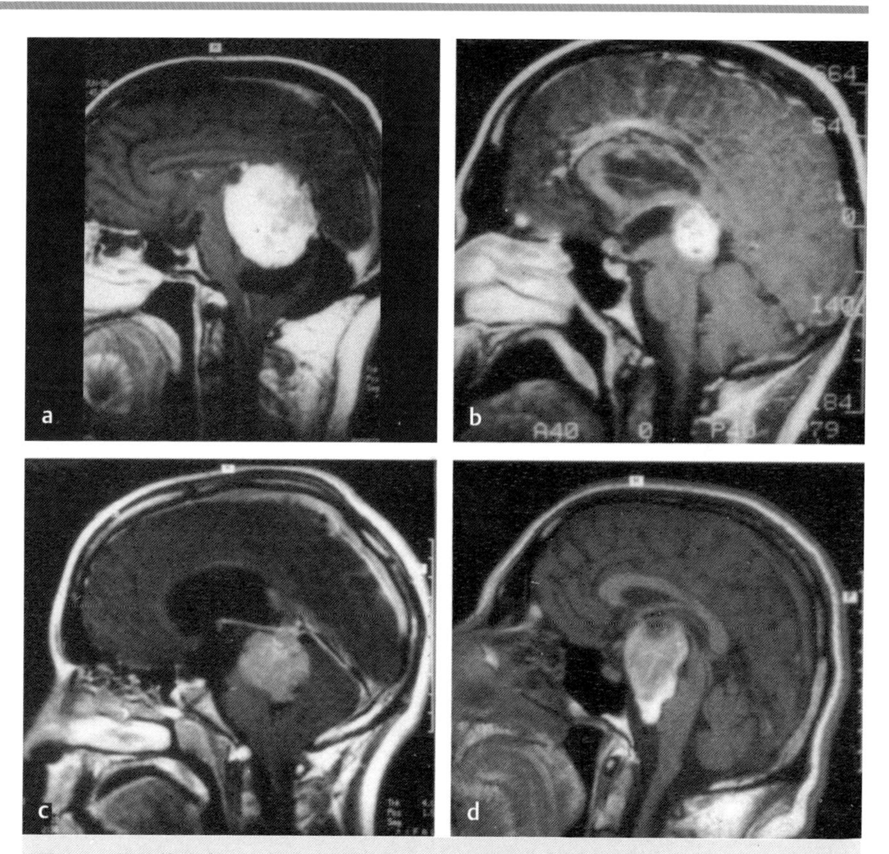

图 6.1　松果体病变（a）生殖细胞瘤。矢状位 T1WI 显示松果体有一个大的、实性的占位性病变和因脑干和小脑受压引起第四脑室扭曲而出现的高对比后增强信号。小脑扁桃体位置降低。（b）星形细胞瘤和鞍上转移。矢状位 T1WI 显示松果体区的肿块导致四叠体板受压，对比后增强。第二个鞍上肿块压迫垂体柄。患者出现尿崩症的临床症状。（c）髓母细胞瘤。矢状位 T1WI 显示实性、多小叶占位性病变，呈现中等、不均匀的对比后增强，位于小脑和第四脑室的上部区域。（d）基底动脉瘤。矢状位 T1WI 显示基底动脉部分血栓形成的巨大动脉瘤，形成了占位性病变，从而压缩脑桥、脑脚和第三脑室，从后视交叉延伸到鞍上池。

b）室管膜瘤

c）脑膜瘤

d）血管外皮细胞瘤

e）神经节瘤

f）神经节胶质瘤

g）化学感受器瘤

h）颅咽管瘤

i）淋巴瘤（四叠体池）

4. 松果体转移瘤（极少见，共报道75例）

a）肺

b）乳腺

c）胃

d）肾脏

5. 非肿瘤性瘤样病变

a）松果体囊肿

b）蛛网膜囊肿

c）囊虫病

d）血管病变（大脑大静脉动脉瘤样扩张，椎基底动脉延长扩张症，基底尖动脉瘤）

Cho BK, Wang KC, Nam DH, et al. Pineal tumors: experience with 48 cases over 10 years. Childs Nerv Syst 1998; 14（1-2）:53-58

Smith AB, Rushing EJ, Smirniotopoulos JG. From the archives of the AFIP: lesions of the pineal region: radiologic-pathologic correlation. Radiographics 2010; 30（7）:2001-2020

Villano JL, Propp JM, Porter KR, et al. Malignant pineal germ-cell tumors: an analysis of cases from three tumor registries. Neuro Oncol 2008; 10（2）:121-130

Chang T, Teng MM, Guo WY, Sheng WC. CT of pineal tumors and intracranial germ-cell tumors. Am J Neuroradiol 1989; 10（5）:1039-1044

6.3 桥小脑角区肿瘤

桥小脑角肿瘤占颅内肿瘤的6%～10%，成年人常见，儿童罕见。在这个层面上有多种肿瘤发生，既有起源于形成CPA的结构，也有生长在附近并侵犯CPA的病变（图6.2和6.3）。

最常见的肿瘤是前庭耳蜗神经鞘瘤和脑膜瘤，约占脑桥前池（APC）肿瘤的85%～90%。其次是表皮样囊肿和其他颅神经神经鞘瘤。

下面根据发病率讨论CPA区肿瘤：

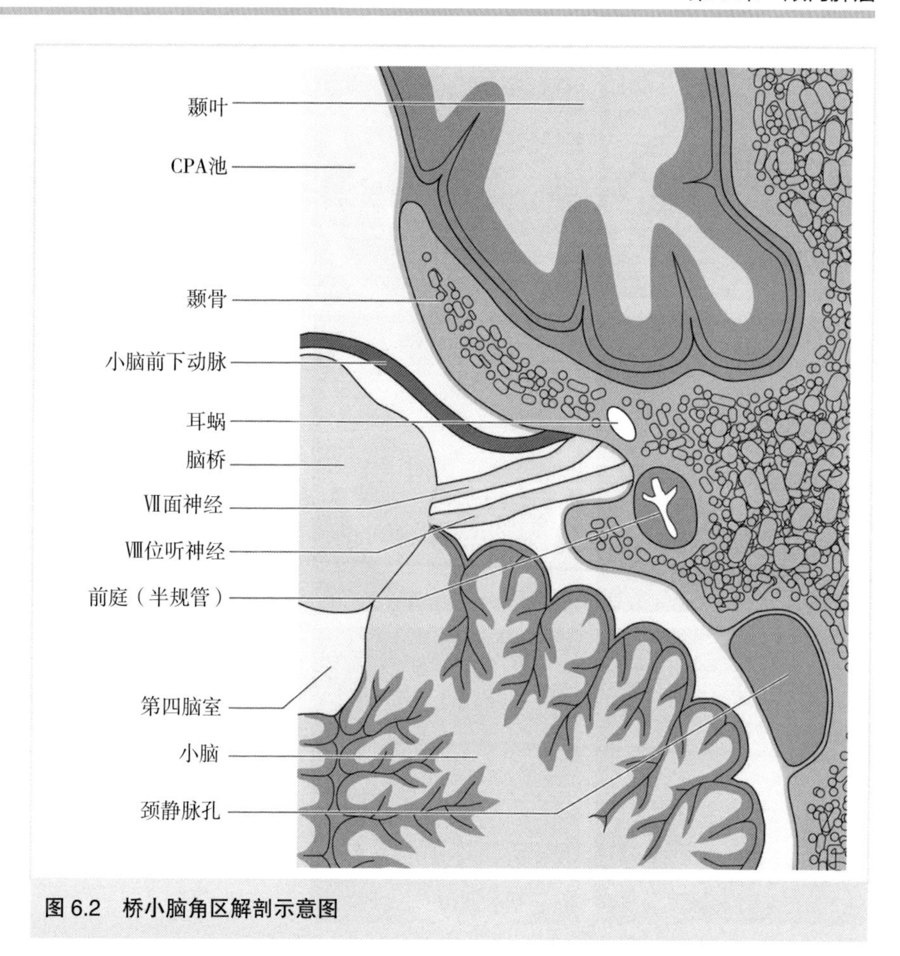

图 6.2　桥小脑角区解剖示意图

6.3.1　成年人

1. 听神经鞘瘤

   CPA区最常见的肿瘤，约占60%～92%，累及第Ⅷ颅神经（面听神经）前庭部。

2. 脑膜瘤

   居CPA区肿瘤的第2位，约占3%～7%，通常起源于岩骨后表面，不会延伸到内耳道。

3. 外胚层起源肿瘤

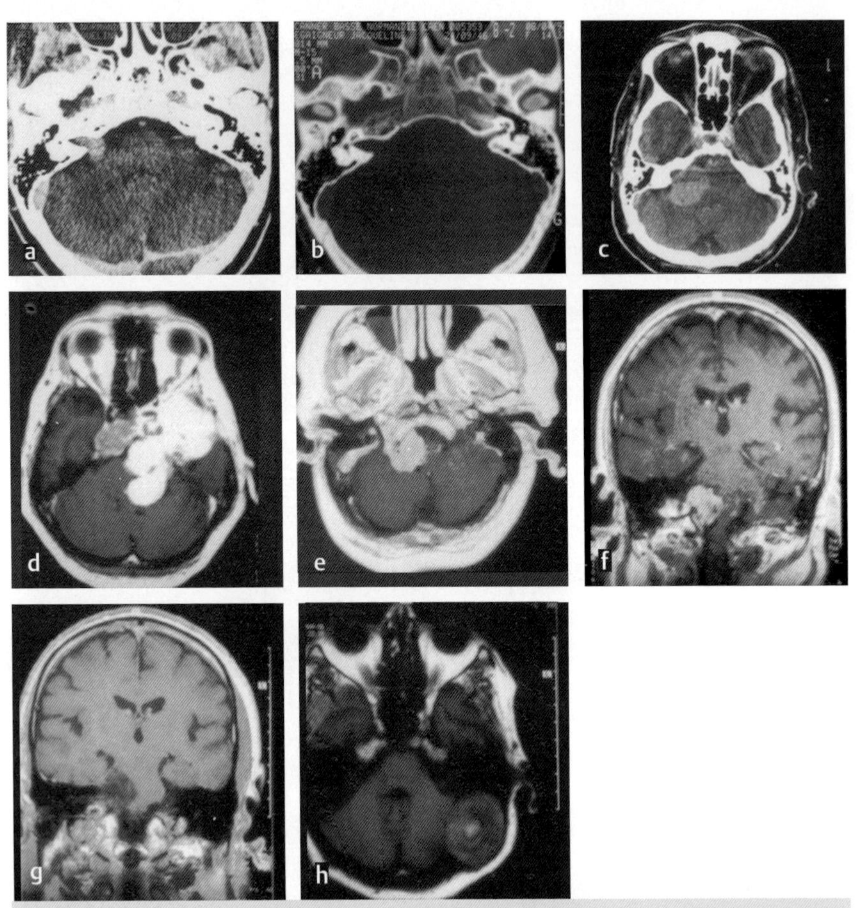

图 6.3 桥小脑角区（CPA）病变。（a）听神经鞘瘤。轴位 CT 示右侧听神经鞘瘤，伴有内听道的扩大，肿瘤突入 CPA。（b）内听道扩大。同一病例的轴位骨窗相 CT 示右侧内听道异常扩大。（c）听神经鞘瘤。一例实性占位性肿块，可被轻度增强，导致内听道扩大，肿瘤突入右侧 CPA，压迫桥脑和小脑上脚。（d）脊索瘤。轴位 T1 相显示一个实性占位性病变，有增强，位于左侧颞中窝和同侧 CPA 区，岩尖和蝶骨被侵蚀。（e，f）脑膜瘤。轴位和冠位 T1 相显示右侧 CPA 区脑膜瘤，有增强，生长至右侧颈静脉孔区，导致延髓及右侧小脑半球受压。（g）表皮样囊肿。冠位 T1 相显示右侧 CPA 区囊性占位性病变，不增强，导致桥脑受压。（h）表皮样肿瘤。轴位 T1 相可见一实性不均一的病变侵入左侧枕骨，边界清楚，左侧小脑半球受压。

a）表皮样囊肿

也被称为先天性胆脂瘤或珍珠样肿瘤，占CPA肿瘤的

2%～6%。其余外胚层组织的先天性病变包含分层鳞状组织和角蛋白，可能发生在颞骨或CPA区。CT呈低信号，分叶状肿瘤在大部分MRI序列上与脑脊液信号相似，在液体衰减反转恢复（FLAIR）和弥漫加权成像（DWI）序列上呈高信号，其围绕血管和神经生长。

b）皮样囊肿

4. 转移瘤

5. 副神经节瘤（2%～10%）

常被提及的颈静脉球瘤是其中之一，起源于颈静脉孔区并扩展至CPA区的化学感受器瘤。

a）颈静脉球瘤

b）鼓室球瘤

6. 其他神经鞘瘤

三叉神经和面神经可能是最常见的发病部位，其他脑神经累及第Ⅵ、Ⅸ、Ⅹ，极少累及Ⅻ。

7. 血管性病变（2%～5%）

a）椎基底动脉延长扩张症（3%～5%）

椎基底动脉的伸长和扩张。症状包括面肌痉挛和三叉神经痛。

b）巨大动脉瘤（1%～2%）

c）血管畸形（1%）

d）小脑前下动脉环（AICA）：可能弯曲成环，在中枢神经系统Ⅶ和Ⅷ之间。主要症状是眩晕。

8. 脉络丛乳头瘤（1%；原发于CPA或经Luschka侧孔延伸）

9. 室管膜瘤（1%；从第四脑室延伸）

10.颅底/颞骨肿瘤（如胶质瘤、转移瘤、胆固醇肉芽肿）

11.颅骨基底感染［例如，岩尖骨髓炎（Gradenigo综合征），恶性外耳炎］

12.不常见的病变（发病率<1%）

a）蛛网膜囊肿

b）脂肪瘤

c）外生型脑干或小脑星形细胞瘤

d）脊索瘤

e）骨软骨肿瘤

f）囊尾蚴病

g）神经节细胞瘤

h）血管母细胞瘤

i）髓母细胞瘤

j）神经结节病

k）原发性黑素细胞瘤

l）脑干胶质瘤

m）淋巴瘤

6.3.2 儿童肿瘤

1. 小脑/第四脑室

a）髓母细胞瘤

位于中线、小脑蚓部或山顶部；通常在普通CT上呈高密度影，增强均匀。

b）毛细胞型星形细胞瘤

通常2/3是囊性的附壁结节，由于蛋白质含量高，囊液密度大于脑脊液。

c）室管膜瘤（脑室内，脊髓中央管，50%钙化）

2. 脑干

a）脑干胶质瘤

脑干肿大（浸润而不破坏），脑积水（可能是晚期）

3. 硬膜下积液

a）巨大枕大池（“巨型枕大池”）

b）表皮样囊肿

c）蛛网膜囊肿（可倾斜附着于颅骨内表面）

d）第四脑室Dandy-Walker囊肿

e）小脑蚓部发育不全

f）慢性硬膜下血肿

6.3.3　基于MRI特征的鉴别诊断

1. 增强信号
   a）听神经鞘瘤
   b）脑膜瘤
   c）三叉神经鞘瘤
   d）面神经鞘瘤
   e）室管膜细胞瘤
   f）转移瘤（如乳腺、肺、恶性黑色素瘤）
2. 高T1信号
   a）出血性神经鞘瘤
   b）神经肠源性囊肿（通常是脑桥前，但内容物可能富含蛋白，T1WI呈高信号）
   c）血栓形成的小动脉瘤（通常会有钙化的边缘和含铁血黄素沾染）
   d）胆脂瘤（罕见，DWI更明显）
   e）脂肪瘤（通常有面神经和听神经通过；脂肪抑制序列呈高信号）
   f）颅内皮样囊肿（常有多个点样表现，且常发病于中线）
3. 低T1信号（CSF样低密度肿块）
   a）表皮样囊肿（约5%在CPA区域；第三脑室最常见）
   b）蛛网膜囊肿
   c）神经囊虫病

Smirniotopoulos JG, Yue NC, Rushing EJ. Cerebellopontine angle masses: radiologic pathologic correlation. Radiographics 1993; 13（5）:1131–1147

Bonneville F, Savatovsky J, Chiras J. Imaging of cerebellopontine angle lesions: an update. Part 1: enhancing extra–axial lesions. Eur Radiol 2007; 17（10）:2472–2482

Holman MA, Schmitt WR, Carlson ML, Driscoll CL, Beatty CW, Link MJ. Pediatric cerebellopontine angle and internal auditory canal tumors: clinical article. J Neurosurg Pediatr 2013; 12（4）:317–324

Press GA, Hesselink JR. MR imaging of cerebellopontine angle and internal auditory canal lesions at 1.5T. AJNR 1988; 150:1:371–1381

6.4 导致耳鸣的肿物

1. 肿瘤病变
   a）内听道内神经鞘瘤
   b）面神经鞘瘤
   c）脑膜瘤
   d）转移瘤
   e）脂肪瘤
   f）血管瘤
   g）淋巴瘤
2. 非肿瘤性病变
   a）神经炎（贝尔麻痹，拉姆亨特综合征或带状疱疹性中耳炎，病毒感染是可导致颅神经扩张的良性疾病。）
   b）术后反应性硬脑膜纤维化（第二常见的耳鸣原因）
   c）脑膜炎
   d）结节病
   e）血管［出血，AICA血管环，动静脉畸形（AVM）或动脉瘤］
   f）朗格汉斯细胞增生症

Gupta S, Mends F, Hagiwara M, Fatterpekar G, Roehm PC. Imaging the facial nerve: a contemporary review. Radiol Res Pract 2013; 2013:248039

Swartz JD. Lesions of the cerebellopontine angle and internal auditory canal: diagnosis & differential diagnosis. U CT MRI 2004; 25（4）:332–352

Fukui MB, Weissman JL, Curtin HD, Kanal E. T2–weighted MR characteristics of internal auditory canal masses. AJNR Am J Neuroradiol 1996; 17（7）:1211–1218

Bohner PS, Chole RA. Unusual lesion of the internal auditory canal. Am J Otol 1996; 17(1):140–186

6.5 枕骨大孔肿物

枕骨大孔良性髓外肿瘤（如常见的脑膜瘤、神经纤维瘤，不常见的畸胎瘤、脊索瘤等）。最常见的症状是枕下颈部疼痛、感觉障碍、步态障碍、虚弱和手笨拙。从最初症状到诊断的平均时间为2¼年。最常见的表现包括反射亢进、手臂或手无力、Babinski征、痉挛步态、感觉丧失和CN Ⅺ受累。没有临床特征性的改变（图6.4和图6.5）。

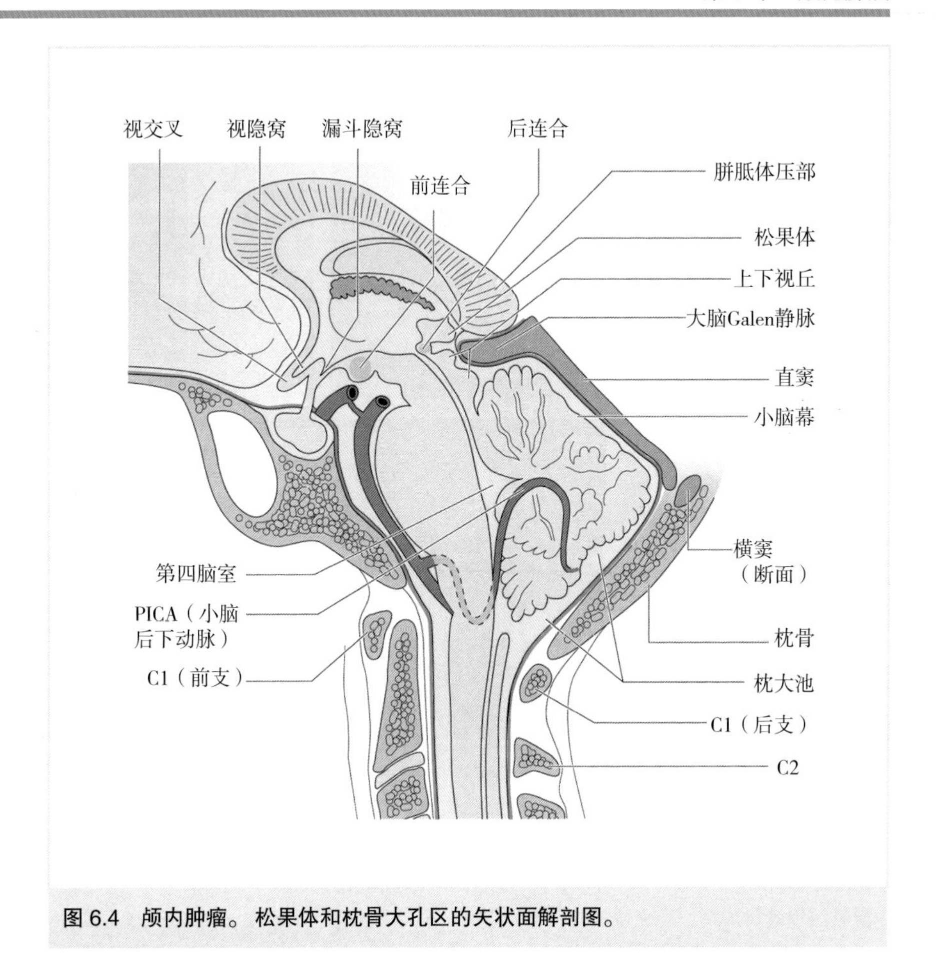

图 6.4　颅内肿瘤。松果体和枕骨大孔区的矢状面解剖图。

1. 轴内颈髓内占位
   a）非肿瘤性
      i.脊髓空洞症（在25%的Chiari I患者中；可看到继发性脊髓空洞症）
      ii.脱髓鞘疾病
         –多发性硬化症
         –急性横贯性脊髓病
         –其他（如放射病、艾滋病、AVM）
   b）肿瘤
      i.胶质瘤

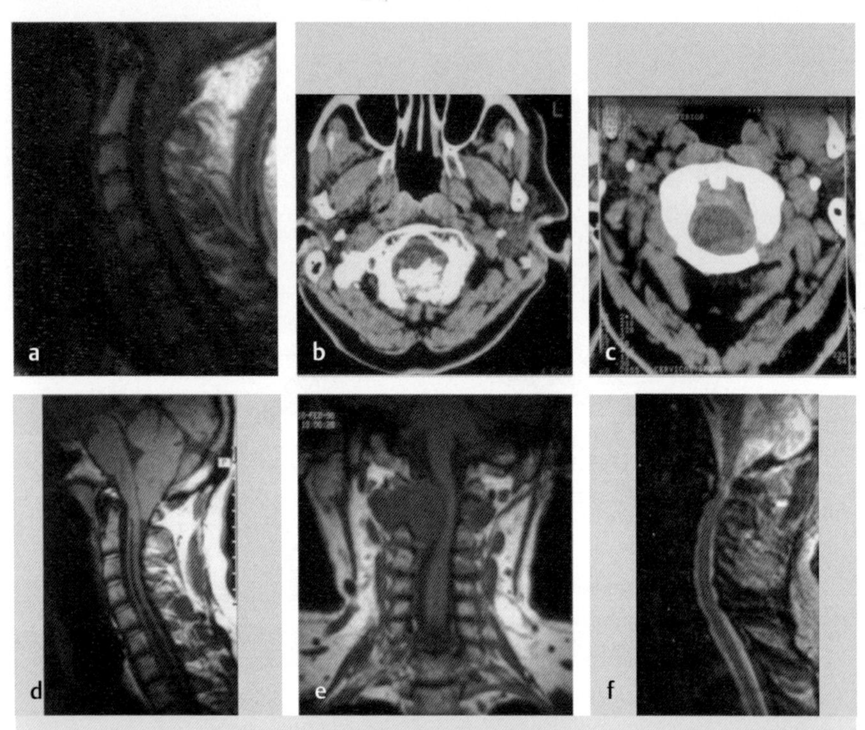

图 6.5　枕大孔（a）高位颈髓（C2）胶质瘤，正中矢状位 T1WI 显示脊髓的局灶性扩张。（b）脑膜瘤。CT 轴位显示枕骨大孔后部钙化的脑膜瘤压迫延髓。（c）表皮样囊肿。CT 轴位显示枕骨大孔囊性病变，导致延髓受压。（d）Chiari II 畸形。矢状位 T1WI 显示小脑扁桃体下疝，延髓和相关脊髓空洞症的压迫。冠状面 T1WI 上可见 C2 和大量软组织的骨溶解，产生脊髓的压迫和移位。（f）寰枢椎半脱位。矢状位 T2WI 显示寰枢椎半脱位，C2 周围炎性组织增生。这种病理改变导致枕骨大孔狭窄，脊髓受压。局灶性髓鞘溶解表现为高信号。

-星形细胞瘤

通常为低级别，其中50%发生在颈髓交界处。脊髓胶质瘤在该区域的侵犯也很常见。其他类型的胶质瘤包括：间变性星形细胞瘤，神经节细胞瘤，室管膜瘤。

ii.非上皮型肿瘤

儿童髓母细胞瘤和成人血管母细胞瘤向下侵犯枕大孔很常见。

iii.转移瘤（罕见）

2. 腹侧髓外硬膜内占位
   a）血管/动脉瘤
      最常见的占位是弯曲的、外生的椎动脉。偶尔会看到椎动脉瘤或PICA。
   b）脑膜瘤
      这一区域最常见的原发性肿瘤。
   c）神经鞘瘤
      来自CNsⅨ和Ⅺ。来自脊神经的神经纤维瘤横向生长。
   d）表皮样肿瘤
   e）转移瘤（小脑延髓、周围神经和颅底）
   f）副神经节瘤
   g）蛛网膜、炎症和原发性囊肿
   h）脊索瘤，类风湿结节（髓外硬膜内）
3. 背侧髓外硬膜内肿物
   a）先天性/继发性扁桃体疝（占所有枕大孔肿块的5%～10%）
   b）室管膜瘤和髓母细胞瘤（后颅窝肿瘤的髓内延伸）
4. 硬膜外肿物
   a）外伤（齿状骨折）
   b）关节性病变
      i.类风湿性关节炎
        80%的患者会出现颈髓的严重挤压。
      ii.骨关节炎
      iii.佩吉特病
      iv.骨髓炎
   c）先天性异常
      i.齿状突异常
      ii.枕骨髁的椎弓根
      iii.齿状突发育不全
      iv.椎弓根发育不良或发育不全
   d）肿瘤
      i.原发性

-脊髓瘤

-骨软骨肿瘤（软骨瘤和软骨肉瘤）

ii.转移性

鼻咽或颅底肿瘤的血源性或局部转移。

Meyer FB, Ebersold MJ, Reese DF. Benign tumors of the foramen magnum. J Neurosurg 1984; 61（1）:136–142

Benzel EC. Spine surgery. 3nd ed. Vol 1. Saunders–Elsevier; 2012

Bradley WG, Daroff RB, Fenichel CM, Jankovic J. Neurology in clinical practice. 4th ed. Butterworth–Heinemann; 2004

Epelman M, Daneman A, Blaser SI, et al. Differential diagnosis of intracranial cystic lesions at head US: correlation with CT and MR imaging. Radiographics 2006; 26（1）:173–196

Davies ST. In Chapman & Nakielny’s Aids to Radiological Differential Diagnosis. 6th ed. Sanders–Elsevier; 2014

6.6 颅底肿瘤

颅底肿瘤源于颅底、颅内或颅外。这些肿瘤可能来源于颅底和颅底脑膜的神经血管结构（如脑膜瘤、垂体腺瘤、神经鞘瘤、副神经节瘤、血管外皮细胞瘤）；颅底本身（如脊索瘤、软骨肉瘤、骨肉瘤、浆细胞瘤、转移瘤）；或头颈部的颅外结构（如鼻窦癌、嗅神经母细胞瘤、原始血管纤维瘤、鼻咽癌、腺样囊性癌、原发性肉瘤）（图6.6，图6.7）。

1. 前颅底（眶壁，额骨，筛板，蝶骨）

a）颅外病变

i.鼻/鼻窦恶性肿瘤

30%发生在前颅底。

-癌

包括98%的成人鼻咽肿瘤。

- 鳞状细胞癌（80%）
- 腺癌（18%）

-横纹肌肉瘤

儿童最常见的软组织肉瘤；占颅底肿瘤的35%。

-鼻腔神经胶质瘤或嗅神经母细胞瘤

来自双极感觉细胞，在组织学上类似于肾上腺或交感神经节神经母细胞瘤或视网膜母细胞瘤。

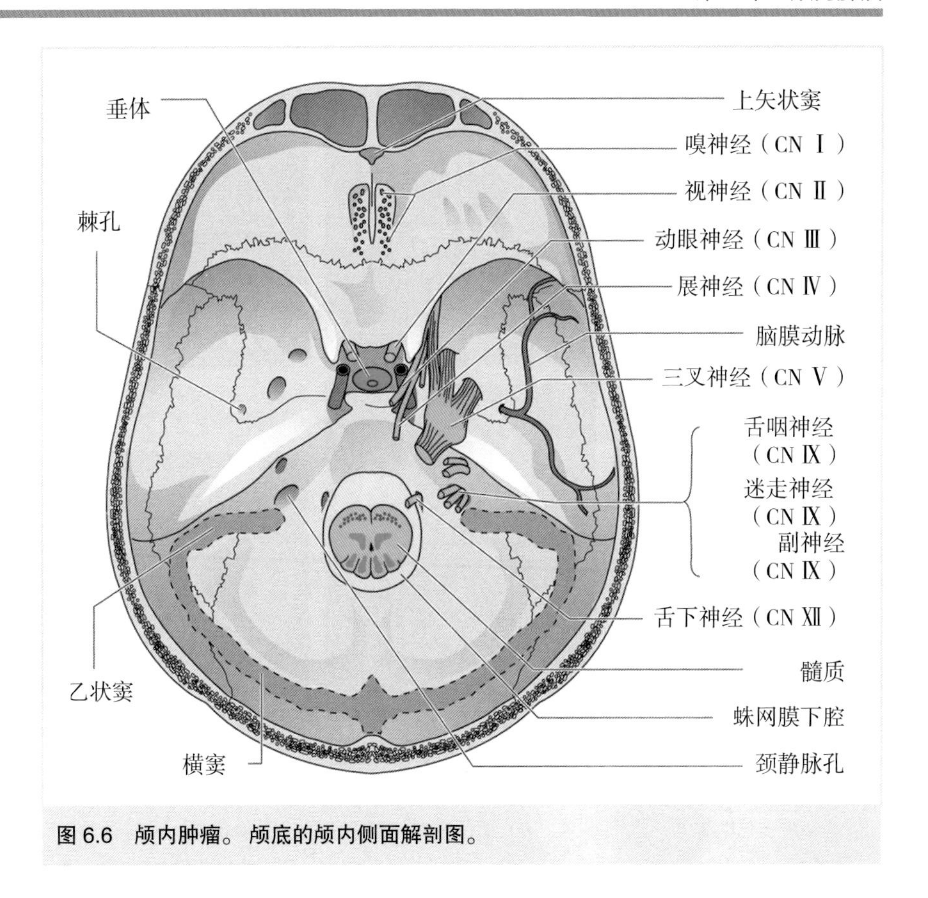

图 6.6　颅内肿瘤。颅底的颅内侧面解剖图。

ii.细菌性或真菌性鼻窦炎

iii.结节病

iv.淋巴瘤

v.肉芽肿病

–滥用可卡因

–Wegener肉芽肿病

b）先天性病变

i.纤维发育不良

ii.佩吉特病

iii.骨坏死

c）颅内病变

i.脑膜瘤

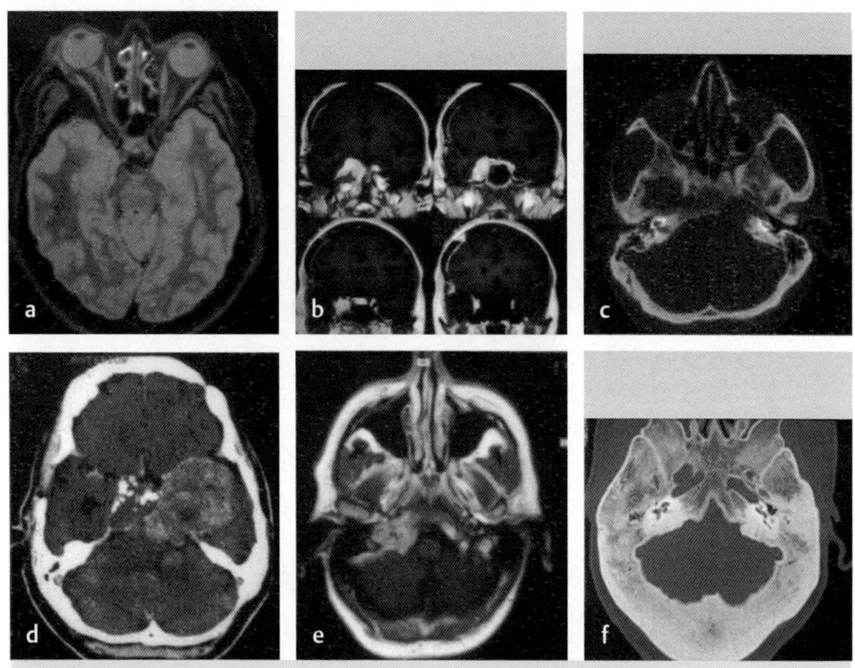

图 6.7 颅底病变。（a）纤维发育不良。MRI 轴位右侧蝶骨增厚，眼眶被挤压变小导致突眼。（b）右侧海绵窦脑膜瘤。冠状 T1WI 显示右侧海绵窦扩张，对比增强后信号强度明显。（c）转移瘤。CT 周围显示岩骨尖端溶骨性病变。（d）脊髓瘤。左侧颞窝和鞍旁区高密度占位性病变，CT 轴位示肿块正在侵蚀岩骨的顶端，并延伸到同一侧的桥小脑角（CPA）。（e）颈神经节瘤或颈髓鞘瘤。CT 轴位显示右侧 CPA 占位性病变，位于右侧颈静脉孔，表现为明显的对比后增强。（f）Paget 病。CT 轴位显示颅底所有骨骼明显增厚，后颅窝缩小。

蝶骨嵴和嗅沟脑膜瘤占所有脑膜瘤的10%～15%。

ii.鼻腔内脑膨出

最常见的前颅底病变起源于大脑；15%的膨出发生在这里。

iii.皮肤样窦

iv.脑异位

v.原发性脑肿瘤

罕见的病变，可能导致硬脑膜侵犯或颅骨破坏。

-神经节细胞瘤

-间变性胶质瘤或GBM

2. 中央颅底病变（上斜坡，蝶鞍，海绵窦，蝶骨）

a）转移瘤

从头颈部恶性肿瘤延伸或通过血源性从颅外肿瘤转移至此，如前列腺、肺和乳腺癌。

b）感染和炎症性疾病

i. 骨髓炎

免疫缺陷状态、糖尿病、慢性乳突炎、鼻窦感染、创伤或坏死性外耳炎。

ii.细菌性鼻窦炎

从筛窦或蝶窦，经导静脉和海绵窦引起颅内感染，导致脑梗死、脑膜炎、硬膜下脓肿和脑脓肿。

iii.真菌性鼻窦炎

念珠菌病、曲霉菌病、组织胞浆菌病、鼻霉菌病导致免疫功能低下患者发生多发性颅神经麻痹、颈内动脉血栓形成、海绵窦血栓形成、脑梗死和脑脓肿。

iv.非真菌肉芽肿

-Wegener肉芽肿

-结节病

-麻风病

-梅毒

-鼻硬结病

-可卡因滥用肉芽肿病

-致命中线肉芽肿（T细胞淋巴瘤的变体）

-嗜酸性肉芽肿

c）原发性良性肿瘤

i. 垂体腺瘤

可通过鞍膈向上延伸，并横向延伸至海绵窦。

ii.脑膜瘤

位于蝶骨翼、鞍膈、斜坡和海绵窦旁。

iii.神经鞘瘤

-神经纤维瘤

弥漫性浸润性肿块，主要起源于三叉神经的眼支、上颌支和下颌支。

-神经鞘瘤

1/3的肿瘤源于三叉神经和Meckel憩室。颅神经Ⅲ、Ⅳ和Ⅵ的神经鞘瘤比较少见。

iv.幼稚血管纤维瘤

最常见的鼻咽良性肿瘤；高度血管化。

v.脊索瘤（通常位于中线）

vi.软骨瘤

该区域最常见的良性骨软骨肿瘤。

vii.表皮样囊肿

viii.脂肪瘤

ix.海绵状血管瘤

d）原发性恶性肿瘤

i.鼻咽癌

ii.横纹肌肉瘤

iii.多发性骨髓瘤

最常见的原发性骨肿瘤，起源于中央颅底。

iv.孤立性浆细胞瘤

v.骨肉瘤

继多发性骨髓瘤后，第二常见的原发性骨肿瘤。

vi.软骨肉瘤

通常出现在中线；鉴别诊断包括转移瘤和副神经节瘤。

3.后颅底/斜坡（包括蝶骨-枕骨、枕骨下方的斜坡、岩骨尖、枕骨外侧和侧方，枕大孔周围）

a）颞骨的病变

b）枕骨大孔的病变

c）斜坡和斜坡旁病变

i. 脊索瘤

脊索瘤或软骨肉瘤通常起源于骶尾部、蝶骨-枕部（40%）或脊椎。这两种肿瘤占所有原发颅底病变的6%～7%，非常少见，仅占所颅内肿瘤的0.2%。颅内脊索瘤与其他侵袭性和钙化性肿瘤的鉴别诊断包括：

-嗜铬细胞瘤

-黏液腺癌

-脑膜瘤

-颅咽管瘤

-神经鞘瘤

-鼻咽癌

-唾液腺肿瘤

ii.软骨肉瘤

iii.转移瘤

-局部转移（如鼻咽鳞状细胞癌）

-血源性颅转移（如肺、前列腺、乳房）

iv.脑膜瘤

v.骨髓炎（包括Gradnigo综合征）

vi.多发性骨髓瘤

vii.浆细胞瘤

viii.组织细胞增生症

d）颈静脉孔病变

i. 肿瘤肿块

- 副神经节瘤

颈动脉体瘤或血管球瘤；副交感神经副神经节瘤多位于颈静脉球部外膜和头颈部，尤其是颈动脉体、颈静脉球部和鼓室球。

-转移瘤

面部和口腔恶性肿瘤经神经逆行扩散可能导致颈静脉孔区转移。淋巴瘤、黑色素瘤和鳞状细胞癌以这种方式转移。提示神经周围播散的典型表现是在颈静脉孔颅外开口处正常脂肪垫的消失或溶解。

∘局部转移（如鼻咽癌，淋巴结转移）

∘血源性转移（如肺、前列腺、乳房）

-神经鞘瘤（不常见部位）

∘CNs Ⅸ和Ⅺ的神经鞘瘤

∘神经纤维瘤

–表皮样肿瘤

–软骨瘤/脊索瘤

–脑膜瘤

播散方式可以区分原发性脑膜瘤（以枕骨大孔为中心）、神经鞘瘤（Schwannomas）和颈静脉孔内副神经节瘤。副神经节瘤通常累及外侧下叶、局部颈动脉间隙，很少向内侧延伸到颈静脉结节、舌下管和斜坡。与副神经节瘤不同，颈静脉孔区神经鞘瘤从脑干的外侧沿CNs Ⅸ、Ⅹ和Ⅺ生长，可向下扩散到鼻咽和舌上颈动脉间隙。

–原始神经外胚层肿瘤（PNET）

不常见的原发肿瘤，通常表现为进行性延髓麻痹。

–创伤和其他罕见的原发性病变

颅底骨折伴或不伴硬脑膜撕裂和脑脊液漏，局部骨破坏引起的骨疾病，如纤维发育不良、佩吉特病、组织细胞增生症和多发性骨髓瘤。

–非肿瘤性肿块

∘颈静脉球突出（“假肿瘤”；正常变异）

∘颈静脉血栓形成

∘骨髓炎

4. 弥漫性颅底病变

a）肿瘤肿物

i.转移瘤

ii.多发性骨髓瘤/浆细胞瘤

iii.脑膜瘤

iv.淋巴瘤

原发性或继发性；较罕见但近年发病率增加，可导致软脑膜疾病和多发性颅神经麻痹。

b）非肿瘤性肿块

i. 纤维发育不良

青少年和年轻人最常见的良性骨骼疾病。最常见的为单发型，25%患者的累及颅骨和面部骨骼，而在多发型中，造成面部畸形和颅神经麻痹的比例为40%～60%。

ii.佩吉特病

iii.嗜酸性肉芽肿

5. 海绵窦病变

a）单侧生长（图6.8）

i.神经鞘瘤（CNs Ⅲ、Ⅳ、Ⅴ和Ⅵ）

ii.脑膜瘤

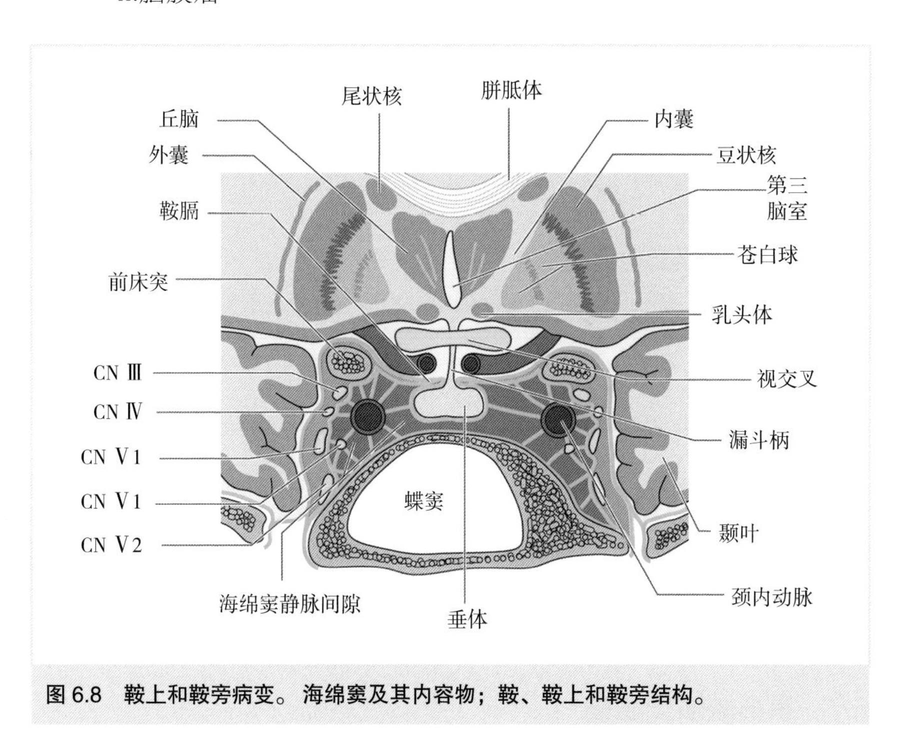

图 6.8　鞍上和鞍旁病变。海绵窦及其内容物；鞍、鞍上和鞍旁结构。

多生长于海绵窦的外侧边缘，并可能沿着幕缘向后延伸，MRI上出现燕尾状。可能包裹ICA的海绵状部分，或使其扭曲变形。

iii.转移瘤

例如腺样囊性癌、基底细胞癌、淋巴瘤、黏液表皮样癌、黑色素瘤和神经鞘瘤，它们可能会穿通颅底进入大脑。

iv.血管病变（如扩张性颈动脉、颈动脉海绵窦瘘、颈动脉瘤、海绵状血管瘤和海绵窦血栓形成）

v.脊索瘤

vi.淋巴瘤

vii.软骨肉瘤

viii.脂肪瘤

ix.感染（如放线菌病、莱姆病和带状疱疹也可表现为神经受累）

x.特发性炎症性疾病

Tolosa-Hunt综合征：以眼眶后疼痛反复发作、CNs Ⅲ、Ⅳ、Ⅴa和Ⅵ功能损伤、可自行缓解和对类固醇治疗有效为特征。

b）双侧生长

i.巨大和侵袭性垂体腺瘤

ii.脑膜瘤

iii.转移瘤

iv.海绵窦血栓形成

可能发生于原发的颅内感染，也可能是由介入或外科手术引起的。

Kazner E, Wende S, Gramme T, et al. Computed tomography in intracranial tumors: differential diagnosis and clinical aspects; Springer-Verlag NY; 1982

Michael AS, Mafee MF, Valvassori GE, Tan WS. Dynamic computed tomography of the head and neck: differential diagnostic value. Radiology 1985; 154（2）:413-419

Lui YW, Dasari SB, Young RJ. Sphenoid masses in children: radiologic differential diagnosis with pathologic correlation. AJNR Am J Neuroradiol 2011; 32（4）:617-626

Lloret I, Server A, Taksdal I. Calvarial lesions: a radiological approach to diagnosis. Acta Radiol 2009; 50（5）:531-542

Lustig LR, Holliday MJ, McCarthy F, Nager GT. Fibrous dysplasia involving the skull base and temporal bone. Arch Otoralyngol Head Neck Surg 2001; 127（10）:1239-1247

6.7 星形胶质细胞瘤

胶质瘤占原发性脑肿瘤的50%～60%。低级别胶质瘤最常见于10岁之前，并随着年龄的增长，发病逐渐减少。星形细胞瘤发病率在20～30岁达到高峰。间变性星形细胞瘤在10岁之前和20～30岁有双高峰。随着年龄的增长，多形性胶质母细胞瘤（GBM）发病率逐渐增高，在10岁之前仅占胶质瘤的1%，而在60岁之后则超过50%。

6.7.1 鉴别诊断

疾病	症状	检查
脑转移瘤	可能有或没有系统性疾病和 / 或已知的癌症。全身症状包括恶病质，呼吸问题，咯血，胸痛和骨痛	MRI：典型的更局限的病变，可能是多个，多数有血管源性水肿 胸腹部 CT 扫描、骨扫描和 PET 扫描可提示全身疾病（图 6.9） 组织学可提供明确诊断
脑脓肿	有或无全身症状，如发烧、寒战和恶病质。 发病相关因素不同，可能包括肺异常、先天性紫绀心脏病、细菌性心内膜炎和开放性头部损伤	MRI 显示脑室有较薄的包膜，脓液扩散受限，乳酸水平升高；可能表现为多个病变。血检，如 ESR、CRP 和 WBC 升高，提示感染的敏感性为 90%，特异性 77% 活检或抽吸可以提供明确的诊断，显示为脓液，而不是肿瘤细胞，并且细菌或真菌培养阳性
多发性硬化症	多发于 20 ~ 40 岁的妇女，通常出现急性神经症状，增生和萎缩（有空间性和时间性特征），例如视神经炎、脊髓炎（脊髓症状）和局灶性神经症状	MRI 显示脑室周围白质多处病变，可能增强，也可能不增强 脑脊液显示寡克隆带。 病理可提供明确的诊断，显示脱髓鞘病变、炎症细胞和肿瘤细胞的缺失，但通常这不是必要条件
放射性坏死	脑肿瘤患者过去曾接受过放射治疗 可能出现进行性神经症状或无症状	PET 扫描显示为低代谢。 病理科提供明确诊断（无肿瘤细胞，有广泛坏死）
急性中风	急性神经症状 老年患者脑血管危险因素 很少出现癫痫发作（只占 3% ~ 5%）	MRI 显示典型的弥散成像
脑炎	全身症状(发热和恶病质）	脑脊液显示白细胞增多、HSV 抗体阳性和 / 或可见 RBC 脑电图的特点是周期性的癫痫样放电 CT 和 MRI 显示颞叶水肿和出血性改变 脑活检术可明确诊断

续表

疾病	症状	检查
少突胶质细胞瘤	除了少突胶质细胞瘤更容易出现癫痫发作外，临床表现无具体差异	CT 扫描显示 90% 的病例有钙化，MRI 显示位于脑皮质 病理见呈“煎蛋状”肿瘤细胞和“蜂巢状”组织结构可明确诊断
胚胎发育不良性神经上皮肿瘤	患者多在 20 岁以下，有癫痫发作	MRI 显示有明显边界的皮质病变 CT 显示颅骨畸形 病理可明确诊断
神经节胶质细胞瘤	患者在 20 ～ 30 岁间有首次癫痫发作	MRI 通常显示内侧颞叶病变，有囊性成分和 / 或钙化 病理可明确诊断，有特征性病理细胞：神经节和胶质细胞

缩写：CRP，C 反应蛋白；CSF，脑脊液；EEG，脑电图；ESR，血沉；HSV，单纯疱疹病毒；PET， 正电子发射断层扫描；RBC，红细胞；WBC，白细胞。
资料来源：BMJ group ：Epocrates 2004。

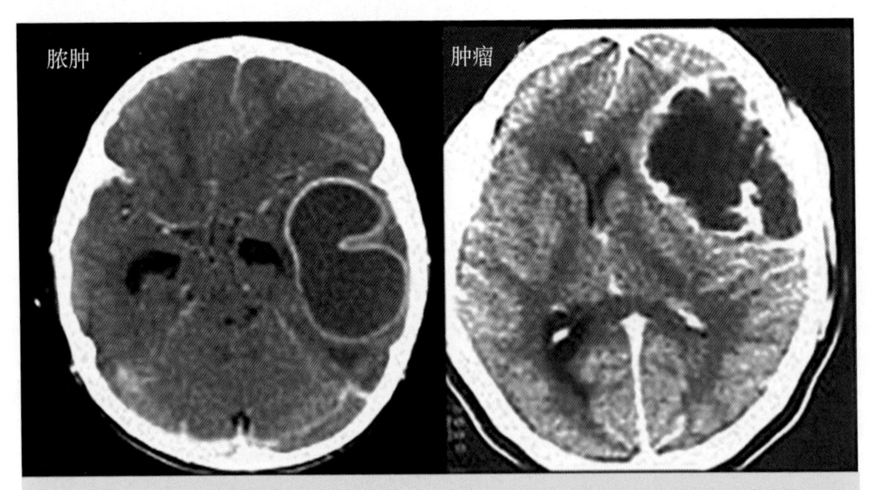

图 6.9 良恶性病变的区别。脓肿增强 CT 表现为平滑，均匀，环形强化；肿瘤呈不规则起伏状，囊壁增厚强化。

Horská A, Barker PB. Imaging of brain tumors: MR spectroscopy and metabolic imaging. Neuroimaging Clin N Am 2010; 20（3）:293–310
Hayashi T, Kumabe T, Jokura H, et al. Inflammatory demyelinating disease mimicking malignant

glioma. J Nucl Med 2003; 44（4）:565–569

Plotkin M, Amthauer H, Eisenacher J, et al. Value of 123I–IMT SPECT for diagnosis of recurrent non–astrocytic intracranial tumours. Neuroradiology 2005; 47（1）:18–26

Cunliffe CH, Fischer I, Monoky D, et al. Intracranial lesions mimicking neoplasms. Arch Pathol Lab Med 2009; 133（1）:101–123

Omuro AM, Leite CC, Mokhtari K, Delattre JY. Pitfalls in the diagnosis of brain tumours. Lancet Neurol 2006; 5（11）:937–948

6.8 脑室内肿瘤

脑室内可生长的肿瘤有多种，其中一些肿瘤在大脑其他部位更常见（例如脑膜瘤）。此外，一些脑内（实质）占位多为外生性，主要出现在脑室内。如果存在肿物，并且可以观察到特别重要。根据发病位置，患者信息（年龄，性别）和影像学表现，通常可以缩小诊断考虑范围，大多数情况下，可以只考虑一个诊断。

脑室内的肿瘤常阻塞导水管，产生脑积水。患者可能无症状，也可能存在不同的非特异性症状。

成人重要鉴别诊断的为胶质瘤（星形细胞瘤、室管膜下瘤、巨细胞星形细胞瘤），脑膜瘤，室管膜瘤，脉络丛乳头状瘤，转移瘤和神经囊尾蚴病；儿童需要鉴别诊断的为脉络丛乳头状瘤，室管膜瘤，PNET，畸胎瘤和星形细胞瘤。

鉴别诊断的重要特征包括患者的年龄、肿瘤在脑室内的位置以及静脉注射造影剂后CT上的密度。50%的肿瘤位于脑室三角部。所有脑室内肿瘤类型（除室管膜下瘤）均表现为增强。磁共振成像在评估肿瘤的位置、大小和生长方式方面是最可靠的，但并不能排除其他诊断。

室管膜瘤在儿童中更常见，常发生在第四脑室，通常伴有钙化。室管膜下瘤和中枢神经细胞瘤多生长在脑室三角部。在老年男性中，室管膜下瘤更常见，注射造影剂后通常不会增强。中枢神经细胞瘤多于40岁之前发病。室管膜下巨细胞星形细胞瘤多生长于室间孔，表现出明显的增强和钙化。当肿瘤在脉络丛中心部时，应考虑高分化脉管瘤（脉络丛乳头瘤、脉络丛癌、脑膜瘤或转移瘤）。在成人中，脑膜瘤是脑室肿瘤中最常见的肿瘤之一（大多数病例发生在中年妇女的左侧脑室）。T2加权成像（T2WI）低信号是特征性诊断之一。脑室三角区也是肾细胞癌、肺癌、黑色素瘤、胃癌、结肠癌和淋巴瘤转移扩散的常见部位。在MRI上，转移性疾病可能与脑室内脑膜瘤的信号特征相似。囊虫病也可能表现为脑室内肿块/囊肿，T1加权成像（T1WI）表现为低信号，T2WI表现为高信号。中枢神经细胞瘤是一种罕见的中枢神经系统肿瘤；它们通常与少突胶质细胞瘤相似。

主要病变如下。

1. 肿瘤
   a）室管膜瘤
   b）中枢神经细胞瘤
   c）室管膜下瘤
   d）结节性硬化症，室管膜下巨细胞星形细胞瘤/室管膜下错构瘤
   e）脑室内脑膜瘤
   f）脉络丛乳头瘤/脉络丛癌
   g）脉络丛转移瘤
   h）颅咽管瘤
   i）少突神经胶质瘤
2. 囊肿
   a）胶样囊肿（图6.10）
   b）脑室内单纯性囊肿（包括蛛网膜囊肿、室管膜囊肿、脉络丛囊肿）
   c）脉络丛黄色肉芽肿
   d）透明隔腔（CSP）即第五脑室
   e）Vergae腔（CV）即第六脑室
   f）中间帆腔
3. 感染
   a）神经囊尾蚴病
   b）颅内结核瘤
   c）颅内包虫囊肿（图6.11）
4. 脑室出血
5. 脑室周围实质病变
   a）GBM
   b）原发性脑室内淋巴瘤
   c）髓母细胞瘤/PNET肿瘤

d）血管母细胞瘤

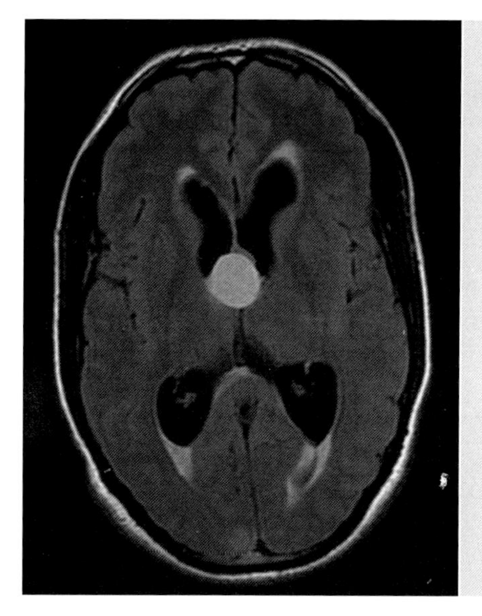

图 6.10 （FLAIR）磁共振图像显示第三脑室胶样囊肿。（转载自：Neoplasms. In: Shaya M, Gragnaniellllo C, Nader R, ed. Neurosurgery Rounds: Questions and Answers. 2nd edition. Thieme; 2017.）

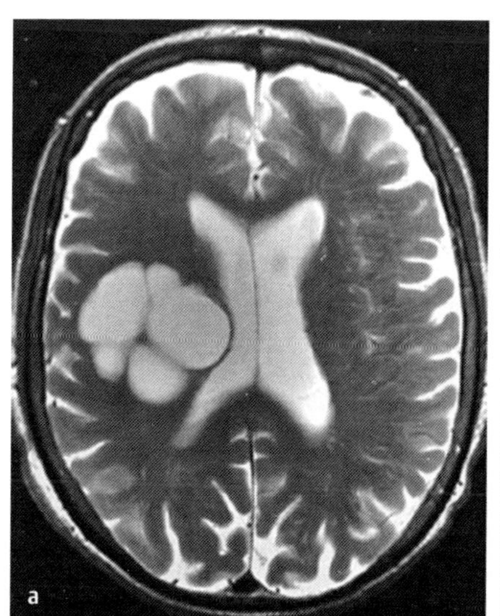

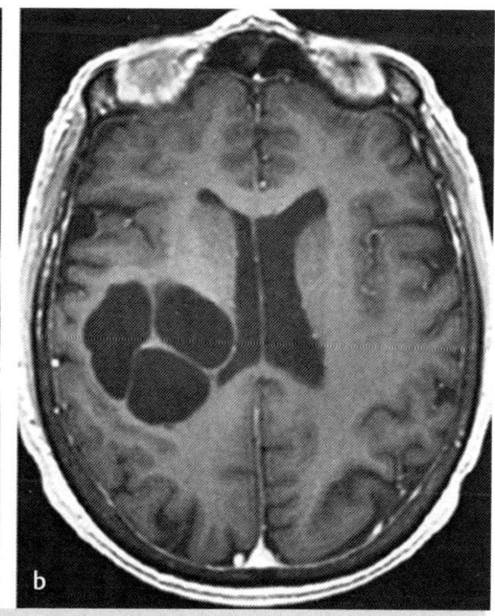

图 6.11　颅内包虫囊肿患者，有广泛的病灶。（a）轴位 T2 加权成像的高信号和（b）轴位 T1 加权成像无造影剂对比增强的低信号。(转载自: Fetal Brain MRI. In: Meyers S, ed. Differential Diagnosis in Neuroimaging: Brain and Meninges. 1st edition. Thieme; 2016.）

e）毛细胞星形细胞瘤

f）不典型的畸胎瘤/横纹肌样肿瘤

g）松果体区肿瘤

Jelinek J, Smirniotopoulos JG, Parisi JE, Kanzer M. Lateral ventricular neoplasms of the brain: differential diagnosis based on clinical, CT, and MR findings. AJNR Am J Neuroradiol 1990; 1111（3）:567–574

Majós C, Coll S, Aguilera C, Acebes JJ, Pons LC. Intraventricular mass lesions of the brain. Eur Radiol 2000; 10（6）:951–961

Anselem O, Mezzetta L, Grang é G, et al. Fetal tumors of the choroid plexus: is differential diagnosis between papilloma and carcinoma possible? Ultrasound Obstet Gynecol 2011; 38（2）:229–232

Ginat DT, Meyers SP. Intracranial lesions with high signal intensity on T1–weighted MR images: differential diagnosis. Radiographics 2012; 32（2）:499–516

Suh DY, Mapstone T. Pediatric supratentorial intraventricular tumors. Neurosurg 2001; 10（6）–E4

6.9 脉络丛疾病

6.9.1 鉴别诊断

1. 肿瘤

a）脉络丛乳头状瘤

b）脉络丛癌

c）脑膜瘤

d）室管膜瘤/室管膜下瘤

e）神经纤维瘤

f）胶质母细胞瘤/星形细胞瘤

g）少突神经胶质瘤

h）结节性硬化症/室管膜下巨细胞星形细胞瘤

i）中枢神经系统淋巴瘤

j）PNET（如髓母细胞瘤、室管膜母细胞瘤、松果体母细胞瘤、脑神经母细胞瘤、髓质上皮瘤、婴儿期原始神经外胚层黑色素瘤）

k）转移瘤

2. 非肿瘤样病变

a）表皮样肿瘤

b）皮样肿瘤

3. 非肿瘤性囊肿
   a）胶体囊肿
   b）Rathke裂囊肿
   c）神经胶质（神经上皮）囊肿
4. 血管畸形
   a）脉络丛血管瘤
   b）斑痣性错构瘤（例如Sturge-Weber综合征）
5. 感染
   a）脉络丛炎（例如，隐球菌和诺卡氏菌）
   b）其他
6. 炎症
   a）结节病
   b）黄色肉芽肿

Naeini RM, Yoo JH, Hunter JV. Spectrum of choroid plexus lesions in children. AJR Am J Roentgenol 2009; 192（1）:32-40

Netsky MG, Shaangshoti S, Collaborators. The choroid plexus in health and disease. Bristol: Wright; 2013

Osborn AG, Preece MT. Intracranial cysts: radiologic-pathologic correlation and imaging approach. Radiology 2006; 239（3）:650-664

McLendon RE, Rosenblum MK, Binger DD. In Russell-Rubinstein Pathology of tumors of thenervous system. 7th ed. Hodder Arnold; 2006

6.10 脑胶质瘤病或星形细胞增多症

弥漫性浸润性肿瘤，含有多种未分化的星形胶质细胞，无坏死。大脑胶质瘤病表现为大脑半球的弥漫性受累，导致人格改变，头痛和精神状态异常呈进行性改变。PET扫描显示浸润性肿瘤扩散区比CT或MRI更准确。大脑胶质瘤病和弥漫性胶质瘤是很难区分的，后者表现为广泛的肿瘤浸润到邻近的大脑区域。少突胶质细胞瘤表现为坏死、囊肿和钙化。鉴别常规胶质瘤与脑胶质瘤病的主要特征是肿瘤效应。尸检可明确诊断，中位生存期为14.5个月。

6.10.1 鉴别诊断

1. 低或中级胶质瘤

2. 少突胶质细胞瘤
3. 大脑胶质瘤病
4. 软脑膜胶质瘤病
5. 脑炎
6. 弥漫性和脱髓鞘性疾病（如Marburg病）
7. 假性脑瘤
8. 感染（进行性多灶性白质脑病）
9. 代谢紊乱（可逆性脑病综合征）
10.缺血性脑血管病，血管炎
11.创伤后改变（脑放射治疗后）

Bendszus M, Warmuth-Metz M, Klein R, et al. MR spectroscopy in gliomatosis cerebri. AJNR Am J Neuroradiol 2000; 21（2）:375-380
Yu A, Li K, Li H. Value of diagnosis and differential diagnosis of MRI and MR spectroscopy in gliomatosis cerebri. Eur J Radiol 2006; 59（2）:216-221

6.11 Tolosa-Hunt 综合征

海绵窦特发性炎症性疾病。

有痛性眼肌麻痹综合征，常见于中老年人。它是一种病因不明的非干酪性肉芽肿性疾病，其特征是严重的眶后和眶上疼痛、复视、CNs Ⅲ、Ⅳ和Ⅵ麻痹，合并CNs Ⅱ，Ⅴ1和Ⅴ2的敏感性下降。炎症涉及眼眶上裂和海绵窦区，增强MRI扫描明显增强，这有助于脑膜瘤、淋巴瘤和结节病等疾病与Tolosa-Hunt综合征的鉴别诊断，并有助于分辨Tolosa-Hunt综合征和眼眶假瘤（图6.12）。

由于Tolosa-Hunt综合征只有在其他疾病被排除后才能诊断，因此临床医生应该熟悉痛性眼肌麻痹的鉴别诊断。现实中，在最初的病人评估过程中，病史或体格检查往往没有任何线索来区分Tolosa-Hunt综合征和其他引起疼痛性眼肌麻痹的原因。因此，临床医生应该意识到：（1）鞍旁综合征病因，（2）其他引起疼痛性眼肌麻痹的占位。

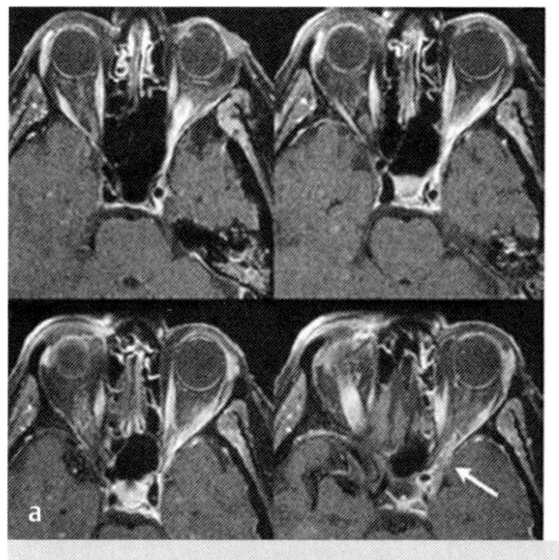

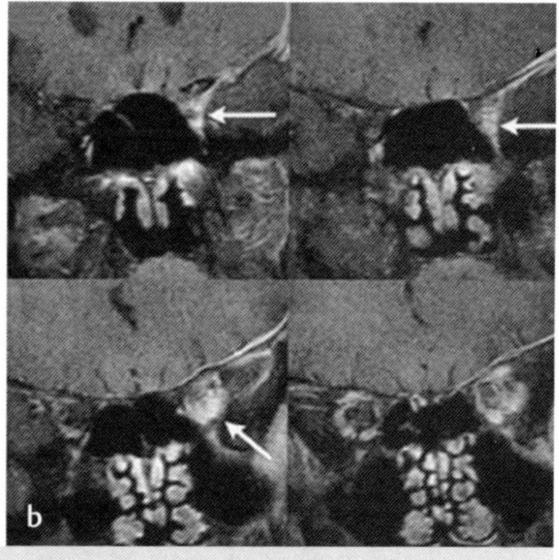

图 6.12　Tolosa-Hunt 综合征。（a）轴位和（b）冠位脂肪抑制的 T1 加权图像显示，左侧造影剂增强向后延伸到左眶上裂和左海绵窦（箭头）。（转载自：Table 2.3 Extraocular lesions involving the orbit. In: Meyers S, ed. Differential Diagnosis in Neuroimaging: Head and Neck. 1st edition. Thieme; 2016.）

6.11.1　鉴别诊断

1. 医源性
   a）鼻窦手术
   b）眼眶/面部手术
2. 创伤
   a）穿透性/非穿透性损伤
   b）眶尖骨折
   c）残留异物
3. 血管性
   a）颈动脉海绵窦段动脉瘤
   b）大脑后动脉瘤
   c）颈动脉海绵窦瘘/血栓形成
   d）镰状细胞性贫血
4. 炎症
   a）结节病
   b）系统性红斑狼疮

c）Churg-strauss综合征

d）Wegener肉芽肿病

e）Tolosa-Hunt综合征

单侧眼眶疼痛伴CNs Ⅲ、Ⅳ和/或Ⅵ麻痹，MRI或活检显示肉芽肿；疼痛在皮质类固醇治疗后72小时内缓解。

f）巨细胞动脉炎

g）眼眶炎性假瘤

h）甲状腺眼病

5. 感染

a）细菌（链球菌、葡萄球菌、放线菌、革兰阴性杆菌、厌氧菌、结核分枝杆菌）

b）病毒（带状疱疹病毒）

c）真菌（曲霉病、毛霉病）

d）螺旋体（梅毒螺旋体）

6. 肿瘤

a）原发性颅内肿瘤（垂体腺瘤、脑膜瘤、颅咽管瘤、肉瘤、神经纤维瘤、表皮样囊肿）

b）原发性颅骨肿瘤（脊索瘤、软骨瘤、骨巨细胞瘤）

c）局部转移（鼻咽肿瘤、鳞状细胞癌、腺样囊性癌、造釉细胞瘤）

d）远处转移（淋巴瘤、多发性骨髓瘤、肺、乳腺、肾细胞恶性黑色素瘤）

e）血液病（Burkitt淋巴瘤、非霍奇金淋巴瘤、白血病）

f）皮肤恶性肿瘤神经侵袭

Schats NJ, Farmar P. Tolosa-Hunt syndrome: the pathology of painful ophthalmoplegia. In Neuro-ophthalmology. Symposium of the University of Miami and the Bascoam Palmer Eye Institute. Vol VI ed Smith JL（Mosby, St Louis）pp 102-112

Kline LB, Hoyt WF. The Tolosa-Hunt syndrome. J Neurol Neurosurg Psychiatry 2001; 71（5）:577-582

6.12 恶性胶质瘤复发

在先前治疗的胶质瘤部位有扩大的病变最有可能是未根除的肿瘤复发，而不太可能是一个新的肿瘤生长。

对于这个再生的病变的鉴别诊断，临床医生应考虑以下因素：

1. 一个明显的新肿瘤的生长

在同一该部位的细胞与肿瘤“遗传倾向性相同”（genetic predisposition）的情况下。

a）结节性硬化症患者合并多发性胶质瘤

b）神经纤维瘤病患者沿同一神经根生长的多发性神经纤维瘤

2. 具有相似病理学类型的肿瘤的生长

具有相似组织病理学类型的肿瘤可能取代原肿瘤。

a）混合胶质瘤的星形胶质细胞成分取代其先前治疗的少突胶质细胞成分。

b）胶质肉瘤可能来自先前治疗过的胶质母细胞瘤。

3. 继发性肿瘤的生长

最初的治疗可能会引起不同类型的继发性肿瘤。

a）垂体腺瘤放疗后的鞍旁肉瘤。

b）脑膜瘤辐放疗区的胶质母细胞瘤。

4. 原肿瘤部位的转移性肿瘤

例如乳腺癌转移至垂体部位。

5. 非肿瘤性病变

这些非肿瘤性病变可能与肿瘤生长类似。

a）局灶性高剂量放疗后的放射性坏死。

b）肿瘤切除部位脓肿形成。

6.13　先天性后颅窝囊肿以及异常情况

1. Dandy-Walker综合征

在70%的病例中，这种综合征有许多异常表现，如脑积水、胼胝体发育不全、脑干核团发育不良和其他小脑发育异常。

a）Dandy-Walker畸形

大脑颅后窝及蛛网膜囊肿，高横窦及大脑镰插入小脑蚓部，小脑半球及脑干发育不全占25%。

b）Dandy-Walker变异

轻度小脑蚓部发育不全，第四脑室中度增大，后窝大小一般正常，脑干正常。

2. 其他颅后窝囊肿

a）蛛网膜和神经上皮囊肿

蛛网膜囊肿是由蛛网膜分裂形成的，有一层增厚的纤维连接组织，而神经上皮或室管膜囊肿内壁是柱状上皮细胞。

b）巨小脑延髓池

第四脑室显示正常，蚓部和小脑半球正常，但颅后窝可扩大，枕骨鳞部突出。

c）孤立的第四脑室

脑室腹腔分流后导致继发性导水管狭窄，脑脊液无法从第四脑室流出或被吸收。例如，患者的脑积水是由于脑膜炎造成的，如感染或出血。

d）脑疝

在晚期脑积水中，薄的脑室壁可能会进入邻近的蛛网膜下腔，从而在脑室的下内壁、松果体上隐窝形成憩室，并通过小脑幕引起小脑向下移位。

3. 复杂性小脑发育不全

a）Chiari畸形（小脑和脑干缺失或严重发育不良）

b）Joubert综合征

由常染色体隐性基因引起。

c）菱脑融合畸形

小脑蚓部缺如和双侧小脑半球融合。

d）枕部脑膨出

小脑蚓部发育不全，枕部脑膨出及背侧脑干牵拉。

e）Lhermitte-Duclos病或小脑发育不良性神经节细胞瘤小脑叶增厚肥大，颗粒细胞层肥大，神经节细胞轴突过度髓鞘化。

6.14 颅后窝囊肿

1. Dandy-Walker综合征（图6.13）
2. 巨小脑延髓池
3. 蛛网膜囊肿

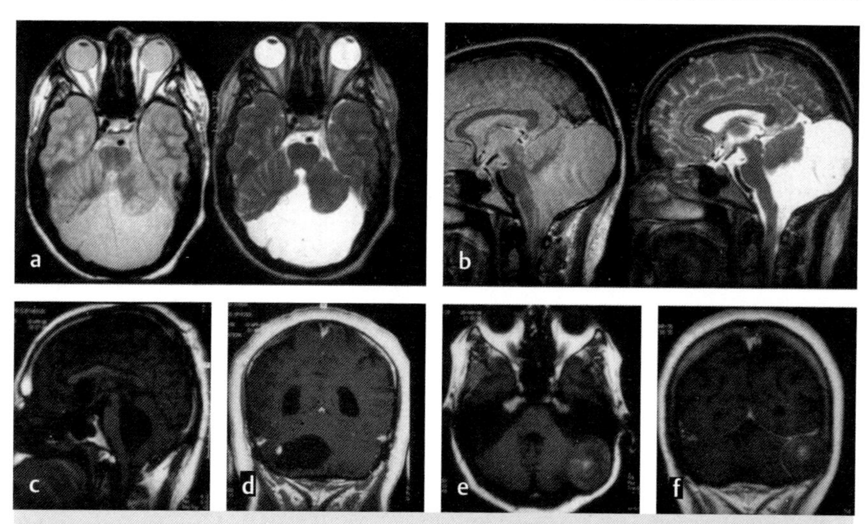

图 6.13　后窝囊肿。（a）Dandy-Walker 囊肿。轴位 MRI T2WI 显示枕大池囊性扩张，与第四脑室相通。小脑蚓部有相对应的萎缩和枕骨的压迹。（b）Dandy-Walker 囊肿。矢状位 T2WI（同一病例）。囊肿与第四脑室的沟通及小脑蚓部严重的萎缩。还有横窦和小脑幕的汇合。

4. 非肿瘤性囊肿
   a）炎症
   b）肠源性的
5. 肿瘤性囊肿
   a）血管母细胞瘤
   b）毛细胞星形细胞瘤
6. 囊肿样肿瘤
   a）皮肤样
   b）表皮样

Bosemani T, Orman G, Boltshauser E, Tekes A, Huisman TA, Poretti A. Congenital abnormalities of the posterior fossa. Radiographics 2015; 35（1）:200–220

Kollias SS, Ball WS Jr, Prenger EC. Cystic malformations of the posterior fossa: differential diagnosis clarified through embryologic analysis. Radiographics 1993; 13（6）:1211–1231

Barkovich AJ, Kjos BO, Norman D, Edwards MS. Revised classification of posterior fossa cysts and cystlike malformations based on the results of the MR images. Am J Roentgenol 1989; 153:1289–1300

6.15 颅内囊肿

在常规脑成像检查中，颅内囊肿和囊肿样脑内占位是常见表现。有的只有轻微的症状，或只是偶然的发作，在行CT或MRI检查时，这些发现可能伴随着神经局灶症状，如慢性头痛。

6.15.1 鉴别诊断

1. 转移性囊肿

明确恶性肿瘤的患者检查发现脑内占位提示存在脑转移（多发生于70%的患者）。最常见转移到大脑的恶性肿瘤是支气管肺癌、乳腺癌、绒毛膜癌和黑色素瘤，其中多达90%的患者是黑色素瘤转移。只有5%的颅内转移来自胃肠道黏液腺癌，约50%位于颅后窝，特别是小脑。

脑CT和MRI可提高诊断的特异性，但无法区分病变类型。环形坏死或囊性肿瘤需要在包膜期与脑脓肿进行鉴别诊断。在这种情况下，可行DW MRI和波谱分析。因为脓性液体是高度黏稠的，多表现为脑脓肿内弥散降低（水分子的限制流动）。然而，一些囊性肿瘤（原发性脑瘤或转移瘤）也可能表现出弥散降低，会影响肿瘤与脓肿的鉴别诊断。脓肿MRI波谱成像显示醋酸酯、琥珀酸、乳酸和氨基酸如缬氨酸、亮氨酸和异亮氨酸峰升高。这些氨基酸在脑肿瘤的MR波谱中无升高。抗生素治疗后可观察到波谱变化。因此，在开始抗生素治疗之前必须进行检查，这也可以监测抗生素治疗的效果。使用这些检查，诊断的准确性能够提高到94%。

2. 脑弓形虫脓肿

在艾滋病患者中，弓形虫病是最常见的机会性感染，也是局灶性脑损害的最常见原因。弓形虫病可能产生局灶性脑损害，主要局限于基底节区，也可能在脑内其他区域发病。在脊髓中传播很少。

普通CT扫描通常显示多个低密度部位，增强CT扫描显示没有增强。MRI研究显示，由于出血和/或钙化的存在，T1WI可显示低信号，T2-WI信号不固定。典型的放射学表现包括大脑半球的多个环型强化。在DW MRI上，脓肿中心轻度强化，脓肿壁相对低强化，周围水肿高强化。在MR波谱成像中，脂质峰和乳酸峰升高与其他代谢物的减少相关，这是弓形虫病的特征。

脑弓形虫病最重要的鉴别诊断是原发性脑淋巴瘤，但与化脓性脑脓肿和囊性转移瘤也较难鉴别。

3. 神经囊虫病

是世界上最常见的脑寄生虫病，神经囊虫病发病率占所有系统性囊虫病的60%～90%。大脑中的最常见的感染位置是灰白质交接区和灰质，蛛网膜下腔和第四脑室不太常见；脊髓受累较罕见。

临床上表现为癫痫发作（最常见）、头痛、ICP升高、脑炎、慢性脑膜炎、缺血性或出血性中风或脊柱受累。

神经囊虫病的影像学表现随囊尾蚴发育阶段的不同而不同。在CT和MRI图像上，早期囊泡期典型表现为平滑的薄壁囊肿，即脑脊液样囊肿。水肿和对比增强比较少见。通常存在囊壁结节（活的幼虫头结），表现为“带点的囊肿”。胶体囊期（变性）阶段，宿主细胞发生炎症反应时，囊周水肿和囊壁增强。在此阶段，囊肿液在MRI相对于脑脊液为高信号。在结节（愈合）阶段，CT扫描显示一个等密度的囊肿与高密度钙化的头结信号。周围水肿仍然存在，增强持续存在。残余囊肿在T1WI和T2WI上与大脑信号相同。结节或微环强化常见，提示肉芽肿。典型表现为一个“靶环征”或“牛眼征”，可在肿块中心看到钙化的头结。

鉴别诊断包括脑脓肿，结核，肿瘤（原发或转移），血管周围间隙扩大（PVSs），其他寄生虫感染（棘球蚴病、血吸虫病、旋毛虫病、疟疾、阿米巴脑炎、裂头蚴病、锥虫病）。脑脓肿有明显强化的囊壁，而囊尾蚴病囊肿通常强化不明显，除非它们在脑室，FLAIR图像显示边缘是高信号。结核球常伴脑膜炎，很少有囊性改变，T2WI常表现为低信号。扩增的PVSs在所有MR序列中都具有与CSF相同的信号。这些囊性病变中没有一个具有特征性的“带点囊肿”外观。

4. 孢囊虫囊肿

棘球蚴病是感染细粒棘球绦虫幼虫所致的寄生虫病。这种疾病经常累及肝脏和肺。脑囊肿比较罕见（2%的病例），通常是孤立的球形和单圆形。当感染侵蚀中枢神经系统时，通常位于大脑中动脉供血的脑实质中，脑室和小脑不常见。囊肿含有透明的液体，有子囊肿和颗粒状的鳞屑沉积。

孢囊虫囊肿的典型表现是大脑顶叶区的单个、大的、薄壁、球形的、不增强的脑脊液衰减囊肿。两个可见的成像成分是囊肿和周围细胞，这是囊肿的外周包膜。虽然MRI在显示外周细胞方面更敏感，但CT更易显示囊肿钙化。

鉴别诊断：在顶叶发现单发的囊肿且无周围水肿，应高度怀疑是孢囊虫囊肿。

主要鉴别诊断包括：其他涉及中枢神经系统的寄生虫病，如神经囊虫病，神经囊虫病通常会发现更多的病变；脑脓肿，周围会有明显的水肿；蛛网膜囊肿和表皮样囊肿，其特征见以上描述。

5. 其他寄生虫囊肿

一些寄生虫可能偶尔会感染中枢神经系统，并表现出部分囊性改变。阿米巴病、肺吸虫病、血吸虫病和裂头蚴病都可引起单发和复杂的室管膜内囊肿，并伴有或不伴有脑膜脑炎。周围水肿和出血比较常见。

影像学：复杂的砂砾样囊肿，典型的表现为有厚的强化边缘和明显的水肿。

鉴别诊断：任何来源的复杂砂砾样囊肿均需与原发性或转移性脑肿瘤相鉴别。

患者的个人和旅行史，以及血清学是诊断的关键。

6. 肿瘤相关良性囊肿

轴外肿瘤（如脑膜瘤、神经鞘瘤、颅咽管瘤和垂体大腺瘤）可能会表现为非肿瘤性囊肿。这些瘤周囊肿含有脑脊液。一些发生在听神经鞘瘤附近的囊肿，是真正的蛛网膜囊肿。其他如脑膜瘤，在扩张的肿瘤和邻近的大脑之间的裂缝内可见脑脊液。颅咽管瘤和垂体大腺瘤延伸鞍外，可能阻碍和扩大邻近的PVSs。间质液体留存在扩大的PVSs中，并可能导致沿视神经的水肿。

肿瘤相关蛛网膜囊肿和囊性PVSs不增强。信号强度和脑脊液一样。如果脑脊液中的蛋白质含量升高，则蛛网膜囊肿在MRI上可能与正常脑脊液相比呈高信号。

鉴别诊断：如果不进行活检，无法区分肿瘤相关的蛛网膜囊肿因组织间液而扩大的PVSs。

7. 蛛网膜囊肿

蛛网膜囊肿可能是一种良性的先天性病变，局限于蛛网膜内间隙。通常发生于幕上。它们可以发生在侧裂或半球间裂，枕大池和CPA池很少出现。通常不与脑室相通。形成机制：囊肿壁主动参与液体分泌，脑脊液搏动引起缓慢的进行性膨胀，以及“球阀”的机制（蛛网膜囊肿与蛛网膜下腔之间的单向阀导致其扩张）。蛛网膜囊肿也可能是创伤后导致的。

囊肿有很好的局限性，在CT扫描和所有MRI序列中均与脑脊液信号相同，没有增强。偶尔在MRI上出现信号增高，与囊肿内的高蛋白含量相关。

鉴别诊断包括：表皮样囊肿，慢性硬膜下血肿，脑穿通性囊肿。表皮样囊肿在FLAIR MRI序列上表现为高信号，在扩散序列上表现为高信号，而蛛网膜囊肿在FLAIR和DW序列上都表现为低信号。慢性硬膜下血肿在MRI检查中与脑脊液信号强度不一致。脑穿通性囊肿是充满脑脊液的空腔，壁薄，周围有胶质或海绵状白质。

8. 胶样囊肿

这些是含有内胚层黏蛋白的先天性畸形，占原发性脑肿瘤的0.5%～1.0%，占脑室内肿瘤的15%～20%。超过99%在室间孔发现。因为囊肿较小或偶然发现，通常是无症状的。偶尔胶样囊肿会迅速扩张。引起急性脑积水可能导致猝死。

胶样囊肿的典型表现是它位于室间孔。典型的胶样囊肿在CT扫描中表现为轮廓良好的高信号占位。在T1WI中，2/3的胶样囊肿是高信号的。大多数在T2WI上与大脑呈等信号，有些表现为外周边缘增强。

鉴别诊断包括：蛛网膜囊肿，表皮样和皮样囊肿，脉络丛囊肿。胶样囊肿的原发部位几乎是特定的。脑脊液流动伪影（MR假性囊肿）很容易被误认为是胶样囊肿。在所有序列中，蛛网膜和室管膜囊肿相对于脑脊液是等信号。脉络丛囊肿在T2WI中呈高信号。表皮样囊肿和皮样囊肿在第三脑室较少见。肿瘤，如室管膜下瘤或脉络丛乳头状瘤，可能发生在室间孔，但不太常见且有典型的增强。

9. 表皮样囊肿

颅内表皮样囊肿是先天性包涵体囊肿，占原发性颅内肿瘤的

0.2%～1.8%，是皮样囊肿的4～5倍。最常见的位置是CPA（40%～50%）、第四脑室（17%）和鞍区或鞍旁（10%～15%）。表皮样囊肿有明显的边界，为囊性病变伴白色内容物（胆脂瘤）。大多数无症状，但它们可能与听神经瘤相似，根据位置不同，导致面神经受累，然后单侧听力丧失，也可能导致眩晕、失衡或三叉神经痛。如果破裂，它们可能会产生强烈的化学性脑膜炎。

在CT扫描中，表皮样囊肿表现为结节性低密度病变，与脑脊液相似，不增强。多数在T1WI上显示低信号，在T2WI MRI序列上显示高信号。

鉴别诊断：主要的鉴别诊断为蛛网膜囊肿。蛛网膜囊肿在所有序列中都与脑脊液相同，包括FLAIR。它们是占位而不是入侵结构，如表皮样囊肿。其他类似表皮样囊肿包括皮样囊肿、神经囊虫病和囊性肿瘤。皮样囊肿通常位于中线，类似于脂肪，而不同于脑脊液信号。囊性肿瘤常增强，不同于脑脊液信号。神经囊虫病囊肿通常增强并伴有周围水肿或胶质病。

10.皮样囊肿

这些囊肿是先天性外胚层包涵体囊肿。非常罕见，占原发性颅内肿瘤的不到0.5%，且表皮样囊肿多于它们4～5倍。它们往往发生在中线鞍区、鞍旁区或额叶区。其他皮样囊肿位于后颅窝中线（第四脑室）。这些囊肿大小会变大（腺体分泌和上皮脱屑），因此可能破裂，导致化学性脑膜炎，可能引起血管痉挛，梗死，甚至死亡。鳞状细胞癌的恶性转化可能是由皮样囊肿和表皮样囊肿的恶性转化所致。

皮样囊肿由于其丰富的脂质含量，在CT扫描上出现广泛、低密度的肿块。MRI上，在T1WI上呈高信号，在T2WI序列上表现为可变信号。皮样囊肿破裂的诊断依据为蛛网膜下腔池、沟和脑室内有脂肪样液滴，以及化学性脑膜炎引起的涎腺增强。

鉴别诊断包括：表皮样囊肿、颅咽管瘤、脂肪瘤和畸胎瘤。表皮样囊肿通常类似于脑脊液（而不是脂肪），缺乏真皮附属物，通常位于中线附近。颅咽管瘤位于鞍上中线位置，有结节钙化。然而，大多数颅咽管瘤在T2WI上表现为明显高信号，并且增强明显。畸胎瘤也可能有相似的位置，但通常发生在松果体区域。脂肪瘤表现出均匀的脂肪衰减或信号强度，并显示化学移位伪影，这通常不会出现在皮样囊肿。

11. 室管膜囊肿

这些通常是常见的良性囊肿，多位于脑室和其他部位（蛛网膜下腔、脑干、脊髓和CPA）。薄壁细胞分泌一种澄清的液体。室管膜囊肿无症状，但有些患者可能会表现为头痛、癫痫，或梗阻性脑积水。病变与脑脊液在MRI T1WI和T2WI上呈等强度，无囊壁增强。

鉴别诊断包括：脉络丛囊肿，但囊肿通常是双侧的。其他增强的蛛网膜囊肿，这些囊肿发生在不同的位置（蛛网膜下腔），脑室内神经囊蚴病，在FLAIR图像上可显示肿块内的高信号边缘。

12.神经肠源性囊肿

这些囊肿是罕见的，为良性先天性病变，内胚层病变通常位于脊柱而不是大脑（颅后窝）。神经肠源性囊肿由一层类似于胃肠道或呼吸上皮排列，含有黏液和蛋白质成分。患者可能出现头痛、头晕、颅神经症状（CN Ⅴ感觉下降，感觉神经听力丧失，或CN Ⅲ麻痹）或癫痫发作。

典型的肠系膜囊肿多发生于颅后窝，表现为广泛的、不增强的稍高信号，通常位于延髓前方。在CT扫描中，呈等/低密度。与CSF相比，MRI上的T1WI和T2WI通常都呈高信号。

鉴别诊断包括表皮样囊肿、皮样囊肿、蛛网膜囊肿、Rathke囊肿、胶样囊肿和颅咽管瘤。表皮样囊肿和皮样囊肿在DWI中表现为高信号。

蛛网膜囊肿在所有MRI序列上均具有与脑脊液相同的信号强度。Rathke囊肿和胶样囊肿的位置不同于神经肠源性囊肿。颅咽管瘤在MRI T2WI中表现为高信号，在T1WI中有明显增强。

13.Rathke囊肿

这类囊肿是由胚胎Rathke裂的残余部分引起的先天性病变。多为鞍内或鞍上囊肿（13%～33%）。囊肿含量主要为黏液样。病变大多无症状，但最终因为压迫视交叉、下丘脑或垂体可能导致临床症状。

由于MRI序列的不同信号，Rathke囊肿可能很难单靠影像学诊断与鞍内或鞍上肿块区分开来。然而，重要的是囊肿缺乏强化和钙化。囊性液体在MRI T1WI上表现为低信号，在T2WI上表现为等信号或高信号。

鉴别诊断：Rathke囊肿需要与垂体腺瘤和颅咽管瘤相鉴别。垂体腺瘤表现为实体性、同质性强化肿瘤。颅咽管瘤有混合实性和囊性特征，表现为实性强化。表皮样囊肿和皮样囊肿已经讨论过。然而，在T1WI和T2WI序列上可见Rathke囊肿的囊内结节对诊断非常有帮助。

14.脑穿通性囊肿

这些囊肿是大脑半球内的先天性或继发性空洞，通常与脑室系统直接相通。脑穿通性囊肿起源于胎儿或围产期过程，由宫内血管或感染性损伤引起。继发性囊肿是继发于后期的损伤，通常是由于创伤、手术、缺血或感染导致。

在所有MRI序列中，囊肿的信号与脑脊液相同。邻近白质在T2WI和FLAIR MRI上通常表现为高信号。

鉴别诊断包括：蛛网膜囊肿、Rathke囊肿、室管膜囊肿、脑软化症和无脑畸形。蛛网膜囊肿多发生于轴外，很少累及颅骨附近的脑皮质。无脑畸形是一个充满脑脊液的腔，内衬异位灰质，并从脑室一直延伸到脑表面。室管膜囊肿是典型的脑室内囊肿，周围脑组织正常。

Osborn AG, Preece MT. Intracranial cysts: radiologic–pathologic correlation and imaging approach. Radiology 2006; 239（3）:650–664

Bannister CM, Russell SA, Rimmer S, Mowle DH. Fetal arachnoid cysts: their site, progress, prognosis and differential diagnosis. Eur J Pediatr Surg 1999; 9（Suppl 1）:27–28

Preece MT, Osborn AG, Chin SS, Smirniotopoulos JG. Intracranial neurenteric cysts: imaging and pathology spectrum. AJNR Am J Neuroradiol 2006; 27（6）:1211–1216

Taillibert S, Le Rhun E, Chamberlain MC. Intracranial cystic lesions: a review. Curr Neurol Neurosci Rep 2014; 14（9）:481

6.16 儿童和青少年的脑部强化病变

儿童或青少年周围强化病变的影像学鉴别诊断包括：

1. 胶质母细胞瘤
2. 神经节细胞胶质瘤
3. 胶质肉瘤
4. 恶性星形细胞瘤
5. 脑膜瘤
6. 脑膜肉瘤

7. 少突胶质细胞瘤
8. 毛细胞星形细胞瘤
9. 孤立性转移瘤
10.多形性黄色星形细胞瘤
11.纤维组织细胞瘤
12.纤维性黄色瘤

6.16.1　多发环形强化病变

多发环形增强病变是最常见的神经影像学异常之一。多种疾病可表现为多发环形强化病变。在神经影像学上，这些病变CT表现为低密度或等密度肿块。给予造影剂后，在低密度区域内有一个环状或均匀的圆盘状增强。增强的病变往往大小不一，周围通常有不同程度的水肿。通常，环形强化病变位于灰质和白质的交界处，也可以位于皮层下区域，深入脑实质，也可能位于浅表。

临床上，多表现为反复发作、视力障碍、局灶性神经功能缺损和ICP升高（严重头痛、呕吐和枕乳头水肿）。如果脑水肿严重，患者可能会因脑疝而出现感觉丧失和四肢瘫痪。

多发环形强化病变的鉴别诊断取决于患者的年龄和自身免疫情况。多见于免疫低下的人群、恶性肿瘤（原发和转移）和化脓性脓肿患者。也应考虑非典型微生物引起的脓肿和脱髓鞘疾病。在热带国家，囊虫肉芽肿常需要与颅内结核球鉴别。结核球往往直径大于20mm，轮廓不规则，有更严重的占位效应，并有进行性局灶神经功能缺损；而囊肿直径往往小于20mm，轮廓光滑，很少引起进行性局灶性神经功能损伤。目前明显的环形强化病变在神经影像学特征可明确诊断。一般来说，脓肿的特点是一个薄的均匀的环，环的内侧缘较薄，外缘光滑；往往存在卫星病变。一个厚的、不规则的、环状强化的提示为坏死的脑瘤。一些低级别的脑肿瘤也可自身分泌液体，可能形成异质性增强的病变。这些低级别的脑肿瘤可能存在一个不完整的环，与“囊肿伴结节”的形态较容易鉴别。多灶性胶质瘤患者可见多个环形强化病变。对于原发性脑肿瘤患者来说，很少存在三种以上不同的病变。有些囊性肿瘤，如毛细胞星形细胞瘤、血管母细胞瘤、多形性黄色星形细胞瘤、脑膜瘤和神经节细胞瘤影像学上有典型的附壁结节强化。这些良性脑肿瘤很少表现为多发性强化病变。脱髓鞘病变，包括经典多发性硬化和肿瘤样脱髓鞘病变，可能出现开放的环征或不完整的环征，常被误诊为脑肿瘤。

在HIV感染患者中，多个强化病变的主要原因是弓形虫病和原发性淋巴瘤。有助于区分弓形体病和CNS淋巴瘤的影像学特征包括：弓形虫病病变多位于皮质下灰质区，多呈多样性、偏心靶征，与淋巴瘤相比可观察到更多、更薄的病变壁强化。厚而不规则的脑室周围增强是典型的原发性淋巴瘤表现。胼胝体受累较少见于原发性中枢神经系统淋巴瘤。此外，免疫功能低下的患者有发生脓肿的风险，包括化脓性和非典型微生物以及肿瘤。在特定区域，对于免疫力低下患者，应多考虑结核球和结核性脑脓肿。由于结核分枝杆菌培养物或脑脊液中分枝杆菌DNA的聚合酶链反应检测灵敏度低，颅内结核球的诊断往往比较困难。尽管进行了广泛的评估，但有个别患者可能仍无法确诊。

引起大脑多发环形强化病变的疾病多为传染性、肿瘤性、炎症性或血管来源疾病。

6.16.2 鉴别诊断

在下面的列表中，病变大小表示为：S=small（<1～2cm），M=medium，L=Large。

1. 细菌
    a）化脓性脓肿（L）
    b）结核球和结核脓肿（L，M，S）
    c）神经性梅毒
    d）李斯特菌病
2. 真菌性肉芽肿（L，M）
    a）诺卡菌病
    b）放线菌病
    c）接合真菌病
    d）组织胞浆菌病
    e）环孢子菌病

f）曲霉病

g）霉菌病

h）隐球菌病

3. 寄生虫

a）神经囊虫病（S）

b）弓形虫病（M）

c）阿米巴脑病

d）包虫病

e）美洲锥虫病

4. 肿瘤

a）转移瘤（M，S）

b）原发性脑肿瘤（L，M）

c）原发性中枢神经系统淋巴瘤（免疫功能低下患者）

5. 炎症和脱髓鞘（M）

a）多发性硬化症

b）肿瘤样脱髓鞘病变

c）急性播散性脑脊髓炎（不完全环）

d）结节病（M）

e）神经白塞病（S）

f）Whipple病

g）系统性红斑狼疮

6. 其他

a）亚急性梗死

b）硬膜下血肿

c）海绵状血管瘤

d）放射性坏死

e）动脉瘤伴中心血栓

f）术后改变

6.16.3　影像学特征

对于强化病变，不能靠单一的特征确定诊断。在MRI DWI上如果囊性病变明显受到抑制（液体成分），应考虑为脓肿，直到排除此病。病变的许多特征以及临床表现需要将患者的基本信息数据综合起来，以帮助缩小鉴别诊断的范围。

有用的经验法则包括：

1. 增强特性
   a）厚和结节多考虑肿瘤
   b）薄和均匀多考虑脓肿
   c）不完全环开口朝向皮质，多考虑脱髓鞘
   d）单个囊腔等或低T2信号多考虑囊肿
   e）囊壁DWI增强多考虑GBM或脱髓鞘
2. 周围水肿
   a）病变处满布水肿多考虑脓肿
   b）灌注增加多考虑肿瘤（转移或原发性脑恶性肿瘤）
3. 中心液体内容物
   a）弥散受限多考虑脓肿
   b）没有弥散受限多考虑为中央坏死的肿瘤（典型的转移瘤）
4. 病变数目
   a）灰白色交界处有类似大小的圆形病变多考虑转移或脓肿。
   b）不规则肿块与邻近的继发性病变嵌入在同一区域的“水肿”多考虑GBM。
   c）小（<1～2cm）病变，壁薄，特别是如果有其他钙化灶存在，提示神经囊虫病。

Garg RK, Sinha MK. Multiple ring-enhancing lesions of the brain. J Postgrad Med 2010; 56（4）:307-316

Smirniotopoulos JG, Murphy FM, Rushing EJ, Rees JH, Schroeder JW. Patterns of contrast enhancement in the brain and meninges. Radiographics 2007; 27（2）:525-551

Hartmann M, Jansen O, Heiland S, Sommer C, M ü nkel K, Sartor K. Restricted diffusion within ring enhancement is not pathognomonic for brain abscess. AJNR Am J Neuroradiol 2001; 22（9）:1738-1742

6.17 肿瘤出血

在临床中，如明确诊断为恶性肿瘤的患者、老年非高血压患者和在脑出血前有进行性症状的患者，都怀疑瘤内出血。大约有1%的脑肿瘤患者可发生出血，据报道有高达10%的潜在肿瘤病人会出现颅内出血。

转移性病变通常被认为是有明确出血倾向的，MRI显示圆形肿块位于灰白色交界处周围，并表现出明显增强和中度水肿。转移瘤出血时，T1WI和T2WI上呈现高信号，并且相对没有含铁血黄素沉积。与出血有关的脑肿瘤包括：

1. 原发性脑肿瘤

a）恶性星形细胞瘤

i.间变性星形细胞瘤

ii.GBM

在成人胶质瘤中，GBM是最常见的瘤内出血肿瘤并可向蛛网膜下腔播散转移。

b）少突胶质细胞瘤（神经细胞瘤）

虽然脑室内神经细胞瘤呈现良性发展的过程，但出血比少突胶质细胞瘤更频繁，这对明确诊断有很大的帮助。

c）脑膜瘤

d）垂体腺瘤

e）血管母细胞瘤

f）听神经瘤

g）淋巴瘤（淋巴瘤出血少见）

2. 转移性脑肿瘤

a）肺癌

30%的支气管肺癌病例可转移到中枢神经系统；小细胞肺癌最为常见，而鳞状细胞癌较少转移到中枢神经系统。

b）乳腺癌

据统计，18%～30%的乳腺癌患者会发生脑转移。

c）恶性黑色素瘤

第三种最常见的肿瘤。

d）肾细胞癌

e）甲状腺癌

f）胃肠道原发肿瘤

g）绒毛膜癌

h）视网膜母细胞瘤

Zeng C, Tang S, Jiang Y, Xiong X, Zhou S. Seven patients diagnosed as intracranial hemorrhage combined with intracranial tumor: case description and literature review. Int J Clin Exp Med 2015; 8（10）:19621–19625

Rumboldt Z, et al. Brain Imaging with MRI and CT: An image Pattern Approach. Cambridge University Press; 2012

6.18 脑转移瘤

大约60%的脑转移瘤患者会出现亚急性症状，这些症状通常与肿瘤的位置有关。约85%的病变位于大脑，15%位于小脑，5%位于脑干。晨起头痛、恶心、呕吐并伴有视乳头水肿往往提示颅内高压。出现头痛、颈项强直和畏光等症状则表明脑膜受累。这些症状呈亚急性起病而非急性发作。

症状的急性发作提示有血管病变或皮层异常放电，例如脑出血和癫痫发作。进行性痴呆和认知功能障碍最有可能是由于脱髓鞘改变和放射性坏死引起。副肿瘤综合征包括边缘性脑病和小脑变性，后者通常与卵巢癌相关。当出现进行性体重减轻和四肢无力往往提示病情严重，并高度怀疑肿瘤的复发。同样，当出现多发性神经系统症状或肌肉运动障碍等神经系统问题时，也提示预后不佳。

明确的恶性肿瘤病史和MRI上多发病灶的出现并不能明确诊断脑转移瘤。即使是典型的影像学表现也只能是怀疑，不能肯定病变就是转移瘤而不是其他病变，如原发性脑肿瘤或脑脓肿。因此，立体定向活检是必要的，其可以明确诊断。

6.18.1 鉴别诊断

1. *原发性脑肿瘤*

a）脑膜瘤

脑膜瘤表现为均匀增强，并且附着在硬脑膜上，相对缺乏瘤周水肿。转移性瘤也可能通过颈外动脉系统而累及硬脑膜，因此除了活检外，不可能完全区分转移瘤和脑膜瘤。如果神经症状发展得很缓慢，或者MRI提示病变位于镰旁或颅骨内板，则更有利于脑膜瘤的诊断。需要注意的是乳腺癌可能转移，形成脑膜瘤。

b）星形细胞瘤

脑转移瘤表现为球形肿块，而原发性胶质细胞瘤通常是不规则强化，并沿白质纤维束指状浸润。

c）原发性脑淋巴瘤

MRI上常表现为脑室周围均匀的，多发病变，边界不规则且不清晰。

d）听神经瘤和垂体腺瘤

在相同位置很难与转移瘤相鉴别。

2. 血管病变

a）脑梗死

急性脑梗死不强化，在血管病变发生后24～48小时内MRI表现仍有可能完全正常。在发病后的1～3周软脑膜下的脑回可出现强化表现，而脑转移瘤呈现环形强化。梗死区的强化表现在几周后减弱并消失，缺血区强化减弱。

b）脑出血

急性出血在CT扫描上呈高密度，但MRI显示可能正常。发病3～6周后增强扫描呈现等密度血凝块表现并伴有环形增强，类似于转移瘤或脑脓肿。早期强化提示肿瘤出血。

3. 感染

免疫力低下的患者通常发生脑脓肿，特别是那些患有霍奇金病和其他淋巴瘤的患者，在这些患者中脑脓肿比转移瘤更常见。

a）弓形虫脓肿是最常见的由寄生引起的中枢神经系统感染，其往往在基底节区呈单发占位表现。

b）在应用免疫抑制剂的诺卡氏菌肺部感染患者中有50%出现多发诺卡氏菌脓肿。

c）进行性多病灶脑白质病（PML）

一种由乳多空（JC）病毒引起的少突胶质细胞感染，继发于细胞免疫水平降低的淋巴瘤、慢性淋巴细胞白血病或长期化疗患者。

鉴别特征：

i. CT和MRI有助于脑脓肿的鉴别。脓肿的强化环通常比肿瘤的更薄、更均匀。其包膜在氧合较好的皮层侧较厚，在脑室侧相对较薄。

ii.对于疑似弓形虫脓肿，如果磺胺嘧啶和乙胺嘧啶的试验性治疗有效，可以在没有活检的情况下确诊。如果怀疑其他类型脓肿，早期行立体定向活组织检查既可以明确诊断又可以指导抗生素应用。

iii.在PML中，CT和MRI显示白质的多灶性、穿孔样病变，无占位效应，通常无强化，与非增强的淋巴瘤影像学表现相似。明确的诊断只能通过活组织病理检查。

4. 放射性坏死

CT和MRI表现为低密度或等密度环形强化，周围伴有水肿。如果没有进行穿刺活检，在已行放射治疗的患者中很难鉴别放射性坏死和转移瘤的复发。

5. 甲氨蝶呤相关脑白质病

可导致双侧白质病变和脑室扩张。在CT扫描上表现为密度降低，在T2相上表现为高信号，无强化，可以与转移瘤相鉴别。

6. 多发性硬化症

多发性硬化症（MS）的病变可以是单发或多发，无强化，很难与脑肿瘤相鉴别。然而，MS病变在6～8周后仍不会增强，并有可能出现新的无强化病灶，这些与转移瘤的表现不相符。

7. 其他

即使没有潜在的原发性或继发性脑肿瘤，癫痫的局灶性或全面性发作亦可引起CT和MRI的短暂异常改变。这些变化可在癫痫发作控制后的几周内消失。

Stark AM, Eichmann T, Mehdorn HM. Skull metastases: clinical features, differential diagnosis, and review of the literature. Surg Neurol 2003; 60（3）:219–225, discussion 225–226

Fink KR, Fink JR. Imaging of brain metastases. Surg Neurol Int 2013; 4（Suppl 4）:S209–S219

Szu G, Milano E, Johnson C, Hgeier L. Detection of brain metastases: comparison of contrast-enhanced MR with unenhanced MR and enhanced CT. AJNR Am J Neuroradiol 1990; 11:785–791

6.19 蛛网膜下腔转移瘤

有6%～18%的中枢神经系统转移瘤可累及蛛网膜、蛛网膜下腔或软脑膜，也可同时受累。原发中枢神经系统肿瘤或继发神经系统恶性肿瘤均可在蛛网膜下腔广泛或局灶性播散转移。典型的播散位置有基底池、CPA池、鞍上池、颅神经走行区域以及大脑凸面。通过增强MRI扫描可以诊断45%的软脑膜和蛛网膜下腔中的微小转移灶。脑脊液细胞学检查可明确软脑膜癌的诊断，第一次腰椎穿刺脑脊液异常率为55%，而三次腰椎穿刺检查的异常率可提高至90%。当腰椎穿刺有禁忌或脑脊液细胞学检查不明确时，MRI增强扫描可作为诊断手段。

6.19.1　蛛网膜下腔转移瘤的来源

1. 儿童
   a）原发性脑肿瘤
      i.原始神经外胚层肿瘤（PNET）
        -髓母细胞瘤
        -室管膜母细胞瘤
      ii.松果体区肿瘤（生殖细胞瘤、松果体母细胞瘤）
      iii.脉络丛癌
   b）原发性颅外肿瘤
      i.神经母细胞瘤
      ii.淋巴瘤
      iii.白血病
2. 成人
   a）原发性脑肿瘤
      i.多形性胶质母细胞瘤/间变性星形细胞瘤
      ii.少突胶质细胞瘤
      iii.原发性淋巴瘤
   b）原发性颅外肿瘤
      i.肺癌
      ii.乳腺癌
      iii.恶性黑色素瘤
      iv.胃肠道肿瘤
      v.卵巢癌

vi.淋巴瘤

vii.白血病

6.19.2 鉴别诊断

1. 颅内脑膜癌病
2. 脑膜炎
   a）急性细菌性脑膜炎
   b）慢性脑膜炎（真菌性和肉芽肿性脑膜炎）易侵入基底池
      i.结核性脑膜炎
      ii.球孢子菌样脑膜炎
      iii.新型隐球菌脑膜炎
      iv.脑囊虫病
3. 非感染性炎症性疾病
   a）结节病
4. 淋巴瘤
5. 白血病
6. 创伤后颅底粘连
7. 鞘内化疗/放疗
8. 特发性硬脑膜炎

Atlas SC. Magnetic Resonance Imaging of the Brain and Spine. 4th ed. Wolters Kluwer Lippincott; 2009

Haber-Gattuso-Spitz-David: Differential Diagnosis in Surgical Pathology. Saunders; 2002

6.20 高泌乳素血症

女性的高泌乳素血症会导致闭经、溢乳和骨质疏松，而男性则可能导致性欲减退和阳痿，或无症状。高泌乳素血症的程度与分泌泌乳素肿瘤的功能直接相关。血清泌乳素水平＞200ng/ml往往提示泌乳素瘤的发生。男性的正常泌乳素水平为1～20ng/ml，女性为1～25ng/ml。

6.20.1 鉴别诊断

1. 非病理性原因
   a）怀孕

b）哺乳早期
c）乳头刺激
d）性交
e）睡眠
f）精神压力
g）运动

2. 疾病

a）泌乳素瘤
b）垂体柄损伤
c）嫌色细胞大腺瘤导致的垂体柄受压
d）空蝶鞍综合征
e）下丘脑疾病
i.肿瘤（如颅咽管瘤）
ii.组织细胞增生症 X（朗格汉斯组织细胞增生症）
iii.结节病
f）原发性甲状腺功能减退症
g）Chiari-Frommel综合征
h）肾衰竭
i）肝硬化

3. 药物

a）多巴胺拮抗剂（如吩噻嗪类药物）
b）利血平
i. α-甲基多巴
ii.多巴
c）阿片类（如吗啡）
d）前列腺素F2α
e）促甲状腺激素释放激素
f）雌激素

Serri O, Chik CL, Ur E, Ezzat S. Diagnosis and management of hyperprolactinemia. CMAJ 2003; 169（6）:575-581
Jameson JL, De Groot LG, et al. Endocrinology: Adult and Pediatric. 7th ed. Elsevier; 2015

第 7 章

脱髓鞘疾病和脑萎缩

7.1　多发性硬化

同义词：播散性硬化。

多发性硬化（MS）是一种病因不明的慢性炎症性自身免疫性疾病，涉及中枢神经系统（CNS）脱髓鞘反应并导致神经功能障碍。不同亚型MS临床表现差异很大，严重程度也不相同。发病年龄通常在10～59岁之间（大约70%的患者在20～40岁之间）。高加索人/北欧人的患病率更高，男女比例为2∶1。

大多数病例是散发的；同卵双胞胎及其一级亲属的共患病率为25%（MS患者的孩子患病风险增加30～50倍）。需考虑的危险因素包括温带纬度、家族史和性别（女性为主）。

MS与视神经炎、三叉神经痛、Bell麻痹、葡萄膜炎、横贯性脊髓炎和Devic综合征等相关。

MS的临床过程：

1. 在20%的MS患者中，该疾病具有良性的临床进程。
2. 在30%的患者中，该疾病复发（神经功能丧失或恶化）和缓解（恢复或接近正常功能）。
3. 在其他50%的患者中，该疾病主要是进行性的，其次是进行性复发的。

根据病史、检查的体征以及支持诊断的实验室检查异常（MRI，寡克隆区带），有时将MS分为临床确定，实验室支持，极有可能和可能。

在缺乏特异性的生物标志物的情况下，MS仍可根据临床症状诊断。没有可靠临床症状或体征的MRI异常不能用于MS诊断。相反，兼顾病史或检查，即使大脑和脊髓的MRI正常也不能排除MS诊断。患者没有实验室检查的支持，尤其是不完全符合所有临床标准时，MD的诊断很难确定。但是，没有一项检查能证实诊断结果，并且所有实验室数据在敏感性和特异性方面都存在不足，使其实用性削弱。

前瞻性研究表明，有两个因素可以最可靠地排除MS患者。首先是他们缺乏典型症状：没有视神经炎、Lhermitte征、感觉障碍、神经源性膀胱或其他常见缺陷。第二个因素是他们没有MRI和脑脊液（CSF）检查的典型发现。因为很少有MS患者的脑部MRI或CSF正常。

出现以下症状时，应怀疑MS的临床诊断：

1. 痴呆症
2. 失语症
3. 癫痫发作
4. 疼痛（三叉神经痛除外）
5. 运动障碍

7.1.1 MS的症状和体征

在中枢神经系统（大脑和脊髓）一个或多个区域中，MS病变的任何症状/体征都需要怀疑MS。而累及灰质的体征，如癫痫发作和精神状态改变等，很少发生。

MS的常见症状如下：

1. 感觉（麻木，刺痛，四肢沉重，感觉障碍平面）
2. 视觉（视力下降，色觉改变，视野缺损）
3. 脑干（复视，头晕，吞咽或说话困难）
4. 运动（无力，痉挛，抽搐）
5. 肠和膀胱功能障碍：尿急和尿失禁。常见的膀胱功能障碍是括约肌协同失调：膀胱逼尿平滑肌和盆底的随意肌同时收缩。
6. 小脑（步态或四肢共济失调）
7. 认知障碍
8. 疲劳（中午精力下降与其他MS体征或症状无关）

以下是常见的体征：

1. 皮质脊髓束（无力，痉挛，反射亢进，不对称反射，Babinski征）
2. 感觉异常（振动减退，针刺麻木感，感觉障碍平面，Lhermitte征——是一种随着颈部弯曲，沿脊柱放射的放电样感觉。除MS外，另一原因是颈椎管狭窄或其他对后索的机械性刺激）。
3. 脑干[眼球震颤，核间性眼肌麻痹。核间性眼肌麻痹（INO）（不能主动侧向凝视，但可以内聚），面部肌肉无力]。
4. 视神经病变（视力下降，中心暗点型视野损害，色觉丧失，视神经萎缩，传入瞳孔功能障碍/ Marcus Gunn瞳孔，视神经盘外观：如果累及视神经乳头则呈粉红色，肿胀，边缘模糊不清；如果累及球后，则正常。在视神经萎缩的苍白区域，特别是颞区，边缘清晰。）

5. Charcot三联征（意向性震颤，眼球震颤，吟诗样语言）
6. Uhthoff现象（受热或运动后症状和体征加重）

7.1.2 鉴别诊断

1. 感染后脑脊髓炎

   这是由自身免疫反应或病毒感染引起的亚急性综合征。患者以步态异常，精神错乱，迷失方向，膀胱或肠道控制障碍，肌肉无力和其他症状的急性或亚急性发作为主诉。这些异常与MRI上可见的脱髓鞘性病灶一致。这种情况可能是可逆的，也可能是不可逆的。然而，通常情况下，它表现为单相疾病，但慢性病例确实会发生，需要长期治疗。

2. 原发性中枢神经系统血管炎

   原发性中枢神经系统血管炎可能导致类似MS的综合征。最显著的症状包括严重的头痛、精神错乱和突然中风样发作。脑脊液中蛋白质水平升高，以及红细胞沉降率（ESR）加快。患者可能有脑血管造影异常，可能存在抗核或抗磷脂抗体。血管炎相关疾病（例如脑膜血管性梅毒、干燥综合征、红斑狼疮、Bechet病、Wagener肉芽肿和孤立的中枢神经系统血管炎）的患者，可能呈现类似MS的影像学发现。询问全身性疾病的特征并注意非典型MRI图像或临床表现有助于诊断。

3. 莱姆病和布鲁氏菌病

   有时中枢神经系统感染可能与MS相似，但通常它们具有不同的脑脊液改变和临床表现。已知莱姆病会引起间歇性神经系统事件，一些最常见的表现，包括Bell麻痹，以及麻木、疲倦和健忘症等非特异症状。脑脊液的改变可能与MS类似，而MRI可能显示出白质病变。应注意蜱虫叮咬、皮疹（慢性游走性红斑）和关节痛的病史。筛查脑脊液或血液中的抗体滴度和/或莱姆病聚合酶链反应（PCR）有助于诊断；肌电图（EMG）检查结果主要是轴突性神经病。

4. 系统性红斑狼疮（SLE）

这种疾病可能会导致多种神经系统病理改变，例如视力异常、脑病、横贯性脊髓炎和中风。

需要寻找全身异常，例如抗核抗体（ANA）升高，白细胞减少，血尿，ESR升高。在某些情况下，同一患者可能同时患有红斑狼疮和MS。

5. 热带痉挛性瘫痪

它是由人类T细胞白血病病毒（HTLV）-1引起的逆转录病毒疾病。在美国并不常见，但在加勒比海盆地周围居住了一段时间的患者中偶尔可以见到。主要临床表现为进行性痉挛性瘫痪或广泛性白质病变。

6. Bechet综合征

该综合征可导致与MS非常相似的MRI发现。这种疾病的主要鉴别特征是口腔和生殖器溃疡，葡萄膜炎，以及可能累及肺、关节、肠和心脏。Bechet病患者可能会出现四肢瘫痪、假性延髓麻痹、颅神经病变、小脑共济失调或脑静脉血栓形成。

7. 结节病和干燥综合征

结节病和干燥综合征可能在MRI上显示出与MS相似的病灶。它们是影响多器官系统的自身免疫性疾病，不应与MS混淆。胸部X线片可能显示肺肉芽肿病，累及中枢神经系统的患者可出现脑膜强化。结节病患者的CSF中寡克隆区带和IgG升高；常出现周围性面瘫；脑脊液中可见葡萄糖减少。CNS病变和疾病的进程可能表现出与MS极高的相似性。血管紧张素转换酶的测定可用于进一步的鉴别诊断，它可能在血清或脑脊液中升高，但不是一定会有异常。

8. 维生素B_{12}缺乏症和三期梅毒

维生素B_{12}缺乏和三期梅毒可能导致脊柱畸形和痴呆。当患者主诉出现上述症状时，必须排除这两种疾病。血清和脑脊液的VDRL测试以及脊髓痨中的反射丧失是神经梅毒的鉴别特征。

9. 成年期脑白质营养不良

成年期脑白质营养不良（异染性脑白质营养不良、Krabbe病和肾上腺脑白质营养不良）在MRI扫描中显示出很大的受累区域，找不到正常的白质。

10. 脊髓小脑变性

这些是遗传性变性疾病（橄榄体脑桥小脑变性，脊髓小脑变性等）。有家族史；病程进展隐匿，逐步受累；无脱髓鞘萎缩。最初可能类似于慢性进展型MS。但是，这些患者通常不存在MRI扫描中特征性的白质病变，并且CSF正常。

11. 进行性多灶性白质脑病

CT和MRI病灶无增强；无寡克隆区带；显著的痴呆症和失语症；始终存在潜在的免疫抑制反应（例如，HIV，移植后化疗）。HIV抗体阳性；皮质下痴呆；MRI显示弥漫性皮层下灰质和白质受累。

12. 压迫性脊髓病

通过脊髓和颅椎交界处MRI可诊断（例如颈椎病，Chiari畸形）。可见上肢的下运动神经元病变的征象，下颅神经麻痹。

13. 颅内肿瘤（神经胶质瘤，淋巴瘤）

病程逐渐加重；反复癫痫发作；诊断依据正常诱发反应或腰穿结果。

14. 颅颈交界处异常

15. 脑桥中央髓鞘溶解

构音障碍；吞咽困难；眼肌瘫痪；四肢瘫痪；快速纠正的低钠血症。

16. 运动神经元病

下运动神经元体征；异常肌电图；大脑、感觉或括约肌异常。

17. 先天性髓磷脂代谢缺陷

通常在儿童时期出现。

a）异染性脑白质营养不良，芳基硫酯酶缺乏。

b）肾上腺脑白质营养不良，超长链脂肪酸代谢缺陷。

c）Krabbe球状脑白质营养不良，半乳糖基神经酰胺酶缺陷。

18. 精神病

迄今为止，易与MS混淆的最重要的疾病是精神病（45%～76%）。大多数患者因怀疑患MS而向神经科医生咨询，但患者并未患MS，而患有某些精神疾病：躯体化障碍，疑病症，诈病，抑郁，焦虑或类似问题。下表列出了美国三个MS中心统计的几乎所有的七种其他相关的诊断情况。

美国三个 MS 中心统计的相关的诊断			
疾病	科罗拉多（N = 139）	达尔豪西（N = 2）	马什菲尔德（N = 70）
精神病	63（45%）	14（27%）	53（76%）
偏头痛	29（21%）	7（14%）	2（3%）
中风或 TIA	7（5%）	3（6%）	2（3%）
周围神经病	6（4%）	3（6%）	1（1%）
颈椎狭窄	4（3%）	1（2%）	1（1%）
良性感觉异常症状	0	11（22%）	8（11%）
眩晕症	0	3（6%）	0
缩写：TIA，短暂性脑缺血发作。			

Katzan I, Rudick RA. Guidelines to avoid errcrs in the diagnosis of multiple sclerosis Ann Neurol 1996;40:554

Rolak LA. The diagnosis of multiple sclerosis. Neurol Clin 1996;14（1）:27-43

Rolak LA, Fleming JO. The differential diagnosis of multiple sclerosis. Neurologist 2007;13（2）:57-72

7.1.3　基于MS发病机制的鉴别诊断

1. 自身免疫疾病
   - a）SLE
   - b）干燥综合征
   - c）Bechet综合征
   - d）神经结节病
   - e）慢性炎症性脱髓鞘性多发性神经病
   - f）抗磷脂抗体综合征
   - g）桥本自身免疫性脑病
2. 遗传疾病
   - a）遗传性脊髓小脑共济失调
   - b）遗传性截瘫
   - c）Leber视神经萎缩和其他线粒体细胞病变
3. 感染
   - a）HIV相关的脊髓病变
   - b）莱姆病

c）脑膜血管梅毒

d）病毒性脊髓炎

e）进行性多灶性白质脑病（PML）

f）感染后（疫苗接种后）脑脊髓炎

g）亚急性硬化性全脑炎

h）Whipple病

4. 代谢和营养

a）维生素B_{12}缺乏症

b）脑白质营养不良［异染性脑白质营养不良，肾上腺脑白质营养不良和球状脑白质营养不良（Krabbe病），以及Pelizaeus-Merzbacher病］

c）可逆性后部白质脑病

d）脑桥中央和脑桥外髓鞘溶解症

5. 与MS相关的疾病

a）急性播散性脑脊髓炎（ADEM）

b）视神经炎

c）横贯性脊髓炎

d）Devic综合征（视神经脊髓炎）

6. 肿瘤

a）原发性中枢神经系统淋巴瘤

b）脊髓肿瘤

c）副肿瘤综合征（边缘系统和脑干脑炎，进行性痉挛，以及抗两性蛋白抗体相关性痴呆）

d）后颅窝/枕骨大孔肿瘤

e）脑胶质瘤病

f）化疗和放疗导致的中枢神经系统综合征

7. 后颅窝/脊髓

a）Chiari畸形

b）脊髓型颈椎病（在进行性MS的鉴别诊断中很重要）

8. 精神病

a）转换障碍

b）诈病

9. 血管

a）中枢神经系统血管炎（例如结节性动脉周围炎，原发性中枢神经系统血管炎，药物引起的和感染相关的血管炎，Susac视网膜耳蜗血管病变）

b）脊柱和脑干动静脉畸形

c）海绵状血管瘤

d）烟雾病

e）血栓栓塞性中风

f）大脑常染色体显性遗传性动脉病变伴皮质下梗死和白质脑病（CADASIL）

g）无脉症

h）颈动脉和椎动脉夹层病变

7.1.4　MS的实验室诊断程序

没有针对MS的权威性实验室检查。

1. 血液检查（排除其他疾病）：

a）ANA（可在多达80%的MS患者中呈低滴度阳性）

b）抗SSA抗体（干燥综合征）

c）HLTV-1抗体（痉挛性瘫痪）

d）维生素B_{12}

e）荧光密螺旋体抗体吸收试验（FTA-ABS）

f）血清莱姆抗体滴度

2. 脑脊液检查　如果颅脑MRI检查结果不典型或无法诊断，脑脊液检查可能为MS的诊断提供支持。

a）白细胞：正常或轻度淋巴细胞增多（<50个细胞/mm）

b）25%的患者总蛋白正常或轻度增加（> 54mg/dl）

c）蛋白质电泳：

i.血清中缺乏相应的寡克隆区带（OCBs）的情况下，CSF中存在两个或多个OCBs。OCBs不对应特定的抗原，并且不参与疾病的发病机制。疑为MS的患者出现OCBs者占30%～40%，在确定为MS的患者中占90%～97%。在CNS的其他慢性炎症性疾病，感染性疾病和7%正常对照中也可观察到OCBs。

ii.IgG指数升高（CSF IgG / CSF白蛋白）/（血清IgG /血清白蛋白）反映了CNS中免疫细胞的激活，其敏感度为80%（>0.68则支持诊断）。

iii.IgG合成速率增高（>3mg/d）

iv.Kappa轻链

v.在疾病急性加重期间，这些检查的敏感性增高。

d）CSF的外观和开放压力正常

CSF IgG升高的鉴别诊断：

i.吉兰-巴雷和其他炎症性神经疾病

ii.中枢神经系统肿瘤

iii.中枢神经系统狼疮，结节病，Behcet病

iv.亚急性硬化性全脑炎

v.脑炎

vi.真菌性脑膜炎

3. 神经影像学

a）颅脑CT灵敏度不足以检测大多数MS病变。

b）MRI是最强大的诊断工具,可以显示90%临床确定MS患者、60%～70%极有可能为MS患者、30%～50%可能为MS患者的影像学异常。

颅骨MRI：常见部位包括脑室周围白质（Dawson手指征）、胼胝体、脉络膜、脑干和脊髓（尤其是后索）。钆增强有助于检测活动性病灶。特征性病灶为卵圆形，多个部位，时间（强度）不同。至少3个月内无二次临床症状加重，首次扫描后连续MRI扫描出现新的T2（和质子密度）或钆增强病灶，有助于观察病灶扩散性。

T2加权病灶是非特异性的，可能与水肿、炎症、脱髓鞘、神经胶质增生、髓鞘再生或轴突脱失有关。没有钆增强的T1加权病灶（“黑洞”）能更明确地表明轴突丢失或神经胶质增生，与身体残疾程度相关。（+）

脊柱MRI（颈椎和/或胸椎水平）：在脊髓病的病例中，MRI对于排除压迫性病变非常有价值，并且在头颅MRI不能诊断的情况下可能显示脊髓过敏症，或者在慢性病例中显示脊髓萎缩。液体衰减反转恢复（FLAIR）图像可增强T2病变的分辨率，尤其是在脊髓中。目前MRI无法区分髓鞘脱失与轴突脱失在MS脑萎缩中的作用。

4. 神经生理学检查

诱发电位可识别临床上无症状的白质病灶并记录空间多发性（例如，不同部位的中枢神经系统是否受到影响）。患者可能在视觉诱发反应（VER）、体感诱发反应（SSERs）和脑干听觉诱发反应（BAER）途径上有明显缺陷，而没有临床症状或体征。在不合作的患者和无法进行MRI检查的患者中（例如由于起搏器），可以选择测量诱发电位。诱发电位测试的灵敏度高，但特异性低。视觉诱发电位（VEP）最有帮助，可显示枕叶视觉皮层的电反应。通常，在刺激眼睛后大约100ms出现响应，延迟则表示视觉通路中出现脱髓鞘。

VEPs在可能、极有可能和确定为MS的患者中出现异常的比率分别为40%、60%和85%。体感诱发电位（SSEPs）分别在可能、极有可能和确定为MS的患者中出现异常的比率分别为50%、70%和80%。BAERs在可能、极有可能和确定MS的患者中出现异常的比率分别为30%、40%和70%（参阅下表）。

Wallace CJ, Sevick RJ. Multifocal white matter lesions. Semin Ultrasound CT MR 1996;17(3):251-264

Francis GS, Evans AC, Arnold DL. Neuroimaging in multiple sclerosis. Neurol Clin 1995;13(1):147-171

Gronseth GS, Ashman EJ. Practice parameter: the usefulness of evoked potentials in identifying clinically silent lesions in patients with suspected multiple sclerosis (an evidence-based review): Report of the Quality Standards Subcommittee of the American Academy of Neurology. Neurology 2000;54(9): 1720-1725

Lee KH, Hashimoto SA, Hodge JP, et al. MRI of the head in the diagnosis of multiple sclerosis. A prospective 2-year follow-up with comparison with clinical evaluation, evoked potentials, oligoclonal banding, and CT. Neurology 1991;41:657-660

7.1.5 MS的诊断标准

临床表现	需要的其他数据
≥ 2 次发作（复发）	无；临床证据充足（需要其他证据，但必须与 MS 保持一致）
客观临床证据提示≥ 2 个病灶	
≥ 2 次发作 客观临床证据提示 1 个病灶	MRI 证实空间多发性或 CSF 阳性和≥ 2 个 MRI 病灶与 MS 一致，或累及 CNS 不同部位的再次临床发作
1 次发作 客观临床证据提示≥ 2 个病灶	MRI 提示时间多发性或再次临床发作
1 次发作 客观临床证据提示 1 个病灶 （单发症状表现）	MRI 证实空间多发性或 CSF 阳性和≥ 2 个 MRI 病变与 MS 一致 以及 MRI 提示时间多发性或再次临床发作
隐匿性神经系统进展提示 MS （原发性进展型 MS）	CSF 阳性 以及 MRI 证实空间多发性 ≥ 2 个 T2 大脑病灶，或≥ 2 个脊髓病灶，或 4 ～ 8 个大脑病灶和 1 个脊髓病灶，或 VEP 阳性伴 4 ～ 8 个 MRI 病灶，或 VEP 阳性伴 4 ～ 8 个大脑病灶 + 1 个脊髓病灶 以及 MRI 证实时间多发性或病情持续进展 1 年

资料来源：McDonald WI，Compston A，Edan G，etal. Recommended diagnostic criteria for multiple sclerosis: guidelines from the International Panel on the diagnosis of multiple sclerosis. Ann Neurol 2001;50（1）1:121-127

确定MS的McDonald标准

McDonald标准是根据MS的临床表现和MRI进展制定的。

当患者出现两次或两次以上发作并伴有两个或多个神经系统缺陷的临床证据时，由于存在时间和空间多发性，因此无需其他证据进行MS的诊断（图7.1）。

在所有其他情况下（少于两次发作或少于两个临床病灶），MRI可以满足诊断标准，证明空间或时间多发性或两者兼有。

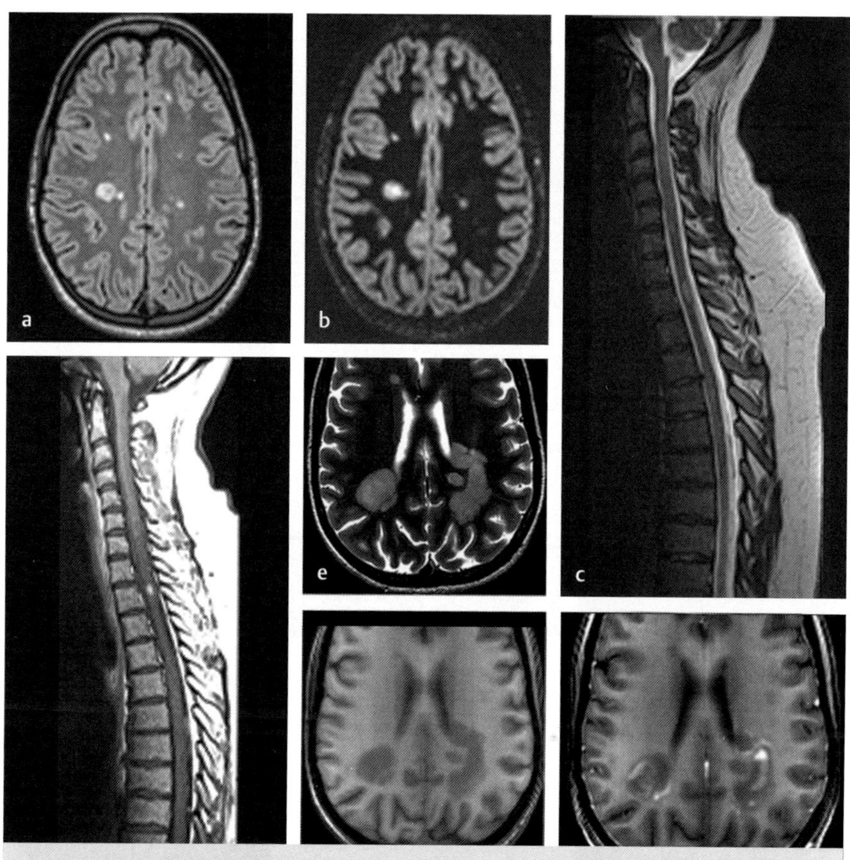

图 7.1 一名 22 岁女性 MS 患者，右臂感觉障碍 6 周。没有其他症状。CSF 寡克隆区带阳性。（a）脑的轴向 FLAIR 序列显示出多个高信号病灶。（b）大脑的轴向 DIR。以较高的对比度显示了病灶。（c）颈椎的矢状 T2WI 显示出多个高信号病灶。每个病灶跨度不超过一个椎体的高度。（d）造影剂给药后的矢状 T1WI。个别病灶显示明显增强。（转载自 Intramedullary Space. In: Forsting M, Jansen O, ed. MR Neuroimaging: Brain, Spine, Peripheral Nerves. 1st edition. Thieme; 2016.）多灶性大融合病灶，表现出 T2 高信号（e），T1 低信号（f），和双侧脑室周围白质的不均匀强化（g）。（h）敏感加权图像显示正常的脑室周围白质小静脉（箭头）穿过这些汇合的活动性 MS 斑块，这一发现在脑部肿瘤中通常不可见。（转载自 Case 86. In: Tsiouris A, Sanelli P, Comunale J, ed. Case-Based Brain Imaging. 2nd edition. Thieme; 2013.）瘤块样脱髓鞘病变（TDLs）。TDLs 是直径 > 2cm 的脱髓鞘病灶，经常表现出占位效应和周围水肿。

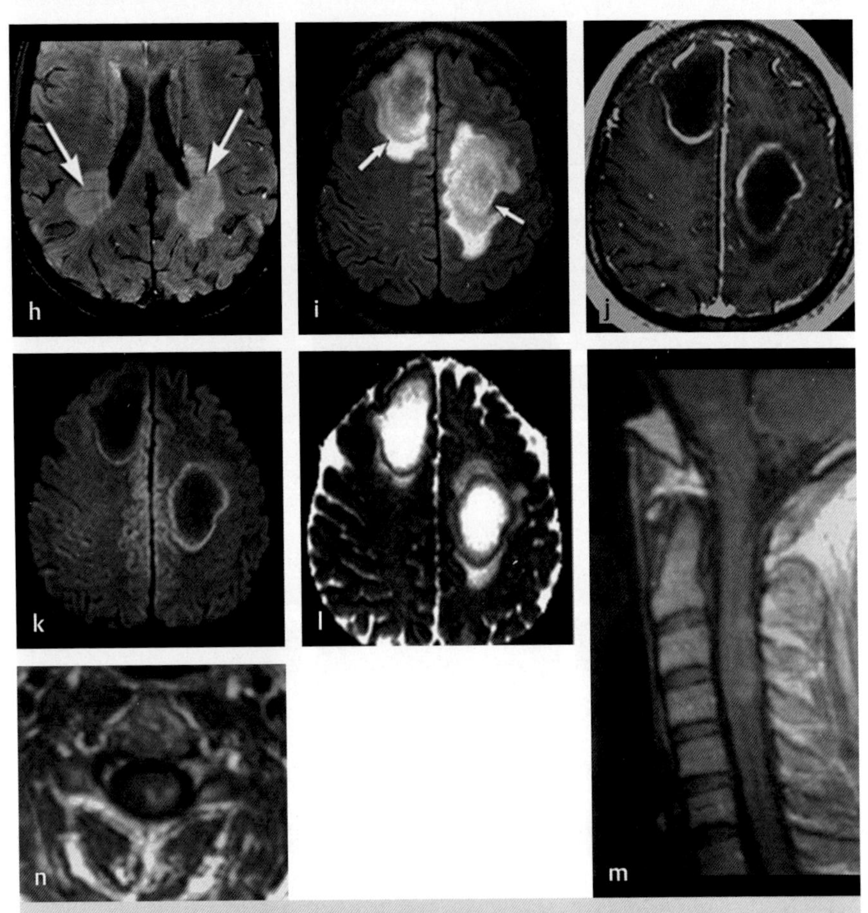

图 7.1（续） （i）轴向液体衰减反转恢复图像显示了两个病灶（箭头）。（j）轴向增强 T1 加权图像显示了增强的边缘，代表炎症活动增强的区域。（k）病灶周围经常显示出水弥散受限，弥散加权成像（l）上表现为高信号和表观弥散系数图上表现为低信号。（转载自 Diffusion Weighted Imaging and Diffusion Tensor Imaging in Demyelinating Diseases. In: Leite C, Castillo M, ed. Diffusion Weighted and Diffusion Tensor Imaging. A Clinical Guide. 1st edition. Thieme; 2015.）（l）急性多发性硬化症患者钆 -DTPA 给药后，颈髓矢状 T1 加权 MRI 显示 C2 ～ C3 水平略有增强。脊髓几乎没有变宽。（m）钆 -DTPA 给药后轴向 T1 加权 MRI 显示颈髓背外侧区域增强的特征性象限位置。（转载自 Diagnostic Imaging Studies. In: Dickman C, Fehlings M, Gokaslan Z, ed. Spinal Cord and Spinal Column Tumors. 1st edition. Thieme; 2006.）

McDonald标准具有很高的特异性，因为如果要使用MRI诊断MS，必须确保患者确实患有MS。

对于空间多发性（DIS），在CNS的四个典型区域中有两个区域存在病灶是必要的：

- 脑室周围
- 近皮质
- 幕下
- 脊髓

对于时间多发性（DIT），有两种可能性：

- 参照基线扫描，在随访MRI检查发现新的T2病灶和/或钆增强病灶，而与基线MRI扫描的时机无关。
- 任何时间都同时存在无症状的钆增强和非增强病灶。

确定MS的Schumacher标准

1. 两个独立的中枢神经系统症状
2. 两次单独的发作-症状发作间隔至少1个月
3. 症状必须累及白质
4. 10～50岁（通常为20～40岁）
5. 神经系统检查存在客观缺陷
6. 没有发现其他医学问题可以解释患者的病情

Schumacher标准用于MS临床诊断的关键是前两个特征，即在两个不同的时间出现两个不同的症状或病灶在时间和空间上的多发性。

Noseworthy JH, Lucchinetti C, Rodriguez M, Weinshenker BG. Multiple sclerosis. N Engl J Med 2000;343（13）: 938-952

Lucchinetti C, Brück W, Noseworthy J. Multiple sclerosis: recent developments in neuropathology, pathogenesis, magnetic resonance imaging studies and treatment. Curr Opin Neurol 2001;14（3）:259-269

7.2　孤立性特发性视神经炎

同义词：球后视神经炎，视神经乳头炎，炎性视神经病。

视神经炎是一种常见的疾病，其发病机制是视神经炎症并伴有不同程度脱髓鞘，发病年龄为15～45岁之间，其中白人占多数（85%）。女性患病几率是男性的3倍。视神经炎是35%～62%MS患者的初始症状，很可能是MS的孤立类型。在患有MS的孕妇中，尤其是在妊娠晚期，包括视神经炎在内的新的症状加重的风险降低。

视神经炎可分为以下几类：

1. 根据解剖部位分类（球后视神经炎，视神经乳头炎，视神经视网膜炎）
2. 按发病率分类（最常见的是球后视神经炎，其次是视盘炎和视神经视网膜炎）
3. 与病因有关：
   a）MS
   已知MS患者有显著的患视神经炎风险。它是20%MS患者的首发症状，在疾病过程中有时70%的患者会出现该症状。患有单纯性视神经炎的患者，5～7年后患MS的风险约为30%。在长期的随访研究中，75%的女性和34%的男性发展为临床确定的MS。
   b）病毒和感染原因
   腺病毒，柯萨奇病毒，巨细胞病毒，HIV，甲型肝炎，EB病毒，麻疹，腮腺炎，风疹，水痘带状疱疹，带状疱疹。
   c）疫苗接种后
   d）血管炎（SLE，Wegener肉芽肿病）
   e）梅毒
   f）结节病
   g）莱姆病
   h）肺结核
   i）肺炎分枝杆菌
   j）自身免疫病
   k）鼻窦感染
   l）弓形虫病

7.2.1 临床特征

孤立性特发性视神经炎的特征如下：

1. 眼眶疼痛的急性发作，尤其是眼球转动试验中的眼球转动痛。

2. 中心或旁中心暗点
3. 颜色饱和度降低（色盲）
4. 数小时或数天的进行性的单侧视力丧失
5. 对比灵敏度降低（98%）；闪光感（30%）
6. 几个月后视觉恢复良好

经检查，患有孤立性特发性视神经炎的患者可表现出：

1. 视力下降
2. 视野受损。中心暗点是视神经炎的标志，占视野缺损的90%以上，而视神经盘在球后神经炎中可能看起来正常（2/3的患者），就像常说的“患者什么也看不见，医生什么都看不见。”在前部视神经炎（或视神经乳头炎）中，视神经盘可能肿胀，不到6%的患者视神经盘边缘可能会出血。最初发作几周后，视神经盘可能会变苍白。
3. 色觉受损
4. 传入瞳孔功能障碍（Marcus Gunn瞳孔）

7.2.2　鉴别诊断

急性视神经炎通常可以根据临床表现与其他疾病鉴别。病史通常提示颅内肿瘤压迫性视神经病变，前部缺血性视神经病变，鼻窦疾病，自身免疫性视神经病变，放射性视神经病变和中央浆液性脉络膜病变。可能易与视神经炎/视神经乳头炎相混淆的视神经疾病包括：

1. Leber遗传性视神经病变
2. 糖尿病性视乳头病变
3. 静脉淤滞性视网膜病变
4. 视网膜中央静脉阻塞
5. 缺血性视神经病变
6. 视神经玻璃膜疣
7. 癌性脑膜炎
8. 浸润性肿瘤（淋巴瘤）
9. 副肿瘤性疾病

7.2.3 检查

特殊测试

应进行完整的神经眼科检查，重点是近距离和远距离的视力，寻找相对传入瞳孔功能障碍（Marcus Gunn瞳孔），色觉测试和仔细检查视野对于评估视神经炎至关重要。

视神经炎通常会导致VEP的潜伏期延长和P100振幅降低，在刺激后大约100ms出现第一个大的正峰值。模式反转刺激呈现出更多可重复结果。VEP异常表明从视网膜到纹状皮质的视觉通路的任何位置都可能存在功能障碍，并不是脱髓鞘性视神经病变的特异性指标。其他疾病，例如压迫性病变、青光眼、遗传性和毒性视神经病变以及视神经乳头水肿，也会引起VEP障碍。

影像学

多数急性视神经炎患者的视神经MRI表现为钆增强，与视力恢复和VEP振幅改善有关。MRI检出白质病变的几率为48.7%。但是，最近的资料显示，36%的有两个或多个至少3mm脑室周围病灶的安慰剂组患者，MRI证实在2年内会发展为确定的MS，而MRI正常的仅占3%（图7.2）。

血液学检测

视神经炎治疗试验的初步分析表明，可采用以下辅助检查（例如，ANA，荧光性线粒体抗体吸收测试，莱姆病抗体滴度，血清和/或CSF血管紧张素转化酶水平，包括IgG指数和合成率，寡克隆区带，隐球菌抗原，包括组织细胞学在内的CSF检测，以及对特定患者的高凝状态检测，例如抗心磷脂抗体，蛋白C和S，抗凝血酶Ⅲ，活化的CRP，V凝血因子，血浆黏稠度，纤维蛋白原和同型半胱氨酸），仅限于确定与脱髓鞘疾病相关的视神经炎以外的视力丧失的病因。

Optic Neuritis Study Group. The five-year risk of multiple sclerosis after optic neuritis; experience of the Optic Neuritis Treatment Trial. Neurology 1997;49:1404-1413

Beck RW. Optic neuritis. In MIller NR, ed. Walsh and Hoyt' s Clinical Neuro-ophthalmology. 5th ed. Baltimore: Williams & Wilkins;1998 Sedwick LA. Optic neuritis. Neurol Clin 1991;9(1):97-114

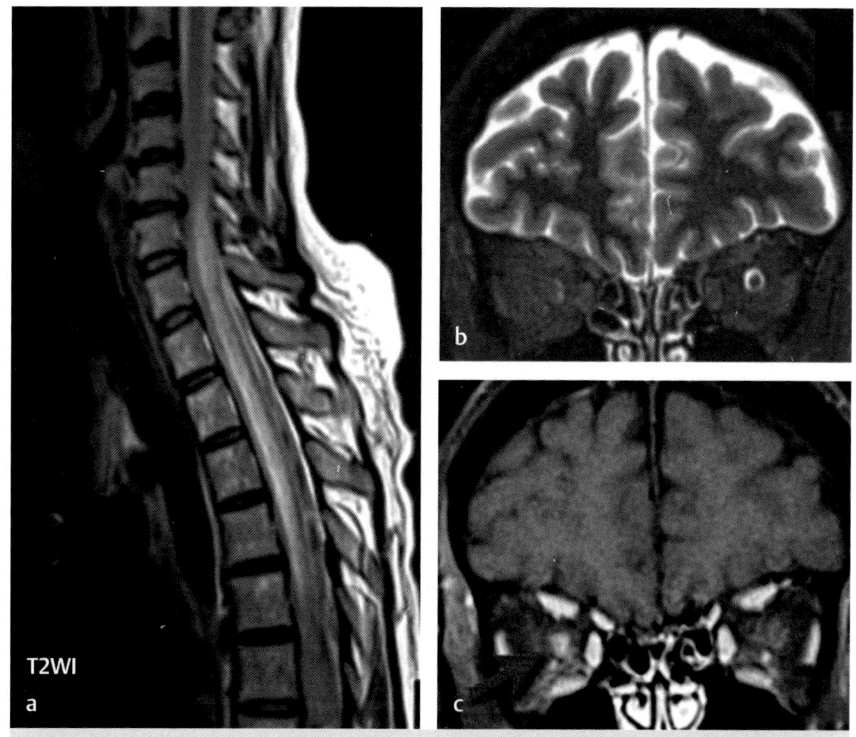

图 7.2（a–c）　孤立性特发性视神经炎或 Devic 病。视神经和脊髓通常会受累。大脑中通常很少有 T2 病灶（粗箭头）。累及大部分脊髓的广泛病灶（>3 个椎体节段），表现为 T1 低信号，T2 高信号，以及脊髓肿胀。而在 MS 中，病灶通常较小且位于周围。

Optic Neuritis Study Group. The five–year risk of multiple sclerosis after optic neuritis; experience of the Optic Neuritis Treatment Trial. Neurology 1997;49:1404–1413

Beck RW. Optic neuritis. In MIller NR, ed. Walsh and Hoyt' s Clinical Neuro–ophthalmology. 5th ed. Baltimore: Williams & Wilkins;1998

Sedwick LA. Optic neuritis. Neurol Clin 1991;9(1):97–114

7.3　急性播散性脑脊髓炎

急性播散性脑脊髓炎（ADEM）是一种急性的单相性感染后（在病毒性疾病或疫苗接种后发生）脑炎。在50%～75%的病例中，疾病的诱因是病毒或细菌感染，通常表现为喉咙痛或咳嗽（病前7～14天上呼吸道感染）。有时候ADEM发生在接种疫苗后3个月（最常见于麻疹、腮腺炎和风疹疫苗接种后）。在儿童中比在成人中更常见（超过80%的儿童期病例为10岁以下的患者，男孩与女孩的比例为1.3∶1），并且被认为是由抗原（病毒或疫苗）触发的免疫反应所引起。在各民族和种族中都发现有ADEM。预后良好，是自限性疾病。死亡率估计高达10%～20%，但也有的地区低至2%以下。发病症状通常包括视力、运动、自主神经或智力缺陷，如果灰质受到影响，则会发生癫痫。症状可能会持续数周；但是，大多数症状会在1年内消失。可能会发生智力障碍，尤其是发病时小于2岁的儿童。

7.3.1 体征和症状

早期身体症状：

1. 烦躁和嗜睡是常见的先兆。
2. 几乎一半的病例发热。
3. 据报道，头痛的病例占45%～65%。
4. 在20%～30%的病例中发现脑膜炎。

神经系统异常：

可能在出现早期症状后数小时到6周内出现。

1. 视力障碍
   a）视野缺损
   b）眼肌瘫痪
   c）视神经炎（10%～30%）
2. 颅神经麻痹（35%～40%）
3. 语言障碍（10%）
4. 精神异常
   a）烦躁
   b）抑郁
   c）性格改变
   d）精神病
5. 局灶性或全身性癫痫发作（25%）
6. 无力（50%～75%）
7. 感觉异常变化（15%～20%）
   a）后索/单侧感觉异常改变

b）束带感或Lhermitte征

8. 锥体外系疾病

a）舞蹈徐动症

b）肌张力障碍

7.3.2　诊断

有助于诊断的标准包括：

1. 近期感染史（尽管在临床上可能无症状）
2. 单相疾病病程
3. 中枢神经系统播散性疾病伴神经系统改变
4. 代谢障碍或感染性疾病

病史是诊断标准中最重要的部分。在许多情况下，尤其是在没有前驱疾病或近期疫苗接种史的情况下，可排除ADEM诊断。ADEM多会出现神经系统症状和体征，例如头痛、恶心、呕吐、嗜睡和脑膜炎，而这些症状和体征在MS中并不常见。

MRI或CSF结果均不足以诊断ADEM。MRI有助于突显示白质的播散性受累，确定范围和位置。ADEM的MRI表现几乎不可能与MS病灶相鉴别。

脑部MRI通常可显示出累及白质的多个高信号病灶。病灶通常是对称的，主要累及枕部，也可累及灰质和基底神经节。与MS斑块相反，病灶通常表现出更均匀的增强。如果累及脊髓，ADEM病灶会持续累及多个脊髓水平，而典型的MS病灶则局限于一个脊髓水平。典型的MS病灶在脊髓轴位、横切面上位于后部，而ADEM病灶则更倾向于扩散到整个脊髓。ADEM的CSF可能正常，或者更可能表现出非特异性改变，包括蛋白质升高和脑脊液细胞增多，以淋巴细胞为主，葡萄糖正常，细菌培养阴性。脑电图（EEG）结果有可能异常，但并非为特异性，包括全身和局灶性减慢和癫痫样放电（图7.3）。

7.3.3　鉴别诊断

MS和ADEM之间存在密切的诊断关联，很难根据单独的临床表现或X线图像进行区分。请参阅下表。

区分ADEM和病毒性脑炎也很重要。ADEM的显着特征是前驱疾病或近期疫苗接种史，单眼或双眼的视力下降，以及脊髓受累，这些在脑炎中并不常见。近期有出国旅行或到过虫媒病毒高风险地区的病史有助于脑炎的诊断。

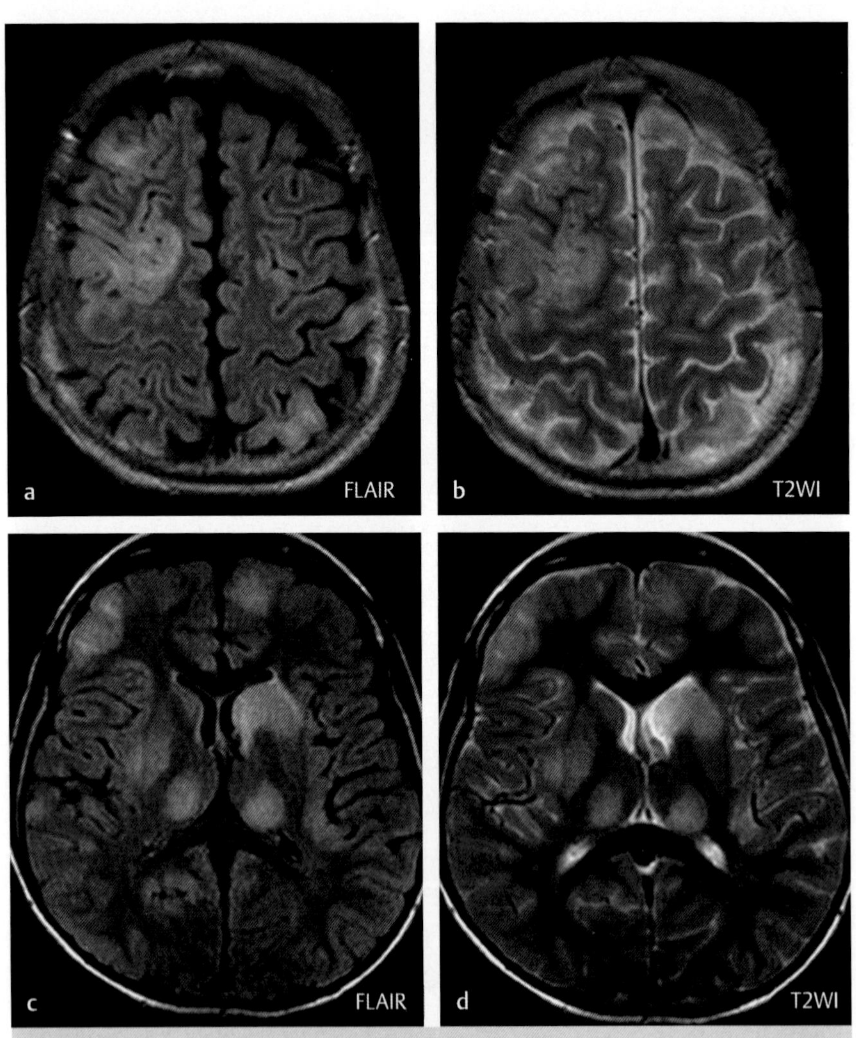

图 7.3（a～d） 年轻的急性播散性脑脊髓炎（ADEM）患者。MRI 显示幕上和幕下白质常有播散性和相对对称的病灶，这些病灶可能同时增强。皮层灰质，以及基底神经节和丘脑的深层灰质核团几乎总是先被累及。

急性播散性脑脊髓炎与多发性硬化症的鉴别		
特征	ADEM	MS
年龄	<12 岁	青少年和成人
诱发因素	前驱感染史	无
CSF 寡克隆 IgG	正常	阳性
再发	不常见	常见
核磁共振	斑块不规则，不清晰 特别是在灰白质交界处 丘脑受累	脑室周围白质边缘锐利的圆形，细长斑块 丘脑不受累
临床表现	伴有发烧，嗜睡，意识障碍，癫痫发作或运动障碍	没有其他全身症状

鉴别诊断

1. MS
2. 急性炎症性脱髓鞘性多发性神经病
3. 吉兰-巴雷综合征
4. 无菌性脑膜炎
5. 心源性脑卒中
6. 淋巴瘤
7. 中毒性/代谢性脑病
8. 传染性脑炎（单纯疱疹、莱姆病）
9. 血管炎（结节性多动脉炎）
10. 疟疾后神经综合征
11. HIV-1相关中枢神经系统并发症
12. 转移性肿瘤
13. 多形胶质母细胞瘤
14. 抗磷脂抗体综合征
15. 神经结节病
16. 海绵窦综合征
17. 脑静脉窦血栓形成
18. 神经梅毒

19.系统性红斑狼疮
20. Wagener肉芽肿
21.布氏菌病
22.脊髓梗死
23.脊髓硬膜外脓肿

Gabis LV, Panasci DJ, Andriola MR, Huang W. Acute disseminated encephalomyelitis: an MRI/MRS longitudinal study. Pediatr Neurol 2004;30（5）:324-329
Höllinger P, Sturzenegger M, Mathis J, Schroth G, Hess CW. Acute disseminated encephalomyelitis in adults: a reappraisal of clinical, CSF, EEG, and MRI findings. J Neurol 2002;249（3）:320-329
Petzold GC, Stiepani H, Klingebiel R, Zschenderlein R. Diffusion-weighted magnetic resonance imaging of acute disseminated encephalomyelitis. Eur J Neurol 2005;12（9）:735-736

7.4 横贯性脊髓炎

（横贯性脊髓病变：该术语并不表示任何病因，而“脊髓炎”是指脊髓炎性疾病）

这是由脊髓炎症引起的神经系统综合征，可累及脊髓的多个节段，引起脊髓的横断性功能损害。横贯性脊髓炎（TM）并不常见，每百万人中有1～5例。成人和儿童均可发生。TM通常是单相疾病（一次性发病），但是一小部分患有潜在疾病的患者可能会复发。

7.4.1 病因

TM可能单独发生或在另一种疾病的情况下发生。如果没有明显的潜在疾病，则TM称为特发性的。特发性TM被认为是免疫系统针对脊髓异常激活导致炎症和组织损伤的结果。TM通常在病毒和细菌感染的情况下发生，特别是那些可能与皮疹相关的感染（例如，麻疹、水痘、天花、风疹、流感、支原体、EB病毒、巨细胞病毒和腮腺炎）。约有1/3的TM患者报告有发热性疾病（流感样疾病伴发热），与神经系统症状的出现有密切的时间关系。在某些情况下，有证据表明感染源（尤其是脊髓灰质炎、带状疱疹和艾滋病）直接侵袭并损伤了脊髓。细菌脓肿也可在脊髓周围形成，通过压迫、细菌侵袭和炎症而损伤脊髓。

7.4.2　与横贯性脊髓炎有关的疾病

1. **感染性疾病**　发病与感染或者急性感染相关。
   a）病毒：单纯疱疹，带状疱疹，巨细胞病毒，EB病毒，肠道病毒（脊髓灰质炎、柯萨奇病毒、埃可病毒），人类T细胞白血病病毒，人类免疫缺陷病毒，流感病毒，狂犬病毒。
   b）细菌：肺炎支原体，莱姆疏螺旋体，梅毒，结核。
2. **疫苗接种后（狂犬病，牛痘）**
3. **全身性自身免疫病**
   a）系统性红斑狼疮
   b）干燥综合征
   c）结节病
4. MS
5. **副肿瘤综合征**（罕见；免疫系统产生抗癌抗体，并与脊髓神经元中的分子发生交叉反应）
6. **血管性**（主要是由于脊髓血流不足而不是实际的炎症引起）
   a）脊髓动脉血栓形成
   b）海洛因滥用继发血管炎
   c）脊髓动静脉畸形

7.4.3　体征和症状

TM的体征和症状可能会在数小时到数天内迅速进展或在1～2周内缓慢进展。典型症状包括：

1. **疼痛**
   与TM相关的疼痛通常始于颈部或背部。尖锐的射击样感觉也可能沿着腿部或手臂或腹部周围移动。
2. **异常感觉**
   一些TM患者主诉脊髓受累区域以下有麻木、刺痛、寒冷或烧灼感。这些患者对衣物的轻触、极热或极冷特别敏感。
3. **手臂或腿部无力**
   一些轻度无力的患者可能会出现腿软，拖着一只脚，或者他们的腿在移动时感到沉重，而有些患者则可能会出现严重的瘫痪。

4. 膀胱和肠道障碍

尿急、排尿困难和便秘加重。

5. 肌肉痉挛（例如，尤其是腿部肌肉痉挛）

6. 头痛

7. 发热

8. 食欲不振

7.4.4 筛查和诊断

一般病史和体格检查不能提供有关脊髓损伤病因的线索。

对于有主诉和检查结果提示有脊髓疾病的患者，第一步是排除可能压迫脊髓的肿块（例如肿瘤、椎间盘突出、椎管狭窄和脓肿）。这一点很重要，因为早期行解除压迫的手术有时可以改善脊髓的神经损伤。要排除这种压迫性病变，最简单的方法是对脊髓进行MRI检查。如果无法使用MRI或图像模糊不清，则必须进行脊髓造影。

1. MRI

急需行T2加权MRI和对比增强检查以确保脊髓的完整性。MRI还可提供有关脊髓炎症的信息，可能会提示MS，髓内肿瘤或脓肿。在TM中经常会发现在几个脊髓节段的T2加权图像上具有高信号的病灶。有时候脊髓是肿胀的。经常行脑部MRI检查可以筛查提示MS的病灶（图7.4）。

2. CSF

一些患有TM的患者可能白细胞数量升高（淋巴细胞增多），总蛋白质水平正常或升高，表明存在感染或炎症。20%～40%的TM患者可发现寡克隆区带。

3. 血液学检测

没有特定的血液学检测可以诊断TM。应该做以下检测以确定潜在的根本病因：全血细胞计数（CBC）/分类计数，快速血浆反应素试验（RPR），ANA，dsDNA，抗SSA和抗SSB抗体，血清维生素B_{12}水平，HTLV-1抗体和血清血管紧张素转换酶。

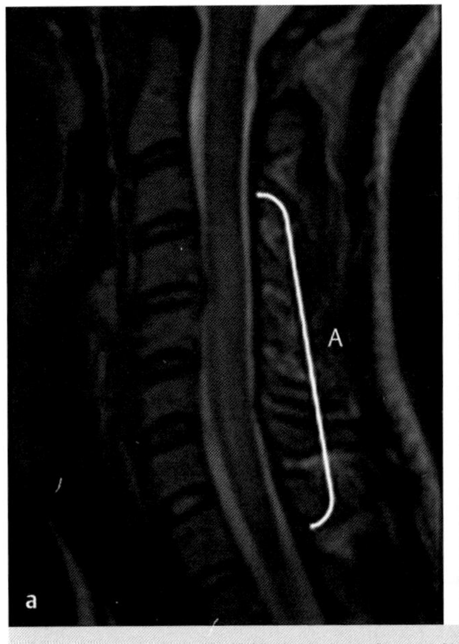

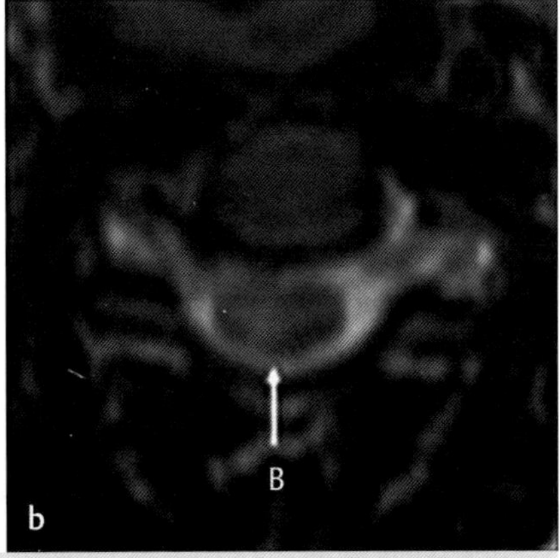

图 7.4（a，b）　颈髓横贯性脊髓炎。矢状和轴向 T2 图像。T2 信号异常延伸至 3 个或更多的脊髓节段（A），病灶位于中心（B）。

7.4.5　鉴别诊断

1. 外源性脊髓压迫
   a）椎间盘突出
   b）良性肿瘤（例如脑膜瘤、神经纤维瘤）
   c）脊柱转移性疾病（例如，硬膜外-硬膜下转移）
   d）椎管严重狭窄
2. 血管疾病
   a）脊髓动静脉畸形
   b）脊髓梗死
   c）鸦片滥用继发的血管炎
3. 感染性
   a）病毒（例如单纯带状疱疹，巨细胞病毒，流感，狂犬病，EB病毒，脊髓灰质炎，柯萨奇病毒，埃可病毒，HTLV-1，HIV）
   b）细菌（例如肺炎支原体，莱姆疏螺旋体，梅毒，结核）

c）真菌和寄生虫

4. 疫苗接种后

a）狂犬病

b）牛痘

5. 自身免疫性疾病

a）SLE

b）干燥综合征

c）MS

d）神经结节病

e）副肿瘤综合征

7.4.6 急性和亚急性非创伤性截瘫综合征的鉴别诊断（+）

1. 脊髓血管疾病

a）脊髓缺血性疾病

b）原发性缺血（例如，动脉粥样硬化，血管炎）

c）继发性缺血（例如，肿块病变引起的血管压迫，主动脉疾病）

d）减压病

e）脊髓出血（例如硬膜外-硬膜下血肿，蛛网膜下腔出血-脑实质出血）

f）血管畸形（例如，硬脑膜动静脉瘘，髓周瘘，脑海绵状血管瘤，髓内动静脉血管瘤）

2. 脊髓炎症性疾病

a）不伴有脊髓压迫

b）急性TM

c）中枢神经系统慢性炎症性疾病（例如MS，莱姆病）中的脊髓炎

d）全身性疾病（例如Behcet病）中的脊髓炎

e）伴有脊髓压迫

f）硬膜外-硬膜下脓肿

g）椎间盘炎

3. 脊髓毒性或过敏性疾病

a）氯碘羟喹引起的亚急性延髓-视神经病变

b）化学髓核溶解术后的晚期脊髓病

4. 非炎症性脊髓占位性病变

a）椎间盘脱出

b）肿瘤

5. 非脊髓疾病

a）吉兰-巴雷急性多发性神经根炎

b）高钾血症或低钾血症性瘫痪

c）矢状旁皮质综合征（例如前脑动脉双侧梗死）

d）心因性截瘫综合征

Transverse Myelitis Consortium Working Group. Proposed diagnostic criteria and nosology of acute transverse myelitis. Neurology 2002;59（4）:499-505

Stone LA. Transverse myelitis. In Rolak LA, Harati Y, eds. Neuroimmunology for the clinician. Boston MA: Butterworth–Heinemann; 1977:155-165

Schwenkreis P, Pennekamp W, Tegentheff M. Differential Diagnosis of Acute and Subacute Non–Traumatic Paraplegia Dtsch Arztebl 2006;103（44）:A2948-A2954

Jacob A, Weinshenker BG. An approach to the diagnosis of acute transverse myelitis. Semin Neurol 2008;28（1）:105-120

7.5　进行性多灶性白质脑病（PML）

这是一种致命的亚急性进行性中枢神经系统脱髓鞘疾病，由潜在的乳头多瘤空泡病毒（JC病毒——这种病毒是从姓名首字母为J.C.的患者的大脑中分离出来的）感染的再激活引起。它会影响免疫功能低下的患者，通常见于患有AIDS的患者。在所有PML病例中，大约50%～80%发生在HIV患者中，而在器官移植患者中很少见。在AIDS流行之前，PML很少见，并与免疫功能低下有关，例如白血病、淋巴瘤、结节病、SLE、器官移植（需用多种免疫抑制药物）、Wiskott-Aldrich综合征和严重的联合免疫缺陷。尽管JC病毒的再激活可能是必要的，但这本身不足以引起PML。除了PML患者普遍的细胞免疫缺陷外，可能还需要针对JC病毒抗原的细胞免疫反应存在特定的缺陷。已有报道免疫能力健全的个体也发生过此病。

JC病毒被认为是在上呼吸道感染期间进入扁桃体组织后引起感染。感染后，病毒在脾脏、网状内皮系统和肾髓质中潜伏。JC病毒在肾脏和骨髓免疫功能低下的人中再激活。然后，感染的淋巴细胞（B细胞）穿过血脑屏障，并将感染传递给星形胶质细胞，最后传递到邻近的少突胶质细胞（负责形成和维持髓鞘）。少突胶质细胞的感染导致细胞的破坏和髓鞘的丢失。而通常不影响轴突。

PML主要易发生在25～50岁的同性恋者或双性恋者，男女比例为7∶1。作为AIDS并发症的PML的中位生存期为6个月。10%的患者生存期超过12个月。从解剖学上讲，PML的病变可能发生在大脑的任何部位，但额叶和顶枕区常见。

7.5.1 诊断

症状和体征

进行性局灶性神经功能缺损是PML的临床特征。言语缺陷和障碍是其最常见的症状。其他症状包括认知异常、头痛、步态障碍、视力障碍和感觉丧失。

头痛在HIV感染人群中最常见，而视力障碍在非HIV感染人群中最常见。约有10%的患者有癫痫发作。仅凭认知缺陷无法鉴别PLM与HIV痴呆。PML在免疫功能低下的人群中有一个更具侵袭性的病程。

最常见的躯体症状是肢体无力，其发生率超过50%。有25%～33%的患者出现认知障碍和步态障碍，9%的患者有复视。PML不会发生视神经疾病，而且很少累及脊髓。

实验室检查

1. 血液学检查

   没有诊断PML的特定血液检查，但应考虑使用以下检查来排除其他可能的病因：ESR，凝血检查，HIV，RPR，维生素B_{12}，BUN，肌酐和弓形虫滴度。严重的细胞免疫抑制（CD4淋巴细胞计数<200个/μl）

2. 脑脊液

   除了有助于排除其他诊断外，脑脊液检测对诊断没有帮助。细胞计数通常少于20个/μl；蛋白质水平正常或略有升高。还要对CSF进行葡萄糖检测，革兰染色，细菌-真菌培养，AFB、VDRL和病毒筛查，以排除引起白质病变的其他可能原因。针对JP病毒主要结构蛋白的抗体的检测称为VPI。脑脊液的PCR检测对PML中的JP病毒具有很高的敏感性（95%）和特异性（100%），应进行PCR检测以辅助诊断。

3. 组织活检

诊断标准仍然需要组织活检进行组织学确认。但是，如果具有特征性的临床和MRI表现，加上脑脊液中JC病毒DNA的PCR结果为阳性时，通常不需要再进行脑组织活检。

4. 影像学

a）CT

通常是第一个常用的神经成像技术。CT扫描通常显示多个大小不一的双侧不对称低衰减病灶，而没有占位效应或增强。病变可能累及脑室周围白质，也可累及额叶和顶枕区皮层下白质，或两者都有。

b）MRI

MRI扫描在检测PML病灶以及确定其受累程度方面比其他检查具有更高的敏感性。在T2加权MRI上，病灶表现为高信号，通常累及脑室周围和皮质下白质，当涉及皮质下白质时具有特征性的扇形侧缘。病灶在FLAIR图像上更明显，在抑制CSF信号强度的背景下表现出高信号。病灶通常不增强也不具有占位效应。然而，一些报道描述了病灶具有微弱的外周增强或弥散性增强并伴有占位效应，尤其是出现在早期阶段，提示对改善预后可能具有相对较好的免疫反应，提示预后较好。

c）MRI波谱

MRI波谱显示，PML患者的N-乙酰天门冬氨酸（NAA）和肌酸水平降低，胆碱水平升高，脂质过多，有时还有肌醇过多。某些病例中会存在乳酸。在疾病的早期阶段，胆碱和肌醇升高。在后期，所有的代谢产物都出现减少。这些代谢异常不是PML特有的，在其他合并HIV疾病的病变中可能也有类似改变。

d）磁化传递成像

PML病灶的磁化传递率明显降低。这些特征可能有助于区分PML病灶与HIV白质脑病的白质病灶（图7.5）。PML必须与HIV白质脑病相鉴别：

PML	HIV 白质脑病
MRI	
多灶性，双侧，不对称，以皮质下受累为主	多累及脑室周围区域，通常是弥漫性、双侧性和对称性的病灶
	弥漫性皮质萎缩和脑室扩张
T1WI 中，病灶清晰可见且呈低信号	T1WI 中，病灶清晰度差且呈等信号
临床表现	
进行性局灶性运动和感觉神经损伤	整体认知变化和痴呆

7.5.2 鉴别诊断

1. 中枢神经系统弓形虫病
2. HIV脱髓鞘
3. MS
4. 脑软化症
5. 慢性脑梗死
6. ADEM
7. 中枢神经系统淋巴瘤
8. 化疗和/或放疗引起的白质脱髓鞘
9. 局灶性脑炎
10. 神经梅毒
11. 中枢神经系统的机会性感染（例如，结核、隐球菌和巨细胞病毒）
12. 其他（非HIV）痴呆形式
13. 胶质瘤
14. 脑桥中央髓鞘溶解

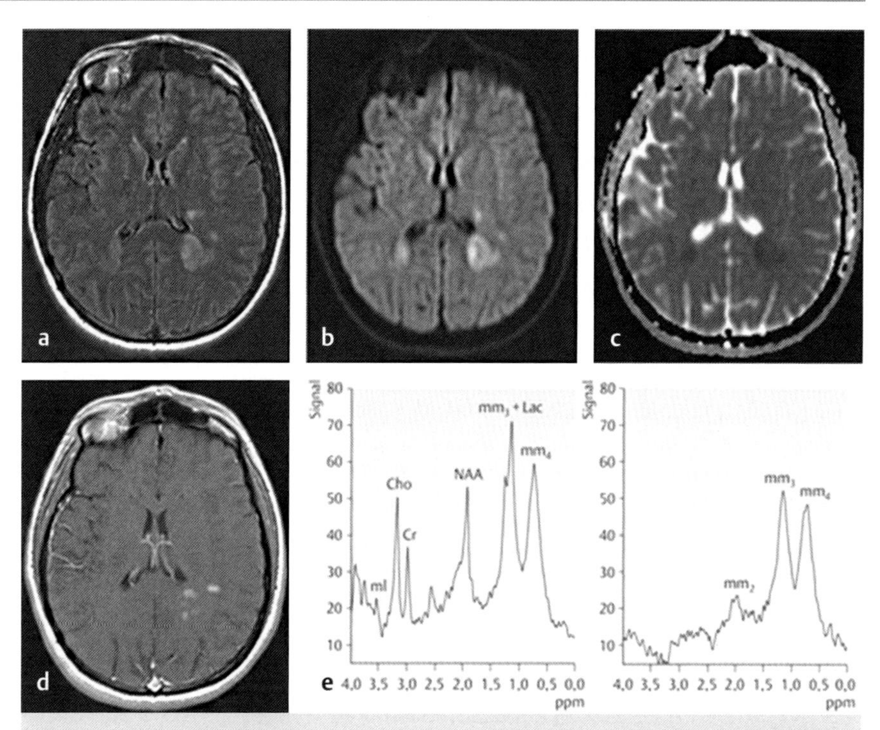

图 7.5　MS 中的亚急性和炎性病灶。(a)FLAIR 序列不能区分亚急性病灶和炎性病灶。(b) DWI 序列。双侧脑室周围病灶呈局限性扩散。(c) ADC 图显示 ADC 值相应减少。(d) 对比增强的 T1WI 序列。左室周围病灶只有一部分显示出与炎症一致的增强。(e) 左：在短回波时间 (TE=30ms) 从病灶后部炎性区域获得的代谢物波谱显示的主要代谢物 N- 乙酰天冬氨酸、胆碱、肌酐和肌醇的水平。N- 乙酰天门冬氨酸水平略有降低，而胆碱水平略有升高。乳酸检测阳性，尤其是在 0.9 和 1.3 ppm 时明显增加的大分子共振是暴发性脱髓鞘的征象。右：大分子共振的选择性波谱。Cho = 胆碱；Cr = 肌酐；Lac = 乳酸；ML = 肌醇；MM = 大分子；NAA =N- 乙酰天门冬氨酸 (转载自 Magnetic Resonance Imaging. In: Forsting M, Jansen O, ed. MR Neuroimaging: Brain, Spine, Peripheral Nerves. 1st edition. Thieme; 2016.) 。

Bradley WG, Daroff RB, Fenichel GM, et al. Neurology in clinical practice. Boston: Butterworth-Heinemann;2000:1369-1370

Dworkin MS. A review of progressive multifocal leukoencephalopathy in persons with and without AIDS. Curr Clin Top Infect Dis 2002;22:181-195

Chang L, Ernst T, Tornatore C, et al. Metabolite abnormalities in progressive multifocal leukoencephalopathy by proton magnetic resonance spectroscopy. Neurology 1997;48 (4) :836-845

Mader I, Herrlinger U, Klose U, Schmidt F, K ü ker W. Progressive multifocal leukoencephalopathy: analysis of lesion development with diffusion-weighted MRI. Neuroradiology 2003;45(10):717-721

7.6 脑桥中央髓鞘溶解症

（渗透性脱髓鞘综合征）

脑桥中央髓鞘溶解症（CPM）是一种罕见的神经系统疾病，其特征是脱髓鞘，常累及脑桥基底部的中央部分。无炎症改变，血管正常。临床表现通常为下行运动神经束的损害，包括痉挛性四肢瘫痪、假性球麻痹和闭锁综合征。CPM最常见于酗酒者和营养不良患者。

7.6.1 流行病学

CPM的确切发病率尚不清楚。尸检数据显示，患病率约为0.25%。一项研究表明，29%的肝移植患者尸检证实患有CPM。其中2/3的患者血清钠波动只有±15～20 mEq/L。在非裔美国人中没有CPM的报告。女性CPM发病率高于男性。

7.6.2 病因

CPM的发病机制尚不清楚，但这种疾病通常与低钠血症的快速纠正有关。CPM的相关易患疾病风险包括酒精中毒、肝病、营养不良和低钠血症。

7.6.3 风险因素

低钠血症患者发生CPM的危险因素包括以下几个方面：

1. 血清钠低于120mEq/L超过48小时。
2. 使用高渗盐水进行积极的静脉输液治疗。一般建议钠校正率在前24小时内不得超过12mEq/L，或在前48小时内不得超过20mEq/L。一些人认为，慢性低钠血症会增加患CMP的风险，钠纠正速率应取决于钠缺乏的时间长短。他们建议急性低钠血症的最低纠正率为1mmol/L/h，慢性低钠血症的最高纠正率为0.5mmol/L/h。
3. 治疗期间发展为高钠血症。
4. 低钾血症是CPM的一个额外的危险因素，在治疗低钠血症之前应予以处理。

7.6.4 相关疾病

1. 酗酒（39.4%～78%）

酒精可阻断抗利尿激素（ADH）。在戒酒期间，ADH功能可能过度活跃，导致低钠血症。

2. 快速纠正的低钠血症（21.5%～61%）

   许多患有低钠血症且迅速纠正的患者并没有发生CPM。因此，可能还存在其他不太明确的风险因素。及时治疗的低钠血症急性发作患者不太可能发展为CPM。

   据报道，接受过高钠血症治疗的患者中偶尔也会发生CPM。

3. CPM可能并发于肝移植手术（17.4%）：

   a）当肝移植患者术后出现意识模糊和/或乏力时，考虑CPM。

   b）肝移植患者可能会出现CPM和危重性神经肌病。肝移植相关的CMP更常见于儿童和脓毒症、代谢紊乱、肝性脑病、缺氧和使用环孢素（环孢素神经毒性）的患者。

4. 其他肝脏疾病，包括肝硬化（4.8%）和肝豆状核变性（WD）。
5. 血清高渗状态时间过长的烧伤患者容易发生CPM（7%）
6. 糖尿病（2%）
7. AIDS（1.4%）
8. 妊娠（0.5%）和妊娠剧吐（1.4%）
9. 其他电解质紊乱和渗透压异常（0.7%），

   包括高钠血症、低钾血症、锂中毒和纠正低血糖。

10. 肿瘤（0.5%），特别是肺或胃肠道肿瘤；霍奇金淋巴瘤
11. 脑梗死（0.5%），脑干出血和其他中枢神经系统疾病
12. 精神分裂症（0.5%），急性卟啉症（0.5%），肺部感染，缺氧，败血症，创伤，干燥综合征，肾上腺功能不全。
13. 脑桥外髓鞘溶解（EPM），发生于10%～15%的CPM患者中。按脱髓鞘病变发生频率顺序依次可见于小脑、外侧膝状体、丘脑、壳核、大脑皮层或皮层下。

7.6.5 临床特征

最一致的检查结果是假性球麻痹、痉挛性四肢瘫痪，以及脑桥内皮质脊髓束和皮质延髓束脱髓鞘引起的意识改变。假性球麻痹的特征是头颈部无力、吞咽困难和构音障碍，可见于40%的病例。肢体张力增

加、肢体无力、反应亢进和Babinski征是痉挛性四肢瘫痪（33%患者出现）或上运动神经元或皮质脊髓束病变的典型特征。脑桥内的病变导致水平注视麻痹。垂直眼肌麻痹是由脱髓鞘扩展到中脑所致。70%的病例会发生从嗜睡到昏迷的意识改变。脑桥基底部大面积病变可导致“闭锁综合征”，症状包括下颅神经麻痹和四肢肌肉瘫痪，而垂直眼球运动、眨眼、呼吸和警觉可能完好无损。通常观察不到感觉模式的异常。患者还可能出现癫痫发作（25%患者出现）、反射减退、低血压、呼吸抑制以及肠道或膀胱功能障碍。在25%的患者中，CPM的唯一表现是精神病，例如假性球麻痹的强哭强笑、躁动不安、无动性缄默症或紧张症。

7.6.6 诊断

实验室检查

1. 当病因和诊断明确时，可能不必进行脑脊液检测。
2. 脑脊液检测可能显示开放压力增加，蛋白升高或单核细胞增多。

影像学

1. MRI是首选的影像学检查方法。特征图像显示中央桥脑有一个延长的T1和T2弛豫区，可延伸至脑桥被盖部和腹外侧脑桥。病灶在轴位图像上通常呈三角形，在冠状位图像上呈蝙蝠翼状。通常，T2加权MRI图像显示高信号或明亮的区域，是由于这些区域含水量相对增加引起了脱髓鞘反应（图7.6）。
2. CT表现通常是一个对称的、非占位、低密度的中央脑桥病灶，类似于MRI表现。CT不如MRI敏感。
3. 脑干的MRI或CT扫描可能无法显示明显的解剖异常。因此，全面的神经系统检查必不可少。因此，如果早期扫描没有发现，建议可疑病例在10～14天内重复进行影像学检查。

一些人提出，早期的CT和MRI改变继发于水肿并通常会消退，而后期的改变则继发于脱髓鞘本身，并且更有可能是永久性的。

4. 正电子发射断层扫描（PET）研究表明，脱髓鞘病灶在早期阶段代谢活性增加，并随着CPM的进展而降低。但是，PET并不常规用于CPM评估。

图 7.6　轴位 T2-FLAIR 显示中央脑桥区域对称性高信号，延伸至被盖和皮质脊髓束，形成典型的墨西哥帽状或蝙蝠翼状结构或高信号。

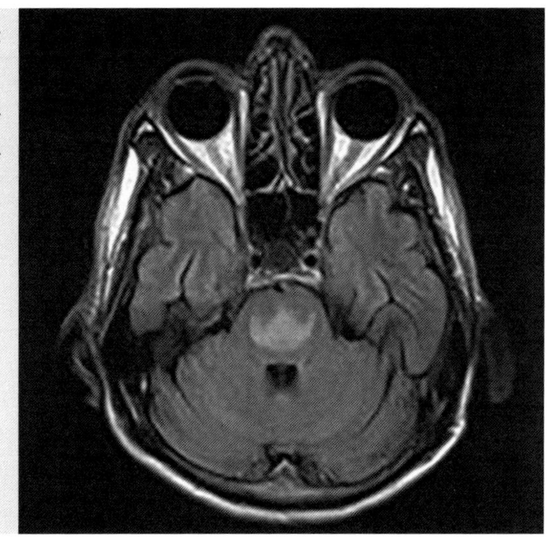

其他检查

1. CPM中的EEG可能表现为弥散性的双侧大脑半球减慢。
2. 脑干诱发电位可显示继发于脑桥听觉通路脱髓鞘后的异常，如I波和V波潜伏期延长。然而，这一发现是非特异性的且不一致。

病理结果

中央脑桥基底部上单个对称的脱髓鞘区域。在脱髓鞘区域内轴突、血管和周围神经元的相对保持完好，而少突胶质的相对减少。没有明显炎症迹象。

7.6.7　鉴别诊断

鉴别诊断包括易发生于脑桥的任何急性神经系统疾病：

1. MS
2. ADEM
3. 脑干神经胶质瘤
4. 酒精（乙醇）相关的神经病
5. 腔隙综合征
6. 软脑膜癌病变
7. 尿毒症脑病
8 .肝性脑病

9. Wernicke脑病

Martin RJ. Central pontine and extrapontine myelinolysis: the osmotic demyelination syndromes. J Neurol Neurosurg Psychiatry 2004;75（Suppl 3）:iii22-iii28

Lampl C, Yazdi K. Central pontine myelinolysis. Eur Neurol 2002;47（1）:3-10

Laubenberger J, Schneider B, Ansorge O, et al. Central pontine myelinolysis: clinical presentation and radiologic findings. Eur Radiol 1996;6（2）:177-183

Pirzada NA, Ali II. Central pontine myelinolysis. Mayo Clin Proc 2001;76（5）:559-562

7.7 多发性硬化样病变

（MRI检查结果的鉴别）

MS是一种临床诊断，绝不能仅凭神经影像学诊断。在78%～95%经临床诊断的MS患者中，钆增强MRI特征通常包括脑室周围、幕下、颞叶和胼胝体卵圆形白质病灶，在T1加权像上表现为等信号至低信号，在质子密度和T2加权像上表现为高信号。在PD-WI / T2-WI上的多发性白质高信号病灶的鉴别诊断中，必须考虑许多疾病。这些疾病呈现出有或没有增强的病灶，并且发生在与MS相似的患者人群中。在具有与MS类似的临床表现和神经影像学特征的疾病列表中，可能包括以下疾病：

1. 神经结节病

   肉芽肿侵袭和血栓化导致血管病变，并产生类似于CNS原发性血管炎的肉芽肿性血管炎。肉瘤样病变的高信号白质与MS难以区分。

2. 莱姆病（neuroberylliosis）

   约10%～15%的莱姆病患者中枢神经系统受累。MRI PD-WI/T2WI显示皮质下病灶，包括额叶和顶叶、基底节和脑桥、颅神经（面神经）对比强化高信号。

3. 血管炎

   多系统免疫相关性血管炎，中枢神经系统受累的病例占10%～49%，例如SLE和Behcet病在临床上可能与MS相似，并且在大脑和脊髓中也有类似的白质病变模式。

4. 神经梅毒

   对比增强的MRI图像显示受累的基底神经节或大脑中动脉区域呈斑片状增强。

5. 结核病

单发或多发病灶位于成人的大脑半球和基底节，儿童则位于小脑。在注射了钆的MRI图像中，在T2WI和T1WI上存在一个低密度边缘，可将高信号中心与周围高信号水肿区分开，通常显示结节性增强。

6. 病毒感染
7. Devic病或视神经脊髓炎
8. 弥漫性硬化（Schilder病）

急性、快速进展的MS型，具有双侧、相对对称的大面积脱髓鞘，通常累及半卵圆中心和枕叶，常见于儿童期，40岁以后发病少见。

9. 脊髓病
10. ADEM

急性单相炎症性脱髓鞘，与MS的临床病程不同：例如，包括发热和头痛在内的单次急性发作。MRI上病灶的位置和特征可能与MS难以区分。

11. Balo病（同心性硬化）

代表组织学上的多发性硬化病变，有脱髓鞘和正常脑组织的交替同心区域。

12. 高血压和缺血性白质病变

在老年恶性高血压患者中，高信号斑片状或弥漫性双侧脑室周围白质异常，最有可能代表小血管疾病的存在，表现为腔隙性深部白质梗死。

13. Virchow-Robin间隙

扩张的血管周围间隙，随着年龄和高血压而扩大，多出现在特征性部位，比较典型的是出现在基底神经节、脑室、半卵圆中心和脑干周围。血管周围间隙与脑脊液等密度，而PD-WI序列显示病灶低密度。

14. 与偏头痛有关的病变

40岁以下年轻患者的半卵圆中心和额叶白质高信号异常，这似乎是弥散性过程，可能是血小板微栓塞或与偏头痛的病理生理学有关的原发性神经元损伤的结果。

15. 多发性脑梗死性痴呆，脑白质疏松症和Binswanger病

多发于老年人群，主要的临床表现是认知和行为障碍。MRI显示脑

室周围白质和卵圆中心分水岭梗死与MS脱髓鞘病灶的外观相似；然而，与MS病灶相反，在基底神经节、脑干、枕角中没有相关的病灶，并且皮质下U型纤维稀疏。

16.正常衰老

在52～72岁的健康个体中，萎缩性脑室周围脱髓鞘占53.4%，白质梗死占13.4%。偶然的白质T2高信号在老年人中会频繁发生。

17.转移和脑脓肿

很少产生与MS非常相似的病变模式。占位效应和临床病史提示病变的远处来源很重要。

18.运动神经元病

19.颅内肿瘤（尤其是脑干、小脑）

20.维生素B_{12}缺乏症（胃切除术，胃癌，吸收不良综合征）

Rinker JR, Cross AH. Diagnosis and Differential Diagnosis of Multiple Sclerosis. Continuum Lifelong Learning Neurol 2007;13（5）:13-34

Miller DH, Weinshenker BG, Filippi M, et al. Differential diagnosis of suspected multiple sclerosis: a consensus approach. Mult Scler 2008;14（9）:1157-1174

Ferreira S, D’Cruz DP, Hughes GR. Multiple sclerosis, neuropsychiatric lupus and antiphospholipid syndrome: where do we stand? Rheumatology （Oxford） 2005;44（4）:434-442

7.8 小脑萎缩

（小脑皮质萎缩综合征，小脑变性，Marie-Foix-Alajouanine迟发性小脑皮质萎缩）

7.8.1 鉴别诊断

1.中毒/代谢性疾病

a）慢性酒精滥用（酒精性小脑变性）

是最常见的原因，主要累及背侧蚓部和邻近的小脑叶。

这是由于营养缺乏和酒精神经毒性的综合作用，可能涉及谷氨酸缺乏。它在很大程度上仍然依据临床症状诊断，并且临床特征是躯干和下肢共济失调。患者行走困难，直立站立时可能会摇摆或跌倒。通常，这种疾病是在大量饮酒超过10年后发生的，尽管饮酒的“剂量”与症状的严重程度之间没有直接关系。症状在数周或数月内发展并最终稳定，有时甚至伴有持续饮酒和营养不良。

遗传学可能在这种疾病的病因中起着重要作用。临床怀疑本病时可通过脑部影像学证实，在某些情况下，脑部影像学可显示明显的小脑萎缩。与Wernicke脑病不同，其认知能力仍然保持完整，而丘脑和导水管周围的灰质在MRI上看上去正常。

b）Wernicke-Korsakoff综合征

急性眼肌麻痹、共济失调和意识障碍为经典的三联征，仅在19%的患者中出现，这是Wernicke综合征的特征。如果不加以治疗，将导致Korsakoff精神病，该病在有适当危险因素的情况下可以诊断，并且学习新内容时会出现缺陷（顺行性遗忘）和丧失先前的记忆（逆行性遗忘）。周围神经病变、体位性低血压以及晕厥的现象很常见。

c）抗惊厥药

苯妥英钠和卡马西平等小脑毒性物质会诱发小脑半球综合征，其特征是四肢不协调。

d）化疗药

某些类型的癌症化疗药，例如阿糖胞苷、5-氟尿嘧啶、丙卡巴嗪、长春新碱属于小脑毒性物质。锂用于躁郁症治疗，也是一种小脑毒性物质。

e）有机汞、有机磷酸酯杀虫剂和溶剂。

f）放射性坏死

放射后数月（6～8个月），组织学上可见脱髓鞘，这与脑血流量减少导致的胶质细胞和单核细胞增殖、内皮增生相关。这些病理变化在初次接触放射源后会持续超过2～3年。损伤的程度与放射剂量、分割方法和使用的机型有关；虽然颅后窝（包括基底神经节和内囊）相对较少见，但在损伤严重的病例中，也会累及。MRI比CT能发现更多的病灶，其变化与缺血（T2WI高信号病灶）相对应。

2. 全身性疾病

a）内分泌失调

这涉及甲状腺或垂体。是引起Gordon-Holmes综合征的一种常见遗传机制，其特征是进行性促性腺激素功能低下型性腺功能减退和小脑性共济失调。

b）胃肠道疾病

i.乳糜泻（乳糜泻/麸质过敏性肠病/热带脂肪泻）

ii.维生素E吸收不良的其他原因

c）中枢神经系统血管炎（发病机制）

i. 免疫损伤

-细胞介导的炎症（Takayasu动脉炎，巨细胞动脉炎，中枢神经系统原发性血管炎）

-免疫复合物介导的炎症（SLE，结节性多动脉炎，Bechet综合征，感染-恶性肿瘤-药物诱导的血管炎，系统性硬化）

-抗中性粒细胞胞浆抗体介导的炎症（Wagener肉芽肿，Churg-Strauss综合征）

-混合免疫性疾病（干燥综合征）

ii.血管的直接感染

-细菌，病毒（水痘-带状疱疹病毒、EB病毒），其他（真菌、原虫、支原体、立克次体）

3. 自身抗体

a）副肿瘤性小脑变性

小脑可能会受到抗体的攻击，例如在副肿瘤小脑变性和乳糜泻（麸质肠病）中。这些综合征约50%的时间血液检测可以检出神经元的抗体。最常见的肿瘤是卵巢、胃肠道、肺和乳腺肿瘤。

b）自身免疫性疾病（MS）

MS是另一种相当常见的小脑疾病。MS常累及脑干的小脑连接，尤其是小脑中脚。

4. 遗传性小脑变性

a）橄榄体脑桥小脑萎缩（OPCA）

（同义词：常染色体显性小脑皮质萎缩，多系统萎缩，Metzel共济失调，Schut-Haymaker共济失调，Dejerine-Thom共济失调，Holmes共济失调，Sanger-Brown共济失调，Wadia-Swami共济失调，Marie共济失调，Nonne综合征）

OPCAs是一种进行性神经退行性疾病，可以通过家族（遗传型）遗传，也可以影响没有家族史的人（散发）。散发型α-突触核蛋白异常，但这不能完全解释许多其他未知细节的异常。尽管不能确定遗传异常如何影响临床表现，但已经确定了许多特定基因与遗传型有关。

b）Friedreich共济失调和其他脊髓小脑性共济失调（SCA）

常染色体隐性共济失调最常见的类型之一，主要累及脊髓小脑束、后索、锥体束，很少累及小脑和延髓。Friedreich的共济失调是由位于9号染色体上的名为frataxin（FXN）的基因缺陷引起的。

c）传染性海绵状脑病

已知的人类传染性海绵状脑病是库鲁（Kuru）病、克雅病（CJD）、Gerstmann-Straussler-Scheinker病和致死性家族性失眠症。家族性进行性皮质下胶质增生症和一些遗传性痴呆也可能是传染性海绵状脑病。朊病毒蛋白（PrP）——一种与阿尔茨海默病（AD）相关的蛋白质，存在于包涵体肌病的肌肉纤维中。

d）由于呼吸链或线粒体疾病引起的小脑变性

由于各种呼吸链缺陷或线粒体能量代谢疾病导致的小脑受累，这些疾病可出现在任何年龄，具有广泛且非特异性的临床症状，可以是任何遗传类型，起源于对能量有高要求的任何器官或组织，例如，大脑、骨骼肌和心脏。脑MRI显示小脑体积减小的神经肌肉病患者的诊断性检查应包括对线粒体脑肌病的评估。

5. 衰老

小脑蚓部的萎缩可能随着年龄的增长而选择性地发生，而大脑皮层没有萎缩，也没有临床表现。除了偶发的枕大池和小脑桥脑角池扩大外，幕下结构无萎缩。

6. 创伤

a）即刻损伤

b）迟发损伤

7. 结构性病变

a）急性出血性卒中

b）缺血（慢性椎基底动脉粥样硬化疾病）

由于小脑由两侧的三个主要动脉（SCA或小脑上动脉，AICA或小脑前下动脉以及PICA或小脑后下动脉）供血，有许多潜在的卒中综合征需要考虑。最常见的综合征是PICA综合征，也称为Wallenberg综合征或延髓背外侧综合征。其次是AICA综合征，最后是SCA综合征。血管畸形，例如小脑血管母细胞瘤也很常见。

出血进入小脑引起的卒中，通常表现为高血压，可能危及生命，并可能需要手术减压。

8. 先天性异常

a）Chiari畸形

最常见的先天性疾病是小脑扁桃体相对于颅骨向下移位。其次是各种类型的发育不全综合征。

b）Dandy-Walker综合征

小脑蚓部有部分或完全发育不全，颅后窝的囊性形成与第四脑室相连，并伴有脑积水。约80%的Dandy-Walker综合征诊断是在1岁以内。经常伴有其他畸形，其中最常见的是胼胝体发育不全。

Pinheiro L, Freitas J, Lucas M, Victorino RM. Cerebellar atrophy in systemic sclerosis. J R Soc Med 2004;97（11）:537-538

Bastos Leite AJ, van der Flier WM, van Straaten EC, Scheltens P, Barkhof F. Infratentorial abnormalities in vascular dementia. Stroke 2006;37（1）:105-110

Greenlee JE. Cytotoxic T cells in paraneoplastic cerebellar degeneration. Ann Neurol 2000;47（1）:4-5

Bang OY, Huh K, Lee PH, Kim HJ. Clinical and neuroradiological features of patients with spinocerebellar ataxias from Korean kindreds. Arch Neurol 2003;60（11）:1566-1574

7.9 Friedreich 共济失调

也称为：家族性共济失调，Friedreich病，Friedreich痨，遗传性共济失调-Friedreich型，脊髓共济失调-家族遗传或SCA。

Friedreich共济失调是常染色体隐性遗传共济失调的最常见类型之一，其中累及脊髓小脑束、后索和锥体束，很少累及小脑和延髓。周围神经和心脏有时也会受累。碳水化合物的代谢可发生改变。发病早于20岁，并且发展迅速。男女发病比例相似。

大约每22 000～29 000人中有1人患此病。家族史增加了患病风险。在塞浦路斯和法裔加拿大人群中发现这种疾病发病率特别高，而在远东地区则无病例。

7.9.1 病因学—遗传学

Friedreich共济失调是一种常染色体隐性遗传性先天性共济失调，由位于9号染色体上的编码frataxin的X25基因突变（2%的病例）引起。该蛋白对于神经元和肌肉细胞中线粒体的正常运转至关重要。该蛋白与线粒体周围细胞质中铁的代谢有关，并且在缺乏frataxin蛋白的情况下，铁会积聚并导致脊髓组织、脑部连接处、心脏和胰腺的细胞发生自由基退行性病变，从而减少了对肌肉的神经信号。经典型（98%的病例）致病基因定位于9q13-q21；在“FXN基因”的第一个内含子内包含一段GAA重复序列。此突变不会导致异常frataxin蛋白的产生，因为缺陷位于内含子中（从转录和翻译之间的mRNA转录物中去除了该缺陷）。

尽管经常将Friedreich共济失调和肌营养不良比较，但两者却是完全不同的疾病。肌营养不良是肌肉组织变性的结果，而Friedreich共济失调是由三核苷酸重复扩增突变引起的神经组织变性的结果。

7.9.2 相关疾病

1. 许多人会出现心脏增大、心律不齐或其他心脏病症状（肥厚型心肌病）。心脏问题从轻到重不等。Friedreich共济失调的82例死亡病例中，约有一半死于对治疗无反应的心力衰竭或心律失常。
2. 在疾病的晚期阶段，糖尿病患者占23%。
3. 脊柱侧弯或脊柱后凸畸形是众所周知的并发症，可引起继发性肺部并发症。
4. 少数患者发生部分耳聋和视力丧失。

7.9.3 诊断

诊断基于患者的病史、家族史以及包括EMG在内的完整神经系统评估。为了补充评估，可以进行各种有助于诊断的检查，排除有相似症状的其他疾病。

1. 临床特点

   a）最初的表现是步态共济失调（频繁跌倒）。站立不稳和跑步困难是早期症状，而手臂共济失调和言语不清（构音障碍）可能是显著症状，但出现较晚。

b）周围神经病变，感觉和小脑混合性共济失调。

c）弓形足，肌肉无力和萎缩，后凸畸形。大多数患者成年后只能坐在轮椅上。

d）肥厚型心肌病，眼球抽动，糖尿病和耳聋。

e）进行体格检查时，通常会出现所有腱反射消失，振动和位置感觉，以及足底伸肌反应丧失，Romberg试验阳性，共济失调和构音障碍。

2. 实验室检查

a）心电图

b）对frataxin基因的GAA重复序列进行遗传DNA检测

c）脊柱和胸部的X线检查

d）电生理检查：下肢感觉神经反应缺乏，上肢减慢。运动神经传导通常正常或轻度降低。

e）肌肉活检

f）CT扫描和MRI对诊断没有帮助。

7.9.4 鉴别诊断

1. 小脑-脑干共济失调

a）OPCA

它是一种神经退行性疾病，其特征是小脑萎缩，主要是脑干病变。既有家族病例，也有散发病例。但是，在大多数情况下，OPCA是散发的。其症状在50岁时最明显。患者常有四肢共济失调，脑干肌肉共济失调，帕金森病，运动障碍。两种类型的OPCA的特征都是大脑某些结构的进行性退化，尤其是小脑（浦肯野细胞的丢失）、脑桥（脑桥核神经元的丢失，脑桥和小脑中脚的横向纤维萎缩）和下橄榄核。散发型OPCA经常合并导致帕金森症状的黑质纹状体变性和脊髓交感神经元变性（Shy-Drager综合征），导致体位性低血压和其他自主神经功能障碍。合并的变性称为多系统萎缩（MSA）。除了受影响的核发生神经元的丢失外， MSA显示含有α-突触核蛋白和泛素的少突神经胶质细胞包涵体。在这方面，MSA类似于帕金森病。遗传性OPCA是指与SCA重叠的一组疾病。

b）齿状核红核苍白球路易体萎缩症

齿状核红核苍白球丘脑下部萎缩（DRPLA）定位于12号染色体短臂和一个名为“ atrophin-1”的基因，在亚洲以外罕见。年轻人和儿童表现出进行性舞蹈病、小脑性共济失调、动眼功能和痴呆。这种疾病的CAG重复序列不稳定。与SCA1不同，浦肯野细胞完整无缺，但小脑齿状核变性。与色素性黄斑营养不良相关的常染色体显性遗传小脑共济失调的基因定位于3号染色体短臂。

c）Machado-Joseph病

一种罕见的遗传性共济失调，在葡萄牙人/亚速尔人后裔中发病率最高。Machado-Joseph病（MJD）是一种以常染色体显性遗传方式传播并影响中枢神经系统的进行性、成人发病的神经退行性疾病。其表现包括小脑共济失调和进行性外眼肌麻痹，其程度与锥体束征、锥体外系体征（肌张力障碍或强直）、肌萎缩和周围神经病变有关。可通过识别症状并记录家族史进行诊断。明确MJD的诊断只能通过基因检测。与该病相关的基因MJD1于1994年被克隆，其致病突变被证明是（CAG）n在其编码区内的重复扩增。在健康个体中，该区域包含12～44个三联体，在不同种族的患者中包含61～87个三联体。

2. 以小脑为主

a）药物诱导（苯妥英钠）

b）酒精

c）副肿瘤疾病

d）Marie-Foix-Alazouanine综合征的迟发性小脑皮质萎缩

老年性小脑共济失调；经常由于滥用酒精引起。遗传亚群为常染色体显性遗传。

e）Holmes家族性小脑皮质萎缩

f）系统性硬化

进行性亚急性小脑变性可能是副肿瘤综合征的一部分，但在调查或随后的随访中均未发现肿瘤的证据。系统性硬化中的中枢神经系统疾病很罕见，显然与系统性血管损害无关，可能与自身免疫的表现有关。患者表现出典型的系统性硬化，皮肤和食道受累，以及进行性肺动脉高压和小脑萎缩所致的共济失调。

3. 脊髓小脑性共济失调（SCA）

SCA是一种遗传性疾病（常染色体显性遗传）。SCA是遗传性小脑共济失调的子集，目前，已鉴定出40多种SCA亚型。是由CAG在多个染色体基因座上重复扩增引起的。这些疾病具有常见的潜在分子缺陷，即CAG重复扩增。SCAs表现出逐渐进行性的全小脑功能障碍，通常始于儿童时期。共济失调是由于病变中断了小脑的感觉传入（脊髓或感觉性共济失调），小脑皮质的病理导致皮质信号执行不正确（小脑性共济失调）或两者的结合（脊髓小脑性共济失调）引起的。除共济失调外，ADSCAs还可引起帕金森症和其他锥体外系表现，包括肢体无力和肌束抽动，痉挛，眼肌麻痹，视网膜变性和视神经萎缩，认知障碍，痴呆和周围神经病。

4. 小脑-脑干-脊髓共济失调

一组导致小脑和其他解剖系统变性的多种散发型疾病。

a）糖缺乏性糖蛋白综合征

婴儿和儿童常染色体隐性OPCA，与蛋白质糖基化缺陷有关。

b）共济失调-毛细血管扩张症（Louis-Bar综合征）

是一种以共济失调、锥体外系功能障碍、周围神经病变和其他神经功能缺陷、血管扩张和免疫缺陷为特征的儿童疾病。它是由调节细胞周期的基因突变引起的。这些突变导致DNA修复缺陷。除小脑变性外，还有前角缺失，脑干核、黑质和其他神经元群变性，以及后索变性导致背根神经节神经元缺失。这些患者经常发生机会性感染和B细胞淋巴瘤。

Berciano J, Tolosa E. Olivopontocerebeller Atrophy. In: Jankovic J, Tolosa E, eds. Parkinson’s Disease and Movement Disorders. Baltimore, MD: Williams& Wilkins;1993;163-169

Pinheiro L, Freitas J, Lucas M, Victorino RM. Cerebellar atrophy in systemic sclerosis. J R Soc Med 2004;97（11）:537-538

Lynch DR, Farmer JM, Balcer LJ, Wilson RB. Friedreich ataxia: effects of genetic understanding on clinical evaluation and therapy. Arch Neurol 2002;59（5）:743-747

Ackroyd RS, Finnegan JA, Green SH. Friedreich’s ataxia. A clinical review with neurophysiological and echocardiographic findings. Arch Dis Child 1984;59（3）:217-221

Marie P, Foix C, Alazouanine T. De l’atrophie cerebelleuse tardive a predominance corticale. Rev Neurol（Paris）1922;38:849-885, 1082-1111

7.10 遗传性小脑疾病

（遗传性共济失调）

遗传性小脑疾病的分类不统一且经常混淆。它们通常引起小脑进行性变性和萎缩，其常见表现是共济失调和运动不协调。

最常见的表现如下：

1. Friedreich共济失调

   Friedreich共济失调是一种相对常见的常染色体隐性遗传疾病，每22 000至29 000人中约有1例。

2. DNA修复常染色体隐性缺陷相关综合征

   a）共济失调-毛细血管扩张症

   以染色体11q22-23上ATM基因突变为特征的常染色体隐性遗传疾病，导致DNA修复过程的功能障碍和细胞周期控制受损。恶性肿瘤的发病率估计为15%～20%，尤其是白血病和淋巴瘤。临床表现包括躯干共济失调，运动发育迟缓，构音障碍，结膜和皮肤毛细血管扩张，免疫功能障碍伴有IgA和IgG2浓度降低，反复呼吸道和皮肤感染，发育迟缓，早衰和性发育迟缓，轻度智力低下，动眼异常，肌阵挛和周围神经病。

   b）着色性干皮病（XP）或DeSanctis-Cacchione综合征

   常染色体隐性遗传疾病，患者皮肤部位缺乏核酸内切酶，不能修复被紫外线损伤的皮肤的DNA。XP有多种类型，突变可能发生在不同基因座的基因中（9q34.1、2q21、3q25.1等）。细胞对紫外线和化学致癌物高度敏感。其临床表现包括皮肤起疱和红斑，侏儒症，皮肤癌高风险，智力低下，小头畸形，舞蹈症，共济失调，痉挛，周围运动神经病，听力丧失和核上眼肌麻痹。

3. 线粒体脑病

   a）Leigh病（Leigh坏死性脑病，Leigh综合征，Leigh亚急性坏死性脑脊髓病，亚急性坏死性脑脊髓病）

   Leigh病是一种罕见的遗传性神经代谢疾病，由线粒体呼吸链的孤立或合并缺陷引起，导致氧化产能受损。线粒体DNA突变（母系遗传）可见于2/3的病例，男性发病率高。

基因组DNA：

i. X染色体上的丙酮酸脱氢酶复合物E1a

ii.染色体11q13上的NADH、复合物I

iii.9号染色体上的SURF1

iv.5号染色体上的核编码黄素蛋白基因（复合物Ⅱ）

线粒体DNA：

几种ATPase6基因和线粒体tRNA突变。症状通常在3个月至2岁之间开始出现。症状与进行性神经功能恶化有关，可能包括运动和智力发育迟缓，癫痫发作，肌张力障碍，吞咽和进食困难，呕吐，共济失调，眼外肌麻痹，听力和视力受损以及周围神经病变的可变组合。MRI扫描是对该病进行最终诊断的有用工具。通常在双侧黑质、尾状核、壳核和苍白球中发现信号强度增加和水肿，有时在中脑顶盖、被盖和延髓橄榄体中也可见。死后神经病理学结果尤其有助于患病同胞的确诊。

b）Kearns-Sayre综合征（眼肌麻痹综合征，线粒体细胞病变/脑病，眼脑体综合征，进行性眼肌麻痹，Pearson综合征）。

Kearns-Sayre（K-S）综合征继发于mtDNA缺失，大多数是散发性的，被认为是在生殖细胞突变或胚胎发育早期发生的。缺失的大小和位置各不相同，而4.9kb突变占病例的1/3。K-S综合征的特征性三联征包括：（1）在20岁之前发病；（2）慢性，进行性，眼外肌麻痹；（3）视网膜色素变性。K-S综合征可能包括以下症状：肌肉无力（上睑下垂，骨骼肌力量减弱），中枢神经系统功能障碍（小脑性共济失调，高级精神功能下降，白内障），心脏（心动过缓，充血性心力衰竭）和内分泌失调（38%的患者身材矮小，20%的患者性腺功能减退）。在脑脊液中，乳酸和蛋白质水平升高（>100mg/dl）。大脑MRI的诊断价值有限。尽管对血液样本中的DNA进行PCR检测可以揭示mtDNA的缺失，但明确诊断的最佳方法是对肌肉活检标本进行分析，并使用Southern blot分析来定量mtDNA缺失的程度。

K-S综合征的鉴别：

i.房室传导阻滞（Ⅱ度和Ⅲ度）

ii.发育不良

iii.MELAS综合征

iv.Pearson综合征

4. 已知的代谢紊乱综合征

a）低脂蛋白血症或无β脂蛋白血症（Bassen-Kornzweig综合征）

无β脂蛋白血症和低脂蛋白血症是脂质代谢的常染色体隐性遗传疾病。这是由于微粒体甘油三酯转运蛋白缺乏和载脂蛋白B代谢受损所致，这会导致乳糜微粒形成和吸收障碍，以及饮食中的脂质和脂溶性维生素吸收障碍。

患者在20岁前会出现脂肪泻且发育不良。神经系统并发症主要发生在婴儿中。通常，存在与后索和脊髓小脑束功能障碍相关的多发性感觉神经病变。继发于色素性视网膜炎的夜视障碍，发生在年龄较大的儿童。受影响更严重的人可能会在20多岁时死亡。

在婴儿期，临床证据表明，脂肪吸收不良或脂肪不耐受与极低的总胆固醇水平（20～50mg/dl，甘油三酯水平低于20mg/dl）相关。还伴随载脂蛋白B、LDL、VLDL和乳糜微粒的缺乏。维生素E和其他脂溶性维生素含量低。贫血很常见。异常的红细胞形态（棘红细胞增多症）为诊断提供了主要的实验室线索之一。神经传导检查显示低幅度的感觉动作电位伴感觉传导速度略有减慢。运动神经传导通常是正常的。

b）Wilson病（WD）或肝豆状核变性（铜蓝蛋白铜含量低或无铜）

WD（常染色体隐性遗传）和Menkes疾病（X连锁）代表众所周知的铜代谢障碍疾病。WD P型ATP7B和Menkes P型ATP7P在功能上同源并具有67%的蛋白质同源。这些铜转运蛋白仅在组织和发育表达上不同。在WD中，13号染色体的基因突变会影响ATP7B，后者是一种有助于将铜转运到胆汁中的蛋白质。ATP7B还参与将铜整合到铜蓝蛋白中，铜蓝蛋白是一种通过血液携带矿物质的蛋白质。铜蓝蛋白含有血清中95%的铜。ATP7B基因的缺陷意味着铜没有被正确清除，而是在肝细胞中积累并导致肝硬化和肝纤维化。随着时间的流逝，过量的铜会从肝脏溢出，积聚并损害其他器官，尤其是大脑、眼睛、肾脏和关节。

尽管铜在出生时就开始累积，但这种疾病的症状会在生命晚期出现。WD最典型的症状是肝病，并伴有Kayser-Fleischer环——角膜周围的一个深褐色环（图7.7）。大多数患有WD的人主要是肝病，出现在儿童期晚期或青春期早期，表现为急性肝炎、肝衰竭或慢性进行性肝病（慢性活动性肝炎或肝硬化）。其他病例，症状在成年后出现，最常见的是口齿不清、吞咽困难和流涎。其他症状可能包括头部、手臂或腿部震颤；肌肉张力受损和持续的肌肉收缩所产生的异常姿势，扭曲和重复运动（肌张力障碍）以及运动迟缓。个别也可能会出现共济失调和精细动作能力丧失。1/3的WD患者也会出现精神症状，如突然的人格改变、怪异和不适当的行为、伴随自杀念头的抑郁症、神经症或精神病。

没有单一测试，甚至是遗传检测可以诊断WD。WD的症状通常与肝炎、酒精性肝硬化和其他慢性肝病的症状难以区分。实验室检查显示血清铜蓝蛋白缺乏，轻度贫血，低血清铁，低转运铁蛋白饱和度，铁蛋白升高。Kayser-Fleischer环可以使用眼科的裂隙灯进行观察。在没有纤维化或肝硬化迹象的情况下，穿刺或腹腔镜活检正常肝结构可作为鉴别诊断方法。由于存在200多个ATP7B突变，因此没有一种简单的基因测试可帮助筛查或诊断一般人群中的WD。

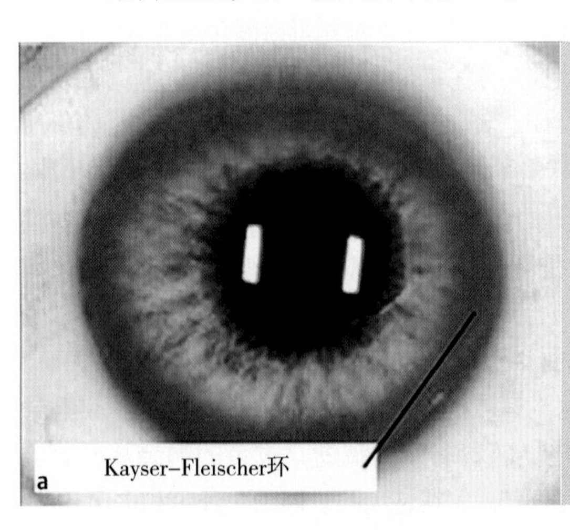

图 7.7 （a）Kayser-Fleischer 环。这张图片由 Wilson 疾病协会 2009 年提供。

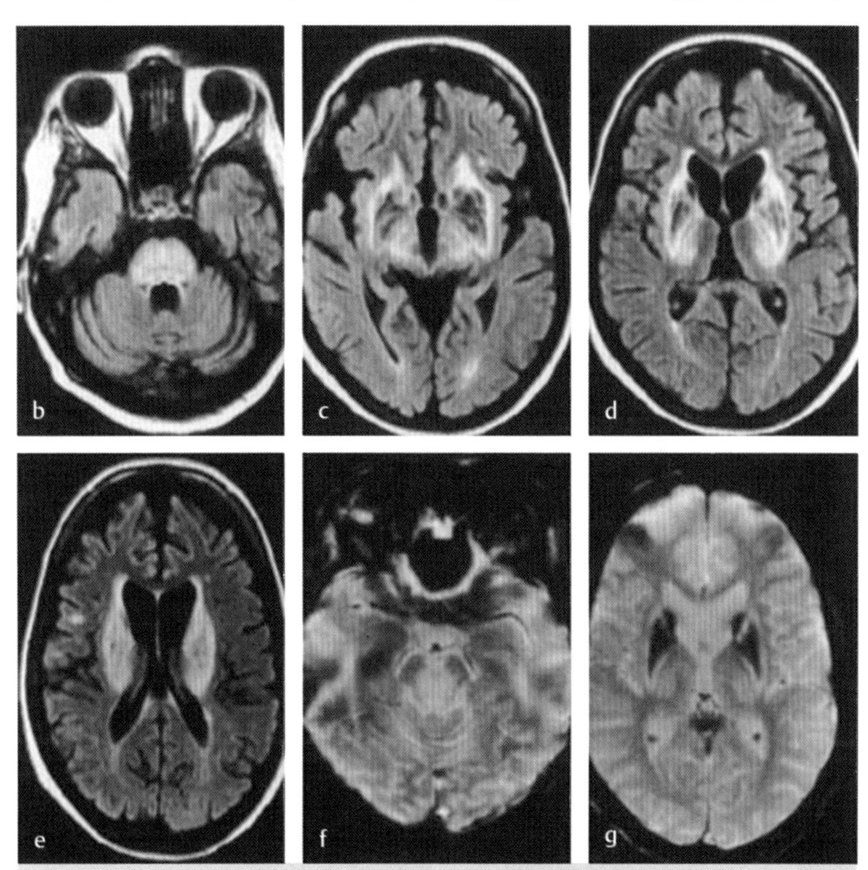

图 7.7（续）　（b）Wilson 病。信号异常，包括信号强度的增加和减少，主要影响基底神经节、中脑和脑桥。（b-e）轴向 MRI（FLAIR）显示轻度的脑室扩张和脑桥（b），基底神经节和内囊周围以及丘脑和下丘脑（c，d），尾状核（e）的双侧对称性高信号。（f，g）中脑（f）和基底神经节（g）的 T2 * 加权 MRI 显示两侧中脑和豆状核周围的信号强度增加，而壳核、苍白球和尾状核的头部的信号强度降低。（转载自 Degenerative Diseases with Primary Involvementof the Deep Gray Matter. In: Sartor K, ed. Diagnostic and Interventional Neuroradiology. 1st edition. Thieme; 2002.）

c）Refsum 病（遗传性共济失调多发性神经炎样病）

为常染色体隐性遗传的脂代谢障碍疾病，伴植烷酸 α 羟化酶缺陷和植烷酸蓄积，是唯一食源性疾病。通常在儿童期表现为进行性夜盲（颗粒性色素性视网膜病），肢体无力，步态共济失调，周围神经病变，反射消失和肌肉萎缩。较不常见的特征包括耳聋、白内障、瞳孔缩小、弓形足、心律失常和骨骼畸形。

d）Hartnup病（Hartnup氨基酸尿症，Hartnup综合征）

Hartnup病是一种常染色体隐性遗传疾病，由中性（即一氨基一羧酸）氨基酸在小肠和肾脏中的运输障碍引起。是最常见的氨基酸疾病（每18 000～42 000人口中有1例）。致病基因SLC6A19位于5p15.33带。SLC6A19是一种钠依赖性和非氯依赖性的中性氨基酸转运体，主要在肾脏和肠道中表达。氨基酸被保留在肠腔内，在那里它们被细菌转化为对CNS有毒的吲哚类化合物。肾小管运输也有缺陷，导致严重的氨基酸尿。Hartnup疾病有广泛的临床表现，但大多数患者仍可无症状，少数患者有皮肤光敏性（前额、脸颊、眶周、手背表面和其他暴露在光线下的区域出现干燥、鳞片状、边缘化的皮疹）、神经系统（间歇性小脑共济失调、宽基底步态、痉挛、运动发育迟缓，以及震颤）和精神症状，可能对他们的生活质量造成相当大的影响。因严重的中枢神经系统受累而导致的死亡罕见。少数患者出现智力低下和身材矮小。眼部症状包括复视、眼球震颤、畏光和斜视。

牙龈炎、口腔炎和舌炎提示烟酸缺乏。春季或初夏暴露于光线下常会使病情加重。尿液色谱可出现以下结果：

i.在尿液中发现中性氨基酸（即谷氨酰胺、缬氨酸、苯丙氨酸、亮氨酸、天冬酰胺、瓜氨酸、异亮氨酸、苏氨酸、丙氨酸、丝氨酸、组氨酸、酪氨酸、色氨酸）和指示剂含量增加。

ii.脯氨酸、羟脯氨酸和精氨酸的尿液排泄正常，可以区分Hartnup疾病和其他原因的严重氨基酸尿症。

iii.口服色氨酸后，尿中可出现吲哚酚衍生物（即5-羟基吲哚乙酸）。

iv.尿液色谱法排除营养性糙皮病。

v.氨基酸的血浆浓度通常是正常的。

鉴别诊断：

i.共济失调-毛细血管扩张症（尤其是在轻度皮肤受累的患者中）

ii.着色性干皮病

iii.SLE（如果存在光敏性皮疹并伴有神经精神症状，则不易鉴别）

iv.白色糠疹

v.营养性糙皮病（可通过进行尿液色谱分析，以避免误诊）

vi.具有光敏性的先天性皮肤异色病（即Cockayne综合征）

vii.婴儿特应性湿疹

viii.脂溢性湿疹

e）代谢性酸中毒（丙酮酸和乳酸代谢紊乱）

f）高氨血症（尿素循环酶缺陷）

氨是由氨基酸和蛋白质的分解代谢而产生的有毒化合物。高氨血症可损害肌肉和大脑。人体通过尿素循环酶将肝脏中的氨转化为尿素，随后生成的尿素作为含氮废物在尿液中被清除。高氨血症是一种危险的疾病，可能导致脑病和死亡。昏迷幸存者的智力障碍发生率很高。高氨血症可以是原发的，也可以是继发的。

i. 原发性

-尿素循环缺陷

◦氨基甲酰磷酸合成酶（CPS）缺乏

◦鸟氨酸转氨甲酰酶（OTC）缺乏

◦瓜氨酸血症

◦精氨酸琥珀酸尿症

◦精氨酸血症

-新生儿暂时性高氨血症

ii.继发性

-有机酸中毒

-脂肪酸氧化缺陷

-Reye综合征

诊断：

评估由于循环缺陷引起的高氨血症，首先应评估尿素循环中的第三种酶（精氨琥珀酸合成酶）。该酶的缺陷会导致瓜氨酸升高。然后评估尿素循环的第四种和第五种酶（精氨琥珀酸裂解酶，精氨酸酶），其缺陷将导致瓜氨酸中度升高。最后评估第一种和第二种酶（氨基甲酸酯磷酸合成酶，鸟氨酸转氨甲酰酶）；这些酶的缺陷会导致瓜氨酸水平正常或较低。

临床表现：

i. 新生儿：

-神经系统（从嗜睡到昏迷，婴幼儿肌张力减退，癫痫发作）

-胃肠道（持续呕吐，营养不良，肝肿大）

-其他（呼吸性碱中毒引起的过度通气，体温过低）

ii.儿童：通常出现在蛋白质含量突然增加或并发感染之后，以下症状反复发作：

-神经系统（从嗜睡到昏迷，急性共济失调，过度激活）

-胃肠道（持续呕吐，肝肿大）

g）生物素酶缺乏症（婴幼儿/少年多种羧化酶缺乏症，游离生物素缺乏症）

生物素酶的主要功能是从生物胞素中裂解生物素，以保持游离生物素的正常。生物素依赖性酶的辅助因子，即四种人类羧化酶（丙酮酸、丙酰辅酶A、β-甲基巴豆酰基-CoA和乙酰基-CoA羧化酶）。羧化酶在中间代谢中起重要作用，如果损伤会导致脂肪酸合成、氨基酸分解代谢和糖异生异常。严重缺乏症的发病率估计为每137 401人口中有1例。编码生物素酶的基因突变位于3p25，而在Arg538上相对于Cys较少见。有报道因癫痫发作或脑干功能障碍而导致的猝死。生物素酶缺乏症的临床症状和体征是多样的。在出现以下情况时应考虑生物素酶缺乏症：难治性癫痫发作，酸中毒，湿疹，鳞屑性口周/面部皮疹，脱发伴发色丧失，无法解释的听力或视力丧失，痉挛性瘫痪或肌张力减退，以及发育不良。

鉴别诊断：

i. 对于患有顽固性癫痫或严重代谢紊乱的儿童，应考虑败血症，脑膜炎或中毒。

ii.如果实验室检查表明存在高氨血症和/或酸中毒，则考虑其他先天性代谢障碍。

iii.生物素酶缺乏症的新生儿发作症状可能难以与全羧化酶合成酶缺乏症鉴别。

h）氨基己糖苷酶缺乏症（GM2神经节苷脂沉积症，Tay-Sachs病）

I型GM2-神经节苷脂沉积症为缺乏氨基己糖苷酶A的婴幼儿变异贮积疾病；常染色体隐性遗传；正常发育，直至6个月大时症状发作；临床特征包括烦躁不安和过度兴奋，惊吓反应过度，认知发育迟缓，运动迟缓伴肌张力减退，反射亢进，阵挛，足底伸肌反应，进行性视力减退，多数情况下1年完全失明，黄斑部出现樱桃红斑点，偶尔肌阵挛发作。在第二年出现植物人状态。病理显示脑、小脑和脊髓出现气球样神经元。只能进行支持性护理，无特效治疗方法。

i）Krabbe脑白质营养不良（异染性脑白质营养不良）

婴幼儿（少年或成年罕见）受累组织中缺乏半乳糖脑苷脂酶，以及半乳糖脑苷脂和鞘氨醇半乳糖苷蓄积的溶酶体贮积病。出生时正常，患者会出现进行性烦躁不安，无法解释的哭泣，发热，肢体僵硬，癫痫发作，进食困难，呕吐，智力发育迟缓和精神运动发育迟滞，肌张力过高，伸肌姿势，视神经萎缩，无力和腱反射消失。通常2年内死亡。

j）蜡样质脂褐素沉积症（神经元蜡样质脂褐素沉积症）

神经元蜡样质脂褐素沉积症（NCL或CLN）是一组神经系统变性疾病。是最常见的神经遗传贮积疾病，在某些人群中的患病率为1/12 500，特别是在斯堪的纳维亚国家（芬兰1%），那里大多数病例都是婴儿期发病。在美国，只有50%的CLN1病例是在婴幼儿期发作，其他病例则是在婴儿晚期、少年期或成人期发作。这些异质性疾病，从基因上分类为CLN1至CLN8，这些亚型具有相似的症状和体征，例如视网膜病伴有视力丧失、癫痫、痴呆，以及在脑和其他组织中聚集的异常蜡质物质，称为蜡样质脂褐素。其病理生理学还不清楚，涉及细胞内贮积过程和神经细胞进行性丢失的结合。两种CLN疾病是由溶酶体酶缺乏引起的，即CLN1中的棕榈酰蛋白硫酯酶和CLN2中的三肽基肽酶。在其他类型中，已经发现缺乏未知功能的膜蛋白。在大多数情况下可以发现遗传缺陷，并为家庭咨询和产前诊断奠定了基础。

NCL由其发病年龄和症状定义：

i.婴幼儿型NCL（Santavuori-Haltia病）

ii. 晚期婴儿型NCL（Jansky-Bielschowsky型）
iii.青少年型NCL（Batten病或Spieimeyer-Vogt病）
iv.成人型NCL（Kufs病或Parry病）
根据儿童或年轻人的症状可诊断NCL。另外，在疾病的早期阶段，EEG显示低频光刺激的多相高压尖波可以协助诊断。此外，诱发电位可能会增高。脑部MRI检查结果是非特异性的，在幕下区显示明显的脑萎缩和一些白质改变。MRI可能有助于区分晚期婴儿型NCL的经典形式和变异形式。分离的淋巴细胞、皮肤活检标本或其他组织在电子显微镜下可观察到“指纹样”曲线细胞包涵体。
鉴别诊断：
i.良性儿童期癫痫
ii.复杂性部分发作型癫痫
iii.精神发育迟滞的儿童及成人癫痫
iv.糖代谢疾病
v.额叶癫痫
vi.颞叶癫痫
vii. Friedreich共济失调
viii.Hallervorden-Spatz病
ix. Huntington病
x.溶酶体贮积病
xi.过氧化小体疾病
xii.遗传性代谢疾病
xiii.神经节苷脂沉积症
xiv.Leber视神经萎缩
xv.线粒体疾病
xvi.色素性视网膜炎

k）Niemann-Pick病（酸性鞘磷脂酶缺乏症）
Niemann-Pick病（NPD）是一种脂质贮积疾病。最初描述的NPD是指当前NPD A型。自那时起，已经陆续描述了NPD的6种亚型，包括B型和其他较罕见的类型，所有这些都是常染色体隐性遗传。NPD A型和B型是由鞘磷脂酶活性不足引起的，该酶是一种位于染色体11p15.1～p15.4上的基因编码的溶酶体酶。该酶缺陷导致鞘磷脂和其他脂质在单核细胞-巨噬细胞系统中的病理性累积。A型在儿童早期是致死性的，尤其会影响德系犹太血统的个体（携带率为1：80）。所有NPD亚型均表现出多变的临床特征：

i. NPD A型：

-眼科检查呈樱桃红斑点

-肝脾肿大

-进行性神经变性，病程进展不会超过10个月。神经变性引起痉挛状态。癫痫发作并不常见。

ii.NPD B型：

-高达50%的病例出现樱桃红斑点或黄斑晕

-肝脾肿大呈多样性

-大多数患者神经系统检查正常，但有一些患者出现周围神经病变和学习障碍。一些患者在第3年左右开始出现语言功能丧失和共济失调的发作。

-儿童期发育迟缓

-皮肤可能会出现广泛的瘀伤和瘀斑

实验室检查：

i.通过检测外周血白细胞或培养的成纤维细胞中的酶可以确诊。

ii.酸性鞘磷脂酶突变分析：

对该基因进行测序可以鉴定出精确的基因突变。

iii.NPD A型和B型的病理标志是具有组织化学特征的脂质泡沫细胞，通常称为Niemann-Pick细胞。

鉴别诊断：

i. Gaucher病

ii.GM1神经节苷脂沉积症

5.其他综合征

a）常染色体显性遗传疾病

i.橄榄体脑桥小脑萎缩（共济失调，眼肌麻痹，视神经萎缩）

ii.脊髓小脑共济失调（共济失调，构音障碍，感觉丧失）

iii. Machado-Joseph病（小脑、锥体外系和锥体束缺陷）

b）常染色体隐性遗传疾病

i. Ramsay-Hunt综合征Ⅰ（肌阵挛性小脑共济失调）

早发性共济失调综合征：病因有遗传异质性，包括进行性共济失调和肌阵挛（动作或意图）。在大多数患者中，先发生进行性共济失调，然后发作肌阵挛。在其他患者中，肌阵挛可能是最初的表现。另一些疾病也可能会出现肌阵挛表现，例如线粒体脑病伴破碎红纤维（MERFF），Unverricht-Lundborg病或进行性肌阵挛性癫痫。MERFF是最常见的原因，症状包括共济失调，肌阵挛，癫痫发作，肌病和听力下降。

上述综合征不应与Ramsay Hunt综合征Ⅱ（Herpes zoster oticus）混淆。Ramsay Hunt综合征Ⅱ是一种常见带状疱疹的并发症，是由引起水痘的水痘带状疱疹病毒引起的感染。重新激活的水痘-带状疱疹病毒传播到面神经会引起Ramsay Hunt综合征Ⅱ，其特征是剧烈的耳痛，耳、口、脸、颈部和头皮周围的皮疹以及面神经麻痹。其他特征可能包括眩晕、听力下降、耳鸣、味觉丧失、口干和眼干。

ii.Behr综合征（共济失调，视神经萎缩和智力低下）

Behr综合征是家族性痉挛性瘫痪的一种变异类型，其主要特征是视神经萎缩、共济失调、痉挛和智力低下。该综合征以常染色体隐性遗传方式传播，但很可能存在遗传异质性。症状出现在婴儿期，进展缓慢。特征是双侧视神经萎缩，视野缺损，通常是暂时性的，很少为完全性的。神经系统体征包括：腱反射增强，Babinski征，轻微的共济失调和痉挛性截瘫步态，精神障碍，眼球震颤。其他特征包括言语障碍，弓形足，肌肉萎缩，脑白质营养不良或脱髓鞘，以及小脑半球发育不全。

c）X连锁脊髓小脑共济失调（罕见）

Albert DM, et al. Phakomatoses–Ataxia Telangiectasia（Louis–Bar Syndrome）. In Principles and Practice of Ophthalmology Clinical Practice. Philadelphia: EWB Saundersd;1994 Robbins JH, Brumback RA, Mendiones M, et al. Neurological disease in xeroderma pigmentosum. Documentation of a late onset type of the juvenile onset form. Brain 1991;114（Pt 3）:1335-1361

Rahman S, Blok RB, Dahl HH, et al. Leigh syndrome: clinical features and biochemical and DNA abnormalities. Ann Neurol 1996;39（3）:343-351

Bosbach S, Kornblum C, Schröder R, Wagner M. Executive and visuospatial deficits in patients with chronic progressive external ophthalmoplegia and Kearns–Sayre syndrome. Brain 2003;126（Pt 5）:1231-1240

Rader DJ, Brewer HB Jr. Abetalipoproteinemia. New insights into lipoprotein assembly and vitamin E metabolism from a rare genetic disease. JAMA 1993;270（7）:865-869

Waggoner DJ, Bartnikas TB, Gitlin JD. The role of copper in neurodegenerative disease. Neurobiol Dis 1999;6（4）:221-230

Razvani J, Rosenblatt DS. Defects inmetabolism of amino acids. In: Nelson WE, Bergmann RE, Klingmann RM, et al. eds. Nelson's Textbook of Pediatrics. Philadelphia: WB Saunders Co.; 1996;338-340

Batshaw ML. Hyperammonemia. Curr Probl Pediatr 1984;14（11）:1-69

Weber P, Scholl S, Baumgartner ER. Outcome in patients with profound biotinidase deficiency: relevance of newborn screening. Dev Med Child Neurol 2004;46（7）:481-484

ACOG Committee Opinion. Screening for Tay–Sachs disease Obstet Gynecol 2005;106:893-894

Goebel HH, Sharp JD. The neuronal ceroid–lipofuscinoses. Recent advances. Brain Pathol 1998;8（1）:151-162

Schuchman EH, Desnick RJ. Niemann–Pick disease types A and B: acid sphingomyelinase deficiency. In: Metabolic and Molecular Bases of Inherited Disease. 7th ed. McGraw–Hill; 1977 Tassinari CA, Michelucci R, Genton P, Pellissier JF, Roger J. Dyssynergia cerebellaris myoclonica（Ramsay Hunt syndrome）: a condition unrelated to mitochondrial encephalomyopathies. J Neurol Neurosurg Psychiatry 1989;52（2）:262-265

Farah S, Sabry MA, Qasrawi B, et al. Behr syndrome with X–linked mode of inheritance. J Med Genet 1996;33（Suppl 1）:S26

7.11 脑萎缩

1. 阿尔茨海默症痴呆

   弥漫性皮质萎缩，特别是在颞叶和海马/海马旁区域，有直径大于3 mm的脉络膜–海马裂隙复合体和颞角的扩张。

2. Pick病

   前额叶和颞叶严重萎缩，神经细胞肿胀，胞浆内含物（Pick体）。

3. 帕金森病

   黑质缩小和基底神经节信号强度改变。

4. 进行性核上性麻痹（Steele–Richardson–Olszewski综合征）

   第三脑室扩张，中脑萎缩和脚间池扩大。

5. CJD

   额叶为主的萎缩，基底神经节信号强度异常。

6.多发性梗死性痴呆

白质和深部灰质腔隙灶，中央脑桥梗死和不同年龄的卒中。

7. Dyke-Davidoff-Masson综合征（例如，单侧大脑半球萎缩）

8. 脑穿通畸形（例如，由于创伤、感染和围产期缺血引起的）

9. 其他原因

a）前驱感染

b）长期的MS

c）广泛的脑外伤

d）长期使用类固醇

e）放射性损伤

f）鞘内化疗

g）饥饿/厌食

h）脱水

7.12 痴呆

7.12.1 概述

痴呆是一种临床综合征，其特征是与抽象思维和判断能力受损相关的短期和长期记忆受损，以及其他高级皮层功能障碍（失语症，失用症，失认症，执行功能障碍）。这些必须比以前的功能有所下降，并且严重到足以干扰工作、日常社交活动或与他人的关系。尽管AD（阿尔茨海默病）是痴呆症最常见的类型，但还有许多其他类型的痴呆，应在临床诊断前做仔细的临床评估。

主要的痴呆综合征包括：

1. AD
2. 血管性痴呆（VaD）
3. 路易体痴呆（DLB）
4. 帕金森病痴呆（PDD）
5. 额颞叶痴呆（FTD）
6. 可逆性痴呆

大多数老年慢性痴呆患者都患有AD（占60%～80%）。VaD占10%～

20%，PDD约占5%。在黑人、高血压和糖尿病患者中，VaD的患病率相对较高。DLB在老年患者中可能与VaD一样普遍。一些可逆性痴呆（例如，代谢性痴呆）倾向于发生在年轻个体中。

7.12.2　病因

痴呆症可能是由多种影响大脑的病理状态而引起。

1. 药物/毒素　药物（β受体阻滞剂、抗抑郁药、抗惊厥药、抗精神病药、阿片类镇痛药、肾上腺皮质类固醇、用于过敏反应和运动障碍的抗胆碱药）；滥用药物（几乎所有海洛因、吸胶毒、酒精、大麻、苯环利定中使用的化学物质都会导致痴呆症）；外源性毒素包括一氧化碳、二硫化碳、铅、汞、砷和锰。
2. 感染/炎症　任何涉及大脑的感染都可能引起痴呆症。局灶性脑炎/脓肿；由细菌（结核，脑Whipple病）、原虫（神经梅毒）或真菌（隐球菌）、莱姆脑病引起的慢性感染导致的软脑膜炎和脑炎；某些慢性病毒性疾病（HIV痴呆和其他机会性感染）；CJD；进行性多灶性脑病；神经结节病；感染后脑脊髓炎如病毒疹后、单纯疱疹后脑炎。
3. 代谢性疾病　甲状腺功能低下，尿毒症/透析性痴呆，慢性肝性脑病，慢性低血糖性脑病，Addison/ Cushing病，引起高碳酸血症、低氧血症、高黏血症的肺部疾病。许多遗传性代谢疾病与痴呆症相关（肝豆状核变性/ WD，异染性脑白质营养不良，肾上腺脑白质营养不良和神经元贮积疾病）。
4. 营养不良　维生素B_{12}缺乏症，维生素B_1缺乏症（Wernicke-Korsakoff脑病），维生素E缺乏症，烟酸缺乏症。
5. 血管　严重的高血压是痴呆症最常见的病因之一。大大小小的脑梗死是多发性脑梗死性痴呆的最常见病因。Binswanger病（皮层下动脉硬化性脑病），某些大脑区域（丘脑，双侧额叶，颞叶下）的卒中，淀粉样痴呆，短暂性脑缺血发作（TIA）的线粒体，脑病，乳酸酸中毒和中风样发作（MELAS）综合征，CADASIL；血管炎（SLE，结节性多发动脉炎，CNS肉芽肿性血管炎，Bechet病）。
6. 占位性病变　慢性硬膜下血肿可引起痴呆或合并和加重其他病因的影响。大脑良性肿瘤根据其大小和位置（额叶下/眶叶或内侧颞叶）也会产生痴呆症状。小脑桥脑角神经纤维瘤等良性病变可导致阻塞性脑积水。脑部恶性肿瘤常导致痴呆。

7. **正常压力性脑积水** 它会导致与步态紊乱和尿/便失禁相关的痴呆，并对CSF分流有强烈影响。
8. **精神性痴呆** 抑郁症性假性痴呆（成功治疗可逆转），慢性精神分裂症，癔症，躁狂症。抑郁症通常与痴呆的其他病因有关，尤其是AD。
9. **创伤** 拳击性痴呆，弥漫性轴索损伤，出血，脑震荡后综合征。
10. **进行性神经退行性疾病——成人型** 是最常见的痴呆疾病，不能被阻止或逆转。包括AD、Pick病、帕金森病、亨廷顿舞蹈病、FTD、进行性核上性麻痹、弥漫性皮质路易体病、多系统萎缩/脊髓小脑共济失调、皮质基底节变性、进行性皮质下胶质增生、Guam痴呆综合征、家族性或获得性肝豆状核变性（WD）和Hallervorden-Spatz病。
11. **自身免疫/其他** MS，Schilder病，Balo硬化症，SLE，中枢神经系统孤立性血管炎和结节性硬化。

来自 32 项研究的痴呆症发生率		
1	阿尔茨海默病（AD）	57.0%
2	血管性痴呆（VD）	13.0%
3	抑郁	4.5%
4	酒精性	4.0%
5	正常压力性脑积水	1.6%
6	代谢性	1.5%
7	药物治疗	1.5%
8	帕金森病	1.2%
9	亨廷顿舞蹈病	0.9%
10	AD 和 VD 混合	0.8%
11	感染	0.6%
12	硬膜下血肿	0.4%
13	创伤后	0.4%
14	缺氧	0.2%
15	其他	6.9%
16	没有痴呆症状	3.7%

7.12.3 体征和症状

一旦确定了痴呆症患者的诊断标准，现病史应以收集表现出的症状和相关诊断的躯体疾病为目的，以提出具体的诊断。这些症状包括进展速度、发作方式、相关的局灶性神经功能缺损、是否存在头痛以及大小便失禁。应该对患者的药物进行全面检查，评估患者的血管和HIV危险因素、饮酒情况以及痴呆症家族史。症状因痴呆症的病因而异。

痴呆症的主要特征是逐渐出现以下进行性症状：

1. 记忆丧失和性格改变
2. 认知能力明显下降（包括言语和理解能力）
3. 失去决策功能
4. 日常生活活动障碍（穿衣、饮食、上厕所等）

精神疾病诊断与统计手册（DSM-IV）诊断痴呆症需要满足以下条件：

1. 记忆障碍
2. 以下至少一项：失语症，失用症，失认症或决策功能障碍
3. 社会或职业功能受损
4. 在谵妄期间不应进行诊断

可能患痴呆症的早期征象包括：

1. 影响家庭或工作技能的记忆力减退
2. 难以执行熟悉的任务
3. 言语障碍
4. 时间和空间定向力障碍
5. 判断力差或下降
6. 复杂抽象的任务完成障碍
7. 物品乱放
8. 情绪或行为的改变
9. 性格改变
10. 失去主动能力

7.12.4 实验室检查

1. 所有新发痴呆的患者均应进行一些基础和标准的诊断评估。这些简单的检查，再结合病史和体格检查，即可揭示大多数可逆的代谢、内分泌、缺乏和感染状态，无论是病因还是并发症。
   a）初始评估应包括CBC，肝功能，钠，钙，促甲状腺激素，RPR，维生素B_{12}水平的检测。
   b）在适当情况下，可以考虑进行HIV检测或莱姆血清学检测。
   c）非典型性痴呆病例可能需要以下检查之一：铜蓝蛋白和铜水平（WD），血浆中超长链脂肪酸水平（肾上腺脑白质营养不良），WBC芳基硫酸酯酶A（异染性脑白质营养不良），维生素E和B1水平，卟啉，血气，血红蛋白A1C，肿瘤标志物（抗Hu/Yo/Ri），ANA/血管炎检查，尿中重金属，甲状腺抗体，毒理学筛查。
2. 在某些情况下，进行其他辅助检查是适当的：
   a）无增强的脑部CT扫描（存在脑部占位或局灶性神经系统体征或短暂性痴呆）。MRI对于检测小梗死、占位性病变、脑干和其他结构萎缩更为敏感。
   b）脑电图和脑血管造影术在某些情况下比较适用，例如CJD和CNS血管炎。
   c）当怀疑患有抑郁症时，最好进行正式的精神病学评估。
   d）床旁神经心理学评估包括简易心理状况测验和临床痴呆评定量表。它们为将来的比较提供了客观、可重复的分数。
   e）PET / SPECT有助于诊断阿尔茨海默病和亨廷顿舞蹈病。
   f）进行性退行性痴呆疾病的生物学标志物仍处于研究阶段：
      i.遗传学检测，例如血清apoE-4和早老素基因检测
      ii. CSF的β-淀粉样前体蛋白和tau分析
   g）在痴呆症的初始评估中腰椎穿刺不作为常规要求，但在以下情况下应考虑：
      i.中枢神经系统细菌或病毒感染
      ii.全身性感染
      iii.免疫功能低下的患者

iv.症状快速进展

v.癌症

vi.中枢神经系统血管炎

h）在以下异常情况下应考虑进行脑活检：

i.广泛评估后，有病因不明的局灶性相关病变

ii.中枢神经系统血管炎

iii.亚急性硬化性全脑炎

iv.PML，不能通过神经影像学或脑脊液分析最终排除淋巴瘤

v.神经系统退行性疾病，例如Kuf病，Alexander病

i）怀疑线粒体疾病的肌肉活检

7.12.5　鉴别诊断

在评估有记忆力障碍的人时，对于临床医生来说，重要的是要记住并非所有有记忆力障碍的人都患有痴呆症。诊断痴呆症分为两步：第一步是对痴呆症进行诊断，因为所有痴呆症中有13%可能是可逆的；第二步是阐明痴呆症的病因和可能导致痴呆症恶化的并存的疾病（即“合并症”，例如帕金森病、抑郁症、感染、充血性心力衰竭和慢性阻塞性肺疾病）。

1. 阿尔茨海默病（AD）

是进行性的、导致认知功能受损的疾病。与这种疾病有关的临床症状包括记忆力减退、语言障碍、视觉空间障碍和行为障碍。

鉴别诊断：

a）失语症

b）皮质基底神经节变性

c）运动神经元疾病中的痴呆

d）DLB

e）额颞叶痴呆

f）莱姆病

g）神经梅毒

h）帕金森病和帕金森综合征

i）朊病毒相关的疾病

j）甲状腺疾病

k）WD

对于可能的AD的诊断标准为：

a）通过检查和客观测试诊断痴呆

b）两个或多个认知域的缺陷

c）记忆和其他认知功能的进行性恶化

d）没有意识障碍

e）发病年龄在40～90岁之间

f）缺乏可以解释记忆和认知缺陷的全身性疾病或其他脑部疾病

g）典型的神经病理学发现是神经纤维缠结和神经炎性斑块

h）检测19号染色体上APOE基因的e4等位基因可以提高迟发性和散发性AD的临床诊断。

i）CSF指示蛋白（Aβ42和tau）的异常水平检测十分缓慢，无法满足实用的生物标志物的标准。

j）CSF 14-3-3蛋白和神经元特异性烯醇化酶可用于确定或排除对CJD的诊断。

k）EEG可以帮助排除引起痴呆的其他疾病，例如朊病毒相关疾病（例如CJD）。

2. **血管性痴呆（VaD）**

VaD可以是任何形式的脑血管疾病（CVD）的后遗症。作为一种合并症，VaD可能会加重AD。患者有不同程度的认知障碍，通常伴有局灶性神经系统症状和体征。发病可能是突然的，认知障碍呈逐步加重的趋势。

鉴别诊断：

a）头部外伤引起的痴呆

患者有记忆障碍，以及与头部外伤史相关的其他认知缺陷。痴呆通常不是进行性的，其症状取决于受伤的部位。

b）由HIV疾病引起的痴呆

患者的认知功能会发生变化，并伴有神经系统症状，而HIV检测呈阳性结果。

c）抑郁症

与大多数其他类型痴呆的隐匿性发作相比，继发于抑郁症的认知症状发作是急性的。抑郁症患者通常会有认知障碍，这对于痴呆症患者而言是罕见的。抑郁症患者倾向于说出他们不知道那个问题的答案，并且在神经心理学评估过程中似乎表现不太积极。抑郁症性假性痴呆的情绪症状表现突出。

d）亨廷顿舞蹈病痴呆

它是常染色体显性遗传疾病，早在30岁就开始出现认知变化，并伴有舞蹈病的体征。

e）PDD

患者的认知功能下降，并伴有锥体外系体征，如强直、运动迟缓、震颤和步态障碍。通常痴呆症会在疾病的晚期出现。

f）AD

AD患者早期出现语言和视觉空间障碍。短期记忆障碍很严重，提示对找回记忆信息不起作用。该疾病的发作是逐渐加重的且进展缓慢。通常，直到疾病的中晚期，才出现运动系统症状。

g）脑肿瘤

h）CJD

迄今为止，最常见的人类朊病毒病（约85%）是CJD。4～6岁之间发病，其特征是伴有肌阵挛、癫痫发作和共济失调等体征的快速进行性痴呆。EEG结果显示，有典型的周期性发放的高波幅（1～2Hz）和棘慢复合波。

i）神经梅毒

j）正常压力性脑积水

典型的精神衰退、共济失调伴下肢痉挛和尿失禁三联征是公认的病理学特征性发现。

k）FTD

皮质性痴呆的一种，以行为和人格障碍而不是认知障碍为特征。可以看到三种不同的类型：FTD，语义性痴呆和进行性非流利性失语。

l）Pick病

患者出现记忆障碍、人格改变和社交技能下降。发病通常在

50～60岁之间。检查时，患者有额叶释放症状，例如口鼻反射和抓握反射。

m）DLB

患者有反复的幻觉、波动性认知障碍和帕金森病特征性症状。而且对抗精神病药物产生不良反应的发生率很高。

以下标准支持对可能的VaD的诊断：

a）在一个或多个认知域中突然发生功能障碍

b）逐步恶化的进程

c）在神经系统检查中出现局部征象，例如：偏瘫，面部无力，Babinski征，感觉障碍或偏盲

d）先前的卒中病史

e）卒中危险因素和系统性血管疾病的证据

f）通过脑部影像学检查可得出相关的CVD的证据，包括多个大血管梗死、多个基底神经节和白质腔隙灶或广泛的脑室周围白质病变或这些病变的组合。卒中后3个月内痴呆症发作的任何组合；认知功能的突然恶化；或认知障碍的波动性进展。

g）Hachinski缺血指数可能是VaD最广泛使用的诊断标准。该量表易于在临床实践中应用，并能可靠地区分痴呆和AD可能的动脉粥样硬化原因。

3. 额颞叶痴呆（FTD）

FTD患者患有大脑前额叶，颞叶，或两者兼有的功能障碍。在许多情况下，可能会出现明显的萎缩。在许多病例中，用MRI可以明确显示特定受累区域的明显萎缩；在其他病例中，异常可能是功能性的，而不是结构性的。虽然有些患者（25%）存在Pick小体，但大多数没有。临床特征包括初始的轻度记忆障碍，并有明显的吞咽困难（语言输出减少，严重的命名困难以及理解障碍），人格变化（冷漠，注意力不集中）和锥体外系运动功能障碍；痴呆症在疾病的晚期变得严重。这些缺陷并不是由于其他神经系统疾病（例如CVD）、全身性疾病（例如甲状腺功能减退）或物质诱发的疾病所引起。病理显示受累区域存在Pick小体（嗜银性神经元内包涵体）和神经胶质细胞增生，与17号染色体上tau基因的突变有关，在

Pick小体中积累了异常的tau蛋白。

4. 药物引起的痴呆

这种类型的痴呆是可逆型痴呆的最常见病因。许多药物都会导致记忆力问题，如果在新的药物开始使用后不久出现记忆症状，应该高度怀疑。与记忆障碍高度相关的药物是那些已知的会影响中枢神经系统的药物，如治疗癫痫和帕金森病的药物、睡眠药物、抗焦虑药物和巴比妥类药物。长期酗酒或使用违禁药物也会影响记忆功能。停用疑似药物一段时间可能会证明其是否对人的认知能力有影响。

5. 代谢-内分泌-营养-全身性疾病

低钠血症，高钙血症，慢性肝功能衰竭，肾功能衰竭，甲状腺功能减退或亢进，Cushing病，Addison病，维生素B_{12}、B_1和B_6缺乏症是导致“可逆”痴呆症的其他病因。大多数痴呆患者也合并有血液病或脊髓病。12%～14%的老年患者有维生素B_{12}缺乏，但只有少数患者患有相关的痴呆症和全身感染。诊断采用常规实验室检查，如血细胞计数、沉降率（如有指示）、电解质（包括钙）、肝肾功能检查、尿液分析、梅毒血清学、维生素B_{12}水平、甲状腺功能检查以及毒素和药物的筛选。

6. HIV

众所周知，无症状和有症状的患者大脑中都存在HIV-1 DNA。已证实该病毒在感染早期就已经通过了血脑屏障。免疫激活与神经元损害有关。

HIV-1相关痴呆（HAD）：通常认为HAD是一种皮质下痴呆。诊断标准包括：

a）通过自我评估和神经心理学或临床神经系统检查的客观验证表明至少存在两种认知功能障碍并至少持续1个月。

b）中重度功能下降

c）排除认知、运动障碍的其他原因

7. HIV相关的疾病

a）病毒感染

i.PML

它在所有AIDS患者占5%，是由乳头多瘤空泡病毒（JCV）引起的。其病变是白质脱髓鞘，无占位效应。最常见的表现是局灶性肌无力、视力障碍（占病例的50%）和认知异常。累及小脑表现为四肢和躯干共济失调（10%）。与HAD不同，痴呆症发展迅速。通常在4个月内死亡，其中80%在一年内死亡。

ii.其他常见的病毒感染包括：CMV，单纯疱疹病毒和水痘-带状疱疹病毒感染。

b）肿瘤

i.淋巴瘤（在AIDS患者中占1%～4%）

表现为记忆力减退，癫痫发作，颅神经功能缺损（10%）。肿瘤起源于B细胞（95%），并且具有侵袭性的组织学类型（大细胞或大细胞免疫母细胞），与非AIDS病例中的中高级亚型相反。几乎总是与EBV感染有关。神经影像学表现为均匀强化病灶，最常见于脑室周围深灰质区或胼胝体。2/3的患者在扫描时会发现多个病灶。脑脊液显示细胞增多，蛋白质升高。可通过脑活检确定诊断。

ii.转移性或原发性肿瘤，副肿瘤性边缘系统脑炎

c）机会感染（OInfs）

一旦CD4细胞计数<200/mm，通常会发生机会性并发症。抗逆转录病毒药物（蛋白酶抑制剂）的治疗降低了OInfs的发病率。

i. 寄生虫

-中枢神经系统弓形虫病（在CD4 <100/mm的AIDS病例中占5%和15%）

脑弓形虫病是免疫功能低下（CD4细胞计数<100/mm）时，休眠的获得性弓形虫再激活导致的。在数天至数周内出现亚急性症状，出现嗜睡、发热、头痛、神志不清和局灶性体征（高达75%）。癫痫发作高达30%。典型的体征是偏瘫、偏身感觉障碍、失用症、失语症和运动障碍（偏身舞蹈病和偏侧投掷症）。小脑和脑干异常少见。检测到血清抗弓形虫免疫球蛋白G（IgG）抗体的病例不足50%。脑脊液

有轻度的蛋白质升高和轻度的细胞增多。MRI非常有价值。90%的病例中病灶（66%为多发）显示出环状或结节性增强，通常可观察到一些周围的占位效应。典型的部位是皮质延髓交界处或基底神经节中。

ii.真菌感染

-中枢神经系统隐球菌（在CD4 <100/mm的AIDS病例中占5%和15%）

酵母菌感染的途径是通过呼吸道。脑膜炎是主要的临床中枢神经系统症状，伴有头痛和发热（85%）；恶心，呕吐，畏光，视物模糊，颈部强直，精神错乱和嗜睡（约30%）。局灶性神经功能缺损和癫痫发作约占10%。脑脊液开放压力升高，蛋白质增加，葡萄糖水平降低，单核细胞增多。印度墨汁染色阳性占70%以上，隐球菌抗原阳性者占90%。神经影像学经常呈阴性。

-其他真菌感染

◦念珠菌（微小脓肿，脑膜炎和脑膜脑炎）

◦曲霉菌病（出现亚急性发热，精神状态改变和局灶性神经系统体征，脓肿和血管闭塞性卒中）

◦毛霉菌病（广泛的脑损伤）

◦组织胞浆菌病、球孢子菌病和芽生菌病（脑病，脑膜炎和局部脓肿）

iii.细菌感染

-梅毒

二期梅毒期会出现梅毒性脑膜炎，是脑膜血管梅毒的晚期表现（脑膜炎、颅神经异常和脑积水）。脊髓痨（感觉丧失，共济失调，下肢刺痛，括约肌异常）；卒中，全身麻痹（健忘，痴呆，精神症状，人格改变，视神经乳头异常）；脑膜脊髓炎、梅毒多发性神经根病和脑胶质瘤。脑脊液显示单核细胞增多，蛋白质和IgG增加。FTA-ABS和VDRL阳性。

-结核

结核性脑膜炎是最常见的神经系统表现（之前有2～8周的

非特异性症状，包括全身乏力、厌食、疲劳、发热、畏寒和头痛）。当与脑内占位性病变（结核瘤或脓肿）相关时，之后的症状表现为头痛加剧、精神状态改变、癫痫发作和局部性缺陷。可能会发生颅神经功能异常。不到10%的病例会发生神经根脊髓炎，横贯性脊髓炎或脊髓前动脉综合征。脑脊液单核细胞增多，葡萄糖减少，蛋白质增加（通常在100～200mg/dl之间）。到第4次腰椎穿刺时，CSF培养阳性（约33%）和抗酸染色阳性（约80%）。

8. 其他疾病

正常压力性脑积水（痴呆，步态障碍和大小便失禁），脑肿瘤和硬脑膜下血肿是痴呆症中最常见的结构性脑损伤。通常需要CT或MRI扫描确认或排除诊断。

9. 抑郁症

老年人群中“可逆”痴呆的最常见病因可能是抑郁症。与年轻个体不同，老年抑郁症患者可能会出现认知障碍，即精神错乱、记忆障碍、注意力障碍，所有这些都可能被误认为痴呆症。抑郁症也可能与痴呆症并存，并使其症状恶化。鉴别抑郁和痴呆比较困难，但是有一些显著的特征有助于鉴别。抑郁症患者更可能以记忆障碍为主诉，而痴呆症患者通常是亲人和照顾者首先注意到其记忆障碍。两种疾病都可能导致记忆障碍和注意力不集中，但抑郁症患者也可能会有睡眠障碍和食欲不振、愉悦感降低和精力下降。他们情绪低落，经常流泪。与痴呆症患者不同，抑郁症患者对自己有消极的想法，表现出负罪感、无自我价值感、绝望，有时还会想到死亡。抑郁症的症状持续时间通常比痴呆症短，并且抑郁症的既往史或家族史也使抑郁症更容易被诊断。然而，在缺少诸如亲人死亡之类的突发事件的情况下，抑郁症在60岁后首次出现是很不寻常的。抑郁症会影响所有年龄段的人（尤其是老年人）在记忆测试中的表现。抑郁症患者在学习和回忆新信息时特别困难。他们的记忆力缺陷至少部分与注意力不足和注意力分散有关。在记忆力测试中，抑郁的人经常不配合或表现不积极，回答不完整或频繁回答“我不知道”。

10.与年龄相关的正常记忆变化

现在，人们普遍认为认知能力会随着年龄的增长而下降。具体而言，就是学习新信息的能力下降，但提示后的记忆仍然保持稳定。但是人们也认为，与年龄有关的记忆下降并非不可避免，当它确实发生时，往往是与年龄有关的疾病造成的。必须对所有主诉有记忆力问题的人进行认真评估，并且不应该认为记忆力问题是老龄化的正常部分。

11.轻度认知障碍

轻度认知障碍（MCI）是一个相对较新的概念。它描述了具有明显的客观记忆障碍但日常能力没有受到明显影响的记忆障碍患者。由于他们的日常生活活动正常，因此他们无法满足痴呆的诊断标准。MCI被认为是从正常衰老到痴呆的过渡阶段。由于MCI患者罹患痴呆症的风险增加，因此应密切监视他们的认知或功能性能力是否下降。

7.12.6　鉴别诊断（简而言之）

1. 退行性疾病
    - a）早老性痴呆
        - i.AD
        - ii. Pick病
        - iii.皮质路易体病
        - iv.朊病毒病
        - v.亨廷顿舞蹈病
    - b）老年性痴呆
2. 脑血管疾病
    - a）多发性梗死性痴呆

      一系列相对较大的梗死灶损害了大脑组织，导致的痴呆。神经病理学计算表明，总梗死体积超过50ml通常与痴呆有关，总梗死体积超过100 ml一定与痴呆有关。在20%的病例中，VaD可能与AD共存，因此，即使梗死面积较小也可显著增加痴呆症状。

b）脑栓死

c）脑出血

d）蛛网膜下腔出血

e）播散性红斑狼疮

f）短暂性脑缺血发作

3. 脑损伤

a）急性脑损伤

b）硬膜下血肿

c）创伤后痴呆

4. 缺氧

a）心脏骤停复苏后

i.心力衰竭

ii.心肌梗死

b）呼吸系统疾病

c）一氧化碳中毒

5. 颅内肿瘤

6. 感染

a）颅内

i.脑炎

ii.脑膜炎

iii.脑膜脑炎（例如全身麻痹）

iv. AIDS痴呆

b）全身性（例如尿路感染，支气管肺炎，局部感染）

7. 癫痫

8. 中毒性疾病

a）药物（例如酒精，巴比妥类药物，阿片类药物，苯丙胺，LSD，可卡因，三环类抗抑郁药，类固醇，锂剂，左旋多巴，环丝氨酸，地高辛，MAOIs，异烟肼）

b）重金属（例如铅，汞，锰）

9. 代谢紊乱

a）急性

i.电解质紊乱

ii.尿毒症

iii.肝性脑病

iv.低血糖

v.卟啉病

vi.内分泌疾病（例如甲状腺功能亢进，糖尿病，Addison病，甲状旁腺疾病，垂体功能低下）

vii.维生素缺乏症（例如硫胺素、B_{12}、烟酸缺乏）

b）慢性

i.慢性酒精性痴呆

ii.重金属中毒

iii.黏液性水肿，低血糖，垂体功能低下

iv.维生素缺乏症（例如硫胺素——Korsakoff精神病，烟酸——糙皮病，维生素B_{12}和叶酸）

10.其他影响中枢神经系统的疾病

a）MS

b）帕金森病

c）正常压力性脑积水

Walters RJL, Fox NC, Schott JM, et al. Transient ischaemic attacks are associated with increased rates of global cerebral atrophy. J Neurol Neurosurg Psychiatry 2003;74（2）:213-216

Knopman DS, DeKosky ST, Cummings JL, et al. Practice parameter: diagnosis of dementia （an evidence-based review）. Report of the Quality Standards Subcommittee of the American Academy of Neurology. Neurology 2001;56:1143-1153

Morris JC. The nosology of dementia. Neurol Clin 2000;18（4）:773-788

Kertesz A, Nadkarni N, Davidson W, Thomas AW. The Frontal Behavioral Inventory in the differential diagnosis of frontotemporal dementia. J Int Neuropsychol Soc 2000;6（4）:460-468

Diehl J, Monsch AU, Aebi C, et al. Frontotemporal dementia, semantic dementia, and Alzheimer' s disease: the contribution of standard neuropsychological tests to differential diagnosis. J Geriatr Psychiatry Neurol 2005;18（1）:39-44

American Psychiatric Association. Diagnostic and Statistical Manual Mental Disorders. 4th ed. Washington, DC: American Psychiatric Association; 1994

Ross GW, Bowen JD. The diagnosis and differential diagnosis of dementia. Med Clin North Am 2002;86（3）:455-476

第 8 章

脑血管疾病（卒中）

急性缺血脑性卒中的诊断往往比较明确。突然发生局灶性神经功能缺损，例如偏瘫、局灶性无力和失语症，有明确的脑供血血管的狭窄或闭塞，就可确定为急性脑卒中。然而，鉴别诊断的问题仍然存在，因为卒中存在一些亚型，并且一些非血管性疾病可能有与卒中相同的临床特征。

8.1 青年脑梗死

卒中主要影响65岁以上人群，动脉粥样硬化是缺血性卒中的主要病因。另一方面，心源性栓子和动脉夹层是45岁以下患者缺血性卒中的最常见病因。然而，对年轻人传统血管危险因素控制不当也可能导致动脉粥样硬化相关缺血性卒中的显著增加。在流行地区，神经囊尾蚴病和美洲锥虫病导致的卒中值得关注。仍有多达1/3的青年卒中患者原因不确定。

1. 脑血管动脉粥样硬化（血栓形成或栓塞）
2. 栓子
   a）心脏来源
      i. 瓣膜（二尖瓣狭窄，人工瓣膜，感染性心内膜炎，马拉尼克心内膜炎，Libman-Sacks心内膜炎，二尖瓣环钙化，二尖瓣脱垂，钙化性主动脉瓣狭窄）
      ii.心房颤动和病态窦房结综合征
      iii.急性心肌梗死和/或左心室动脉瘤
      iv.左心房黏液瘤
      v.心肌病
   b）反常栓塞或肺来源
      i.肺动静脉畸形（包括Osler-Weber-Rendu病）
      ii.心房和室间隔缺损伴右向左分流
      iii.卵圆孔未闭（PFO）伴分流

iv.肺静脉血栓形成

v.肺和纵隔肿瘤

c）其他

i. 主动脉胆固醇栓塞

ii.短暂性栓塞性主动脉炎

iii.未破裂动脉瘤远端的栓子

iv.脂肪栓塞综合征

3. 动脉病

a）炎性（另见后续章节讨论的血管炎分类）

i. Takayasu病

ii. 过敏性（Churg-Strauss综合征）和肉芽肿性

iii.感染性

-特异性：梅毒、毛霉菌病、眼部带状疱疹、结核病、疟疾

-非特异性：严重扁桃体炎或淋巴结炎

iv.与药物使用有关（例如安非他明、可卡因、苯丙醇胺）

v.与系统性疾病相关（狼疮、韦格纳肉芽肿病、结节性多动脉炎、类风湿性关节炎、干燥综合征、硬皮病、Degos病、Behcet综合征、急性风湿热、炎症性肠病）

b）非炎性

i.自发性夹层

ii.放射治疗后

iii.纤维性肌肉增生

iv.烟雾病和进行性动脉闭塞综合征

v.嗜刚果红（淀粉样）血管病

vi.血栓闭塞性脉管炎

vii.家族性：高半胱氨酸尿症、Fabrys病、弹性假黄瘤病

4. 血管痉挛相关疾病

a）偏头痛

b）蛛网膜下腔出血

c）高血压脑病

d）脑动脉造影

5. 血液病和凝血疾病
  a）高黏血症
    i.红细胞增多症、骨髓增生性异常蛋白血症骨髓瘤、Waldenstrom巨球蛋白血症、冷球蛋白血症
  b）凝血疾病
    i. 血栓性血小板减少性紫癜
    ii. 慢性弥漫性血管内凝血
    iii. 阵发性夜间血红蛋白尿
    iv. 口服避孕药/围产期/妊娠
    v. 血小板增多症
    vi. 镰状细胞和血红蛋白C病
    vii. 狼疮抗凝物
    viii. 肾病综合征
    ix. C2补体缺乏症（家族性）
    x. 蛋白C缺乏症（家族性）
  c）有争议的相关疾病
    i. 血小板超聚集症
    ii. 纤维蛋白溶解不全
    iii.因子Ⅷ增加
    iv. 抗凝血酶Ⅱ缺乏症
    v. 维生素K和抗纤维蛋白溶解治疗后
    vi. 急性酒精中毒
6. 其他
  a）创伤（直接、间接、旋转和拉伸损害）
  b）机械（颈肋、寰枢椎半脱位）
  c）与全身性低血压有关
  d）医源性（围手术期，包括空气和外来颗粒栓塞）
  e）静脉窦或静脉血栓形成

8.1.1　青年脑梗死病因

病因	总计（%）
脑血管动脉粥样硬化	18
脑栓塞 ■ 既往已知心脏疾病（23%） - 风湿性心脏病 - 人工瓣膜 ■ 既往未确定来源 - 左心房黏液瘤 - 肺动静脉畸形 - 房间隔缺损 - 卵圆孔未闭（PFO）：<55 岁患者 PFO 的存在与隐源性卒中显著相关，相关的血栓前状态或并发房间隔动脉瘤似乎增加了卒中风险 - 隐匿性二尖瓣狭窄 - 特发性心肌病 -Chagas 病（CD）是一个独立的危险因素，扩张型心肌病和心律失常在大多数 CD 和卒中患者中会引起心源性栓塞	31
非动脉粥样硬化性脑血管病（血管造影诊断） ■ 自发性头颈动脉夹层是非动脉粥样硬化性血管病中缺血性卒中（IS）的最常见原因，并且在年轻人中位列 IS 所有病因的第一或第二位。在该组患者中血管造影发现，约 15% 有纤维性肌肉发育不良（FMD）。 ■ 烟雾病主要影响亚洲人 ■ 颈部放射后 ■ 特发性静脉窦血栓形成 ■ 脑血管炎 ■ 颈部扭伤继发的椎动脉损伤 ■ 在流行地区的小血管或大血管血管炎的年轻人中必须考虑神经囊尾蚴病 ■ 遗传疾病 ■ Fabrys 病 - 伴有皮质下梗死和白质脑病的常染色体显性遗传性脑动脉病（CADASIL） - 线粒体脑肌病伴高乳酸血症和卒中样发作综合征（MELAS） - 伴有视网膜病、肾病、卒中的遗传性内皮细胞病（HERNS） ■ Susac 综合征（视网膜耳蜗脑血管病）和 Sneddon 综合征（与脑血管事件相关的网状青斑），伴或不伴抗磷脂抗体，是罕见的非炎症性血管病，主要发生在年轻人	10

续表

病因	总计(%)
凝血疾病和系统性炎症(血清学诊断) 获得性和遗传性血栓形成倾向在年轻人中似乎发生率更高。年轻人中最常见的获得性血栓形成倾向是抗磷脂综合征。抗磷脂抗体,特别是狼疮抗凝物,是年轻人缺血性卒中的独立危险因素 ■ 系统性红斑狼疮(SLE)伴 / 不伴狼疮抗凝物 ■ 不伴 SLE 的狼疮抗凝物 ■ 同型半胱氨酸尿症 ■ 系统性血管炎 ■ 伴有血小板减少症的凝血疾病 ■ 严重的克罗恩病	9
围产期 ■ 继发于血管活性物质和产后凝血状态的 Call-Fleming 综合征或产后血管病 - 缺血性脑卒中和短暂性脑缺血发作比出血性脑卒中发生晚,主要发生在第 2 周	5
偏头痛 偏头痛性脑梗死发生时有典型的先兆偏头痛,主要发生在大脑前动脉供血区。这些患者有多种相关的血管危险因素,如吸烟、口服避孕药和血管收缩药(麦角生物碱),这些都可能引发偏头痛性梗死。偏头痛患者,特别是有先兆的年轻女性的患病风险增加,可能有多因素的发病基础,包括偏头痛梗死、动脉夹层、纤维性肌肉发育不良、PFO、药物性梗死、血栓前状态和遗传因素	15
病因不明(隐源性卒中) ■ “特发性”(无关联) ■ 口服避孕药的使用 ■ 二尖瓣脱垂 ■ 仅与口服避孕药有关	12

Hart RG, Miller VT. Cerebral infarction in young adults: a practical approach. Stroke 1983;14(1):110-114

Hindfelt B, Nilsson O. Brain infarction in young adults (with particular reference to pathogenesis). Acta Neurol Scand 1977;55(2):145-157

Martin PJ, Enevoldson TP, Humphrey PR. Causes of ischemic stroke in the young Postgrad Med J 1997;73:855):8-16

Kittner SJ, Stern J,, Wozniak M. Cerebral infarction in young adults: the Baltimore−Washington

Cooperative Young Stroke Study Neurology 1998;50（4）:890-894
Adams HP Jr, Butler MJ, Biller J, Toffol GJ. Nonhemorrhagic cerebral infarction in young adults. Arch Neurol 1986;43（8）:793-796
Griffiths D, Sturm J. Epidemiology and etiology of young stroke. Stroke Res Treat 2011;2011:209370
Ferro JM, Massaro AR, Mas J-L. Aetiological diagnosis of ischaemic stroke in young adults. Lancet Neurol 2010;9（11）:1085-1096
Yew KS, Cheng EM. Diagnosis of acute stroke. Am Fam Physician 2015;91（8）:528-536
Jordan LC, Hillis AE. Challenges in the diagnosis and treatment of pediatric stroke. Nat Rev Neurol 2011;7（4）:199-208

8.2　卒中的鉴别诊断

1. **卒中类似疾病**　与卒中相似的非血管疾病如下：

a）最常见的

i. 复杂偏头痛（特别是年轻女性）

ii.出血性卒中（脑出血）

iii. 低血糖

iv.高血压脑病

v.癫痫发作（Todd麻痹）

vi.小血管卒中/穿动脉卒中（占卒中20%～25%）

b）不太常见的

i. 脑创伤

–弥漫性轴索损伤

–硬膜下血肿

–硬膜外血肿

ii.CNS疾病

–癫痫发作/发作后

–全身性惊厥伴发作后意识模糊或局灶性神经症状

–非惊厥癫痫持续状态

–脑膜炎

–脑炎

–脂肪栓塞

–偏瘫性偏头痛（Todd麻痹）

–颅内肿瘤（CNS原发或转移）

–高血压脑病

–多发性硬化

–Susac综合征（脑、视网膜、内耳小血管病）

iii.代谢异常

–非酮症高渗性昏迷（高血糖）

–心脏骤停后缺血

–毒物中毒

◦甲硝唑中毒

◦甲氨蝶呤中毒

◦维加巴特林中毒

–抗癫痫药

–黏液水肿

–静脉梗死（占所有卒中的1%）

–尿毒症

–肝性脑病

–Wernicke脑病

–一氧化碳中毒

–渗透性髓鞘溶解

–线粒体脑肌病伴高乳酸血症和卒中样发作综合征（MELAS）

iv.系统性感染

–呼吸系统感染

–尿脓毒症

v.其他

–精神疾病（人为障碍）

–高血压、休克状态、晕厥

–高灌注综合征

–烟雾病

–放射治疗

2. **卒中“变色龙”**　表现为其他疾病的非典型卒中

a）急性意识模糊状态

意识模糊状态、躁动和谵妄都是局灶性神经损伤的结果，涉及颞叶边缘皮质和眶额叶区域。这些状态必须与视觉忽视综合征和流利性失语症区分开来，仔细检查有明显的局灶性缺陷（例如，在视觉忽视综合征中，视野检查可见明显的视野缺损）。

b）癫痫发作伴急性卒中

任何惊厥发作的患者都应引起对发作或发作后卒中的怀疑。

c）感觉症状

在顶叶和丘脑卒中中，感觉异常或感觉丧失是常见的。它们可能具有另一些临床疾病的特征，例如胸痛和肢体疼痛与心肌梗死相似。皮质受累通常伴有其他神经功能缺损，如偏瘫、失语、偏盲或视野异常。皮质盲症（Anton综合征）很少见，但可能会发生，并可能通过正常的瞳孔对光反射和正常的视盘与双侧眼部疾病区分开。

d）运动障碍

运动障碍来自局灶性病变，例如缺血性卒中或出血是非常罕见的。急性半球或单侧运动障碍通常由丘脑底核或连接处的急性血管病变引起。诊断的关键是脑血管疾病症状的突然发作和危险因素。

8.2.1 卒中相似疾病的影像学（CT/MRI）特征

卒中相似疾病的影像学特征见图8.1。

8.3 卒中的危险因素

1. **年龄**

卒中最重要的危险因素是年龄。大约30%的卒中发生在65岁之前；70%发生在65岁之后。年龄＞55岁者每10年卒中风险大约翻一番。

2. **高血压**

卒中的风险与收缩期高血压的水平有关。这适用于所有年龄和性别，也适用于出血性、动脉粥样硬化性和腔隙性卒中。有趣的是，随着年龄的增长，一定水平的收缩期高血压引起卒中的风险会减小，因此它在老年人中变得不那么危险，尽管它仍然是重要且可治疗的危险因素。

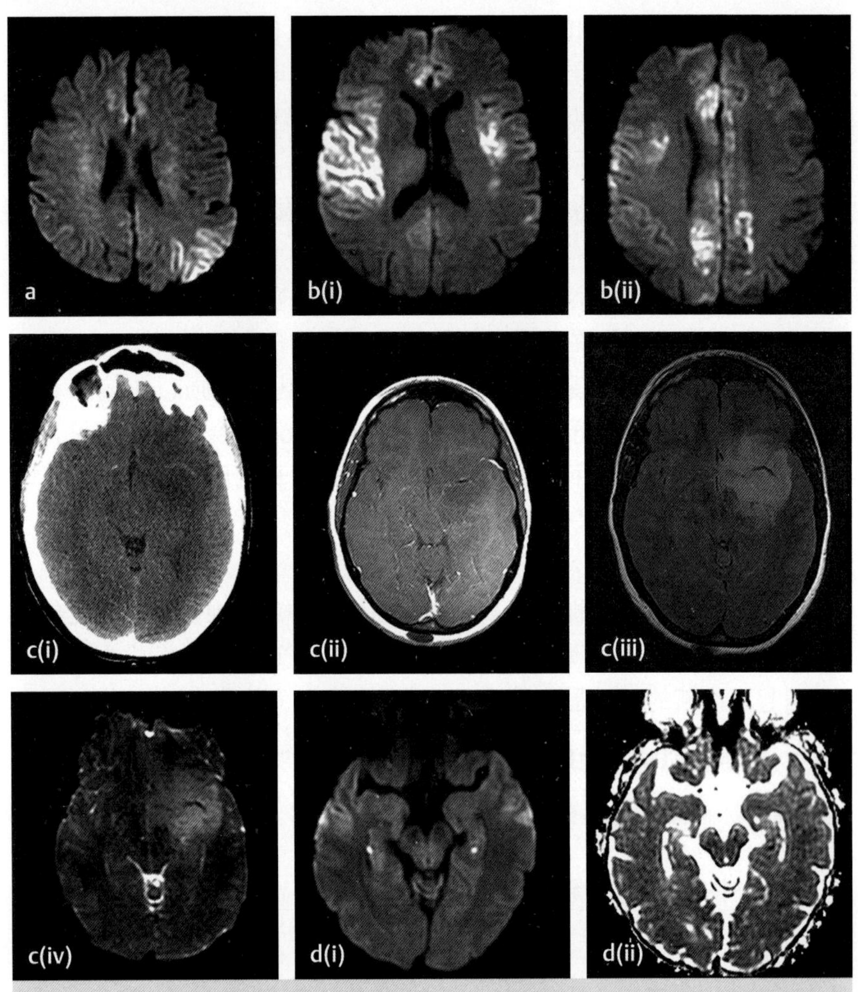

图 8.1　卒中的影像学鉴别诊断及相似疾病。（a）癫痫发作：左侧顶枕区弥散受限和水肿。（b）HSV 脑炎：最初诊断为双侧大脑前动脉（ACA）和大脑中动脉（MCA）梗死。最终被诊断出患有 HSV 脑炎。MRI 显示不对称多病灶的双侧颞叶、额叶、岛叶、扣带回和丘脑弥散受限。（c）间变性星形细胞瘤：（i,ii）平扫和增强 CT 显示左侧 MCA 区域低密度和高密度灶，最初被解释为梗死。（iii,iv）MRI 显示弥散增高的非增强性扩张性病变。（d）短暂性全面遗忘症：发作后 4 天的弥散加权成像显示双侧海马中弥散受限的点状病灶。（见下页）

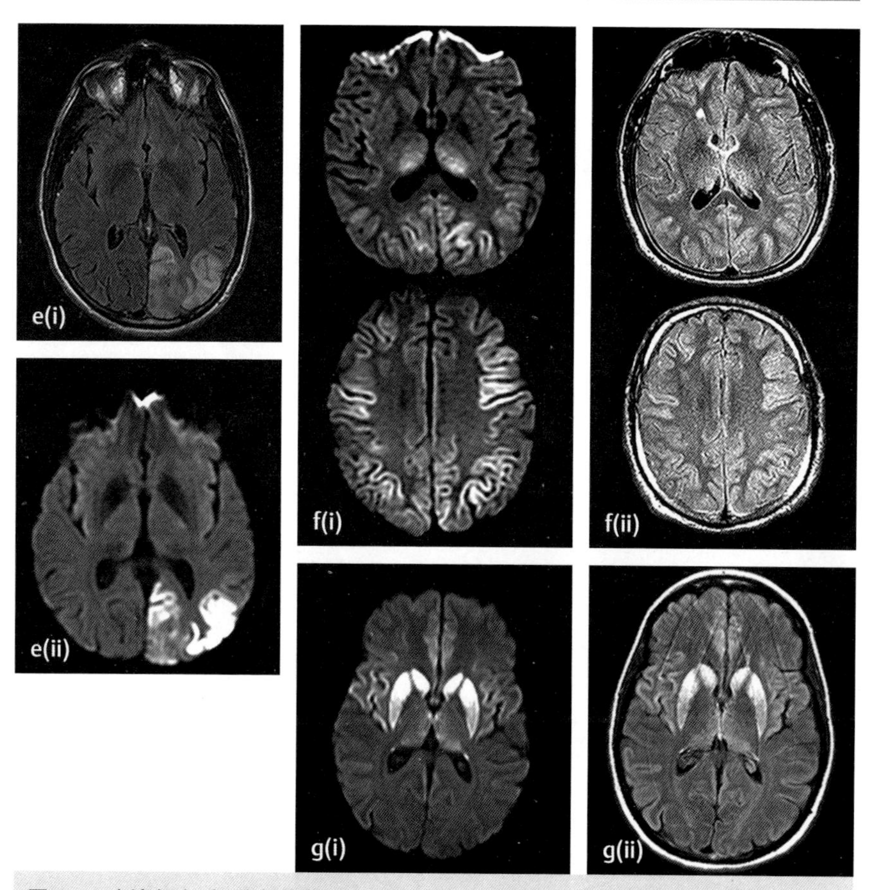

图 8.1　（续）（e）线粒体脑肌病伴高乳酸血症和卒中样发作综合征（MELAS）。FLAIR 成像显示左后顶颞枕区皮质肿胀的非血管分布，且区域弥散同时受限和增高。（f）全脑缺氧损伤：无脉电活动（PEA）心脏骤停后的缺氧缺血性脑病。MRI 显示双侧顶枕叶和额叶、双侧丘脑弥漫性弥散受限并伴有 T2–FLAIR 高信号。小脑通常可以幸免。（g）Creutzfeldt-Jakob 病：MRI 显示双侧基底节、丘脑和皮质弥散受限（i）、T2–FLAIR 高信号（ii）。

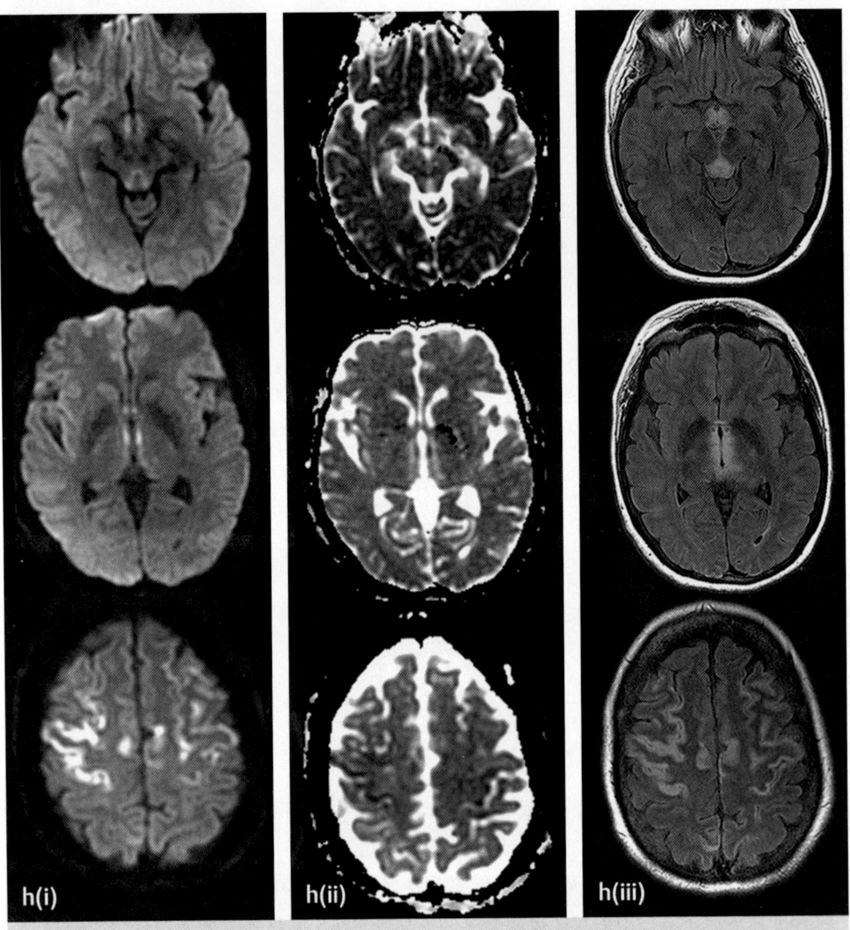

图 8.1 （续）（h）Wernicke 脑病：Wernicke 病的诊断是由于营养不良，硫胺素水平为 35 nmol（正常 70 ～ 180 nmol）。MRI 显示在四叠体、导水管周围灰质、下丘脑和双侧上丘中对称性改变、FLAIR 高信号。

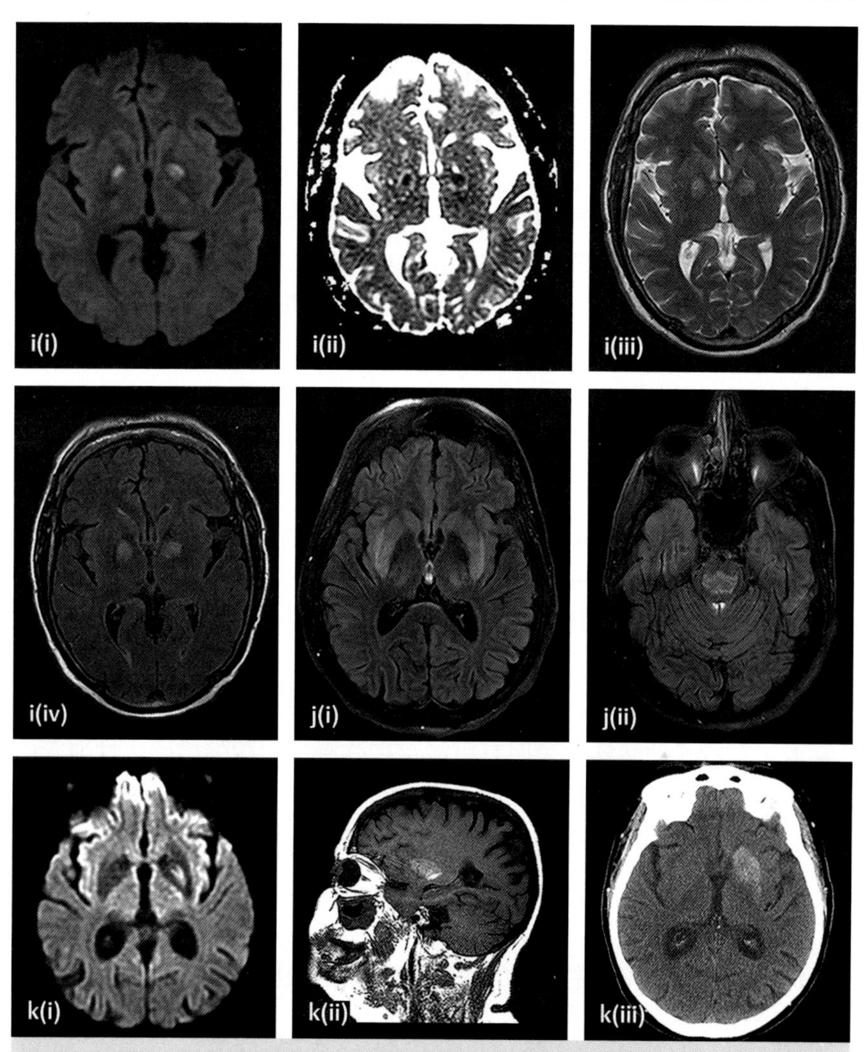

图 8.1　（续）（i）一氧化碳中毒：患者被发现时意识清楚，有凝视与口吐白沫症状，呼吸频率为 6 次 /min，羧基血红蛋白水平为 22.9。MRI 显示双侧对称性苍白球弥散受限（i,ii）和 T2-FLAIR 高信号（iii,iv）。（j）渗透性髓鞘溶解：酒精中毒伴严重低钠血症患者，在纠正低钠血症后出现癫痫发作和吞咽困难。MRI 显示脑桥中央 T2 高信号，延伸至周围和皮质脊髓束以及双侧壳核、尾状核、丘脑、外囊和中央脑桥。（k）非酮症性高血糖症：MRI 显示豆状核弥散受限（i）、T1 高信号（ii）。CT 显示左侧豆状核和尾状核头高信号（iii）。

3. 性别（男性>女性）

男性脑梗死和卒中的发生率比女性高30%；65岁以前性别的影响更大。

4. 家族史

与异卵双生男性双胞胎相比，同卵双生卒中患病率增加了5倍，这表明卒中的遗传易感性。1913年瑞典出生队列研究显示，与母亲没有卒中病史的男性相比，母亲死于卒中的男性卒中发病率增加了3倍。家族史似乎也在加利福尼亚州中产阶级以上高加索人群的卒中死亡率中起作用。

5. 糖尿病

在控制其他卒中危险因素后，相对于没有糖尿病的人，糖尿病使血栓栓塞性卒中的风险增加约2～3倍。糖尿病可能通过加速大血管（如冠状动脉、颈动脉分支）的动脉粥样硬化或对脑微循环的局部影响而使个体易患脑缺血。

6. 心脏病

任何类型的心脏病患者的卒中风险都是心脏功能正常的人的两倍以上。有冠状动脉疾病表明有可能存在弥漫性动脉粥样硬化性血管疾病和有由于心肌梗死引起壁血栓的潜在栓子。充血性心力衰竭和高血压性心脏病与卒中增加有关。心房颤动与栓塞性卒中密切相关，风湿性瓣膜病引起的心房颤动使卒中风险大大增加了17倍。各种其他心脏病变都与卒中有关，例如二尖瓣脱垂、PFO、房间隔缺损、房间隔动脉瘤和升主动脉的动脉粥样硬化/血栓性病变。

7. 颈动脉杂音

颈动脉杂音表明未来卒中的风险增加。是大体上卒中风险增加，而不是明确的杂音血管供血分布区的卒中风险增加。

8. 吸烟

一些包括许多研究的荟萃分析显示，吸烟会增加所有年龄和性别人群卒中的风险，风险程度与吸烟数量相关，戒烟可降低风险，并在戒烟后5年风险降低至不吸烟者的水平。

9. 血细胞比容增加

当血细胞比容超过55%时，血液黏度升高，会引起卒中症状。全血黏度的主要决定因素是红细胞含量；血浆蛋白，特别是纤维蛋白原，也起着重要作用。当红细胞增多症、高纤维蛋白原血症或副蛋白血症导致黏度升高时，通常会引起全身症状，如头痛、嗜睡、耳鸣和视力模糊。局灶性脑梗死和视网膜静脉阻塞不太常见，可能由血小板增多症导致血小板功能障碍引起。偶尔会发生脑内和蛛网膜下腔出血。

10.纤维蛋白原水平升高和其他凝血系统异常

高凝状态占所有卒中的1%～2%、50岁以下年轻患者卒中的2%～7%。遗传性易栓症，即在杂合子中蛋白C、S和抗凝血酶缺乏症相对常见，为1：200～1：2000。相似地，活化蛋白C抵抗，包括但不限于因子V Leiden突变，是静脉血栓栓塞性疾病的重要遗传性危险因素。纤维蛋白原水平升高是血栓性卒中的危险因素。凝血系统的罕见异常也被注意到，例如抗凝血酶Ⅲ缺乏、蛋白C和蛋白S缺乏，与静脉血栓形成有关。此外，肝素会降低抗凝血酶水平，华法林会降低蛋白C和S的功能水平。

11.血红蛋白病

镰状细胞病可引起缺血性/出血性梗死、脑内和蛛网膜下腔出血、静脉窦和皮质静脉血栓形成。镰状细胞病卒中总发生率为6%～15%。阵发性夜间血红蛋白尿可能导致脑静脉血栓形成。

12.药物滥用

18～44岁个体中高达14%的缺血性和出血性脑梗死是由药物滥用引起的。与卒中有关的药物包括甲基苯丙胺、去甲肾上腺素、麦角新酸二乙酰胺（LSD）、海洛因和可卡因、非处方交感神经模拟物（苯丙醇胺，麻黄碱和伪麻黄碱），苯环利定、大麻。安非他明诱发坏死性血管炎，可能导致弥漫性瘀点出血或局灶性缺血和梗死。海洛因可能产生过敏性血管超敏反应，导致梗死。有使用可卡因后蛛网膜下腔出血和脑梗死的报道。

13.高脂血症

尽管胆固醇升高与冠心病明确相关，但其与卒中的关系尚不清楚。胆固醇升高似乎是颈动脉粥样硬化的危险因素，特别是在55岁以下的男性中。随着年龄的增长，高胆固醇血症的重要性减弱。胆固醇＜160mg/dl与脑出血或蛛网膜下腔出血有关。胆固醇水平与腔隙性脑梗死没有明显相关性。

14.口服避孕药

据报道，早期高雌激素口服避孕药会增加年轻女性卒中的风险。降低雌激素含量可以减少风险，但并没有完全消除。这个风险因素在35岁以上同时吸烟的女性中最强。推测其机制是通过雌激素刺激肝产生相关蛋白引起凝血功能增强，或极少数情况下由自身免疫反应引起。

15.饮食

16.酗酒

脑梗死和蛛网膜下腔出血的风险增加与年轻人酗酒有关。酒精引起卒中的可能机制包括对血压、血小板、血浆渗透压、血细胞比容和红细胞的影响。此外，酒精引起的心肌病、心律失常、脑血流量的变化和自身调节是酒精的另一些影响。

17.肥胖症

根据肥胖程度（以相对体重或体重指数衡量）可以预测随后的卒中发生率。它与卒中的关系可以用高血压和糖尿病的存在部分解释。相对体重比平均值高30%以上是后续动脉粥样硬化性脑梗死的独立危险因素。

18.周围血管疾病

19.感染

感染（特别是衣原体肺炎和HIV）以及急性和慢性炎症可提高年轻患者的卒中风险。注射吸毒和艾滋病毒感染者相对风险更高，特别是对出血性卒中。高卒中风险与抗病毒治疗前CD4细胞计数低有关。脑膜感染可通过血管壁炎性进展导致脑梗死。感染情况下的诊断考虑因素包括脑膜血管梅毒、伴有心源性栓塞的非细菌性血栓性心内膜炎、与隐球菌性、结核性和淋巴瘤性脑膜炎相关的血管病、弓形虫病和带状疱疹。毛霉菌病可能导致脑动脉炎和梗死。

20.同型半胱氨酸血症或同型半胱氨酸尿（纯合子型）

易发生脑动脉或静脉血栓。年轻时卒中的风险估计为10%～16%。

21.偏头痛

偏头痛性脑梗死占年轻人脑缺血的13.7%，尤其是有长期（平均13年）严重偏头痛病史和持续超过60分钟的先兆症状的女性，视觉和大脑皮层症状、吸烟、口服避孕药和脑显像后循环梗死是偏头痛性卒中诊断的提示因素。

22.种族

非洲裔美国人的卒中发病率比其他种族或种族群体明显更高。

23.地理位置

在美国和大多数欧洲国家，卒中是仅次于心脏病和癌症的第三大死因。大多数卒中是于动脉粥样硬化而不是出血引起。中年黑人妇女例外，出血居首位。在日本，卒中是成年人死亡的主要原因，并且出血比动脉粥样硬化更常见。

24.昼夜和季节因素

在上午10:00到中午12:00之间，缺血性卒中的昼夜变化达到峰值，这一假设表明，血小板功能和纤溶功能的日间变化可能与卒中有关。季节性气候变化与缺血性卒中的发生有一定的关系。在洛瓦温暖的几个月里，脑梗死的转诊率有所增加。在日本，平均环境温度与脑梗死发病率呈负相关。季节性与40～64岁非高血压患者和血清胆固醇低于160 mg/dl的患者发生脑梗死的高风险相关。

25.血液学改变导致卒中的情况

包括妊娠、癌症、肾病综合征、白血病、炎症性肠病、急性感染、阵发性夜间血红蛋白尿和Bechet综合征。

Go AS, Hylek EM, Phillips KA, et al. Prevalence of diagnosed atrial fibrillation in adults: national implications for rhythm management and stroke prevention: the AnTicoagulation and Risk Factors in Atrial Fibrillation （ATRIA） Study. JAMA 2001;285（18）:2370-2375

Hughes M, Lip GY. Stroke and thromboembolism in atrial fibrillation: A systematic review of stroke risk factors, stratification schema and cost effectiveness data Molecules to Medicine （Part 1）. Stuttgart: Schattauer GmbH; 2008:295-304

Duken ML. Stroke risk factors. Chapter 6. In: JW Norris, et al. eds. Prevention of stroke Springer Science 1991:83

Feigin VL, Roth GA, Naghavi M, et al; Global Burden of Diseases, Injuries and Risk Factors Study 2013 and Stroke Experts Writing Group. Global burden of stroke and risk factors in 188 countries, during 1990-2013: a systematic analysis for the Global Burden of Disease Study 2013. Lancet Neurol 2016;15（9）:913-924

8.4 与脑梗死相关的常见心脏疾病

由心脏引起的脑栓塞并导致梗死可能是先前未确认的心脏病表现。大多数脑栓塞，包括心源性脑栓塞，都会在大脑中动脉分支内滞留，对大脑前动脉的影响不超过6.8%，10%的栓塞会阻塞椎动脉或基底动脉及其分支。

1. 心律失常

 a）慢性非瓣膜性心房颤动（CNVAF）

 它被认为是栓塞性脑缺血的常见原因，约15%的缺血性卒中与之相关。非瓣膜性心房颤动（NVAF）患者患缺血性卒中的风险是年龄相仿的正常人的5倍，终生患缺血性卒中的风险为35%，每年患缺血性卒中的风险为5%。伴合并症的NVAF栓塞性卒中的风险可进一步增加。甲状腺毒性NVAF患者每年患脑栓塞风险平均为12%，而相关的充血性心力衰竭或冠心病将使卒中风险略高于基线水平。其他心律失常比NVAF有更高的卒中风险，但并不常见，也不会对人群疾病管理构成同样的挑战。与年龄相匹配的对照组相比，风湿性心脏病相关的NVAF患者卒中风险增加了17倍，但占全体房颤人群的不到25%。

 i.与风湿热相关

 ii.无风湿热

 b）病态窦房结综合征

 c）QT间期延长

2. 瓣膜障碍

 a）二尖瓣脱垂

 在6%～8%的普通人群中观察到的一种常见疾病，可能与累及大脑或视网膜的栓塞性梗死有关。与这种疾病相关的脑梗死的发病率较低，约为在6000例已知病例中发病1例。

 b）人工心脏瓣膜

 c）感染

 感染性心内膜炎最常见的神经并发症是脑栓塞，在一项研究中，17%的患者发生脑栓塞。脑栓塞与高死亡率相关，研究中37例患者中30例死亡，脑脓肿死亡率4.1%，霉菌性动脉瘤1.8%。

i. 细菌性

–草绿色链球菌（急性或亚急性细菌性心内膜炎）

主要见于患有风湿性心脏病并感染草绿色链球菌的老年人

–金黄色葡萄球菌

患者通常是较年轻的个体，最常见的是静脉注射吸毒者，通常是毒性更强的金黄色葡萄球菌引起。

ii.真菌性

d）血栓性心内膜炎

它是一种由无菌心脏瓣膜赘生物引起的临床疾病，可引起脑或全身栓塞。脑缺血的癌症患者凝血异常不仅应考虑血栓性心内膜炎引起的栓塞性动脉闭塞，还应考虑与弥散性血管内凝血（DIC）相关的微血管血栓形成。

i.与慢性系统性疾病相关

ii.与分泌黏蛋白的肿瘤相关（7.4%）

–肺腺癌

–胃肠道肿瘤

–乳腺肿瘤

–淋巴瘤

–白血病

–其他实体肿瘤

e）Libman-Sacks心内膜炎所致黏液瘤样变性

3. 心肌壁异常

a）心房黏液瘤

b）附壁血栓伴室壁运动障碍或动脉瘤

约45%（范围：17%～83%）的致死性心肌梗死伴有附壁血栓。这些患者的总卒中率为4.7%。

Lynch JK, Hirtz DG, DeVeber G, Nelson KB. Report of the National Institute of Neurological Disorders and Stroke workshop on perinatal and childhood stroke. Pediatrics 2002;109（1）:116-123

Wolf PA, Dawbar TR, Thomas E, et al. Epidemiologic assessment of chronic atrial fibrillation and risk of stroke: the Framingham study. Neurology 1978;28（10）:973

Arboix A, Ali ó J. Cardioembolic stroke: clinical features, specific cardiac disorders and prognosis. Curr Cardiol Rev 2010;6（3）:150-161

8.5 短暂性脑缺血发作

短暂性脑缺血发作（TIA）是部分大脑循环的暂时性不足（脑或视网膜缺血），其临床表现类似于卒中，但它是短暂和可逆的。因此，TIA是一种回顾性诊断。TIA持续时间不超过24小时，大部分持续不到30分钟。不完全适合TIA特征的称为短暂性神经系统发作（TNAs），其后续卒中的风险不如TIA高。

8.5.1 发病率

TIA每年每10万人有35人发病，男性多于女性，且黑人风险更高。大约15%的首次卒中患者之前发生过TIA。

疾病	发病率（%）
体位性低血压	14.6
癫痫	14.6
晕厥	13.1
头晕	11.4
焦虑症	11.4
心律失常和心肌梗死	7.3
精神错乱	5.7
偏头痛	4.0
脑肿瘤	4.0
视觉障碍	3.3
其他疾病	10.6

8.5.2 鉴别诊断（“3B”）

如果出现意识丧失或惊厥，要注意TIA的可能性。Todd麻痹发生于癫痫发作后，其特征通常是暂时的单侧瘫痪。它也可能影响言语或视力，通常在48小时内恢复。

在完全恢复之前，无法与卒中区分。它通常是栓塞性的，可能是血栓形成性的，偶尔也会是出血性的（不太可能产生可逆的病变）。80%的病例为颈动脉供血区受累，20%为椎-基底动脉供血区受累。最常见的栓子来源是颈动脉分叉处。它们可以起源于出现房颤的心脏，特别是二尖瓣疾病或主动脉瓣疾病，或心肌梗死或心脏肿瘤（通常是心房黏液瘤）上形成的附壁血栓。

1. 脑

a）脑肿瘤

b）癫痫发作

c）硬膜下血肿

2. 血管

a）动脉粥样硬化（颅内、颅外、主动脉）

b）动脉炎（巨细胞动脉炎，中枢神经系统血管炎，结节性多动脉炎等）

c）偏头痛或偏头痛先兆

d）夹层

e）纤维性肌肉发育不良

f）烟雾病

g）高钙血症

h）动脉扭结

i）颈部伸展/旋转

j）静脉闭塞性疾病

k）心律失常引起的晕厥

3. 血液成分

a）红细胞疾病（真性红细胞增多症，镰状细胞病）

b）血小板功能障碍（血小板增多症）

c）蛋白质异常（抗心磷脂/抗磷脂抗体、蛋白C和S缺乏、狼疮抗凝物）

d）栓子（心源性、感染性心内膜炎、心房黏液瘤、二尖瓣脱垂、狼疮、反常栓子等）

Easton JD, Sarer JL, Albers GW, et al. Definition and evaluation of transient ischemic attack Stroke 2009;40:2276-2293

Wu CM, McLaughlin K, Lorenzetti DL, et al. Early risk of stroke after TIA: A systematic review and Meta–analysis. Arc Intern Med 2007;67（22）:2417-2422

8.6 “隐源性卒中”（未确定来源的栓塞性卒中 -ESUS）

尽管采用各种检查方法想做出诊断，但在25%～40%的患者中，卒中的原因仍不确定。导致卒中不确定的因素包括关于潜在血管病理学的信息不足、检查不及时以及评估不完整。因此，将未知原因卒中的患者归类在一起，称为隐源性。“来源不明的栓塞性卒中”的新定义是指假定缺血性卒中由栓塞机制引起。通过脑影像排除腔隙性梗死、排除狭窄超过50%的病例，或CT/MR-血管造影-超声排除脑供血动脉夹层，通过至少24小时的心电图（ECG）监测排除心房颤动，以及一些罕见的病因，如血管炎，药物滥用，或凝血疾病后，仍无法找到卒中的病因，可归类为ESUS。但它仍然包括许多患者有动脉粥样硬化病因（但狭窄<50%）以及可通过重复的Holter ECG或可植入装置检测到隐性阵发性心房颤动的患者。高达58%的隐源性卒中患者可发现PFO，但个体患者的因果关系仍不确定，只能通过统计学推断。

8.6.1 ESUS诊断标准

1. 通过CT或MRI检测到的卒中病灶不是腔隙性的，即最大尺寸为1.5cm或更小（在MRI弥散图像上≤2.0cm），包括MRI弥散加权像、小的穿动脉分布区，CT通常在卒中发生后超过24～48小时显示病灶。
2. 缺血的动脉供血区没有颅内或颅外动脉粥样硬化引起的≥50%的管腔狭窄。
3. 无心源性栓塞的高危风险定义为：永久性或阵发性心房颤动、病态窦房结综合征/心房收缩、心内血栓、人工心脏瓣膜、心房黏液瘤或其他心脏肿瘤、二尖瓣狭窄、近期（<4周）心肌梗死、左心室射血分数小于30%、瓣膜赘生物或感染性心内膜炎。
4. 未发现其他卒中的具体原因（如动脉炎、夹层、偏头痛/血管痉挛和药物滥用）。

DeBaun MR, Armstrong FD, McKinstry RC, Ware RE, Vichinsky E, Kirkham FJ. Silent cerebral infarcts: a review on a prevalent and progressive cause of neurologic injury in sickle cell anemia. Blood 2012;119（20）:4587-4596

Sanna T, Diener H-C, Passman RS, et al; CRYSTAL AF Investigators. Cryptogenic stroke and underlying atrial fibrillation. N Engl J Med 2014;370（26）:2478-2486

Hart RG, Diener HC, Coutts SB, et al; Cryptogenic Stroke/ESUS International Working Group. Embolic strokes of undetermined source: the case for a new clinical construct. Lancet Neurol 2014;13（4）:429-438

8.7　预防性治疗患者的复发性卒中

卒中诊断中的一个常见问题是，尽管进行了抗血栓治疗（以抗血小板药物或抗凝剂的形式）或颈动脉内膜切除术，但仍然发生了急性复发性卒中的患者。

抗血栓治疗的患者可能出现复发性卒中的原因有以下几个：

1. 抗血栓治疗可能没有具体解决导致复发性卒中发生的致病机制。这可能是由于规定时间内诊断不充分或不完整，或者在最初评估患者后才出现新的疾病状态。
2. 抗血栓治疗中抗凝剂或抗血小板药物剂量不足或监测不当，在该特定个体治疗无效。
3. 由于某些未知原因，患者可能对抗栓药物产生抗性。
4. 患者可能不服用药物。事实上，在近期停止抗血栓治疗的某些情况下，可能会出现反弹性高凝状态。
5. 由于抗凝治疗本身，即由于治疗可能引起并发症如脑出血，患者可能有复发性卒中。另一方面，脑出血可能与抗凝治疗无关。

既往曾做过颈动脉内膜切除术的患者也存在同样的问题。复发性卒中可能与先前的颈动脉疾病无关，是心脏或主动脉来源的栓塞。这可能是由于患者在最后一次评估或既往首次卒中发生时诊断评估不充分而导致漏诊，进一步发展为卒中。

还有一种情况是，自第一次发生卒中以来，可能已经出现高凝状态。对于这种情况，应注意有无高凝状态波动的状况。抗心磷脂抗体以及抗凝血酶Ⅲ、蛋白C和蛋白S的滴度可以显示波动状态。

最后，可能已经发生颈动脉再狭窄，尽管当前尚不确定再狭窄与复发性卒中的关系。

8.8　颈部 / 颈动脉杂音

无症状颈动脉杂音表明存在动脉粥样硬化病变，其使管腔变窄至少

50%，即小于3mm。杂音的音高随着狭窄的严重程度而升高。长时间的非常尖锐的杂音表明残余管腔＜1.5mm（>75%狭窄）。导致杂音的大多数动脉粥样硬化病变大多位于颈总动脉分叉处的后壁上，损害颈内动脉起始处的流动。

当狭窄紧且血流减少时，可能在近端颈内动脉远端形成附壁血栓，使闭塞加重并可作为栓子来源。

有杂音者颈动脉供血区卒中的年发病率为每年1.7%，狭窄超过75%时，每年发病率增加至5.5%。颈动脉杂音患者的死亡风险（通常是心脏病）为每年4%。

颈部动脉杂音可分为锁骨上、椎动脉和颈动脉。颈静脉性杂音在儿童中很常见，但也可能在多达27%的正常成年人中发生。通常可在颈底部听到静脉杂音，为低沉、“营营”声，呈连续性杂音，在舒张期和直立位时最明显，并可通过Valsalva动作减少或消除。

8.8.1 颈部杂音的来源

1. 颈动脉分叉处杂音
   a）颈内动脉狭窄
   b）颈外动脉狭窄
2. 锁骨上动脉杂音
   a）锁骨下动脉狭窄
   b）椎动脉来源狭窄
   c）正常年轻人
3. 颈部弥漫性杂音
   a）甲状腺毒症
   b）高动力循环（怀孕、贫血、发热、血液透析）
4. 由心脏和大血管传来的杂音
   a）主动脉瓣狭窄
   b）主动脉弓粥样硬化
   c）二尖瓣关闭不全
   d）动脉导管未闭
   e）主动脉缩窄

8.8.2 鉴别诊断

1. 动脉粥样硬化性狭窄
   a）颈内动脉
   b）颈外动脉
   c）颈总动脉
   d）锁骨下动脉
2. 增强杂音（对侧颈动脉闭塞）
3. 纤维性肌肉发育不良
4. 动脉扭结或成环
5. 传导性心脏杂音
6. 静脉杂音
7. 高流量状态
8. 甲状腺功能亢进症
9. 贫血
10. 颅内动静脉畸形
11. 颈动脉海绵窦瘘
12. 手臂血管瘘（血液透析）

Pessin MS, Panis W, Prager RJ, Millan VG, Scott RM. Auscultation of cervical and ocular bruits in extracranial carotid occlusive disease: a clinical and angiographic study. Stroke 1983;14（2）:246-249

Sandok BA, Whisnant JP, Furlan AJ, Mickell JL. Carotid artery bruits: prevalence survey and differential diagnosis. Mayo Clin Proc 1982;57（4）:227-230

Ingall TJ, Homer D, Whisnant JP, Baker HL Jr, O’Fallon WM. Predictive value of carotid bruit for carotid atherosclerosis. Arch Neurol 1989;46（4）:418-422

Van Ruiswyk J, Noble H, Sigmann P. The natural history of carotid bruits in elderly persons. Ann Intern Med 1990;112（5）:340-343

8.9 脑动脉炎

与动脉炎相关的病症可能占病因未定的卒中的一部分（约25%）。颅动脉炎是影响50岁以上人群的最常见的血管炎。在欧洲，已报道患病率为15～30人/100 000人，发病率为18人/100 000人。中枢神经系统血管炎可出现各种神经系统症状、体征或综合征，为梗死和缺血的反应。可能是微观或宏观的，局灶性、多灶性或弥漫性的，可影响大脑的任何部位。分为以下三大类：

- 急性或亚急性脑病，通常表现为急性意识模糊状态，发展为嗜睡和昏迷。
- 表面上类似于非典型多发性硬化（“MS plus”），具有复发缓解过程，并具有视神经病变和脑干发作等特征，但也伴有多发性硬化症中较少见的其他特征，例如癫痫发作、严重和持续性头痛、脑病发作，或半球卒中样发作。
- 颅内肿物伴有头痛、嗜睡、局灶性体征，并常伴有颅内压升高。

脑动脉炎病因如下：

1. 感染
   a）梅毒
   b）艾滋病
   c）莱姆病（疏螺旋体病）
   d）结核性脑膜炎
   e）支原体血管炎
   f）单纯疱疹病毒
   g）巨细胞病毒
   h）细菌性脑膜炎
   i）真菌性脑膜炎（曲霉病、念珠菌病、球孢子菌病和毛霉菌病）
2. 药物滥用
   a）安非他明
   b）海洛因
   c）LSD
   d）可卡因
   e）苯福林
   f）麻黄碱
   g）口服哌醋甲酯
3. 免疫相关疾病（包括过敏状态）
   a）伴中枢神经系统血管炎的霍奇金病
   b）伴中枢神经系统血管炎的非霍奇金淋巴瘤
   c）血清病

4. 系统性坏死性血管炎

每种全身性血管炎都可能因脑部受累而变得复杂；通常它们还具有其自身的特征。与中枢神经系统的原发性血管炎相反，体质问题（发热、盗汗、严重不适、体重减轻）比较常见，并可能伴有皮疹或关节病。

a）巨细胞动脉炎

b）结节性多动脉炎

c）Takayasu动脉炎

d）Wegener肉芽肿病

e）Henoch-Schönlein紫癜

f）Churg-Strauss综合征

g）Behcet病

h）原发性中枢神经系统血管炎（PACNS）

i）胶原血管疾病中的血管炎

5. 结缔组织病

a）Sjögren病

b）进行性系统性硬化

c）多发性肌炎/皮肌炎

d）系统性红斑狼疮

e）风湿病

f）Behcet综合征

g）冷球蛋白血症

h）结节病

6. 原发性（孤立性）中枢神经系统血管炎

这种疾病没有统一的诊断标准，并且似乎与全身性疾病无关，通过脑血管造影或局限于CNS血管炎的组织活检可以确诊。没有典型且具体的临床表现，这使得高度疑诊成为确诊的关键点。如果多灶性症状和体征逐步发展并伴有头痛或精神状态改变，则应该高度怀疑本病。

7. 恶性肿瘤和脑血管炎（图8.2）

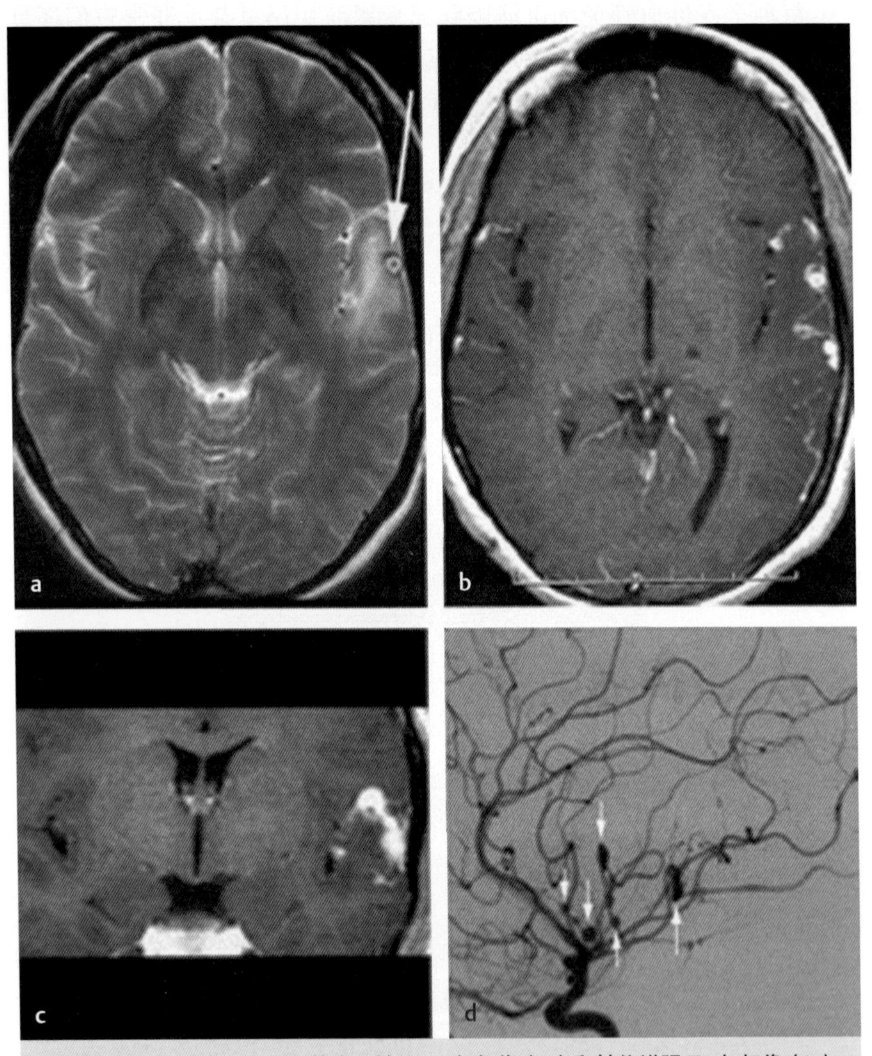

图 8.2　局限性硬皮病中的血管炎。轴位 T2 加权像（a）和轴位增强 T1 加权像（b）。冠状位增强 T1 加权像（c）。左侧颈内动脉注射后侧位 DSA（d）。左侧颞叶岛盖大面积高信号，累及大脑皮层和皮质下白质，符合脑水肿伴炎性浸润（a，箭头）。软脑膜增强增厚（b,c）。增强也部分是由于大脑中动脉动脉瘤分支的血流缓慢（b,c）。DSA 显示左大脑中动脉多个分支有多个梭形动脉瘤（d，箭头）。（转载自 Cerebral Vasculitis。Sartor K, Hähnel S, Kress B, ed. Direct Diagnosis in Radiology. Brain Imaging. 1st edition. Thieme; 2007.）

a）淋巴瘤样肉芽肿病

恶性淋巴瘤前疾病；T淋巴细胞衍生细胞的炎性浸润引起真正的血管炎；常见皮肤和肺部受累；25%～30%的病例发生神经系统综合征。

b）血管内淋巴瘤（恶性血管内皮增生症）

罕见疾病；B细胞衍生的肿瘤细胞遗留在受影响的血管内。神经系统特征可能和血管炎相似；皮肤症状占主导；肺部受累不常见。

8.9.1　脑血管炎的鉴别诊断

与卒中和头痛相关的烟雾综合征在颈内动脉末端和大脑前、中动脉近端出现进行性双侧狭窄可能被误认为是脑血管炎。该疾病的主要病理发现是由于细胞纤维组织造成的内皮增厚，导致进行性狭窄。血管壁没有炎症迹象。一旦小软脑膜和经硬膜血管发生典型的侧支网络，就可以基于数字减影血管造影（DSA）的发现进行诊断，但在早期阶段可能很困难。可能需要进行血管活检以确认诊断并排除血管炎。

Sneddon综合征的诊断是基于腿部和身体上固定的与卒中相关的深蓝红色网状皮肤病变。组织学检查可以发现中小动脉的血栓性动脉血管病变。35%的病例与抗磷脂抗体有关。MRI通常可以发现相当大的缺血性病灶，仅有少量血栓性血管闭塞或DSA正常。在出现头痛的年轻卒中患者中，应考虑颅内多发动脉瘤。伴有皮质下梗死和白质脑病的常染色体显性遗传性脑动脉病（CADASIL）是一种常染色体显性遗传疾病，可导致年轻人卒中和进行性血管性脑病。

卒中也可能是拟交感神经药物的严重并发症，包括苯丙胺、甲基苯丙胺、麻黄碱、可卡因、羟甲唑啉和苯噁唑啉。虽然脑出血是使用拟交感神经药物最常见的并发症，但也可能发生缺血性卒中。这些患者的血管造影图像几乎完全类似于脑血管炎。

有时被误诊为脑血管炎的其他罕见病包括可逆性后白质脑病综合征、MELAS、恶性血管内淋巴瘤病、Degos病、淀粉样血管病、Fabrys病、弹性假黄瘤、脂质透明变性和贮积症。心内膜炎中的脓毒性栓子可能导致脓毒性血管炎。

Wengenroth M, Jacobi C, Wildemann B. Cerebral vasculitis. In: Hahnel S, ed. Inflamatory Diseases of

the Brain. NY: Springer; 2013:19-38
Berlit P. Diagnosis and treatment of cerebral vasculitis. Ther Adv Neurol Disorder 2010;3（1）:29-42
Hajj−Ali RA, Calabrese LH. Central nervous system vasculitis. Curr Opin Rheumatol 2009;21(1):10-18
Pomper MG, Miller TJ, Stone JH, Tidmore WC, Hellmann DB. CNS vasculitis in autoimmune disease: MR imaging findings and correlation with angiography. AJNR Am J Neuroradiol 1999;20（1）:75-85

8.10 卒中

确定卒中是出血性还是缺血性对患者的预后以及决定手术或使用抗凝剂具有重要意义。

这些综合征的突发性和局灶性神经系统体征常用“卒中”一词描述，有助于将脑血管疾病与其他神经系统疾病区分开。卒中通常存在高血压、动脉粥样硬化或血管疾病的其他证据。几分钟或几小时内症状消失可用于鉴别TIA与卒中。

1. 脑栓塞

由脑表面缺血引起的突发性和局灶性神经功能障碍，例如完全性失语，完全性偏盲。

2. 脑血栓形成

更复杂和广泛的神经功能障碍提示血栓形成，特别是当卒中之前有TIA时。当缺损突然发生时，临床上很难区分血栓与栓子。血栓形成的两种机制在临床上很难区分。

3. 脑出血

神经系统症状具有特征性的平稳发作和演变。然而，如果综合征在几分钟内进展或在早期阶段仅出现轻微体征即停止，则临床表现可能无法与梗死区分。

4. 创伤

突发性是创伤后继发硬膜外和硬膜下血肿的一个特性，可能与卒中相似。虽然创伤本身是突然的，但血肿的累积需要时间：硬膜外出血需要数分钟或数小时，硬膜下出血需要长达一周。

5. 癫痫发作

这些可能是脑叶出血的征兆。发作后的即刻的功能障碍与卒中所造成的相似。一小部分癫痫发作在卒中后数月或数年发生。结合病史可能有助于排除新的发作。

6. 偏头痛

比较难与TIA进行鉴别。偏头痛多发生于年轻人，反复发作，往往在发作典型的偏头痛前有视觉先兆，或在出现感觉或运动症状数小时后出现对侧发作的剧烈头痛。

7. 脑肿瘤

肿瘤引起的局灶性脑功能障碍在比卒中的进展时间更长或是在几周内逐渐进展。肿瘤在CT中表现出增强的肿块，但缺血性卒中通常为阴性。

8. 脑脓肿

临床和CT表现与脑肿瘤相似。

9. 代谢障碍

在昏迷患者中，应考虑会引起局灶性神经系统体征的其他诊断，当病因逆转后通常会缓解。

a）葡萄糖代谢障碍

b）肾衰竭

c）电解质平衡严重紊乱

d）酒精中毒

e）巴比妥中毒

8.11　蛛网膜下腔出血临床评分量表

Botterell 量表	评分
有意识，蛛网膜下腔有或没有出血迹象	Ⅰ
嗜睡，没有明显的神经功能缺损	Ⅱ
嗜睡，有明显的神经功能缺损	Ⅲ
神经功能缺损严重、恶化或老年人既往存在脑血管疾病	Ⅳ
濒死或接近濒死，生命中枢衰竭，伸肌强直	Ⅴ
Hunt-Hess 评分	
无症状或轻度头痛	Ⅰ
中、重度头痛，颈部僵硬，可有动眼麻痹	Ⅱ
意识模糊、嗜睡，轻度局灶性体征	Ⅲ
木僵或偏瘫	Ⅳ
昏迷、濒死，和 / 或伸肌姿势	Ⅴ

续表

世界神经外科医生联合会评分	
Glasgow 昏迷评分量表 15：无头痛和局灶性体征	Ⅰ
Glasgow 昏迷评分量表 15：头痛、颈部僵硬，无局灶性体征	Ⅱ
Glasgow 昏迷评分量表 13 ～ 14：可能有头痛、颈部僵硬，无局灶性体征	Ⅲ
Glasgow 昏迷评分量表 13 ～ 14：可能有头痛、颈部僵硬或局灶性体征	Ⅳ a
Glasgow 昏迷评分量表 9 ～ 12：可能有头痛、颈部僵硬或局灶性体征	Ⅳ b
Glasgow 昏迷评分量表 8 或更低：可能有头痛、颈部僵硬或局灶性体征	Ⅴ
合作动脉瘤研究量表	
无症状	Ⅰ
轻度，警觉且有反应，出现头痛	Ⅱ
中度 • 昏昏欲睡、头痛，无局灶性体征 • 警觉，出现局灶性体征	Ⅲ
重度 • 木僵，无局灶性体征 • 嗜睡，神经功能缺损严重	Ⅳ

8.12 蛛网膜下腔出血后抗利尿激素分泌不当综合征（SIADH）的脑盐耗综合征

临床参数	抗利尿激素分泌不当综合征	脑盐耗综合征
血压	正常	低或体位性低血压
心率	慢或正常	休息心率或体位性心动过速
血容量	正常或增加	减少
血细胞比容	正常或降低	升高
水化	水化良好	缺水
体重	正常或增加	减少
肾小球滤过率	升高	降低
血尿素氮 / 肌酐	正常或低	正常或高
尿量	正常或少	正常或少

续表

临床参数	抗利尿激素分泌不当综合征	脑盐耗综合征
尿液浓度	高	高
低钠血症	稀释（假）	真
低渗透压	稀释（假）	真
出现的平均天数	8（平均 3 ～ 15）	4 ～ 5（平均 2 ～ 10）
治疗	限制液体（由于主要的异常是细胞外液水量增多）	补钠和扩容（纠正血管内容量减少和低钠血症，静脉注射等渗 / 高渗液补充尿钠丢失）

8.13　SIADH 和尿崩症

SIADH是指抗利尿激素（ADH）不适当释放而导致的血浆渗透压降低。在持续饮水的基础上，ADH升高导致水潴留、低钠血症和低渗透压。

SIADH是由视上核和室旁核或邻近区域的部分损伤或由下丘脑外的肿瘤或炎性组织产生ADH引起的。

SIADH的实验室诊断标准为：

1. 低血钠（< 135mEq/L）
2. 血浆渗透压降低（<280mOsm/kg）
3. 尿钠水平升高（25mEq/L）
4. 与血清渗透压相比，尿渗透压过高
5. 缺乏体液消耗或利尿剂使用以及甲状腺、肾脏和肾上腺功能正常的临床证据。低钠血症的症状包括意识模糊、肌肉无力、癫痫发作、厌食、恶心和呕吐，以及血清钠低于110mEq/L时木僵。

尿崩症（diabetes insipidus，DI）是指由于部分或完全缺乏ADH而游离水缺乏。临床症状包括多尿（尿量大于300ml/h或500ml/2h）、口渴、脱水、血容量不足和多饮。

DI是由视上核和室旁核中至少90%的大神经元破坏引起的。病变通常涉及视上-垂体束，而不是神经元胞体本身。

DI的实验室诊断标准为：

1. 尿比重小于1.005
2. 尿渗透压在50～150mOsm/kg之间

3. 血钠 > 150mEq/L，不伴有相应的体液缺乏症。
4. 钠水平达到170mEq/L会出现肌肉痉挛、压痛、虚弱、发热、厌食、偏执和嗜睡。

8.14 脑缺血综合征

闭塞的动脉	症状和体征
颈总动脉	• 可能无症状
	• 同侧盲
大脑中动脉	• 对侧偏瘫（面部和上肢重于下肢）
	• 对侧感觉障碍（面部和上肢重于下肢）
	• 同侧偏盲
	• 水平注视麻痹
	• 语言和认知障碍
	◦ 左半球：
	- 失语（即运动、感觉、全面性）
	- 失用（即意念动作和意念性）
	-Gerstmann 综合征（即失写、失算、左右混淆、手指失认）
	◦ 右半球：
	- 结构 / 空间障碍（即结构性失用、或感知认识不能、穿衣失用）
	- 失用（即地形失认、面容失认、疾病失认、躯体失认）
	- 左侧忽视
	- 失音症
大脑前动脉	• 对侧偏瘫（下肢远端比上肢常见）
	• 对侧感觉缺失（下肢远端比上肢常见）
	• 尿失禁
	• 左侧意念动作失用或触觉性命名障碍
	• 严重行为障碍（冷漠或意志缺失、不愿活动、运动缄默症、吸吮与强握反射、弥漫性僵硬—张力过高）
	• 眼睛偏向梗死侧
	• 自发性言语减少，执拗

续表

闭塞的动脉	症状和体征
大脑后动脉	• 对侧同向偏盲或象限盲
	• 双侧下颞叶受累的记忆障碍
	• 视动性眼球震颤、视觉保留（持续后像）、盲区视幻觉
	• 在优势半球受累时，可能存在语言障碍（无失语症或失写症）和颜色失认
	• 皮质盲，患者不能识别或承认视力丧失（Anton 综合征），有或没有黄斑保留，眼手协调性差，双侧皮质梗死时视物变形和视觉失认
	• 纯感觉性卒中；可在皮质和丘脑缺血时偏身感觉缺失并伴有“自发性疼痛”
	• 丘脑底核受累的对侧偏身投掷症与手足徐动症
	• 动眼神经麻痹、核间性眼肌麻痹、垂直注视丧失、辐辏痉挛、眼睑退缩（Collier 征）、瞳孔异位（瞳孔偏心），有时中脑受累时嗜睡、昏迷
脉络膜前动脉	可能导致不同的症状组合：
	• 对侧偏瘫
	• 感觉丧失
	• 同向偏盲（损伤平面可出现一侧鼻侧和另一侧颞侧视野缺损）

8.15 脑干血管综合征

8.15.1 中脑

（图8.3a）

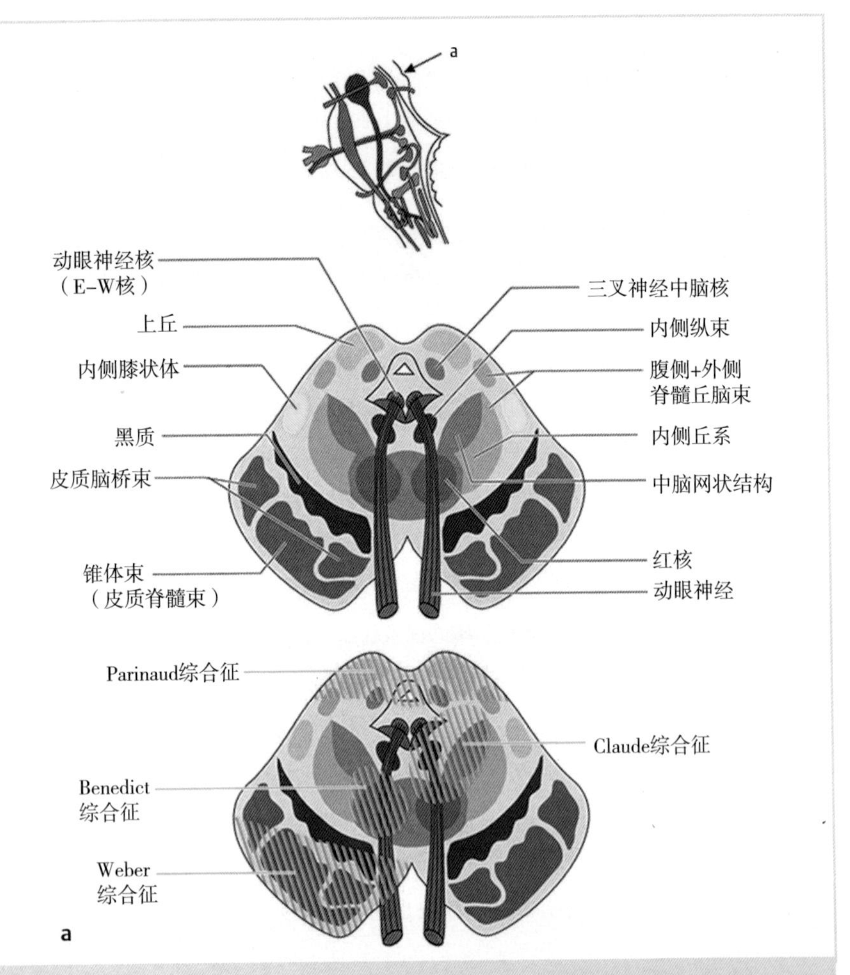

图 8.3a　脑干血管综合征

中脑（上丘）：Weber 综合征：（a）皮质脊髓束和皮质脑桥束（包括面部在内的对侧偏瘫）；（b）动眼神经副交感神经根纤维（同侧动眼神经麻痹，瞳孔固定且扩张）；（c）黑质（帕金森病样运动不能）。Benedikt 综合征：（a）红核（对侧不自主运动，包括意向性震颤、偏身舞蹈征、偏侧手足徐动症）；（b）结合臂（同侧共济失调）；（c）动眼神经副交感神经根纤维（同侧动眼神经麻痹，瞳孔固定且扩张）。Claude 综合征：（a）红核背侧（对侧不自主运动，包括意向性震颤、偏身舞蹈征、偏侧手足徐动症）（b）结合臂（小脑体征明显，无偏身投掷运动）；（c）中脑被盖背侧。Parinaud 综合征：（a）上丘（向上共轭凝视麻痹）；（b）内侧纵束（眼球震颤、眼内肌麻痹）；（c）动眼、滑车神经轻瘫；（d）脑导水管狭窄 / 阻塞（脑积水）。累及上丘时发生听力丧失。

综合征	累及的结构	临床表现
Weber 综合征	中脑腹侧、动眼神经、皮质脊髓束	1. 同侧动眼神经麻痹包括副交感神经成分（即瞳孔扩大）
		2. 对侧偏瘫
Benedikt 综合征	中脑被盖、红核、动眼神经、结合臂	1. 同侧动眼神经麻痹，通常伴有瞳孔扩大
		2. 对侧不自主运动（意向性震颤、偏身舞蹈征、偏侧手足徐动症）
Claude 综合征	中脑被盖背侧、红核背侧、结合臂、动眼神经	1. 同侧动眼神经麻痹，通常伴有瞳孔扩大
		2. 小脑症状明显
		3. 对侧不自主运动（红核性震颤、偏侧共济失调、偏身投掷运动）
Parinaud 综合征	中脑头端背侧、顶盖前区、后连合	1. 向上共轭凝视麻痹（偶尔向下凝视）
		2. 瞳孔异常（瞳孔光近分离反应）
		3. 向上凝视辐辏式回缩性眼震
		4. 病理性眼睑回缩（Collier 征）
		5. 眼睑迟滞
		6. 假性展神经麻痹

8.15.2　脑桥

（图8.3b、c）

综合征	累及的结构	临床表现
Millard-Gubler 综合征	脑桥腹侧旁正中、展神经和面神经纤维束、皮质脊髓束	1. 对侧偏瘫（面部除外）
		2. 同侧外直肌麻痹伴复视
		3. 同侧周围性面瘫
构音障碍（笨拙手综合征）	脑桥基底部上 1/3 与下 2/3 交界处（腔隙性梗死）、面神经	1. 手轻瘫与笨拙、同侧反射亢进、Babinski 征阳性
		2. 面肌无力
		3. 严重构音障碍和吞咽困难
鉴别诊断：这种综合征的病灶也可位于： a. 内囊膝部 b. 小的、深部小脑出血		

续表

综合征	累及的结构	临床表现
纯运动性偏瘫	涉及脑桥基底部皮质脊髓束的腔隙性梗死	1. 纯运动偏瘫
		2. 伴或不伴面部受累
共济失调性偏瘫	脑桥基底部上 1/3 与下 2/3 交界处腔隙性梗死	1. 下肢更严重的偏瘫
		2. 同侧半共济失调
		3. 偶尔有构音障碍、眼震、感觉异常
鉴别诊断：这种综合征的病灶可位于： a. 对侧丘脑内囊区 b. 对侧内囊后肢 c. 对侧红核		
闭锁综合征（去传出状态）	双侧脑桥腹侧病变（梗死、肿瘤、出血、创伤、脑桥中央髓鞘溶解）	1. 由于双侧皮质脊髓束受损而致四肢瘫痪
		2. 由于通往下部脑神经的皮质延髓纤维受损而失音
		3. 偶尔由于双侧展神经受损而致眼水平运动障碍
原发性脑桥出血综合征	经典型（60%）：严重脑桥破坏	四肢瘫痪、昏迷、死亡
	半侧脑桥型（20%）	偏瘫、扭曲偏斜、构音障碍、单侧角膜反射消失、面神经麻痹，同侧面部感觉改变，功能恢复后可正常
	背外侧被盖型(20%)	凝视麻痹和/或同侧展神经麻痹、单侧面神经麻痹、对侧肢体和同侧面部感觉丧失、构音障碍，意识保留、运动不受累，偶尔步态或肢体共济失调
Foville 综合征	脑桥尾侧 1/3 背侧脑桥被盖、脑桥旁正中网状结构（PPRF）	1. 对侧偏瘫（面部不受累）
		2. 同侧周围性面瘫（面神经纤维受累）
		3. 向病灶侧凝视麻痹
Raymond-Cestan 综合征	背侧脑桥头侧病变	1. 小脑体征（共济失调）
		2. 对侧所有感觉减退（面部和四肢）
		3. 对侧偏瘫
		4.PPRF 受累时共轭凝视瘫痪
Marie-Foix 综合征	外侧脑桥病变（特别是桥臂）	1. 同侧小脑共济失调
		2. 对侧轻偏瘫
		3. 易变的对侧半身痛温觉功能减退

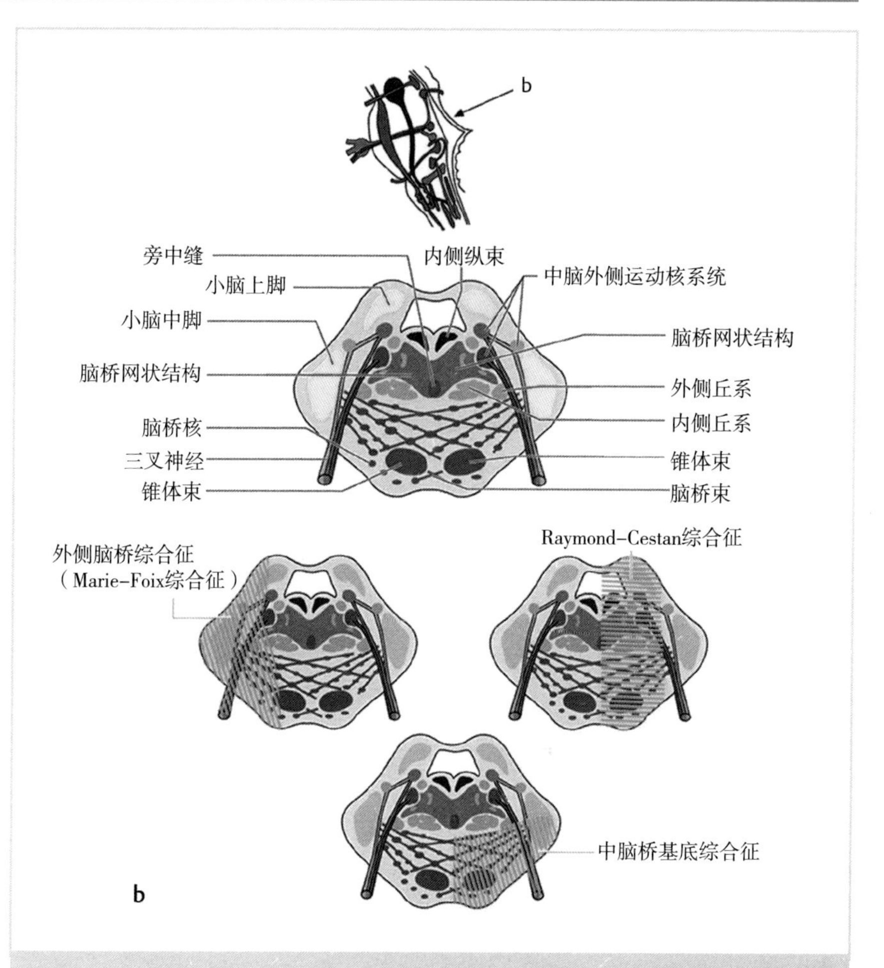

图 8.3b　（续图）脑桥（头侧）：Raymond-Cestan 综合征：（a）小脑上脚（伴有粗大红核震颤的小脑共济失调）；（b）内侧丘系和脊髓丘脑束（对侧所有感觉减退，包括面部和肢体）。还包括病灶的腹侧延伸；（c）皮质脊髓束（对侧偏瘫）；（d）脑桥旁正中网状结构（向病灶侧共轭凝视麻痹）。Marie-Foix 综合征：小脑上、中脚（同侧小脑共济失调）；（b）皮质脊髓束（对侧偏瘫）；（c）脊髓丘脑束（易变的对侧痛温觉感觉减退）。中脑桥基底综合征：（a）小脑中脚（同侧共济失调与协同不能）；（b）皮质脊髓束（对侧偏瘫）；（c）皮质脑桥纤维（同侧共济失调）；（d）三叉神经根纤维（同侧与咀嚼肌松弛性麻痹）

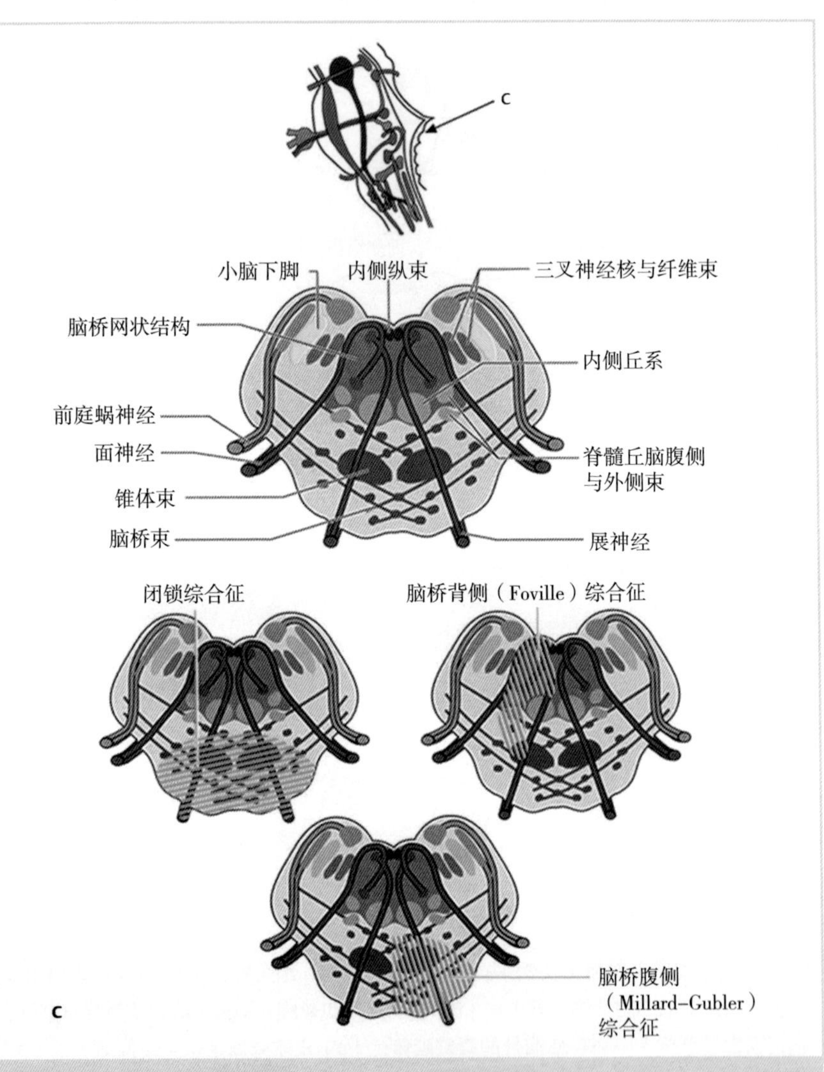

图 8.3c （续图）脑桥（尾侧）：Foville 综合征：（a）面神经核与纤维（同侧周围性面瘫）；（b）展神经（向病灶对侧凝视）；（c）皮质脊髓束（除面部外，对侧偏瘫）；（d）脑桥旁正中网状结构。Millard-Gubler 综合征：（a）锥体束（除面部外，对侧偏瘫）；（b）展神经（当病人向病变侧注视时复视加重）（c）面神经（同侧周围性面瘫）。闭锁综合征：（a）脑桥双侧基底部皮质脊髓束（四肢瘫痪）；（b）下位皮质延髓束（失音）；（c）偶尔双侧展神经纤维（眼水平运动受损）。

8.15.3 延髓

（图8.3d、e）

综合征	累及的结构	表现
Dejerine 延髓内侧综合征	延髓内侧（皮质脊髓束、内侧丘系、舌下神经）	1. 同侧瘫痪、萎缩（舌偏向患侧）
		2. 除面部外，对侧瘫痪
		3. 对侧位置觉和振动觉消失，痛温觉保留
Wallenberg 综合征	延髓外侧与小脑下部（小脑下脚、下行交感神经束、脊髓丘脑束、三叉神经核）	1. 同侧面部痛温觉减退
		2. 对侧躯干和肢体痛温觉减退
		3. 同侧腭、咽、声带麻痹伴构音障碍和吞咽困难
		4. 同侧 Horner 征
		5. 眩晕、恶心、呕吐
		6. 同侧小脑症状和体征
		7. 偶尔呃逆和复视
延髓背外侧综合征	延髓外侧、小脑下部、脑桥下部（面神经、前庭蜗神经穿出的区域）	1. 所有延髓外侧综合征的临床表现
		2. 同侧面部肌力弱
		3. 同侧耳鸣与偶尔听力障碍

Wall M. Brainstem syndromes. In: Bradley WG, et al. eds. Neurology in Clinical Practice: Principles of diagnosis and management. 4th ed. Butterworth–Heinemann–Elsevier; 2004

Nouh A, Remke J, Ruland S. Ischemic posterior circulation stroke: a review of anatomy, clinical presentations, diagnosis, and current management. Front Neurol 2014; 5:30

Sinha KK. Brain stem infarction: Clinical clues to localize them. J Indian Acad Clin Med 2000;1（3）:213-221

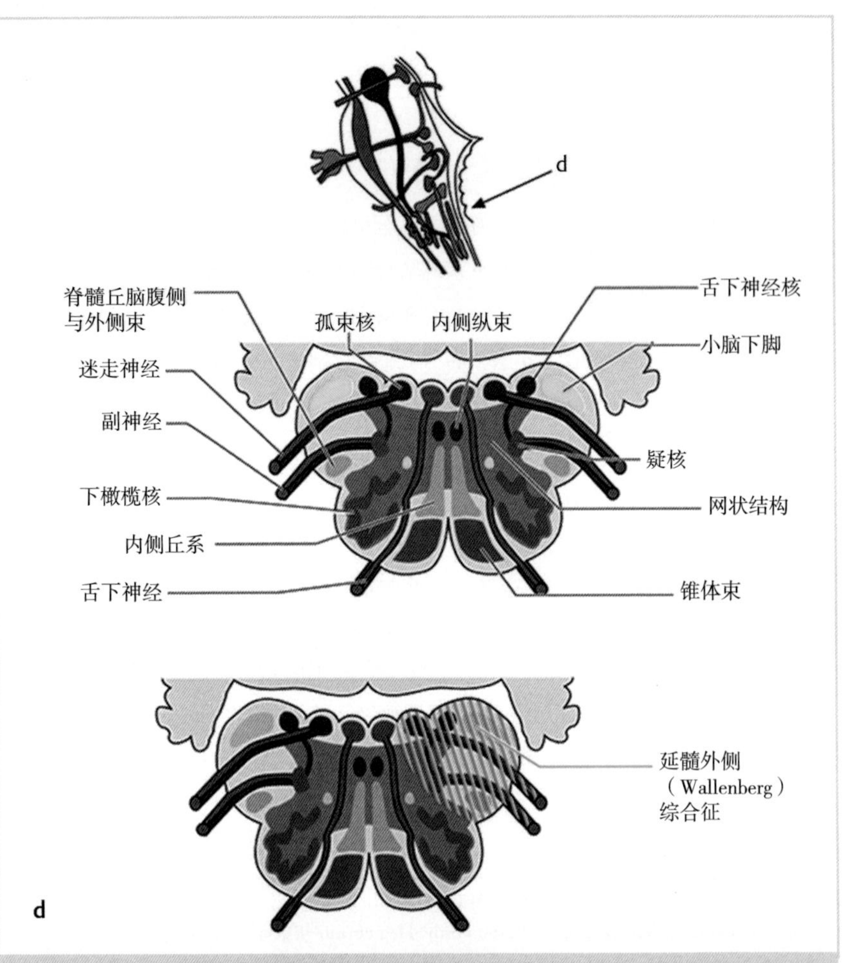

图 8.3d （续图）延髓（头侧）：延髓外侧（Wallenberg）综合征：（a）三叉神经核和纤维束（同侧面部痛温觉减退）；（b）脊髓丘脑束（对侧躯干和肢体痛温觉减退）；（c）疑核（同侧腭、咽、声带麻痹伴构音障碍和吞咽困难）；（d）前庭神经核（眩晕、恶心、呕吐）；（e）下行交感神经束（同侧 Horner 征）；（f）小脑下脚和小脑（同侧小脑症状和体征）；（g）延髓呼吸中枢（呃逆）；（h）脑桥下部（复视）

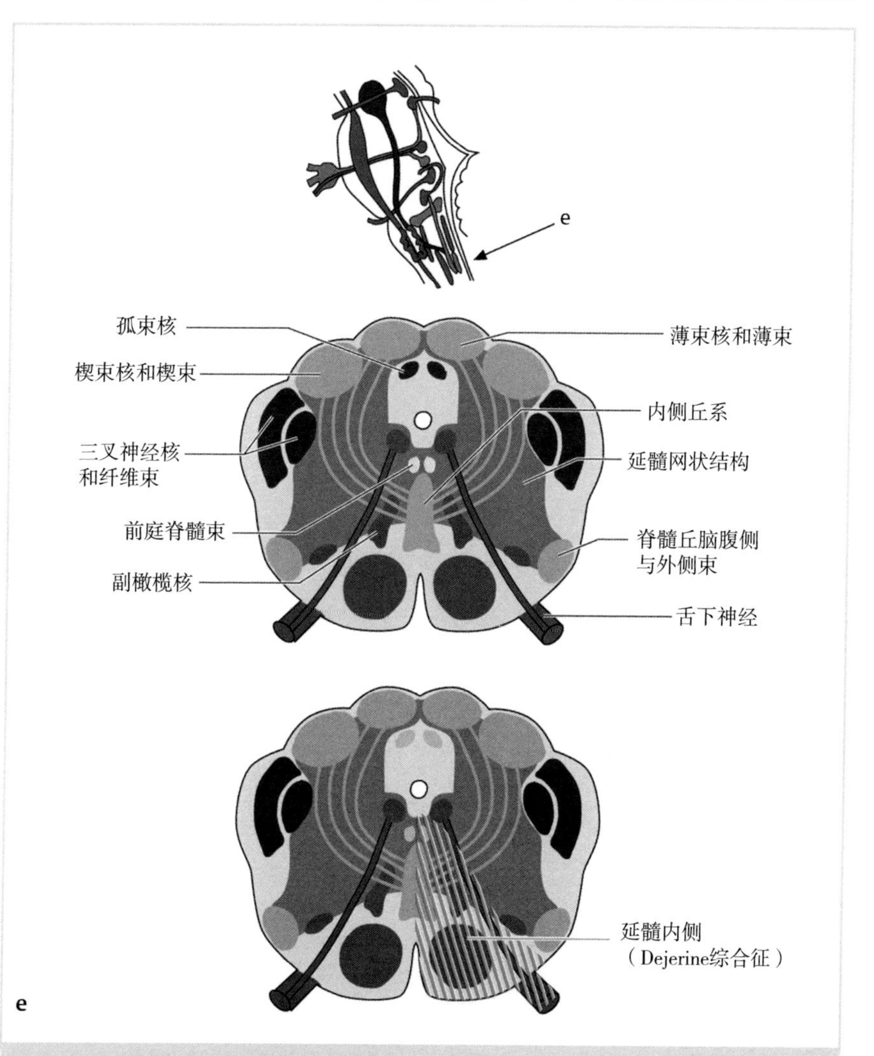

图 8.3e　（续图）延髓（尾侧）：延髓内侧（Dejerine）综合征：（a）舌下神经（同侧舌肌瘫痪、萎缩、纤维化）；（b）锥体束（除面部外，对侧偏瘫）；（c）内侧丘系（偶尔对侧位置觉、振动觉丧失）；（d）内侧纵向眼球震颤（眼跳性眼球震颤）

8.16 不同类型脑血管缺血病变的鉴别诊断

脑缺血病变	临床和影像特征				
	危险因素	发病 / 病因	解剖部位	相关症状	影像学特征 CT/MRI
系统性低灌注	心脏病，创伤，胃肠道出血	系统性疾病表现（心脏骤停、出血、低血压）	ACA、MCA、PCA、SCAs、PICA、AICA 交界区	皮肤苍白、流汗、低血压	位于分水岭区 CT：低密度（黑） MRI：T1WI 低信号（黑）、T2WI 高信号（白）
栓塞	心脏 / 冠脉疾病、白人男性，外周血管疾病，吸烟，高脂血症	最初 24 小时内 80% 病例突然发病；20% 病例呈进展性	MCA 区最常见，其次为 PCA 和 PICA 分布区	25% 患者发病期间和发病后头痛明显	浅表或深部楔形区域 CT：低密度（黑） MRI：T1WI 低信号（黑）、T2WI 高信号（白）
大动脉血栓形成	心脏 / 冠脉疾病，白人男性，外周血管疾病，吸烟，高脂血症	波动性、进展性、缓解性，约 40% 患者表现为 TIA	MCA 区最常见，其次为 PCA 和 PICA 分布区	25% 患者发病期间和发病后头痛明显	位于分水岭区或动脉供血中央区 CT：低密度（黑） MRI：T1WI 低信号（黑）、T2WI 高信号（白）
小动脉血栓形成	系统性高血压，糖尿病，红细胞增多症	波动性、进展性、缓解性，约 25% 患者表现为 TIA	脑深部结构、基底节、丘脑、脑桥、小脑、脑白质穿支小动脉	通常无	小且深的病灶（腔隙性梗死） CT：低密度（黑） MRI：T1WI 低信号（黑）、T2WI 高信号（白）

8.17　脑静脉及静脉窦血栓形成的易感因素及相关疾病

1. 原发性特发性血栓形成
2. 继发性血栓形成
   a）妊娠
   b）产褥期
   c）颅脑损伤
   d）肿瘤
      i.脑膜瘤
      ii.转移瘤
   e）营养不良和脱水（婴儿期消瘦）
   f）鼻窦、乳突和软脑膜感染
   g）高凝状态与凝血障碍
      i.红细胞增多症
      ii.镰状细胞性贫血
      iii.白血病
      iv.弥散性血管内凝血（DIC）
      v.口服避孕药
      vi.炎症性肠病
      vii.肾病综合征
      viii.蛋白S和蛋白C缺乏
      ix.抗凝血酶III缺乏症
   h）副肿瘤综合征
      i.小脑变性
      ii.脑脊髓炎
      iii.亚急性坏死性脊髓病
      iv.周围性多发性神经病
      v.脑血管疾病
      vi.神经肌肉接头
   i）化学治疗药（L-天冬酰胺酶）
   j）紫绀型先天性心脏病

8.18 脑静脉血栓形成

累及血管	累及结构	临床表现
上矢状窦	大脑半球和内侧皮质静脉引流区	1. 新发头痛（可因体位变化加重的轻度或严重头痛）
		2. 双侧颅内压升高 血栓向大的脑静脉扩散，这在脓毒症血栓形成期和大部分非脓毒症血栓形成中比较常见
		3. 惊厥发作
		4. 偏瘫
		5. 失语
		6. 偏盲
		7. 嗜睡或昏迷
横窦	后颅窝与窦汇静脉引流区(继发于中耳炎和乳突炎）	1. 疼痛，特别是耳后区（与急性或慢性中耳炎或乳突炎一致）
		2. 颅内压升高 感染扩散至引流半球侧表面的静脉可能导致
		3.Jackson 发作
		4. 偏瘫
		5.Gradenigo 综合征
		6. 舌咽神经、迷走神经、舌下神经障碍(颈静脉孔扩张）
		7. 嗜睡或昏迷
鉴别诊断：脑脓肿		
海绵窦	滑车神经、三叉神经和/或展神经；颈内动脉，可能累及眼动脉（来源于眼眶、鼻窦、上半脸的化脓性炎症）	1. 眶后痛
		2. 眼球突出
		3. 眼眶充血伴结膜和眼睑水肿
		4. 上睑下垂
		5. 面部感觉丧失
		6. 颈动脉闭塞征
		7. 视觉丧失
		8. 视盘肿胀伴少量出血

累及血管	累及结构	临床表现
鉴别诊断： a. 蝶骨区眼眶肿瘤 b. 恶性突眼 c. 动静脉动脉瘤		

Bushnell C, Saposnik G. Evaluation and management of cerebral venous thrombosis. Continuum（Minneap Minn） 2014; 20（2 Cerebrovascular Disease）:335-351

Bousser MG, Ferro JM. Cerebral venous thrombosis: an update. Lancet Neurol 2007;6（2）:162-170

deVeber G, Andrew M, Adams C, et al; Canadian Pediatric Ischemic Stroke Study Group. Cerebral sinovenous thrombosis in children. N Engl J Med 2001;345（6）:417-423

Stam J. Thrombosis of the cerebral veins and sinuses. N Engl J Med 2005;352（17）:1791-1798

Ferro JM, Canhão P, Stam J, Bousser MG, Barinagarrementeria F; ISCVT Investigators. Prognosis of cerebral vein and dural sinus thrombosis: results of the International Study on Cerebral Vein and Dural Sinus Thrombosis（ISCVT）. Stroke 2004;35（3）:664-670

8.19　自发性脑出血（ICH）

自发性脑出血（spontaneous intracerebral hemorrhage，ICH）约占所有卒中的10%。迄今为止，动脉高血压是ICH的最常见病因；其他病因为颅内动脉瘤、血管畸形、出血倾向、脑淀粉样变性、脑肿瘤、血管炎或药物滥用。

脑出血的临床特征取决于血肿的位置、大小、扩散方向和发展速度。脑叶出血的临床表现常被误诊为血栓栓塞性脑梗死。

10%的患者出现后颅窝自发性出血，可能影响小脑或脑桥。小脑或脑桥出血的鉴别诊断在临床上通常是不可能的，因为它们有共同的突发症状和体征。CT和MR扫描能快速确诊。

续表

累及结构	临床表现
脑叶出血	
• 额叶	1. 意识缺乏 2. 对侧偏瘫 3. 双侧额部头痛（同侧更痛） 4. 偶尔向偏瘫对侧轻度凝视
• 顶叶	1. 对侧半身感觉丧失 2. 对侧视野忽视 3. 头痛（通常位于颞前部） 4. 轻偏瘫 5. 偏盲或疾病失认
• 颞叶	1.Wernicke 失语（优势半球颞叶） 2. 传导性或全面失语（优势半球颞 - 顶叶） 3. 不用程度的视野缺损 4. 耳周或耳前部头痛 5. 偶尔躁动性谵妄
• 枕叶	1. 同侧眼眶疼痛 2. 对侧同向偏盲
壳核出血	壳核是高血压性 ICH 最常见的部位 1. 偏瘫，程度较轻时，偏身感觉障碍 2. 优势半球病变短暂性全面性失语 3. 非优势半球病变失认或偏侧忽视 4. 同向偏盲 5. 对侧凝视麻痹：患者向血肿侧、偏瘫对侧凝视 6. 感觉错位［在另一侧（正常）的相应区域可以感觉到半感觉障碍一侧的有害刺激］
丘脑出血	表现： 1. 偏身感觉障碍，程度较轻，偏瘫 2. 优势半球丘脑病变出现命名性失语伴理解障碍 3. 辐辏 - 收缩、眼球震颤运动，垂直注视障碍和瞳孔近光分离 4. 眼球向下内斜视 5. 单侧或双侧假性展神经麻痹 6. 反向偏斜 7. 向病灶侧共轭凝视麻痹或水平共轭凝视偏斜

续表

累及结构	临床表现
小脑出血	齿状核区域出血最常见 症状： 1. 突发枕部头痛 2. 恶心、反复呕吐 3. 头晕、眩晕 4. 站立不能 表现： 1. 清醒程度不同 2. 瞳孔缩小 3. 反向偏斜 4. 同侧凝视麻痹 5. 凝视麻痹伴眼球浮动和眼球震颤 6. 同侧外周面部肌力弱 7. 同侧角膜反射减弱或消失 8. 言语不清 9. 步态或躯干共济失调 10. 双侧反射增强、Babinski 征阳性
脑桥出血	症状： 1. 头痛、呕吐、眩晕、构音障碍 2. 突然失去意识，经常进展为深昏迷 表现： 1. 突发昏迷 2. 四肢瘫痪 3. 呼吸异常 4. 发热 5. 针尖样瞳孔 6. 眼球固定于中央 7. 脑干反射消失，包括头眼反射（玩偶眼试验）和眼前庭反射 8. 眼球浮动（图 8.4）

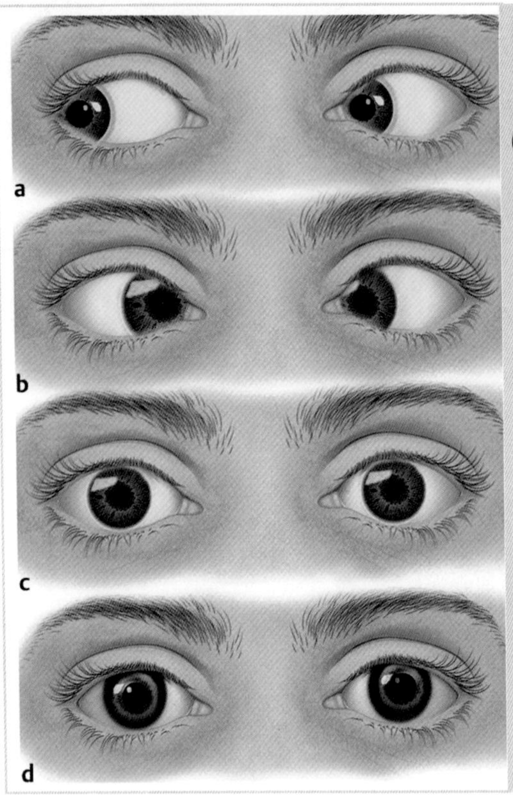

图 8.4　脑出血患者瞳孔表现。（a）壳核出血（共轭凝视麻痹；患者向血肿侧、偏瘫对侧凝视）。（b）丘脑出血（眼球向下内斜视、反向偏斜、向病灶侧共轭凝视麻痹或水平共轭凝视偏斜、辐辏-收缩、眼球震颤、垂直凝视障碍、瞳孔近光分离）。（c）脑桥出血［眼球固定于中央、针尖样瞳孔、头眼反射（玩偶眼试验）和眼前庭反射消失、眼球浮动］。（d）小脑出血（反向偏斜、瞳孔缩小、同侧凝视麻痹、凝视麻痹伴眼球浮动和眼球震颤）

Tsementzis SA. Surgical management of intracerebral hematomas. Neurosurgery 1985;16（4）:562-572

Silvera S, Oppenheim C, Touz é E, et al. Spontaneous intracerebral hematoma on diffusion−weighted images: influence of T2−shine−through and T2−blackout effects. AJNR Am J Neuroradiol 2005;26（2）:236-241

Finelli PF. A diagnostic approach to multiple simultaneous intracerebral hemorrhages. Neurocrit Care 2006;4（3）:267-271

Mauriño J, Saposnik G, Lepera S, Rey RC, Sica RE. Multiple simultaneous intracerebral hemorrhages: clinical features and outcome. Arch Neurol 2001;58（4）:629-632

Lo WD, Lee J, Rusin J, Perkins E, Roach ES. Intracranial hemorrhage in children: an evolving spectrum. Arch Neurol 2008;65（12）:1629-1633

Morgenstem LB, Hemphill JC, Anderson G, et al. Guidelines for the management of spontaneous intracerebral hemorrhage: A guideline for health care professionals from the American Heart Association Stroke 2010;41（9）:2108-2129

第 9 章

脊柱疾病

9.1 难治性背痛综合征

腰椎间盘手术后复发或残留的腰痛；发病率为5%～40%之间。

1. 最初诊断不正确
2. 源于原发性椎间盘突出症的永久性神经根损伤
   传入神经阻滞性痛，这种疼痛通常是持续的和烧灼性的
3. 残留或复发性椎间盘突出
4. 术后并发症
   a）早期
      i. 手术对神经根的永久性损伤
         传入神经阻滞性痛通常是持续性、烧灼性疼痛，是术后6%～16%患者持续疼痛的原因
      ii.硬膜外血肿
      iii.感染
      iv.术后肿胀
   b）晚期
      i.假性脑脊膜膨出
         由于手术时硬脑膜撕裂；鉴别诊断包括术后浆液性积液和感染性积液
      ii.硬膜外纤维化
         瘢痕或肉芽组织形成导致神经根受压和机械性变形
      iiii.蛛网膜炎
         增强脊髓造影术后蛛网膜炎曾经很常见，尤其会合并脊髓造影/手术出血及残留造影剂。鉴别诊断包括：硬膜内肿块，肿瘤脑脊液（CSF）扩散和椎管狭窄
      iv.椎间盘炎
         腰椎间盘切除术后，其发生率0.2%；术后1～4周症状缓解后出现顽固性背痛。鉴别诊断包括：肿瘤，退行性病变，骨髓炎

5. 残余的软组织或骨造成神经根减压不足（即出口孔狭窄、残留软组织如滑膜囊肿）
6. 手术治疗节段的错误
7. 其他节段的椎间盘突出症
8. 机械性节段不稳定
9. 马尾肿瘤
10. 腰椎管狭窄症

    手术节段多年后狭窄复发，术后相邻节段或中线融合的节段继发狭窄
11. 与原发病无关的腰痛原因（如肌筋膜疼痛综合征，椎旁肌痉挛）
12. 心理因素如心因性疼痛，毒瘾，情绪低落，心理问题。

9.2 神经根弥漫性增厚

1. 癌性脑膜炎
2. 淋巴瘤
3. 白血病
4. 蛛网膜炎
5. 纤维神经瘤
6. 中毒性神经病变
7. 结节病
8. 组织细胞增多病
9. 血管畸形（即脊髓动静脉畸形）

9.3 瘢痕与残留椎间盘

无静脉注射增强造影的磁共振成像（MRI）在鉴别瘢痕组织与椎间盘突出物方面至少与增强CT有相同的价值，准确率为83%。钆（Gd）DTPA（钆喷酸葡胺）使诊断准确率从89%进一步提高到96%。对比加入Gd-DTPA之前和之后的整体矢状位和轴位T1加权MRI仍然是评估术后腰椎病患者最有效的方法（图9.1）。基于Gd-DTPA增强MRI评估术后患者瘢痕组织与突出物的重要诊断标准总结如下：

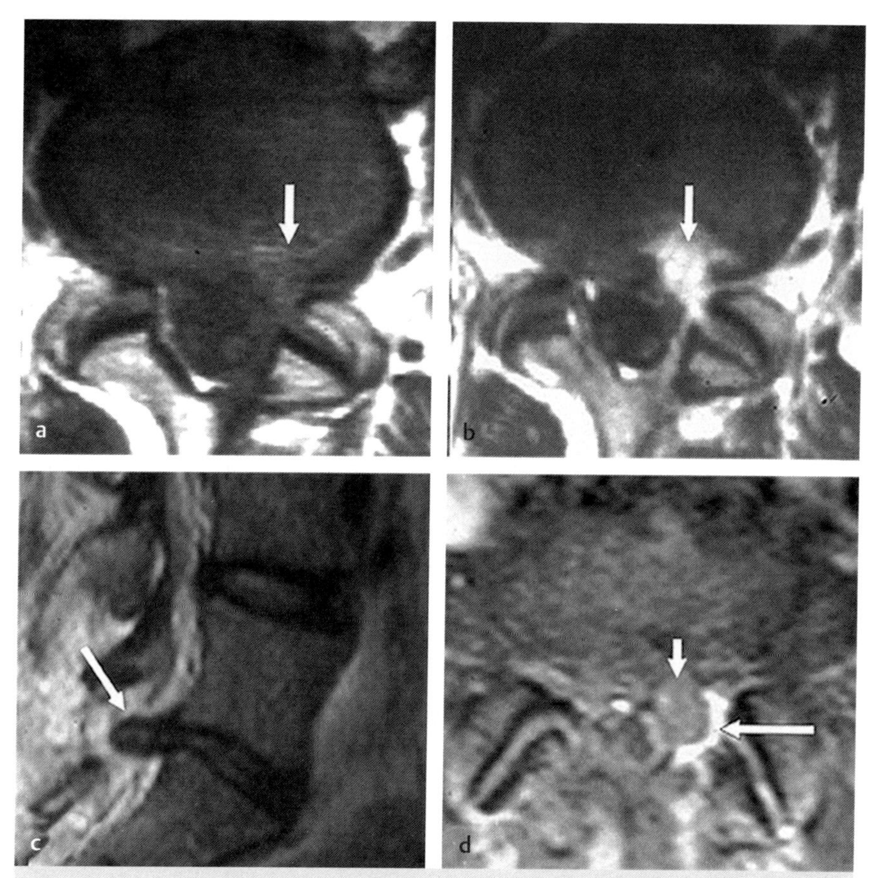

图 9.1　（a–d）瘢痕与椎间盘突出物的影像学特征。区分瘢痕与复发或残留椎间盘突出的标志是强化特点。瘢痕组织多为均匀强化，而椎间盘突出为周边强化。术后早期（不到 3～6 个月），可能无法区分外周强化的瘢痕类型变化和复发 / 残留的椎间盘突出症。

1. 瘢痕组织在注射后立即强化，与术后时间无关（有些20年以上的瘢痕一样会出现强化）。
2. 椎间盘突出物在注射后不会立即增强。
3. 与原始椎间盘间隙连接处（除游离碎片外）的边缘光滑、息肉样前硬膜外肿块为椎间盘突出物。
4. 瘢痕组织可能具有占位效应，并与椎间盘相邻。
5. 硬脊膜囊向异常的硬膜外软组织回缩可能是瘢痕组织的明显征象。

注：与有无增强相比，有无占位效应应该是次要考虑因素。

9.4 腰椎手术失败（难治性背痛综合征）

腰椎手术失败的病史对医生来说是诊断和治疗上的挑战。第一步应将因全身原因（如胰腺炎、糖尿病、腹主动脉瘤）引起的腰腿痛患者与机械性问题者区分开来，因此，在进行神经外科评估的同时，应对这一组患者进行全面的医学评估。

有严重情绪障碍且情绪不稳定（如酗酒、吸毒、抑郁）和那些涉及赔偿和诉讼的患者应该接受彻底的精神评估。即使他们被发现有真正的神经外科问题，他们的心理社会问题也应该首先得到处理，因为即使再行的腰部手术也可能会再次失败。剔除社会-心理问题后的患者，分出一小部分因机械性不稳定或瘢痕组织引起的背部和/或腿部疼痛的患者；只有机械性不稳定的患者才能从再次手术中受益。

9.4.1 难治性背痛综合征的原因

难治性背痛见于10%～40%的腰背部手术后患者。多由于腰椎间盘手术后复发或残留的背部和/或腿部疼痛导致出现“难治性背痛综合征”（不包括继发性精神问题和其他非医学原因）。

1. 残留或复发性椎间盘突出
2. 硬膜外纤维化/蛛网膜炎
3. 椎管狭窄
4. 机械性不稳定
5. 手术节段错误
6. 胸椎、高位腰椎间盘突出症
7. 脊髓圆锥肿瘤
8. 术后并发症（如神经根损伤、血肿、感染）

9.4.2 鉴别诊断

1. 椎间盘突出
   a）临床评估：
      i. 原椎间盘未摘除：如果椎间盘碎片留在椎间盘间隙中，或者摘错了椎间盘节段，就可能发生这种情况。由于持续的机械压迫和同一神经根的炎症，患者将继续存在术前的腿痛。病人从手术中醒来，会主诉与术前同样的疼痛，并且会一直持续下去，直到病人再次手术成功解除病痛。

ii.同一节段复发性椎间盘突出：患者在数月的无疼痛期后，会突然出现与术前一样的腿部疼痛。需要再次手术。对于不同节段的复发性椎间盘突出，患者会有超过6个月的无痛间隔，然后突然出现腿部和/或背部疼痛。然而，神经学症状和影像学表现将与手术前不同。再次手术有很好的效果。

b）CT扫描：

i.无增强：复发的椎间盘突出物会引起非特异性占位效应，密度大于90Hu，可能显示气体或钙的聚集，呈结节状，与硬脊膜的边缘不一致，边缘凸出。椎间盘突出物位于椎间盘间隙。

ii.静脉造影增强：椎间盘突出物在注射造影剂后早期不会增强，然而在延迟CT扫描图像上增强（例如在注射造影剂后40分钟）。椎间盘通常被认为是衰减降低的区域，周围有强化，而硬膜外瘢痕则均匀强化。

c）MRI：手术部位术后6周内可见大量组织破裂和水肿（在硬膜前壁产生占位效应），在T1加权像上肌肉呈不均匀等信号，在T2加权像上增加。这些破裂将在术后2～6个月内愈合。MRI可在术后即刻使用，以更直观地观察硬脊膜和硬膜外间隙，以排除大量出血、假性脊膜膨出或椎间盘间隙感染。即使使用CT脊髓造影术，在MRI上区分这些症状也是极其困难的，因为所有这些症状都会表现为非特异性的硬膜外占位效应。突出的椎间盘表现为与椎间盘主体空间的连续性（除游离碎片外）及占位效应。轻微突出的椎间盘在T2加权像信号强度较低，而明显突出、突出和游离的椎间盘在T2加权像信号强度较高。复发性突出表现为光滑的多倍体结构，低信号的边缘勾勒出高信号强度的突出物，这有助于在T2加权像上将突出物与邻近的脑脊液区分开。

2. 纤维化（瘢痕组织）

腰椎手术后6周至6个月，术后切口部位的组织逐渐被瘢痕组织所取代。纤维化可以发生在硬膜外（最常见的类型）和硬膜内（蛛网膜炎）。有多次腰椎手术史的蛛网膜炎患者，无痛间隔时间为1～6个月。

他们通常主诉有不同程度的背部和腿部疼痛，神经学评估没有定论。

瘢痕组织与椎间盘突出的鉴别诊断极其重要。手术不适用于瘢痕（硬膜外纤维化），但如果椎间盘突出被诊断为神经根病的原因，手术将是有益的。

a）诊断蛛网膜炎的权威性标准为：

i.轻度蛛网膜炎的脊髓影像学表现为神经根袖变钝，节段神经根融合，以及硬膜囊边缘小缺损。多节段神经根融合伴有根袖闭塞、硬膜内瘢痕形成和小腔形成，可见于中度蛛网膜炎。严重的粘连性蛛网膜炎可能导致脊髓造影阻塞。

ii.脊髓造影后CT扫描显示中度病变的结节状或索状硬膜内肿块。有时神经根与硬脊膜囊粘连，表现为“空硬脊膜征”或无特征性改变。

iii.蛛网膜炎的磁共振表现包括硬膜内纤维化、神经根管状块影、形成小腔和囊肿、神经根回缩和粘连

b）鉴别硬膜外瘢痕组织的最佳方法是：

i.有/无增强的CT扫描

无增强CT对于鉴别瘢痕组织与椎间盘突出的准确率为43%，而增强CT的准确率为74%

-瘢痕组织使硬脊膜囊向手术部位收缩，并与硬脊膜囊边缘相吻合。

-瘢痕组织中存在线性的带状密度

-大部分瘢痕组织都在椎间盘平面以上或以下

-瘢痕组织显示75Hu或更少的衰减，并显示对比增强

ii.增强MRI

增强前后对比MRI鉴别瘢痕组织和椎间盘突出的准确率为96%

-在T1加权像，注射造影剂后，瘢痕组织立即持续增强。这种强化与手术后的时间无关，即使手术是在20多年前也是如此。

-瘢痕组织偶尔可能表现出占位效应，不应作为硬膜外纤维化与椎间盘突出物的主要鉴别指标

3. 腰椎管狭窄

中央椎管狭窄所致的马尾神经压迫导致神经源性跛行，双腿疼痛开

始于短距离步行后。疼痛没有明确的定位，通常是一种感觉障碍，而不是真正的疼痛。

a）普通X线片：椎弓根间距从T12到L5增加。L4～L5椎弓根测量值＜16mm或L5～S1椎弓根测量值＜20mm，且椎管横截面积＜$1.45cm^2$被视为异常。

b）CT扫描对显示神经根的骨质压迫情况，特别是在评估侧隐窝和椎间孔时非常有用。横截面积＜$100mm^2$视为异常。

c）MRI适用于软组织，例如椎间盘和黄韧带，对大多数狭窄病例有重要价值。硬化性骨在T1加权像和T2加权像上呈低信号，可通过硬膜外脂肪和椎间孔脂肪的压迫情况来识别。含有脂肪性骨髓的骨赘可通过其在T1加权像上的高信号来识别。矢状位图像对于鉴别椎间孔骨性狭窄或继发于椎间盘间隙消失和关节面近端半脱位等椎间盘退行性病变引起的更广泛性狭窄最为有用。

4. 腰椎不稳定

腰椎不稳定会导致多次脊柱手术患者的机械性疼痛。并存的腰椎滑脱、假关节或过宽的双侧椎板切除可导致脊柱不稳定。这些患者主诉与活动（机械）相关的背痛，他们的体检可能没有阳性发现。腰椎不稳定的诊断是基于X线平片表现。

影像学表现	分值
1. 前部结构的破坏或功能丧失	2
2. 后部结构的破坏或功能丧失	2
3. 影像学标准	4
4. 屈伸 X 线片	
a. 矢状面平移 > 4.5 mm 或 15%	2
b. 矢状面旋转 > 15% 在 L1 ~ L2, L2 ~ L3, 和 L3 ~ L4 > 20% 在 L4 ~ L5 > 25% 在 L5 ~ S1	2
5. 马尾神经损伤	3
6. 预计危险负荷	1
不稳定 = 总分 5 分或以上	

Wong CB, Chen WJ, Chen LH, Niu CC, Lai PL. Clinical outcomes of revision lumbar spinal surgery: 124 patients with a minimum of two years of followup. Chang Gung Med J 2002;25（3）:175-182
Arts MP, Kols NI, Onderwater SM, Peul WC. Clinical outcome of instrumented fusion for the treatment of failed back surgery syndrome: a case series of 100 patients. Acta Neurochir （Wien） 2012;154（7）: 1213-1217
Walker BF. Failed back surgery syndrome. COMSIG Rev 1992;1（1）:3-6
Long DM. Failed back surgery syndrome. Neurosurg Clin N Am 1991;2（4）:899-919
Guyer RD, Patterson M, Ohnmeiss DD. Failed back surgery syndrome: diagnostic evaluation. J Am Acad Orthop Surg 2006;14（9）:534-543
Block AR, Gatchel RJ, Deardorff WW, Guyer RD. The Psychology of Spine Surgery. Washington DC: American Psychological Association; 2003
Louw JA. The differential diagnosis of neurogenic and referred leg pain. SA Orthop J 2014;13（2）
Mavrocordatos P, Cahana A. Minimally invasive procedures for the treatment of failed back surgery syndrome. In: Pickard JP, ed. Advances and Technical Standard in Neurosurgery. Vol. 31. Springer-Verlag; 2006:212-247
Bundschuh CV, Modic MT, Ross JS, et al. Epidural fibrosis and recurrent disk herniation in the lumbar spine: MR imaging assessment AJNR Am J Neuroradiol 2009;30:1082-1097
Small J, Schaefer W. Neuroradiology:Key differential diagnosis and clinical questions. ElsevierSaunders; 2013

9.5 腰背痛

绝大多数患者（>80%）不能做出具体的病理解剖学诊断。腰背痛是人们寻求医疗帮助的第二大常见原因；其患病率在60%～90%之间，发病率约为5%。只有1%的患者会出现神经根症状，1%～3%的患者有腰椎间盘突出症状。腰背痛只是一种症状，可能由多种情况引起，因此，这个术语不应等同于腰椎间盘突出症。

1. 急性和亚急性腰背痛

急性腰背痛是自限性的，大多数患者在6周内好转。约10%的患者症状会持续超过6周，从而进入亚急性期。

a）创伤

i.肌肉扭伤/腰骶部拉伤

ii.肌筋膜综合征

局部疼痛主诉与肌肉紧张有关，包含一个非常敏感的部位，即触发点，通过触诊可以辨认出来，且疼痛与触发点的距离有可能比较远。

iii.椎骨脱离和脊椎前移

继发于再次的、未修复的微创伤的过度运动损伤很常见（尤其是从事高冲击性运动的运动员）

iv.创伤后椎间盘突出症

v.术后

b）感染

免疫功能低下和虚弱的患者、吸毒者、糖尿病患者和酗酒者的风险更高。细菌性化脓性感染多有局部脊椎撞击压痛，敏感性为80%，但特异性较低。

i.脊椎炎和椎间盘炎

-化脓性脊椎炎

最常见的是金黄色葡萄球菌感染，占60%；肠杆菌占30%；其他微生物为大肠杆菌、沙门菌、绿脓杆菌和肺炎克雷伯菌。

-肉芽肿性和混合性脊椎炎

肉芽肿性脊椎炎——结核分枝杆菌最常见；也可见布鲁菌。真菌性脊椎炎——芽生菌病、曲霉病、放线菌病、隐球菌病和球孢子菌病。寄生虫性脊椎炎——棘球蚴。

ii.硬膜外和硬膜下脓肿（金黄色葡萄球菌是目前最常见的微生物）

iii.脑膜炎

脊髓脑膜炎可由细菌、真菌、寄生虫或病毒引起，通常有脑膜炎的表现。

iv.脊髓炎

病毒感染如疱疹病毒、柯萨奇病毒和脊髓灰质炎病毒是最常见的，与艾滋病病毒相关的脊髓炎近年也有所增加。

c）脊柱肿瘤

年龄>50岁，体重下降原因不明，疼痛持续时间>4～5个月（3天至3.8年），卧床休息或其他保守治疗无效的患者可能患有脊柱肿瘤。

i. 硬膜外脊髓肿瘤（55%）

-转移瘤（>70%）

◦肺癌（男性最常见）
◦乳腺癌（女性最常见）
◦淋巴瘤
◦前列腺癌
-原发性脊髓肿瘤 （< 30%）
◦多发性骨髓瘤（最常见的骨肿瘤;10%～15%）
◦骨肉瘤 （儿童和青春期第二常见的原发性骨肿瘤）
◦脊索瘤
◦软骨肉瘤
◦尤文肉瘤
◦巨细胞瘤
◦良性骨肿瘤（骨样骨瘤、成骨细胞瘤）
ii. 硬膜内脊髓肿瘤 （40%）
-脑膜瘤
-神经鞘肿瘤
-血管畸形和肿瘤
-表皮样囊肿、皮样囊肿和畸胎瘤
-脂肪瘤
iii. 髓内肿瘤 （5%）
-室管膜瘤
-星形细胞瘤
-转移瘤（肺癌、乳腺癌、淋巴瘤、结直肠癌）
-成血管细胞瘤
-脂肪瘤
-神经鞘瘤

d）炎症
i. 骶髂关节炎
一种急性炎症性疾病，可见于强直性脊柱炎早期。它会导致背部晨僵、髋部疼痛和肿胀，通过休息不能得到缓解，也不能通过锻炼改善病情。

e）内脏来源的牵涉性疼痛

病人因剧痛而扭动，应进行腹腔内或血管病理学评估;例如，主动脉夹层的疼痛被描述为“撕裂性”疼痛，而神经源性腰背痛患者的疼痛部位比较固定，仅在体位改变时疼痛部位会发生改变。

i. 腹主动脉瘤侵蚀椎骨

ii. 导致神经根或神经丛缺血的闭塞性血管疾病

iii.直接伤及腰骶丛或坐骨神经（例如，创伤、肿瘤、坐骨神经或其附近的注射）

f）病理性骨折

骨质疏松症或癌症患者。

i. 腰椎压缩性骨折

ii.骶骨功能不全骨折（例如，接受类固醇长期治疗的类风湿性关节炎患者）

2. 慢性腰背痛

在所有急性腰背痛的患者中，5%的患者在3个月后仍有持续的症状并呈现慢性疼痛状态。这些病人占失业人群的85%，并被列入失业补偿名单。

a）所有引起急性和亚急性腰痛的原因已在前面列出。

b）退行性疾病

i.脊椎病、脊椎滑脱和脊椎前移

脊椎病是指累及脊柱关节表面（关节和椎间盘）的骨性关节炎，通常伴有骨赘形成和脊髓或根部受压。脊椎滑脱指的是脊椎关节处的分离，导致椎骨滑脱。脊椎前移的定义是上腰椎前半脱位，通常会导致中央狭窄；它是上一节椎体相对下一节椎体的向前滑动。

ii.腰椎管狭窄

累及多个神经根，脊柱的疼痛明显大于肢体。站立或行走时症状加重。肠道、膀胱或性功能可能受损。

iii.侧隐窝综合征

一侧或两侧单根或多根神经根受压。四肢的疼痛通常等于或大于脊柱的疼痛。这些症状都是由行走或站立引起的，坐着可以缓解。直腿抬高试验可能为阴性。

iv.关节突关节病和滑膜囊肿

v.腰椎间盘疾病（膨出–突出）

临床特征包括直腿抬高试验阳性，四肢神经根痛与脊柱痛不成比例。力量、反射和感觉的丧失发生在神经根部的区域。

c）炎症性疾病

i. 脊椎

– 强直性脊柱炎

– 类风湿性关节炎

ii.脑脊膜

– 蛛网膜炎

d）代谢相关疾病

i.骨质疏松症（尤其是绝经后的女性）

ii.Paget病（畸形性骨炎）

iii.甲状旁腺功能亢进

iv.糖尿病神经病变

v.痛风

e）非器质性病因

i.精神原因

ii.伴病症或精神刺激（例如，经济上的，情感上的）

iii.药物滥用

Werneke M, Hart DL. Centralization phenomenon as a prognostic factor for chronic low back pain and disa bility. Spine 2001;26（7）:758-764, discussion 765

Kinkade S. Evaluation and treatment of acute low back pain. Am Fam Physician 2007;75（8）:1181-1188 Rush AJ, Polatin P, Gatchel RJ. Depression and chronic low back pain: establishing priorities in treatment. Spine 2000;25（20）:2566-2571

Patrick N, Emanski E, Knaub MA. Acute and chronic low back pain. Med Clin North Am 2014;98（4）:777-789, xii

Atlas SJ, Deyo RA. Evaluating and managing acute low back pain in the primary care setting. J Gen Intern Med 2001;16（2）:120-131

Rives PA, Douglass AB. Evaluation and treatment of low back pain in family practice. J Am Board Fam Pract 2004;17（Suppl）:S23-S31

Chou R, Qaseem A, Snow V, et al. Prognosis and treatment of low back pain: A joint clinical practice. Guide line from the American College of Physicians and the American Pain Society clinical guidelines Ann Intern Med 2007;147:478–491

9.6 跛行痛

跛行疼痛是一种痉挛性疼痛，通常是由患者步行一定距离后引起的；它可以是单侧的，也可以是双侧的，通过休息可以缓解。最重要的引起跛行障碍的疾病是外周动脉疾病，必须与腰椎管狭窄引起的假性跛行相鉴别。间歇性跛行还必须与非血管原因引起的下肢疼痛相鉴别，非血管原因可能包括神经系统、肌肉骨骼和静脉病变。

9.6.1 鉴别诊断

1. 心血管
   a）动脉炎（Takayasu病，巨细胞性）
   b）主动脉缩窄
   c）主动脉夹层
   d）栓塞性疾病
   e）血栓闭塞性脉管炎
   f）静脉充血（慢性静脉功能不全、深静脉血栓形成后的血栓后综合征）
2. 神经系统
   a）腰椎管狭窄症
   b）脊椎前移
3. 肌与骨骼
   a）关节炎
   b）骨筋膜室综合征
   c）贝克囊肿
   d）退行性关节病
   e）腘动脉挤压综合征
   f）腘静脉压迫症
   g）肌纤维发育不良
   h）肌病

9.6.2 鉴别体征和症状

1. 腰椎管狭窄跛行

腰椎管狭窄是由于椎间盘突出或骨赘压迫神经根所致，疼痛通常发生在受累根部的皮肤处。

a）疼痛通常在开始行走后出现，腓肠肌或小腿也会感觉到疼痛，有时伴随麻木和感觉异常。

b）休息时疼痛不会很快缓解，甚至可能在休息时出现。

c）可能会出现腿后部疼痛感以及可能存在背部问题的病史。

d）症状通常与步行有关。但是，站立时可能会导致髋部、大腿和臀部疼痛、无力或不适。

e）与站立相比，坐着或向前弯曲腰椎可减轻间歇性跛行引起的疼痛，从而减轻症状。

f）在马尾综合征患者中，直立姿势会加重椎管狭窄，从而导致出现症状。

2. 静脉性跛行

慢性静脉功能不全患者和深静脉血栓形成后出现血栓后综合征的患者会出现静脉性跛行。闭塞静脉的基线静脉高压随着运动而升高。

a）运动后，静脉性跛行会在四肢产生紧缩感和胀裂性疼痛，通常在大腿上更严重，小腿上很少见。

b）它通常与腿部静脉水肿有关。

c）腿部抬高有助于缓解症状。

d）静脉性跛行有随运动停止而改善的趋势，但完全缓解所需时间远长于间歇性跛行的缓解时间。

3. 慢性骨筋膜室综合征

慢性骨筋膜室综合征是运动性腿痛的一个少见原因，它是由筋膜增厚、肌肉肥大或外部压力作用于腿部而引起的。这种病常发生在年轻运动员身上，由于一个固定的骨筋膜室内出现压力升高，这会损害该空间内组织的灌注与功能。诊断依据是检测运动前后骨筋膜室间的压力。

a）慢性骨筋膜室综合征表现为在耐力运动或其他剧烈运动后小腿或足部出现紧绷的胀裂性疼痛。

b）疼痛随着休息慢慢消退。

4. 髋关节炎和膝关节炎

a）骨关节炎通常在早晨或开始运动时更严重，且不会在停止锻炼或站立后停止。

b）坐下、躺下或靠在物体上减轻关节负重后疼痛会有所缓解。

c）疼痛可能受到天气变化的影响，也可能出现在休息时。

Mufson I. Intermittent limping—intermittent claudication: their differential diagnosis. Ann Intern Med 1941;14（12）:2240-2245

Comer CM, Redmond AC, Bird HA, Conaghan PG. Assessment and management of neurogenic claudication associated with lumbar spinal stenosis in a UK primary care musculoskeletal service: a survey of current practice among physiotherapists. BMC Musculoskelet Disord 2009;10:121

Weinberg I, Jaff MR. Nonatherosclerotic arterial disorders of the lower extremities. Circulation 2012;126（2）:213-222

9.7　跛行性腿痛的鉴别诊断

腰椎管狭窄症的背痛和腿部症状本质上都被认为是机械性的。它们通常会因活动而加重，休息时明显减轻。与血管跛行的不同之处在于，其缓解所需的休息时间通常为数分钟，而不是活动的短暂中断。

临床表现	神经源性跛行	血管源性跛行
背痛	常见	少见
腿痛		
• 类型	模糊地描述为神经根性的，沉重感，痉挛	尖锐痛，痉挛
• 位置	神经根分布或弥漫性分布，几乎总是累及臀部、大腿和小腿；在椎管狭窄时，累及双腿	影响运动的肌肉（通常是小腿，但也可能是臀部和大腿）；通常会影响一条腿
• 放射	发病后常见，通常为近端至远端	发病后少见，但可能是远端到近端
• 剧烈运动	通常为走路时发作，也会发生在站立时	走路时发作，而非站立时
• 走上坡	好转（因背部弯曲）	恶化（高强度运动）
• 走下坡	恶化（因背部伸展）	好转（所需肌肉能量更少）
• 缓解	向前行走时，屈体姿势更舒适；一旦疼痛发生，只有躺下或坐下才能缓解	站立姿势，停止肌肉运动即可缓解
• 缓解的时间	慢（多分钟）	快（几分钟）

续表

临床表现	神经源性跛行	血管源性跛行
神经症状	普遍存在	不存在
直腿抬高试验	轻度阳性或阴性	阴性
神经学检查	轻度阳性或阴性	阴性
血管检查	存在脉冲	无脉冲
皮肤外观	无改变	萎缩性改变

重要的是，椎管狭窄症有多种表现形式，有些直到完成血管和脊柱检查后才能明确定义。虽然血管性跛行是首要的鉴别诊断，但其他导致行走障碍的情况也必须包括在鉴别诊断中。其中包括：

1. 双侧髋关节疾病
   a）腹股沟和大腿疼痛（都会因走路而加重）
   b）无法在日常活动中旋转髋部（如穿袜子和鞋子），伴随有髋部活动范围的减小
   c）髋关节的X线改变
2. 牵涉性腿痛
   a）虽然它可能发生在步行时，但并不限制步行距离
   b）很少在膝盖以下
   c）它与神经系统症状（麻木，感觉异常）无关
   d）伴随的背痛是主要病史
3. 周围神经病变
   周围神经病变（PN）是所有诊断中最困难的鉴别诊断，漏诊是腰椎管狭窄症手术失败的最常见原因。
   a）同一年龄段，椎管狭窄和PN并存
   b）PN 主要表现为神经症状，而不是疼痛
   c）PN会伴有较一致的远端袜套样神经缺损
   d）步行不一定会加重PN患者的疼痛，但患者确实会因步态不稳定而影响行走
   e）需要电生理测试来区分这种情况
   f）MRI上无狭窄病变

9.8 胸痛

1. 神经系统
   a）胸椎间盘突出症
   b）胸椎肿瘤
      i. 硬膜外
         -转移性肿瘤（66%）
         转移性肿瘤（66%）比原发性脊柱肿瘤（30%）更常见；其余4%是侵犯椎管的椎前肿瘤。一些肿瘤的骨转移发生率非常高：前列腺癌为84%，乳腺癌74%。
         -原发性脊柱肿瘤（30%）
            ∘多发性骨髓瘤
            ∘骨肉瘤
            ∘脊索瘤
            ∘软骨肉瘤
            ∘尤因肉瘤
            ∘良性肿瘤和瘤样病变（如外生骨瘤、骨样骨瘤、纤维结构不良、动脉瘤性骨囊肿、血管瘤等）
      ii.硬膜内-延髓外
         -脑膜瘤
         约占原发性脊柱肿瘤的25%；90%的脊髓脑膜瘤发生在硬膜内，剩下的7%～10%发生在硬膜外。在脊髓脑膜瘤中，17%位于颈椎，75%～81%位于胸椎，2%～7%位于腰椎
         -神经鞘肿瘤（如施万细胞瘤，神经纤维瘤，神经鞘瘤，神经鞘瘤神经周围纤维母细胞瘤）
         -脊髓血管畸形（如硬脑膜/硬脑膜内动静脉畸形、海绵状血管瘤、毛细血管扩张、静脉畸形）
         -脊髓血管肿瘤（如血管母细胞瘤）
         -表皮样囊肿、皮样囊肿和畸胎瘤
         -脊髓脂肪瘤

–软脑膜转移瘤

iii.脊髓髓内肿瘤

–室管膜瘤

–星形细胞瘤

–髓内转移瘤

c）髓内病变（不包括脊髓肿瘤）

i.多发性硬化

ii.肌萎缩性侧索硬化

iii.横贯性脊髓炎

iv.亚急性合并退化

v.放射性脊髓病

vi.脊髓空洞症

vii.癌症的远期影响

–副肿瘤性坏死性脊髓病

d）肋间神经痛

e）带状疱疹

f）开胸术后综合征

2. 肌与骨骼

a）肌肉

i.扭伤

ii.肌筋膜痛综合征

iii.风湿性肌痛症

b）退行性变

i.椎关节强硬

ii.椎管狭窄

iii.椎间盘突出

iv.小关节综合征

c）外伤性

i.脊椎骨折

ii.手术后

d）感染

i.关节盘炎

ii.骨髓炎

iii.脊柱旁和脊柱脓肿

iv.脑膜炎

e）肿瘤性

f）代谢性

i.伴有椎体塌陷的骨质疏松

ii.软骨病

iii.Paget病

g）炎症性

i.强直性脊柱炎

ii.类风湿性关节炎

iii.蛛网膜炎

h）畸形

i.脊柱侧凸

ii.驼背

3. 内脏牵涉痛

a）心脏（T1～5根；疼痛涉及：胸部和手臂）

b）胃（T5～9根；疼痛涉及：剑突柄）

c）十二指肠（T6～10 根；疼痛涉及：剑突至脐部）

d）胰腺（T7～9 根；疼痛涉及：上腹部或背部）

e）胆囊（T6～10；右上腹）

f）阑尾（T11～L2；右下腹）

g）肾脏，龟头（T9～L2；肋脊角，阴茎）

h）夹层主动脉瘤（T8～L2 肋脊角）

4. 非器质性原因

a）精神原因

b）佯病症

c）药物滥用

Fruth SJ. Differential diagnosis and treatment in a patient with posterior upper thoracic pain. Phys Ther 2006;86（2）:254-268

van Kleef M, Stolker RJ, Lataster A, Geurts J, Benzon HT, Mekhail N. 10. Thoracic pain. Pain Pract 2010;10（4）:327-338
Sizer PS Jr, Phelps V, Dedrick G, Matthijs O. Differential diagnosis and management of spinal nerve root related pain. Pain Pract 2002;2（2）:98-121

9.9 胸廓出口综合征

（前斜角综合征，颈肋综合征，肋锁综合征，外展过度综合征，上胸神经血管综合征；图9.2）

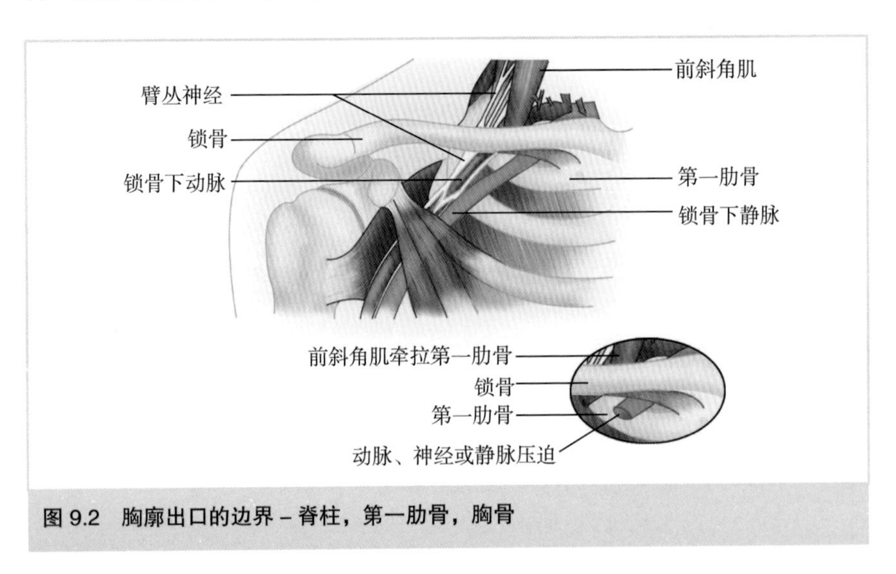

图 9.2 胸廓出口的边界 – 脊柱，第一肋骨，胸骨

神经血管压迫发生在三个可能的空间：

1. 斜角肌三角：最常见的臂丛神经受压部位
   a）以前/中斜角肌和第一肋骨为界。
   b）颈椎和肋骨异常压迫点。
2. 肋锁间隙：第一肋骨和锁骨之间的区域。
   c）锁骨下静脉在该部位受压。
3. 胸小肌间隙：胸小肌和胸壁之间的区域。
   a）第二常见的神经血管压迫部位
   一组分类不明确的综合征，包括各种疼痛、运动丧失（手部肌肉消瘦和无力） 以及颈部、肩部、手臂和手部（第4和第5指）感觉异常。症状和体征是由解剖结构（颈部肋骨、过长的第一胸肋骨、纤维束和肥大的斜角肌）对臂丛部分（C8、T1神经根和下干）和腋血管或锁骨下血管持续或间歇性压迫所致。罕见的原因包括姿势不佳、头部或颈部创伤、重复的职业运动、动脉粥样硬化斑块形成、肺上沟瘤。20岁以下者少见。

1. 神经型（占比95%）：20～60岁

   由连接C7横突和第一肋骨的组织带压迫臂丛下部引起。女性更容易发生。以头部、颈部、手臂和手的各种疼痛和感觉异常为特征。

2. 静脉型（占比4%）：20～35岁

   锁骨下静脉受压所致。年轻人最常见。以手臂跛行、水肿、发紫和静脉扩张为特征。

3. 动脉型（占比1%；动脉粥样硬化）：50岁以上

   由颈部肋骨压迫锁骨下动脉引起，是最严重的综合征。男性和女性发病比例相当。以手指血管痉挛、潜在血栓形成或栓塞、动脉瘤、肌肉萎缩和坏疽为特征。

Cooke RA. Thoracic outlet syndrome—aspects of diagnosis in the differential diagnosis of handarm vibration syndrome. Occup Med（Lond）2003;53（5）:331-336

Stallworth JM, Horne JB. Diagnosis and management of thoracic outlet syndrome. Arch Surg 1984;119（10）:1149-1151

Dragu A, Lang W, Unglaub F, Horch RE. Thoracic outlet syndrome: differential diagnosis and surgical therapeutic options. Chirurg 2009;80（1）:65-76

Hooper TL, Denton J, McGalliard MK, Brismée JM, Sizer PS Jr. Thoracic outlet syndrome: a controversial clinical condition. Part 1: anatomy, and clinical examination/diagnosis. J Manual Manip Ther 2010;18（2）: 74-83

9.10　神经根型颈椎病

神经根型颈椎病患者通常主诉脊柱和上肢疼痛，常伴有麻木、感觉异常和乏力。然而，许多肌肉骨骼疾病产生的放射性疼痛和乏力类型与神经根类型相似，也可能存在于有或没有神经根病变的个体中。

通常很难区分疼痛源是继发于颈神经根受压还是继发于软组织疾病。上肢肌肉骨骼疾病和神经根型颈椎病可能呈现相似的放射性疼痛模式，发病人群相似，也可能同时存在两种病因。

9.10.1　鉴别诊断

引起上肢疼痛、乏力和感觉改变的病因的鉴别诊断：

1. 神经系统
   a）胸廓出口综合征
   b）肺上沟瘤
   c）臂丛病变
   d）带状疱疹
   e）周围单神经病变（肩胛上神经卡压综合征，胸长神经卡压综合征，副神经、肌皮神经或尺神经病变，腕管综合征等）
   f）多发性硬化
   g）脊髓空洞症
   h）颅内压升高
   i）颅内肿瘤
2. 肩部畸形
   a）撞击综合征（肩袖肌腱炎，肩峰下滑囊炎）
   b）肩袖撕裂
   c）粘连性囊炎
   d）二头肌腱炎
   e）盂肱关节不稳定
   f）关节盂囊肿
3. 肘关节畸形
   a）内上髁炎
   b）外上髁炎
4. 手腕或手部异常
   a）手腕/手指屈肌腱和伸肌腱炎（DeQuervain腱鞘炎）
5. 肌肉或结缔组织
   a）肌筋膜疼痛综合征，源自一处肌肉的转移性疼痛
   b）纤维肌痛
   c）风湿性多肌痛
6. 血管方面

a）胸廓出口综合征

b）主动脉弓综合征

c）椎动脉夹层

7. 其他

a）牙痛（前磨牙）

b）颈舌综合征（C2根受压）

Radhakrishnan K, Litchy WJ, O' Fallon WM, Kurland LT. Epidemiology of cervical radiculopathy. A popula tionbased study from Rochester, Minnesota, 1976 through 1990. Brain 1994;117（Pt 2）:325-335

Rubinstein SM, Pool JJ, van Tulder MW, Riphagen II, de Vet HC. A systematic review of the diagnostic accuracy of provocative tests of the neck for diagnosing cervical radiculopathy. Eur Spine J 2007;16（3）:307-319

Rao R. Neck pain, cervical radiculopathy, and cervical myelopathy: pathophysiology, natural history, and clinical evaluation. J Bone Joint Surg Am 2002;84A（10）:1872-1881

Jackson R. The classic: the cervical syndrome. 1949. Clin Orthop Relat Res 2010;468（7）:1739-1745

9.11 下肢单神经病

单神经病是一种常见的临床疾病，可由周围神经走行的任何部位的病理改变引起。功能障碍会导致乏力、疼痛或感觉障碍。当单根神经受到影响时，至少在早期，通常看不到典型的广泛性多神经病变的远端对称（袜套样）缺损的分布。

单神经病分为压迫性的或非压迫性的。压迫性神经病会在受影响的神经根、神经丛或单根神经的分布部位产生症状。非压迫性神经病变可能是潜在的全身性疾病（如糖尿病、恶性肿瘤、感染和炎症）的后遗症。病毒感染，如带状疱疹、单纯疱疹病毒（HSV）、EB病毒和巨细胞病毒可累及神经根，导致疼痛性神经根炎，或可能在感染后1～3周引发吉兰-巴雷综合征，通常发生在免疫功能低下者（如老年人或艾滋病毒感染者）。癌症也可以导致神经功能障碍，其继发于实体瘤的压迫、恶性细胞的浸润或免疫介导的副肿瘤综合征。

血管炎性神经病通常为突然发作，并伴有疼痛。典型的血管影像为多个单根神经的逐步累及（多发性单核细胞炎），而不是孤立的单神经病变。

9.11.1 鉴别诊断

1. 代谢性疾病

a）糖尿病性肌萎缩

这是一种神经根病变；是糖尿病患者中常见的临床类别，有免疫介导的微血管病变。

2. 压迫性疾病

a）腰骶丛病变

罕见的神经病变，可能类似于单神经病。病因包括实体瘤压迫、脓肿、血肿或浸润性恶性肿瘤。

b）腰骶神经根病

下神经根L5/S1、L4/L5受累最多。最常见的原因是椎间盘突出、慢性退行性改变、转移性肿瘤（如果已知为原发恶性肿瘤）。

c）腓神经病变

影响下肢的最常见的单神经病，表现为足下垂。最常见的是由于压迫（如手术定位、交叉腿或外伤）导致腓骨颈处的神经损伤。

d）感觉异常性股痛

由于股外侧皮神经受压所致。常见于超重人群，但穿紧身衣服的患者和使用重型工具带的工人也有风险。

e）莫顿神经瘤（跖骨痛）

这是第三和第四脚趾根部相对常见的足部疼痛原因，是由于跖间神经的神经周围纤维化所致。

f）闭孔神经病

最常见于接受过产科/妇科手术的女性。

g）坐骨神经病

坐骨神经起源于L4～S2神经根和腰骶丛，然后穿过坐骨大孔。

h）胫骨神经病

胫神经很少孤立性受累，受累时通常发生在踝关节的远端。

i）踝管综合征（胫骨远端神经病）

胫骨远端神经穿过踝管（踝关节内侧屈肌支持带）时受压，表现为踝关节周围疼痛。

j）股骨单神经病

股神经起源于L2、L3、L4神经根的后支。这可能会导致走路时肌肉无力，并因膝盖弯曲而摔倒。

k）遗传性压迫易感性神经病（HNPP）

是遗传性疾病，导致常见卡压部位的无痛性压迫神经症状反复发作和缓解（例如，腓骨头部的腓骨神经病）。

l）周围神经损伤

它是创伤或损伤后下肢单神经受压的重要原因。

3. 传染性疾病

a）艾滋病病毒

艾滋病患者可表现为多发性单神经炎和长度依赖性感觉运动性多发性神经病。

b）带状疱疹

由于细胞免疫功能降低，原发性水痘-带状疱疹病毒感染重新激活而引起。表现为灼痛或刺痛，随后在受影响的皮肤处出现水疱样皮疹。

c）单纯性疱疹

HSV1和HSV2感染的症状和体征包括刺痛感、烧灼感和水疱病灶的破溃，以及口腔、生殖器和眼部的疼痛溃疡。

d）EB病毒（EBV）

传染性单核细胞增多症是由EBV引起的临床综合征，也可引起多种神经系统疾病。疼痛和乏力可能表明EBV神经根病变的存在，特别是在艾滋病患者中。

e）巨细胞病毒

会影响免疫功能低下的患者，表现为发热、骨髓抑制和组织侵袭性疾病，如肺炎、肝炎、结肠炎、肾炎和视网膜炎。

f）莱姆病

患者可能出现多发性或多神经根型单神经炎。

g）麻风病

在流行区发病。

4. 炎症性疾病

a）结节病

病因不明，可能是多因素的，包括遗传、免疫学和感染性原因（例如，病毒、伯氏疏螺旋体、结核分枝杆菌和支原体）。

b）干燥综合征

以泪腺和唾液腺分泌减少为特征的慢性炎症和自身免疫性疾病。

c）类风湿性关节炎

最常见的炎症性关节炎，以手脚小关节的对称性关节炎为特征。

d）获得性脱髓鞘感觉运动性多发性神经病

周围神经病理性活检可确诊，为自身免疫性疾病。

5. 肿瘤相关性疾病

a）肿瘤压迫性腰骶神经根病

恶性肿瘤的直接压迫，通常是转移瘤，可急性发作。也有可能为已知的原发性肿瘤。

b）肿瘤压迫性腰骶丛病变

恶性肿瘤的直接压迫，主要是由于腹腔内播散，但也有可能为转移瘤的生长。

c）放射性神经丛病变

放射治疗可导致微血管功能不全，引起局部缺血和纤维化。

d）淋巴瘤

淋巴系统恶性肿瘤与细菌和病毒感染、自身免疫性疾病、免疫缺陷状态和环境因素有关。

e）淀粉样变性

一种淀粉样蛋白沉积疾病，其病因可分为原发性或继发性，表现为局部性、全身性、遗传性、老年系统性或透析性淀粉样变性。

f）肿瘤介导的免疫攻击

肿瘤诱导的针对神经系统的自身免疫可导致腰骶丛病变。

g）神经鞘瘤

神经纤维肉瘤可能是1型神经纤维瘤病最重要的致死并发症。

9.12 下肢神经根病

1. 先天性

a）脑膜或神经周围囊肿

b）联合神经根

2. 获得性

a）腰椎管狭窄

b）椎关节僵硬，脊椎滑脱和脊椎前移

c）小关节病和滑膜囊肿

d）侧隐窝综合征

e）髋关节疾病和骨盆畸形

3. 感染性疾病

a）椎间盘炎

b）骨髓炎

c）脊柱旁和脊柱脓肿

d）带状疱疹

e）脑膜炎

f）莱姆病

4. 原发或转移性肿瘤（如腹腔内或盆腔）

5. 血管疾病，尤其是髂股动脉闭塞性血管疾病

与运动有关，可表现为间歇性跛行。

注意：腰椎管狭窄通常会导致麻木无力，而血管疾病则不会。

6. 牵涉性疼痛

a）胸部、腹部和骨盆的内脏病变（如肿瘤、炎症）和血管病变

b）腹膜后病变

7. 梨状肌综合征

由于坐骨神经的一部分穿过或靠近梨状肌，当肌肉痉挛时，神经可能会受到压迫和刺激。

8. 周围神经疾病—可能与神经根病相混淆的脊髓单神经病

例如糖尿病神经病变、结节样脊髓单神经病、副肿瘤感觉性神经病、急性联合变性——维生素B_{12}缺乏症、药物和工业毒素神经病、缺血性神经病。

9.13 脊髓损伤

1. 完全性损伤

最常见的为脊髓切面不完整且不规则，神经系统表现为不同程度的损伤（图9.3a～o）。

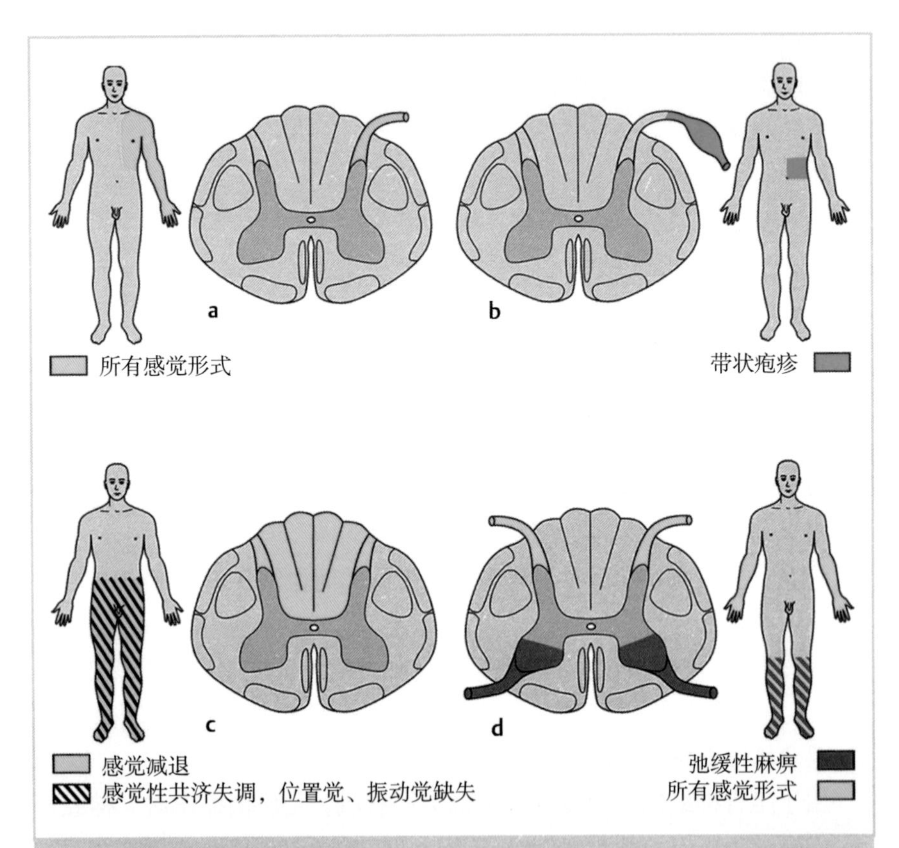

图 9.3 脊髓和周围神经损伤综合征：（a）后根损伤综合征（C4 ～ T6）会导致相应的皮肤组织刺痛及所有感觉形式的丧失。外周反射弧的中断还会导致肌张力减退和反射减退。（b）病毒感染（带状疱疹）后的脊神经节综合征（T6）导致疼痛和相关皮肤感觉异常。（c）脊髓痨（神经梅毒）选择性损伤后柱综合征（T8）导致振动觉和位置觉受损，触觉定位降低。此外还有触觉和姿势的幻觉（踩棉花感），四肢感觉性步态共济失调的时空紊乱（黑暗中或闭眼时更严重）以及 Roberg 征。患者经常出现腿部刺痛、尿失禁、髌骨和踝关节伸展反射减弱。（d）前、后根和周围神经综合征（神经性肌营养不良）导致所有感觉形式消失，相应的皮节和肌节出现弛缓性麻痹。此外还有反射障碍、感觉异常和偶发疼痛。周围神经增厚，触觉变得敏感。（续）

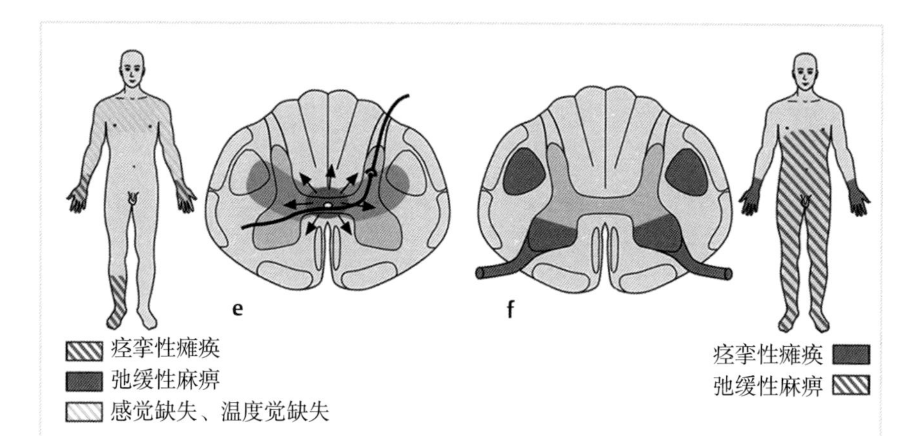

图9.3（续）　（e）脊髓中央综合征（C4～T4），如脊髓空洞症、脊髓积水和髓内肿瘤，中央脊髓损伤呈离心分布，累及周围脊髓结构。这导致典型的双侧"背心状"温度觉和痛觉丧失，但精细触觉和本体感觉保留（分离性感觉缺失）。损伤前侧并累及前角会导致节段性神经源性萎缩、瘫痪和无反射。背侧损伤累及脊柱，导致同侧位置觉和振动觉丧失。侧索损伤，导致同侧霍纳综合征（C8～T2损伤），脊柱后凸，以及损伤平面以下的痉挛性瘫痪。损伤腹外侧，影响脊髓丘脑束，导致脊髓损伤以下平面温度觉和痛觉缺失，而骶段感觉保留，这是由于皮质脊髓束最靠外侧（颈内侧感觉和骶外侧感觉）所致。（f）前角和外侧锥体束联合损伤综合征（肌萎缩侧索硬化症或运动神经元病）导致下运动神经元体征（肌肉萎缩、弛缓性瘫痪和肌束震颤），伴随着上运动神经元病（痉挛性瘫痪和足底伸肌反应）的症状和体征。如果累及延髓脑神经核，就会出现突发性构音障碍、吞咽困难（球麻痹或假性球麻痹）。

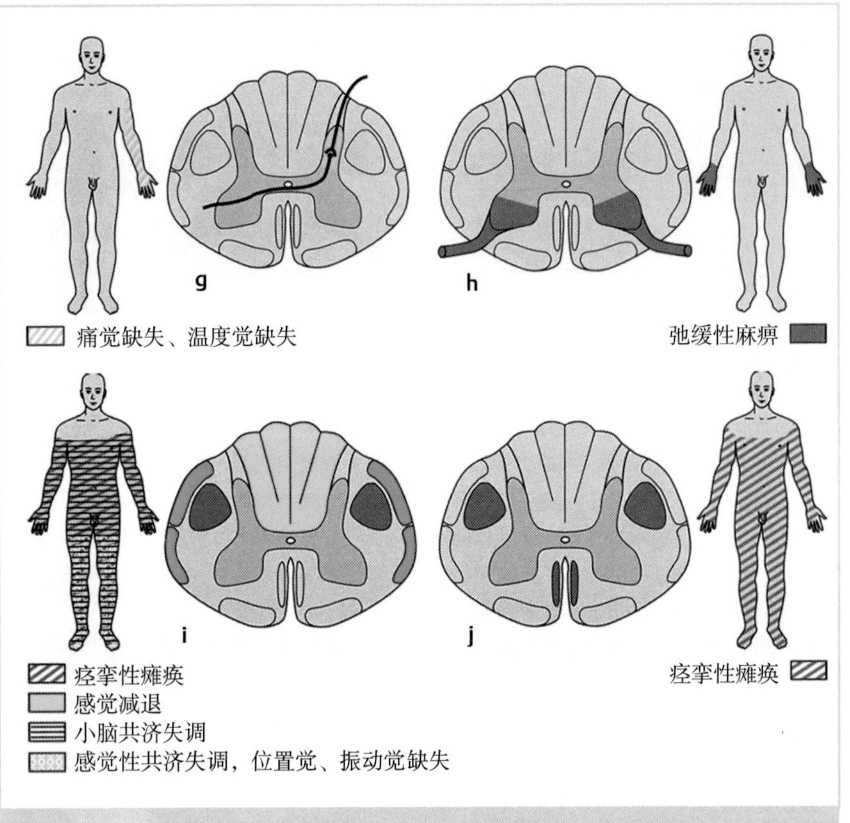

图 9.3（续）　（g）后角综合征（C5～C8）导致同侧节段性感觉消失，主要是痛觉和温度觉消失，但由于脊髓丘脑束没有损伤，在损伤平面以下保留了痛觉和温度觉。自发性疼痛发作可能发生在痛觉缺失区域。（h）前角综合征（C7～C8），即由于急性脊髓灰质炎和进行性脊髓性肌萎缩累及前角，导致四肢和躯干肌肉弥漫性无力、萎缩和肌束震颤，肌肉张力降低，肌肉伸展反射减退或无反射。（i）后束、脊髓小脑束和锥体束合并损伤综合征（Friedreich 共济失调）。这种疾病开始时位置觉、辨别觉和立体视觉缺失，导致共济失调和 Romberg 征。对痛觉和温度觉的影响程度较小。随后出现痉挛性轻瘫，提示锥体束变性。（j）皮质脊髓束综合征（进行性痉挛性脊髓性瘫痪）最初表现为腿部沉重，进展为痉挛性瘫痪、痉挛性步态和反射亢进。手臂痉挛性瘫痪发生在病程较晚的时候。

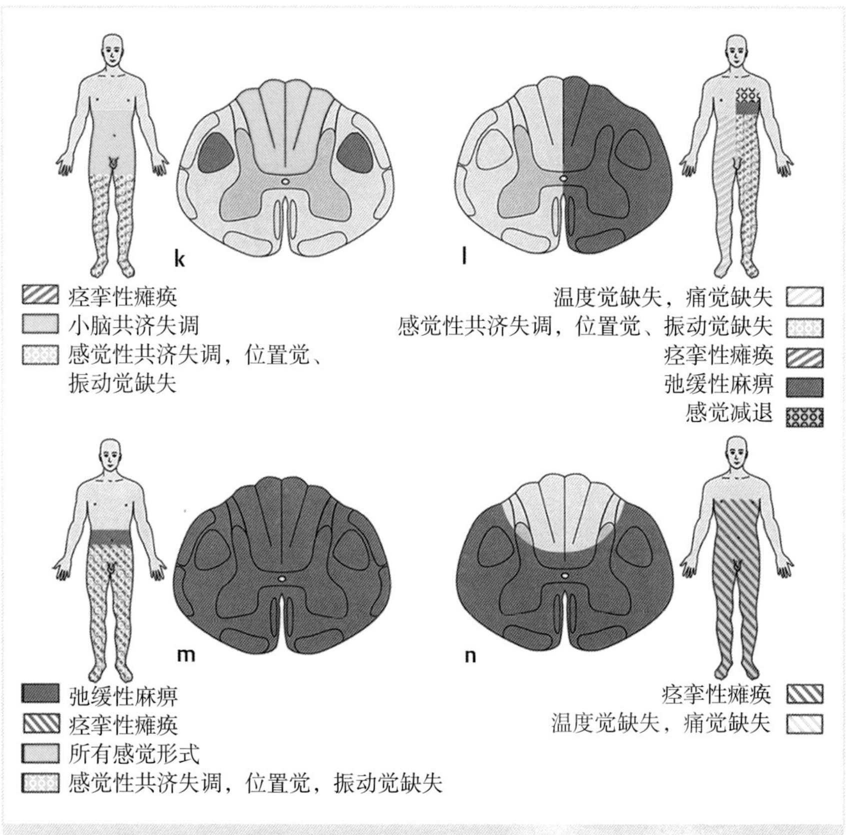

图 9.3（续）　（k）后外侧柱（T6）综合征（亚急性联合变性），因维生素 B_{12} 缺乏或艾滋病的空泡性脊髓病或外源性脊髓压迫所致的选择性损害，导致足部感觉异常，本体感觉和振动觉缺失及感觉性共济失调。双侧痉挛，反射亢进，双侧伸趾征。周围神经病引起的反射减退或无反射。（l）脊髓半切综合征（Brown–Sequard 综合征）是髓外病变和对侧脊髓半横断引起的特异性症状，损伤平面以下同侧本体感觉缺失、损伤平面同侧痉挛性无力及节段性下运动神经元和感觉体征，是由于该平面的神经根和前角细胞受损所致。（m）脊髓全切综合征（横断性脊髓炎）可导致病变水平以下的所有感觉形式（轻触觉、位置觉、振动觉、温度觉和痛觉）受损。病变平面以下截瘫或四肢瘫痪，最初由于脊髓休克而松弛和无反射，但逐渐出现肌张力亢进和反射亢进。节段性下运动神经元体征（轻瘫、萎缩、肌束震颤和无反射）。尿和肛门括约肌功能障碍、性功能障碍、无汗症、皮肤变化和血管舒缩不稳定。（n）脊髓前动脉综合征表现为突发性神经根束痛、运动功能丧失（弛缓性截瘫）、双侧温度觉和痛觉缺失、膀胱和肠道功能障碍。位置觉、振动觉和轻触觉完好无损。

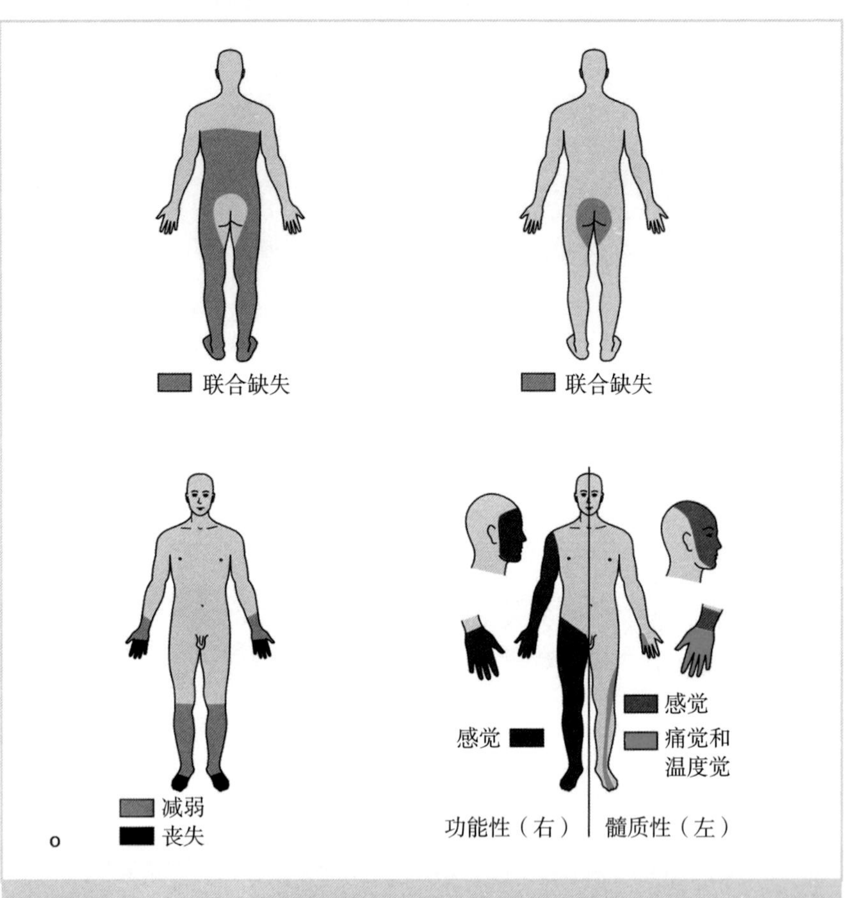

图 9.3（续）（o）不同脊髓病变与周围神经病的特征性感觉障碍比较：（1）T3 ～ T6 的晚期胸髓轴内病变（骶部感觉保留）。（2）马尾神经损伤。（3）周围神经病变晚期套袜样感觉缺失。（4）器质性感觉缺失遵循面部左侧、上肢和下肢的解剖分布。功能性面部麻痹包括下颌角，可止于发际；上肢感觉的功能缺失通常包括腕部、肘部或止于肩部；下肢感觉功能缺失止于腹股沟线腹面切线部，或关节处或臀大肌背侧，或任何较低平面处。

病因包括：

a）创伤性脊柱损伤

b）肿瘤

i.转移性肿瘤

ii.淋巴瘤

c）多发性硬化症

d）血管疾病

e）脊髓硬膜外血肿（继发于抗凝治疗）

f）脊柱脓肿

g）椎间盘突出

h）副感染或疫苗接种后综合征

神经系统表现：

a）感觉障碍

损伤平面以下的所有感觉形式丧失，如痛觉、温度觉、触觉、位置觉和振动觉。因脊椎触诊或叩诊而加重的局部椎间疼痛可能发生在破坏性病变（如感染和肿瘤）中，并可能具有一定的病变定位价值。卧位时疼痛加重，坐或站立时疼痛减轻，常见于脊柱恶性肿瘤。

b）运动障碍

i.截瘫或四肢瘫痪

最初因脊髓休克而出现肌张力弛缓和无反射；3～4周后出现肌张力增高和反射亢进。完全性和低位脊髓损伤导致髋关节和膝关节屈曲，而不完全和高位脊髓损伤可导致其伸展。

ii.浅表的腹壁反射和提睾反射消失。

iii.损伤平面以下运动神经元征（轻度瘫痪、萎缩、肌束震颤和反射消失）

d）病变平面以下的自主神经紊乱

i.尿道和直肠括约肌功能障碍

ii.无汗症

iii.营养性皮肤变化

iv.体温调控障碍

v.血管舒缩不稳定

vi.性功能障碍

2. 脊髓半切综合征（Brown-Sequard综合征）

Brown-Sequard综合征是髓外病变（如转移瘤、脑膜瘤、神经纤维瘤、脊髓血管畸形和血管瘤、表皮样囊肿和皮样囊肿）引起的特异性症状。

神经学表现：

a）感觉障碍

i.病变对侧的痛觉和温度觉丧失，通常位于病变平面以下的一到两个节段。

ii.同侧本体感觉丧失，特别是振动觉和位置觉，而触觉可能正常或轻度下降。

b）运动障碍

i.同侧痉挛无力

ii.节段性下运动神经元和感觉体征

3. 中央脊髓综合征

病因：

a）脊髓空洞症，脊髓积水

b）髓内病变（如肿瘤，血肿）

c）严重过伸性颈部损伤

神经学表现：

a）分离性感觉缺失

b）温度觉和痛觉缺失呈“背心状”双侧分布，由于皮质脊髓束下行到骶部的纤维最靠外侧（骶段保留）保留了骶骨感觉，以及轻触觉和本体感觉。

c）节段性神经源性萎缩、瘫痪和反射消失

d）同侧霍纳综合征（伴有 C8～T2 损伤）

e）痉挛性瘫痪和脊柱后凸

f）同侧位置觉和振动觉缺失

4. 后外侧柱疾病

病因包括：

a）脊髓亚急性联合变性（由于维生素B_{12}缺乏）

b）与艾滋病相关的空泡性脊髓病

c）外源性脊髓压迫（如颈椎病）

神经学表现：

a）足部感觉异常

b）脊柱功能障碍

i.本体感觉和振动觉丧失

ii.感觉性共济失调

c）双侧痉挛、反射亢进和伸趾征（在叠加性神经病变的情况下，可能会出现反射减退或无反射）

5. 后柱疾病

背部神经梅毒选择性损害后柱。

神经学表现：

a）振动觉、位置觉受损

b）减弱触觉定位

c）触觉和姿势幻觉

d）时空紊乱

e）感觉性共济失调（步态共济失调，或“双拍”为特征）

f）Lhermitte征（病变位于颈髓平面时）

6. 前角细胞综合征

以脊髓前角细胞选择性损伤的脊髓肌萎缩为例（即运动神经元疾病中的进行性脊髓性肌萎缩症、Werdnig-Hoffman综合征的小儿脊髓肌萎缩症）

神经学表现：

a）躯干和四肢肌肉弥漫性无力、萎缩和肌束震颤

b）肌张力通常降低

c）肌肉牵张反射消失或减弱

7. 前角细胞合并锥体束疾病

以肌萎缩侧索硬化症（运动神经元病）为例，脊髓前角细胞、脑干运动核团和皮质脊髓束有不同的病变表现。

神经学表现：

a）混合性运动障碍（除盆底括约肌和眼外肌外，所有横纹肌都可能受到影响）

i.弥漫性下运动神经元病（进行性瘫痪、肌萎缩和肌束震颤）

ii.上运动神经元功能障碍（瘫痪、痉挛和伸趾征）

iii.肌肉牵张反射可能会降低，但有时也不会出现

iv.延髓或假性延髓损伤（构音障碍，吞咽困难，舌痉挛、萎缩或无力）

b）无感觉变化

8. 血管症状

a）脊髓前动脉综合征

脊髓前动脉供应前索、前角、背角底部、室管膜周区和外侧索的前内侧。脊髓梗死常发生在交界区或“分水岭”，特别是T1～T4节段和L1节段。

病因：

i. 主动脉夹层

ii. 主动脉及其分支的动脉粥样硬化

iii. 腹主动脉手术后

iv. 梅毒性动脉炎

v. 脊柱骨折后脱位

vi. 血管炎

vii. 病因未明（在相当数量的患者中）

神经学表现：

i. 突发的神经根痛或“束腰”痛

ii. 双侧温度觉和痛觉缺失

iii. 在几分钟或几小时内运动功能丧失至缺血平面以下（如弛缓性截瘫）

iv. 膀胱和肠道调控受损

b）脊髓后动脉综合征

脊髓后动脉给脊柱供血。该区域梗死并不常见。

神经学表现：

i. 损伤平面以下的本体感觉和振动觉消失

ii. 节段反射消失

Schwenkreis P, Pennekamp W, Tegenthoff M. Differential diagnosis of acute and subacute non-traumatic paraplegia. Disch Arzbebt 2006;103（44）:A2948-A2954

Dickman CA, Fehling MG, Gokaslan JL. Spinal cord and spinal column tumors: Principals and Practice. New York: Thieme Medical Publishers; 2006

Schwartzman RJ. Differential Diagnosis in Neurology. IOS Press; 2006

Bradley WG, et al. Neurology in Clinical Practice. ButterworthHeinemannElsevier; 2004

9.14 马尾神经综合征

腰椎和骶神经根在L3椎骨平面以下受压会导致马尾综合征，其特征为：

1. Valsalva动作增加了沿腰骶神经根分布的早期双侧和不对称的神经根疼痛（图9.4）。

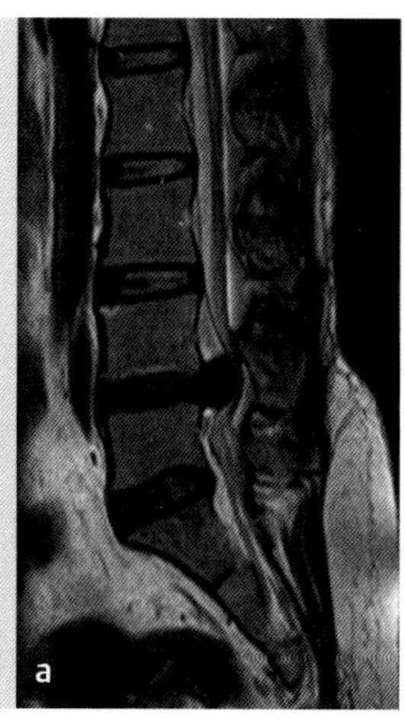

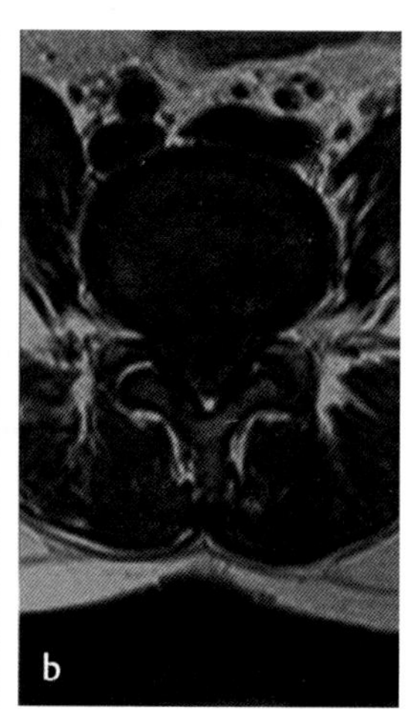

图 9.4 34 岁女性，患有急性马尾神经综合征。T2 加权矢状位（a）和轴位（b）影像。磁共振成像显示中央 L4 ～ L5 大椎间盘突出，双侧 L5 神经根受压。在接受 L4 ～ L5 椎间盘切除术后，患者完全康复。（转载自 21.7 Lumbar Spine. In: Loftus C, ed. Neurosurgical Emergencies. 3rd edition. Thieme; 2017.）

2. 跟腱反射（S1～S2根）缺失；膝反射（L2～L4根）有不同的反应。
3. 臀肌、大腿后肌、腿部和足部的前外侧肌无力、肌张力减弱、无反射性麻痹（真正的外周型截瘫）。
4. 鞍区晚期出现不对称感觉缺失，涉及肛门、会阴和生殖器区域，延伸至大腿背侧、腿前外侧和脚外侧。
5. 晚期出现括约肌功能障碍，自主神经源性膀胱，便秘，勃起和射精障碍。

   a）中央型椎间盘突出症

   小的中央椎间盘突出可使后纵韧带产生张力和变形，经窦椎神经而产生腰背感应痛。较大的中央椎间盘突出导致马尾神经压迫。

   b）马尾肿瘤

   i.室管膜瘤

   平滑或结节状室管膜细胞巢，环绕并包裹马尾神经。

ii.表皮样和皮样肿瘤

瘤块呈分散性，常沿马尾生长，也可长在周围神经根

iii.神经纤维瘤

界限清楚的病变，最初只涉及单个神经根，晚期可累及全身系统

iv.脑膜瘤

很少发生在腰椎管

v.脂肪瘤

vi.骨转移疾病

vii.各种肿瘤引起的脑膜浸润

马尾神经综合征与脊髓圆锥综合征的临床鉴别

临床症状	脊髓圆锥综合征	马尾神经综合征
自发性疼痛	不常见	早期显著
	相对轻微	严重
	双侧，对称	不对称
	会阴和大腿	神经根
感觉障碍	鞍区分布	鞍区分布
	双侧，对称	不对称
	感觉分离（存在）	感觉分离（消失）
	早期出现	出现相对较晚
运动障碍	对称	不对称
	轻微	中度至重度
	无萎缩	显著萎缩
反射变化	跟腱反射消失	涉及到各种反射
	膝反射正常	
括约肌功能障碍	早期，严重	晚期，相对较轻
	肛门和球海绵体反射消失	反射异常不常见
性功能障碍	勃起和射精障碍	不常见

来源： DeJong RN：The neurologic examination，ed. 4，New York，Harper & Row Publishers Inc. 1979.

髓外与髓内肿瘤的鉴别诊断要点

症状	髓外肿瘤	髓内肿瘤
自发性疼痛	神经根疼痛，区域性疼痛；早期且重要的症状	条索状疼痛，烧灼样疼痛，位置不易确定
感觉变化	对侧痛觉和温度觉丧失；同侧本体感觉丧失（Brown-Sequard 型）	感觉分离；参差不齐的变化
鞍区痛觉和温度觉的变化	比病变平面更明显。感觉平面可能位于病变部位以下	不如病变平面明显，感觉缺失可能缓慢
下运动神经元受累	节段性	可有明显且广泛的萎缩和肌束震颤
上运动神经元性瘫痪与反射亢进	显著	晚期可出现，不显著
营养变化	通常不显著	可能显著
脊髓蛛网膜下腔阻滞与脊髓液的变化	早期，显著	晚期，不显著

来源：改编自 DeJong，RN：The neurologic examination，ed. 4，New York，Harper & Row Publishers Inc. 1979.

Ebner FH, Roser F, Acioly MA, Schoeber W, Tatagiba M. Intramedullary lesions of the conus medullaris: dif ferential diagnosis and surgical management. Neurosurg Rev 2009;32（3）:287-300, discussion 300-301

Koeller KK, Rosenblum RS, Morrison AL. Neoplasms of the spinal cord and filum terminale: radiologicpatho logic correlation. Radiographics 2000;20（6）:1721-1749

9.15 脊髓型颈椎病

典型症状有颈部疼痛和臂痛，伴有与脊髓病相关的上肢神经根运动感觉反射体征。类似的临床表现可能由脊髓压迫的其他原因引起，例如：

1. 硬膜外脊柱肿瘤

   与脊椎病相比，临床进展更快，且通常有恶性肿瘤病史，影像学检查显示肿瘤形成。

   a）转移性肿瘤

      i.肺癌（男性53%，女性12%）

ii.乳腺癌（女性59%）

iii.淋巴瘤（男性20%，女性 9%）

iv.前列腺癌（男性8%）

v.肾癌（男性12%，女性 6%）

vi.混杂型

b）原发性脊柱肿瘤

i.多发性骨髓瘤（10%～15% 的病例）

ii.骨肉瘤

iii.脊索瘤

iv.软骨肉瘤

v.良性肿瘤和瘤样病变

-椎体血管瘤

-骨软骨瘤或外生骨疣

-巨细胞瘤

-动脉瘤样骨囊肿

-纤维异常增殖症

vi.脂肪瘤

2. 硬膜内-髓外肿瘤

a）脑膜瘤（25%）

b）神经鞘瘤（29%）

c）血管畸形和肿瘤

d）表皮样、皮样囊肿和畸胎瘤（1%～2%）

e）脂肪瘤（0.5%）

3. 髓内肿瘤

a）室管膜瘤（13%，包括终丝中发现的室管膜瘤）

b）星形细胞瘤（10%）

在脊髓本身发生的肿瘤中最常见

c）转移瘤

4. 慢性进行性放射性脊髓病

5. 脊髓空洞症

与典型颈椎病相比，最常发生在较年轻者

6. 非压迫型脊髓病

a）多发性硬化症

常有枕骨大孔以上病史或检查发现，如视神经炎、眼球震颤或核间性眼肌麻痹。

b）运动神经元疾病或肌萎缩性侧索硬化症会在没有感觉障碍的情况下出现运动障碍，最终枕骨大孔上方的肌肉可出现下运动神经元损害的征象。脑脊液和脊柱影像检查对肌萎缩性侧索硬化症没有诊断价值。

c）维生素B_{12}缺乏引起的亚急性联合变性

与脊椎病不同，PN的体征经常出现，在这种联合病变中下肢位置觉的缺失更为明显。实验室检查结果维生素$_{12}$缺乏通常可以诊断。

Crandall PH, Batzdorf U. Cervical spondylotic myelopathy. J Neurosurg 1966;25（1）:57-66

Baron EM, Young WF. Cervical spondylotic myelopathy: a brief review of its pathophysiology, clinical course, and diagnosis. Neurosurgery 2007;60（1, Supp1 1）:S35-S41

Young WF. Cervical spondylotic myelopathy: a common cause of spinal cord dysfunction in older persons Am Fam Physician 2000;62（5）:1064-1070, 1073

9.16 自发性脊髓硬膜外血肿

自发性脊髓硬膜外血肿是急诊室中罕见的引发背痛的原因（每年100 000例中有0.1例），但其发病率很高（图9.5）。典型的症状是急性发作的严重背部疼痛，通常是放射性的，随后出现神经根和/或脊髓压迫的体征和症状，持续时间从几分钟到数天以后不等。

真正的病因尚不清楚，但已有报道与一些易感疾病有关，如凝血障碍、血液代谢障碍和动静脉畸形。

9.16.1 鉴别诊断

1. 椎间盘突出

2. 肿瘤

a）硬膜外肿瘤

b）硬膜内髓外肿瘤

c）髓内肿瘤

3. 脓肿

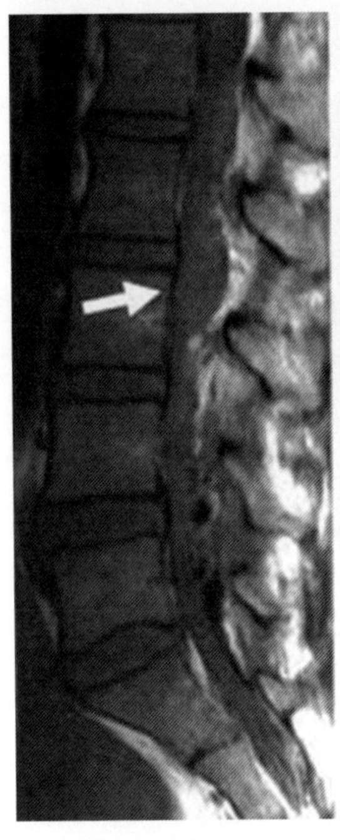

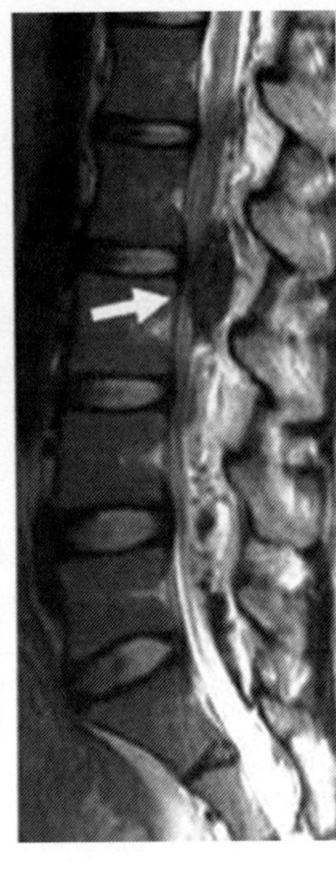

图 9.5 自发性脊髓硬膜外血肿：MRI 腰椎：T1 和 T2 加权像显示脊髓后硬膜外血肿，导致明显的椎管狭窄，并明显压迫马尾神经根囊和神经根。

4. 创伤后遗症
5. 髓内疾病
   a）急性和亚急性横贯性脊髓炎
   b）脱髓鞘疾病
6. 脊髓梗死

Licata C, Zoppetti MC, Perini SS, Bazzan A, Gerosa M, Da Pian R. Spontaneous spinal haematomas. Acta Neu rochir（Wien）1988;95（3-4）:126-130

Lee JS, Yu CY, Huang KC, Lin HW, Huang CC, Chen HH. Spontaneous spinal epidural hematoma in a 4month old infant. Spinal Cord 2007;45（8）:586-590

9.17 脊髓压迫

1. 非肿瘤原因
   a）脊椎病
   b）椎间盘突出症
   c）椎管狭窄和神经源性跛行
   d）Paget病（畸形性骨炎）
   e）骨质疏松症

f）脊髓空洞症

g）蛛网膜囊肿

h）化脓性感染

i）其他传染病和炎症性疾病

i.结核病

ii.真菌感染

iii.寄生虫病

iv.结节病

v.类风湿关节炎

vi.强直性脊柱炎

j）脊髓出血（髓内、蛛网膜下腔、硬膜下、硬膜外）

2.肿瘤原因

a）硬膜外肿瘤

i. 转移性肿瘤

-肺癌

-乳腺癌

-前列腺癌

-肾癌

-骨髓瘤

-淋巴瘤

-胃肠肿瘤

-其他

ii.原发性脊柱肿瘤

-多发性骨髓瘤

-骨肉瘤

-脊索瘤

-软骨肉瘤

-尤因肉瘤

-纤维组织细胞瘤

-巨细胞瘤

-良性肿瘤

b）硬膜内-髓外肿瘤

i. 脑膜瘤

ii.神经鞘肿瘤

-施万细胞瘤

-神经纤维瘤

iii.血管畸形和肿瘤

iv.硬膜外、皮样囊肿和畸胎瘤

v.脂肪瘤

c）髓内肿瘤

i.室管膜瘤

ii.星形细胞瘤

iii.髓内转移瘤

d）软脑膜转移瘤

3. 类似脊髓压迫的非压迫性脊髓病

a）横贯性和上行性脊髓炎

i.感染后和疫苗接种后脊髓炎

ii.多发性硬化症

iii.Devic病（视神经脊髓炎）

iv.急性坏死性脊髓炎

b）病毒性脊髓炎

i.急性脊髓前角灰质炎

ii.脊髓灰质炎后综合征

iii.带状疱疹

iv.艾滋病相关脊髓病

c）脊髓螺旋体疾病

i.梅毒

ii.莱姆病（伯氏疏螺旋体）

d）中毒性和缺陷型脊髓病

i. 中毒性脊髓病

-主动脉造影后脊髓病变

-鞘内药物所致脊髓病

- ○青霉素
- ○亚甲蓝
- ○脊麻药
- ○鞘内化疗（甲氨蝶呤，细胞霉素，阿糖胞苷，塞替派）

–脊髓蛛网膜炎

–放射性脊髓病

–电击伤

e）代谢性和营养性脊髓病

i.脊髓亚急性联合变性（多发性营养缺乏症）

ii.营养性脊髓病（烟酸和其他几种维生素缺乏症以及热量营养不良）

iii.与肝病相关的脊髓病

f）脊髓梗死

i.动脉梗死

ii.静脉梗死

g）自身免疫性疾病

i.干燥综合征

ii.系统性红斑狼疮

h）副肿瘤性脊髓病

i）神经元变性

i.脊髓小脑共济失调（Friederichs共济失调）

ii.遗传性运动神经元疾病

iii.腓骨肌萎缩病

iv.Warding-Hoffmann病

Gilbert RW, Kim JH, Posner JB. Epidural spinal cord compression from metastatic tumor: diagnosis and treat ment. Ann Neurol 1978;3（1）:40-51

AlexiadouRudolf C, Ernestus RI, Nanassis K, Lanfermann H, Klug N. Acute nontraumatic spinal epidural hematomas. An important differential diagnosis in spinal emergencies. Spine 1998;23（16）:1810-1813

Yamashita Y, Takahashi H, Matsuno Y, et al. Spinal cord compression due to ossification of ligaments: MR imaging Radiology 1990;175（3）:211

9.18 硬膜外脊髓压迫

MRI和脊髓造影可识别出大多数由脊髓压迫引起的脊髓硬膜外疾病，例如髓内肿瘤、软脑膜转移瘤、放射性脊髓病、动静脉畸形和硬膜外脂肪增多症。但一些硬膜外疾病易在临床和影像学上与全身性肿瘤引起的硬膜外脊髓压迫相混淆，例如硬膜外血肿、硬膜外脓肿、椎间盘突出和罕见的硬膜外造血。

9.18.1 鉴别诊断

1. 硬膜内–髓外肿瘤
   a）脑膜瘤（占原发性脊柱肿瘤的25%）
   b）神经鞘肿瘤（在最常见的原发性脊柱肿瘤中，占所有病例的29%）
   c）血管畸形和肿瘤
   d）表皮样瘤和皮样瘤
   e）畸胎瘤
   f）脂肪瘤和硬膜外脂肪增多症
   g）原发性脑肿瘤（如髓母细胞瘤）的下行转移
2. 髓内肿瘤（图9.6和图9.7）
   a）室管膜瘤（占原发性脊柱肿瘤的13%）
   b）星形细胞瘤（占原发性脊柱肿瘤的7%）
   c）髓内转移瘤
3. 软脑膜转移瘤
   临床表现包括早期多灶性颅神经或脊神经功能障碍、脑膜刺激症状或体征，甚至脑脊液改变，如轻度细胞增多症和高蛋白（图9.8）。软脑膜转移瘤与其他实质或硬膜外转移瘤的鉴别需要：
   a）用钆增强MRI检查大脑和脊柱，以显示或排除任何肿块性病变。
   b）脑脊液细胞学检查恶性细胞。尽管患者可能患有其他疾病，但恶性细胞的存在可证实软脑膜肿瘤的存在。
4. 放射性脊髓病
   晚期迟发性放射性脊髓病有三种形式：进行性脊髓病，下运动神经元综合征和脊髓出血。

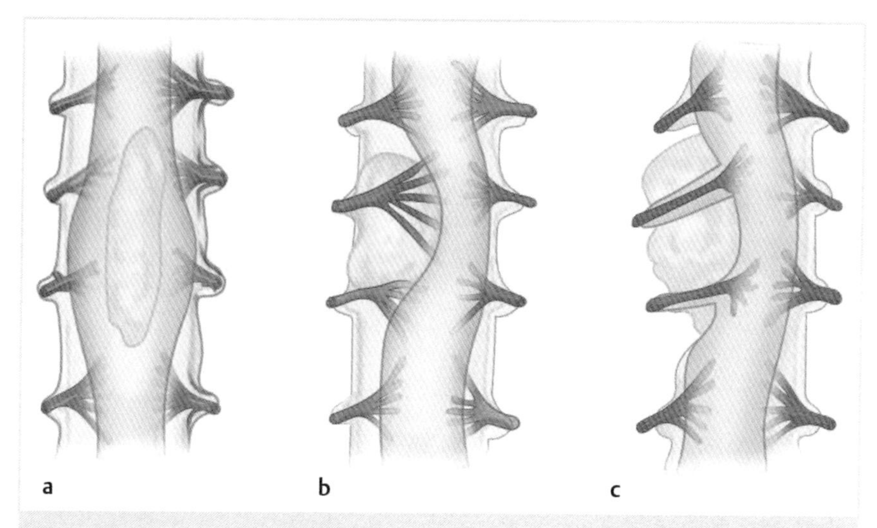

图 9.6　脊髓肿瘤：（a）硬膜内、髓内：星形细胞瘤、室管膜瘤、血管瘤、海绵状瘤、皮样 / 表皮样瘤。（b）硬膜内、髓外：神经鞘肿瘤，脑膜瘤。（c）硬膜外：骨肿瘤，转移瘤

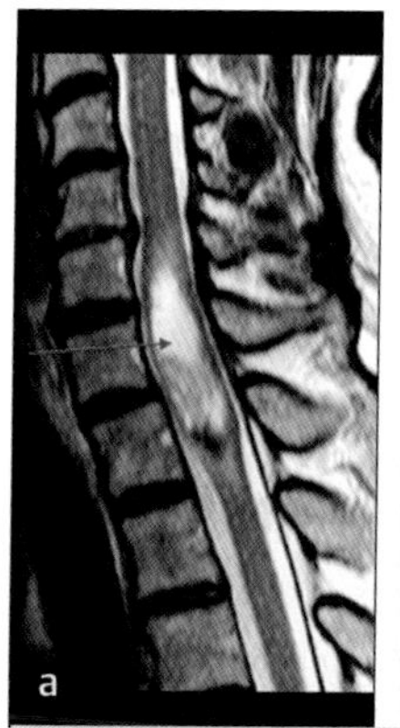

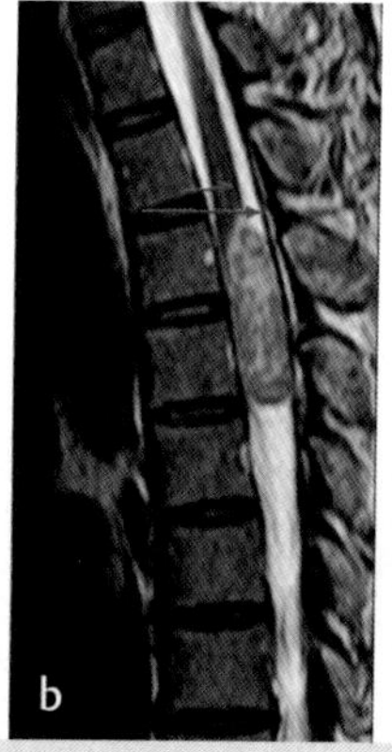

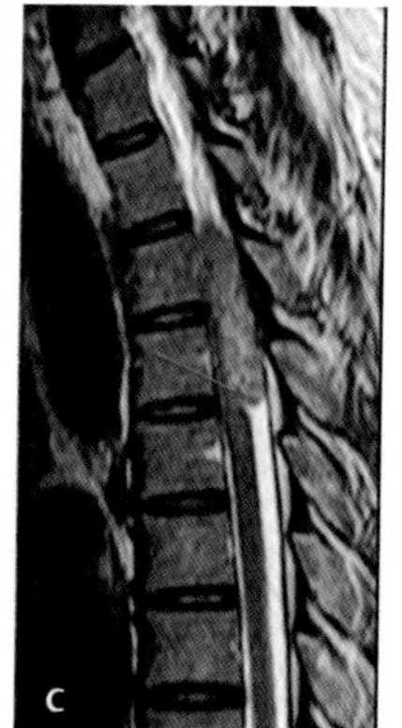

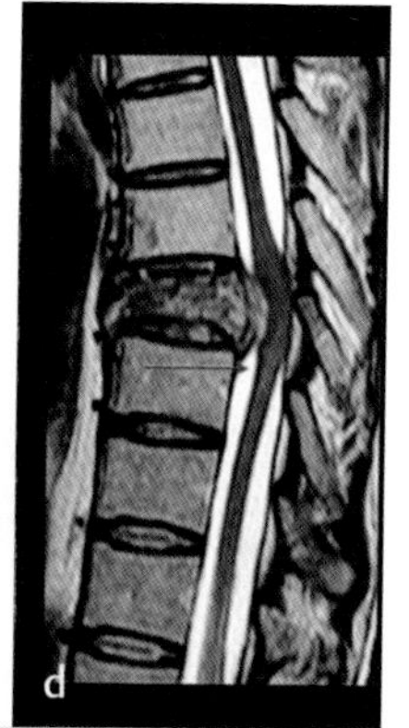

图 9.7　肿瘤位于椎管内。（a）矢状位 T2 加权像显示髓内肿瘤引起脊髓扩张。（b, c）另一位患者的矢状位 T2 加权像显示脊髓（b，短箭头）和硬脑膜（b，长箭头）之间有管状肿块。病变边缘的脑脊液弯液面（c，箭头）证实病变使蛛网膜下腔扩大，表明病变位于髓外硬膜腔内。这是个神经鞘瘤。（d）第三例患者的矢状位 T2 加权像显示部分塌陷的椎体向椎管内延伸，压迫脊髓，形成肿块。肿块（箭头）缩小而不是脑脊液间隙扩大，表明肿块是硬膜外的。这是直肠癌转移。（转载自 Tumor Characterization. In: Bernstein M, Berger M, ed. Neuro–Oncology: The Essentials. 3rd edition. Thieme; 2014.）

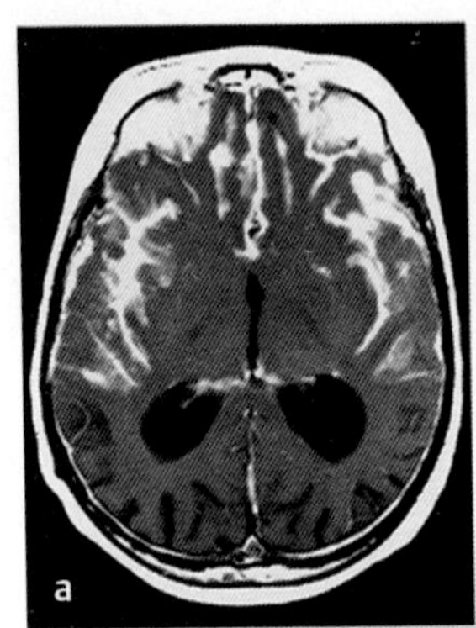

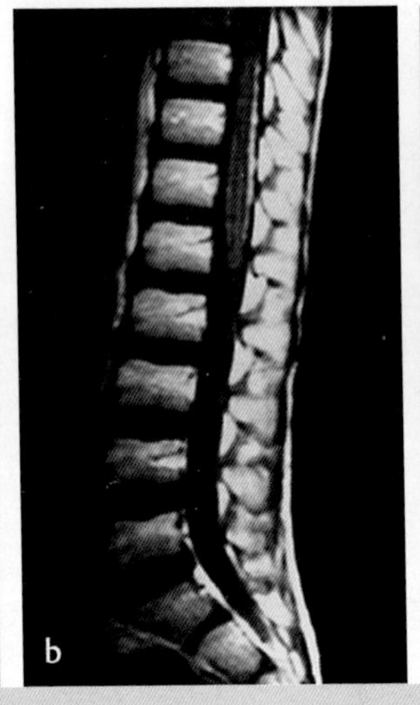

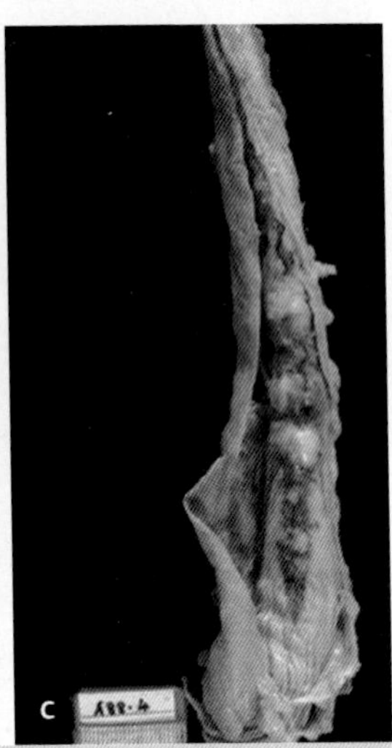

图 9.8 （a）轴位 T1 加权 MRI 增强扫描显示大脑半球蛛网膜下腔和两侧侧裂均有强化。这是髓母细胞瘤患者弥漫性脑脊液扩散的征象。（b）脊柱正中矢状面 T1 加权像显示髓母细胞瘤下行转移，沿脊髓和脊髓圆锥后方强化。（c）硬膜囊、脊髓和马尾的尸检标本中有来自髓母细胞瘤的转移瘤。（转载自 Medulloblastoma. In: Bernstein M, Berger M, ed. Neuro–Oncology: The Essentials. 3rd edition. Thieme; 2014.）

a）进行性脊髓病［放疗（RT）后12～50个月］

大多数患者的首发临床症状是一侧下肢感觉异常和无力，另一侧下肢的温度觉和痛觉减退（Brown–Sequard综合征）。一些患者表现为横断性脊髓病，双腿均出现无力和感觉丧失，这些症状上升到照射野的平面。

i. 脑脊液分析通常是正常的，但也可能显示蛋白水平增高

ii.MRI

–急性期：显示脊髓肿胀，可能导致脊髓完全阻滞，以及损伤区域的造影增强

–晚期：脊髓出现萎缩

iii.脊髓通路中的运动传导速度降低

b）下运动神经元综合征（睾丸肿瘤接受盆腔放疗后）

下肢弛缓性无力的亚急性发作，使近端和远端肌肉萎缩、束颤、反射消失。无感觉异常，括约肌功能正常。

i.脑脊液分析显示蛋白质含量增加

ii.骨髓象正常

iii.肌电图显示不同程度的去神经支配

iv.中枢传导速度正常

c）脊髓出血（仅少数患者接受放疗后8～30年）

既往无神经系统症状的患者在数小时至数天内突发背痛和腿部无力。其发病机制被认为是放疗引起的毛细血管扩张出血。

MRI显示急性或亚急性脊髓出血，可能为萎缩性，但无其他病变（图9.9）。

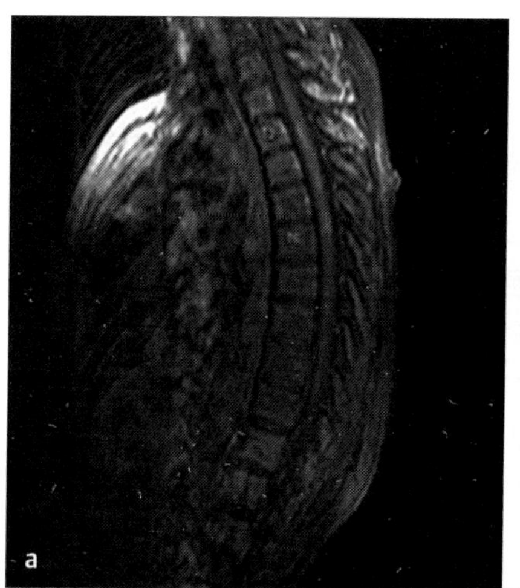

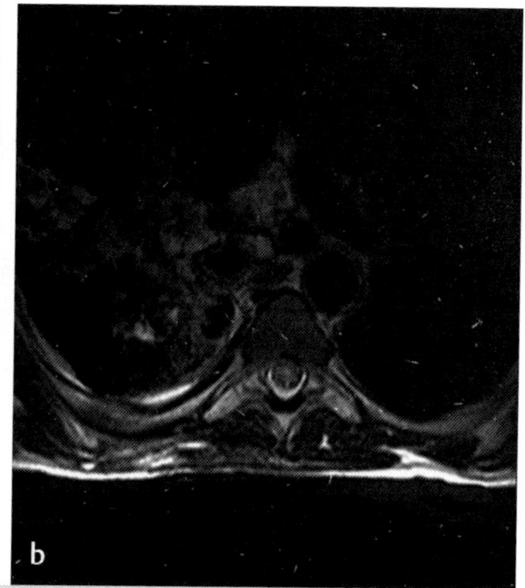

图 9.9　放射性脊髓病：脊髓 MRI 显示从 T3 ～ T6 节段延伸的长节段髓内病变。累及节段脊髓呈弥漫性肿大，钆增强后可见部分强化。（a）位于 T5 节段的矢状位 T1 增强序列及（b）轴位 T2 序列

5. 横贯性和上行性脊髓病

感染后或副感染脊髓病、接种疫苗后脊髓病、多发性硬化症以及急性和亚急性坏死性脊髓病是急性横贯性和上行性脊髓病最常见的病因。患者通常表现为主要由后柱受累引起的感觉索症状，如颈部屈伸引起的疼痛性电击样休克感（Lhermitte征），涉及颈部以下的身体。

Lhermitte征的鉴别诊断包括：

Lhermitte征的发病机制被认为是脊髓上行感觉束髓鞘的可逆性

损伤，使轴突对被动屈颈动作异常敏感。

a）脊柱转移瘤

b）颈椎病

c）颈椎间盘突出症

d）多发性硬化症

e）创伤后综合征

f）亚急性联合变性

g）顺铂化疗

h）颈部放疗

患者还可能出现进行性无力，有时伴有下运动神经元体征，包括肌束震颤，并伴有感觉丧失和自主神经功能障碍，如大小便失禁和体位性低血压。

a）脑脊液分析特征性显示炎性改变

b）MRI通常在T1加权像上显示为正常的脊髓，但在T2加权像上有时可发现高信号；可以注意到对比度增强。

6. 硬膜外血肿

由于并发严重血小板减少症，癌症患者的硬膜外脊髓血肿通常具有自发性，而在全身性血管炎中则较少见，如结节性多动脉炎。

a）症状、体征迅速演变（不需数天或数周，仅在几分钟或几小时内急性背痛会进展为感觉和运动功能缺失）

b）CT 扫描和 MRI

i.无法证明肿瘤侵犯椎骨

ii.硬膜外阻滞通常覆盖多个节段，而其他原因引起的硬膜外脊髓压迫以一两个节段为特征

iii.MRI显示出血的密度特征不同于硬膜外肿瘤（出血性肿瘤除外）

c）须通过活检进行诊断

血小板减少症是任何手术清除血肿的禁忌证，证实诊断后应治疗原发病

7. 硬膜外脓肿

区分软脑膜转移瘤和中枢神经系统感染很困难，尤其是免疫功能抑制和患有淋巴瘤的患者，易患有这两种疾病。软脑膜转移瘤患者早

期出现颅神经和脊神经异常征象，而中枢神经系统感染的患者如果出现该体征，则多为晚期。

a）脑膜刺激症伴随发烧以及无神经系统异常的脑脊液异常，提示中枢神经系统感染。

b）脊椎的X线平片特征性地显示，一个椎间盘间隙的两个椎体被破坏。这是感染的一个特征，因为转移瘤很少穿过椎间盘间隙并累及两个相邻的椎体。

c）颅神经和脊神经功能障碍，无脑膜体征，脑脊液轻度改变，提示肿瘤。

d）硬膜外脓肿可在转移性硬膜外肿瘤的部位形成，该情况很少见，并使诊断进一步复杂化。

e）有必要对受累椎体进行穿刺活检，以确认病变。通常采用针吸引流术治疗脊柱脓肿（图9.10）。

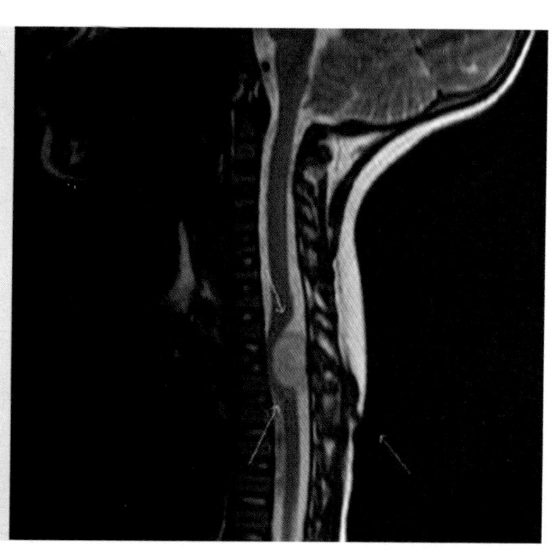

图 9.10　婴儿先天性真皮窦道合并硬膜外脓肿。T2 加权像矢状位 MRI 显示界限清楚的脓肿明显压迫脊髓。箭头显示的是位于背部的球状病变和紧邻的窦道，窦道从它在皮肤上的起始点向头侧行进。手术引流脓肿并切除窦道后发展正常。（转载自 Unusual Bacteria Causing Epidural Abscess. In: Hall W, Kim P, ed. Neurosurgical In- fectious Disease. Surgical and Nonsurgical Management. 1st edition. Thieme; 2013.）

8. 椎间盘突出

颈椎间盘或腰椎间盘突出及不常见的胸椎间盘突出表现为局部和神经根性疼痛，偶尔伴有皮肤感觉和运动丧失。其特点为：

a）当患者坐着或走路时，椎间盘突出的疼痛会加重，但躺着时通常会得到缓解。相反，脊髓硬膜外肿瘤通常在卧位时比坐或站立时疼痛更严重。

b）MRI增强扫描可以确定椎间盘突出症的诊断，也可确定由椎体肿瘤引起的椎间盘突出症。

Paterson DL. Gbranuloma Inguinale causing spinal cord compression: a case report and review of Donovano sis involving bone Clin Infect Dis 1998;26（2）:379-383

Schiff D. Spinal cord compression. Neurol Clin 2003;21（1）:67-86, viii

Jacob A, Weinshenker BG. An approach to the diagnosis of acute transverse myelitis. Semin Neurol 2008;28（1）:105-120

Poortmans P, Vulto A, Raaijmakers E. Always on a Friday? Time pattern of referral for spinal cord compression Acta Oncol（Madr） 2009;40（1）:88-91

St George E, Hillier CE, Hatfield R. Spinal cord compression: an unusual neurological complication of gout. Rheumatology（Oxford） 2001;40（6）:711-712

9.19 儿童椎管内囊肿

1. 硬脊膜内囊肿

a）肠源性囊肿

肠源性囊肿与椎管内畸胎瘤、皮样囊肿和表皮样囊肿同属一系（图9.11），60%以上的患者在20岁前被确诊，44%的囊肿部分或全部位于颈椎管，37%位于胸椎管，19%位于腰骶椎管。囊肿进展缓慢，产生的神经性症状与体征与先天异常有关，如皮肤增厚、色素沉着、皮肤凹陷、皮毛窦或背部毛发。

b）表皮样囊肿和皮样囊肿

此类肿瘤占成人脊髓原发性肿瘤的0.2%～2%；占儿童脊髓原发性肿瘤的3%～13%，占1岁内小儿的17%。62%以上的皮样囊肿和63%以上的表皮样囊肿位于胸腰交界处或胸腰交界处以下。30%的皮样囊肿部分或全部位于髓内，而28%的表皮样囊肿部分或全部位于髓内。就相关缺陷而言，25%的患者有脊柱裂，而34%皮样囊肿和20%表皮样囊肿患者有真皮窦道。胸腔区域的12个囊肿中11个为先天性硬膜内肿瘤。在儿童期随着囊肿增大可发生脊柱侧弯。CT和MR对诊断很有帮助。囊肿在T1WI和T2WI上为高信号（图9.12）。

c）蛛网膜囊肿

蛛网膜囊肿囊壁由蛛网膜组成，囊内充满脑脊液。囊肿与脊柱发育不良或先天性畸形无关，通常发生在胸髓背侧。起初常无症状，但当囊肿体积增大时，可引起背部疼痛、根性痛及偏瘫，平卧时背部疼痛可缓解。随着囊肿增大会加重脊柱后凸畸形的发展。MRI平扫可见与脑脊液相似的信号（图9.13）。

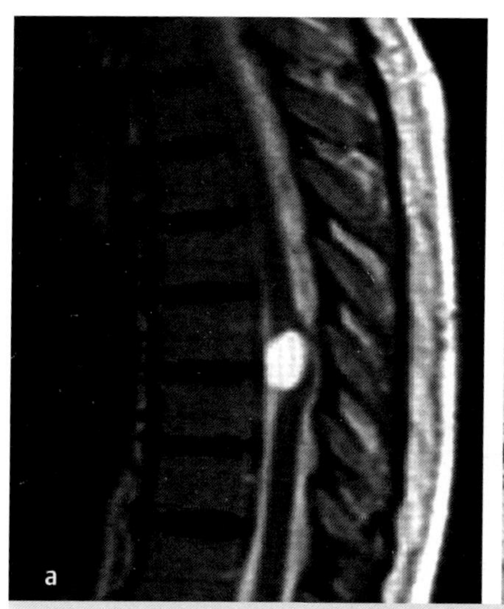

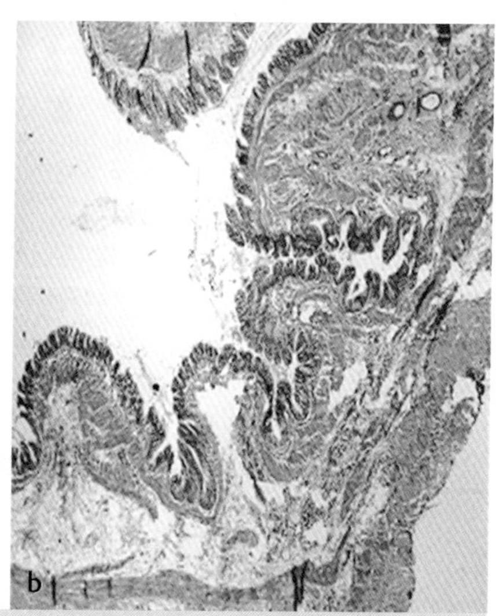

图 9.11　（a，b）脊髓 MRI 示椎管腹侧囊肿：影像学考虑为表皮样囊肿，但病理检查发现囊肿由肠型柱状上皮组成，诊断为硬脊膜内肠源性囊肿。

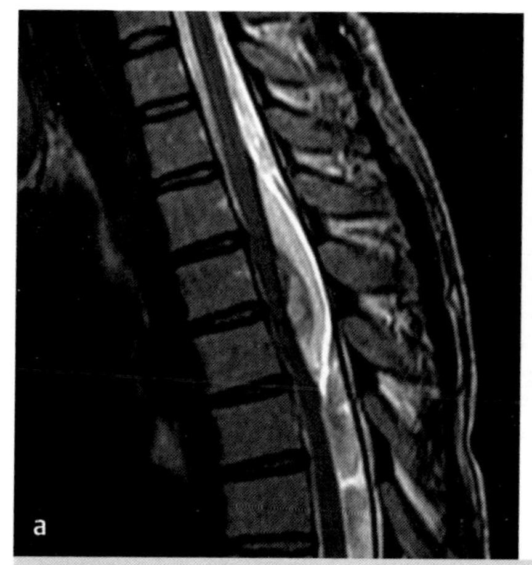

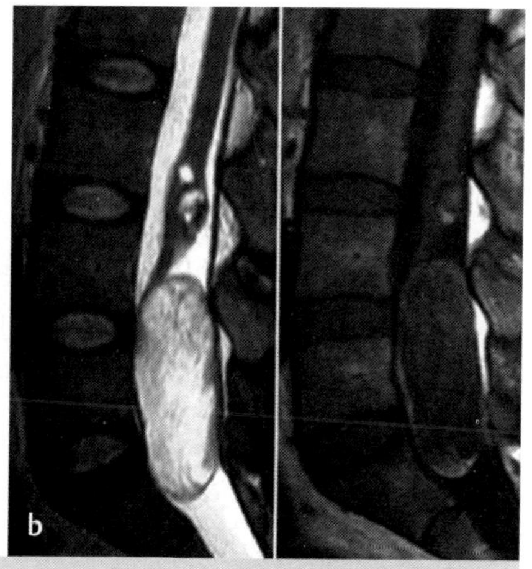

图 9.12　表皮样囊肿的 MRI。（a）硬膜内髓外肿块由脂肪组织与实体组织混合而成，使脊髓前移；（b）脊髓背侧硬膜内髓外肿块，包含 T1 抑脂相在内的所有序列显示含有脂肪组织（T1 和 T2 均为高信号）。

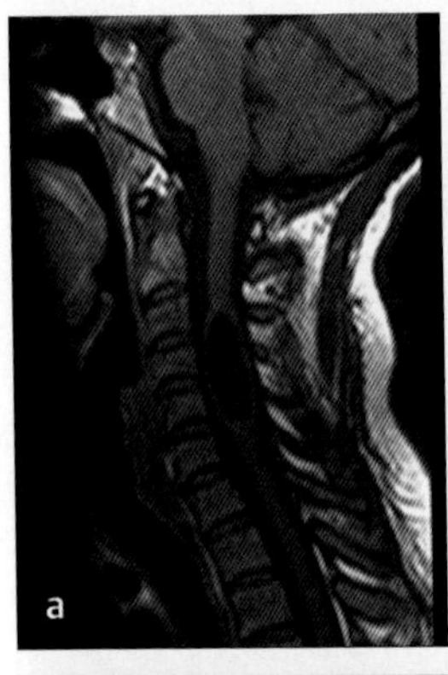

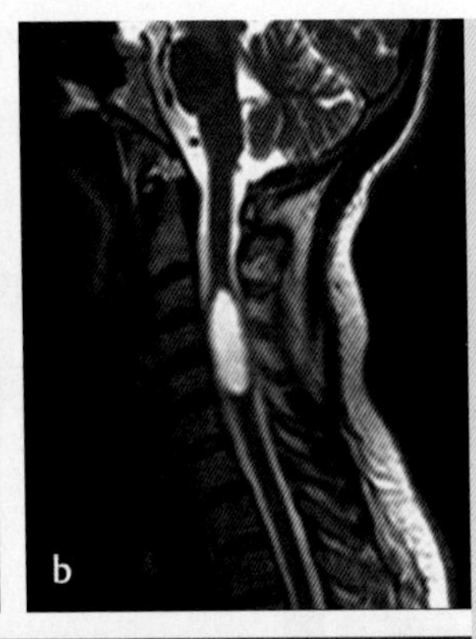

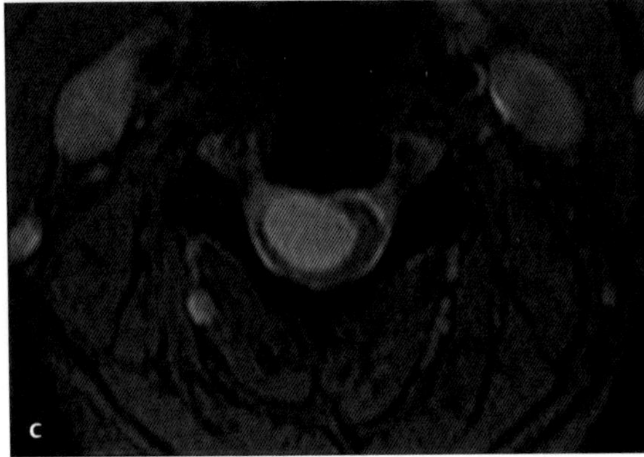

图 9.13 颈椎 MRI 示一大小为 36mm×13mm 蛛网膜囊肿。（a）囊肿在矢状位 T1 相为低信号。（b）囊肿与脑脊液信号相似，在矢状位 T2 相为高信号。（c）C4～C5 节段囊肿有明显的占位效应。（转载自 Baeesa S, Aljameely A. Intramedullary Arachnoid Cyst of the Cervical Spine: Case Report and Literature Review. Arquivos Brasileiros de Neurocirurgia: Brazilian Neurosurgery 2017;36（04）: 256–259.）

i.发育型

ii.炎症型

iii.创伤后型

d）室管膜（神经上皮）囊肿

由室管膜细胞组成的薄壁囊肿，类似于肠源性囊肿，与肠源性囊肿不同的是室管膜囊肿的上皮没有基底膜与黏液。这些囊肿可位于C2至L5任意位置，但约45%位于胸腰交界处且大部分囊肿向髓内延伸。

e）其他脊髓圆锥内囊肿

一些髓内囊肿发生于圆锥，由神经胶质组织组成，为一透明薄壁囊肿，内衬一层室管膜细胞。

f）脊髓型囊虫病

脊柱内囊虫病的平均发病率约为5%～6%。囊虫生长在蛛网膜下腔形成多个囊肿，而非单发囊肿。脊髓造影、CT和MRI有助于明确诊断。脑脊液中嗜酸粒细胞增多或囊虫补体结合试验阳性时应考虑该病。

g）慢性硬脊膜内血肿

2. 硬脊膜外囊肿

a）先天性硬脊膜外囊肿

蛛网膜外翻或突出部分逐渐扩大，囊颈闭合后形成囊肿，不再与脑脊液相通。86%的囊肿位于胸椎，2.5%位于颈椎，11.5%位于腰骶椎。近40%的先天性硬脊膜外囊肿患者患有Scheuermann病（幼年性脊柱后凸）或无明确脊柱炎的后凸畸形。

b）自发性脊神经根憩室和囊肿（Tarlov囊肿）

这些囊肿是蛛网膜下腔向脊神经根延伸形成，主要位于脊髓后神经根和脊髓神经节，内含澄清无色或微黄色的囊液。当神经周围囊肿足够大时可产生马尾综合征。

c）隐匿性骶膜膨出

由于骶骨区脊膜胚胎发育缺陷，在长时间脑脊液静水压作用下膨出增大，成年后出现疼痛和尿路功能障碍。

d）创伤或术后脊膜憩室

脊柱骨折脱位、神经根撕脱或椎板切除术后，脑脊液聚集并刺激形成假性脊膜膨出。

e）脊髓神经节囊肿和脊髓滑膜囊肿

神经节周围组织的囊肿应与滑膜囊肿进行鉴别，若内部有滑膜，则为滑膜囊肿，若无则为神经节囊肿。囊肿常发生在硬膜后外侧，位于L4～L5关节面一侧。

f）硬脊膜外包虫病

约1%～2.5%的人患有包虫病，其中一半病变累及脊柱：颈椎（10%），胸椎（50%），腰椎（20%）和骶椎（20%）。硬膜外包虫病体积增大后可造成神经受压。CT上很容易观察到松质骨受累，与CT相比，MRI可提供更多神经受累的信息。

g）强直性脊柱炎性脊柱囊肿

在极少数病例中，强直性脊柱炎可能与多个脊膜憩室延伸至腰椎管后侧有关。

h）室管膜囊肿，肠源性囊肿，表皮样囊肿和皮样囊肿

与硬脊膜内囊肿相似，但较少见。

i）动脉瘤性骨囊肿

为儿童良性血管肿瘤，常单独发生在长骨或椎骨中，腰椎最常见。囊肿内部是充满血液的海绵状组织和薄骨壳包绕的骨样和巨细胞样的纤维组织。早期症状为背部或颈部痛，随着椎管内肿瘤增大，脊髓或神经根受压症状会加重（图9.14）。

j）其他硬脊膜外囊肿

L5～S3椎管中央充满黄色囊液的透明间皮囊肿和充满淡黄色囊液的间盘内囊肿曾被报道。

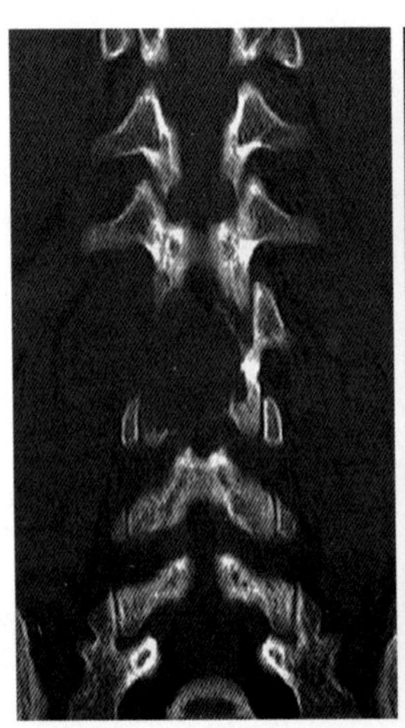

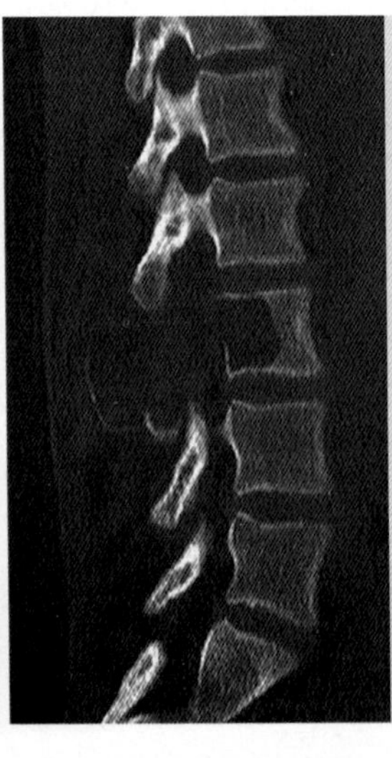

图9.14 动脉瘤性骨囊肿： 腰椎CT示右侧椎弓根破坏，肿瘤体骨质缺失并向邻近骨延伸形成非硬化区，在良性骨病变中并不常见，但可发生在动脉瘤性骨囊肿中。

Khosla A, Wippold FJ II. CT myelography and MR imaging of extramedullary cysts of the spinal canal in adult and pediatric patients. AJR Am J Roentgenol 2002;178（1）:201-207

Kumar R, Jain R, Rao KM, Hussain N. Intraspinal neurenteric cysts-report of three paediatric cases. Childs Nerv Syst 2001;17（10）:584-588

Wilson PE, Oleszek JL, Clayton GH. Pediatric spinal cord tumors and masses. J Spinal Cord Med 2007;30（Suppl 1）:S15-S20

Koeller KK, Rosenblum RS, Morrison AL. Neoplasms of the spinal cord and filum terminale: radiologic–pathologic correlation. Radiographics 2000;20（6）:1721-1749

Grainger & Allison's Diagnostic Radiology. Adam A, et al, eds. 6th ed. Churchill–Livingstone–Elsevier; 2015

Brooks BS, Duvall ER, el Gammal T, et al. Neuroimaging features of neurenteric cysts: analysis of nine cases and review of the literature. AJNR Am J Neuroradiol 1993;14（3）:735-746

9.20 癌症患者的脊髓病

脊髓病是癌症患者严重的神经性并发症，脊髓病产生的疼痛、瘫痪和大小便失禁使癌症患者生活无法自理，需常年卧床。准确的神经学评估有利于早期诊断和合理治疗。癌症患者的脊髓病并不少见，5%的癌症患者会出现硬脊膜外压迫症状。其他疾病如髓内转移瘤治疗产生的毒副作用和副肿瘤性脊髓综合征，虽然不太常见，但同样很严重。

1. *转移瘤*
   a）硬膜外（5%癌症患者）
   b）软脊膜
   c）髓内（不足1%的患者颈髓和脊髓圆锥会受累，多见于小细胞肺癌）
2. *治疗损伤*
   a）放射性脊髓病（见于脊柱放疗后数周或数月）
   b）化疗性脊髓病（见于鞘内注射高剂量阿糖胞苷、甲氨蝶呤、卡莫斯汀、顺铂和噻替派后）
   c）传染病
   由于肿瘤（淋巴瘤）本身或化疗使得患者免疫功能低下，容易感染病毒，如水痘带状疱疹病毒，巨细胞病毒，EB病毒，HSV1或HSV2。硬膜外脓肿或骨髓炎放置硬膜外引流会增加感染几率。梅毒、肺结核、曲霉病和弓形虫病也可引起脊髓炎。
   d）血管病
   见于主动脉钳夹或椎旁手术治疗后。癌症患者通常处于高凝状态，易引起缺血。
   血管内淋巴瘤常伴有脊髓缺血，类似于多发性硬化症，当发生脊髓肿瘤卒中时可突然出现脊髓功能缺损。
   e）副肿瘤综合征
   发病机制为神经系统与肿瘤共有的抗原的自身免疫反应。
   f）运动神经元疾病
   运动神经元疾病与多种癌症有关（肺癌，乳腺癌，淋巴瘤，卵巢癌，睾丸癌和黑色素瘤），在其中发现很多副肿瘤抗体

（Hu, Yo, Ma2, spectrin, and GM1）

Graber JJ, Nolan CP. Myelopathies in patients with cancer. Arch Neurol 2010;67（3）:298-304
Reagan TJ, homas JE, Colby MY Jr. Chronic progressive radiation myelopathy. Its clinical aspects and differential diagnosis. JAMA 1968;203（2）:106-110
Seidenwarm DJ, et al. Myelopathy AJNR 2008;29:1032-1037
Winkelman MD, Adelstein DJ, Karlins NL. Intramedullary spinal cord metastasis. Diagnostic and therapeutic considerations. Arch Neurol 1987;44（5）:526-531
Mueller S, Dubal DB, Josephson SA. A case of paraneoplastic myelopathy associated with the neuromyelitis optica antibody. Nat Clin Pract Neurol 2008;4（5）:284-288
Rees JH. Paraneoplastic syndromes: when to suspect, how to confirm, and how to manage. J Neurol Neurosurg Psychiatry 2004;75（Suppl 2）:ii43-ii50
Lee EQ, Schiff D, Wen PY. Neurologic complications of cancer therapy. Demos Medical; 2012

9.21 腰椎间盘突出

1. 椎管狭窄
   a）先天性：发育性（关节增生）
   b）腰椎中央管狭窄
   c）侧隐窝综合征
   d）“间歇性跛行”马尾综合征
2. 腰椎滑脱
   峡部裂使上位椎体相对下位椎体前移
3. 肿瘤（原发或骨转移）
4. 感染
   a）急性（如金黄色葡萄球菌）
   b）慢性（如结核）
5. 佩吉特骨病（畸形性骨炎）
6. 强直性脊柱炎
7. 盆腔病变
   a）腹部或盆腔肿块累及腰骶丛
   b）肿瘤侵犯骨盆或骶骨
   c）髋关节骨关节炎
8. 腿部病变
   a）血管狭窄（间歇性跛行）
   b）周围神经病变（肿瘤，神经病变）

c）腿部病变

9.22　脊神经根疾病

神经根性痛（如臂丛神经痛、腰丛神经痛、坐骨神经痛）；以下因素可加重疼痛：咳嗽（椎管内压力增加）、脊柱活动和神经牵拉（如直腿抬高试验L4、L5、S1神经；股神经牵拉试验L2、L3、L4神经）。

传导受损：

- 运动：下运动神经元（如无力、腱反射减弱或消失、松弛、肌束震颤、萎缩）
- 感觉（如皮节感觉减退或缺失；由于皮节感觉支配区重叠，因此感觉缺失较轻）。病变可影响走行根或出口根。

1. 固有病变
   a）带状疱疹
   b）脊髓痨
   c）炎性“神经根炎”
2. 压迫性病变
   a）椎间盘突出
   b）骨性病变
      i. 椎管狭窄
      ii. 骨赘形成
      iii. 转移瘤
      iv. 创伤
      v. 罕见（如佩吉特骨病）
   c）肿瘤
      i. 神经鞘瘤，神经纤维瘤
      ii. 脊膜瘤
      iii. 其他
   d）感染（如结核）

9.23　足下垂

脚和脚趾的背伸肌（胫前肌，趾长伸肌和踇长伸肌）由腓深神经支配，当腓深神经麻痹时即出现足下垂。因为胫前肌肉由L4～S1神经支配（主要为L5和部分L4神经），通过坐骨神经最终至腓深神经，上述任何神经病变均可导致足下垂，趾伸肌主要为L5和部分S1神经支配。

足下垂的病因：

1. 外周神经麻痹（比较常见）

a）腓神经损伤

i. 腓浅神经：腓骨长短肌（L5，S1）无力，足外翻和跖屈障碍，而无足下垂。感觉改变对判断神经损伤作用不大，因为感觉皮节存在重叠，通常感觉缺失在小腿外侧和足底皮肤区域。

ii.腓深神经：胫前肌、趾长伸肌、踇长伸肌、趾短伸肌、第一骨间背肌受腓深神经支配，上述肌肉无力引起足下垂。感觉缺失不明显（除第一脚趾区域外）。

iii.腓总神经：结合以上两者（如足下垂和足外翻力弱），同时有胫后肌群损伤表现（如足内翻）。腓总神经损伤引起足下垂，因为它支配脚和脚趾伸肌。患者脚不能背屈，走路时脚趾拖拉，下肢和足的外侧感觉障碍（浅表神经是导致足下垂的常见原因，所谓的"交叉性膝瘫"。无痛性足下垂多是由于腓神经病变而不是神经根病变。）

b）L5神经根病变（L4发生者少见）：常见原因为L4～5椎间盘突出。

i. 腓肠肌、趾伸肌、胫前肌无力，患者无法用脚后跟支撑身体，并出现足下垂，患者自觉脚趾难以离开地面。

ii. 小腿前外侧疼痛，感觉减退并延伸至脚背和大踇趾。

iii. 腱反射减弱或消失。

c）腰骶丛神经病变

i. 特发性神经丛炎

ii. 糖尿病性神经病变（可能继发于血管、神经损伤）

iii. 血管炎

iv. 创伤

v. 放射治疗后

vi. 腹膜后或盆腔内病变

d）外周神经病变：最常见的遗传性疾病是Charcot-Marie-Tooth综合

征或腓骨肌萎缩。糖尿病、酒精中毒和吉兰-巴雷综合征占90%。

2. 中枢神经系统原因

a）脑皮层病变（矢状窦旁脑膜瘤、转移瘤）位于运动区旁中央小叶，也可出现感觉障碍

b）脊髓损伤

c）运动神经元疾病

d）肌萎缩侧索硬化症（皮质脊髓束和前角细胞受累）

9.23.1 鉴别诊断

足无法背屈强烈提示腓神经受损。由于神经重叠支配，大多数神经根病保留部分肌肉功能，L5神经根病与腓神经麻痹易于混淆，从以下几点进行鉴别：（1）脚外翻无力；（2）小腿以上感觉丧失；（3）伸肌无力较胫前肌无力更明显（胫前肌更多受L4支配，所以较少受影响）；（4）背痛。

腓神经可在膝以下不同位置受损，腓深神经可能因胫前肌综合征受损而致足下垂，但足部肌力不受影响。腓深神经末梢受损会造成趾短伸肌无症状性萎缩以及第一和第二脚趾之间的感觉丧失。

坐骨神经病变主要影响小腿腓侧肌肉，因为与胫神经相比腓神经更容易受损伤，坐骨神经病变时膝反射消失、小腿肌力减退、脚底感觉缺失。

腰神经根综合征与髋部疼痛

	腰神经根综合征	髋部疼痛
病史	突然发病	缓慢发病
	坐时痛	行走或站立时痛
	站立或行走时疼痛缓解	坐时疼痛缓解
查体	髋部活动自如	髋关节活动受限
	坐骨神经试验阳性	坐骨神经试验阴性
	腰椎牵引试验阳性	腰椎牵引试验阴性
辅助检查	CT	X 线平片
	MRI	关节内封闭治疗
	肌电图（淘汰）	

外周神经病也可造成腓神经功能障碍，如糖尿病神经病变。

Jarvik JG, Deyo RA. Diagnostic evaluation of low back pain with emphasis on imaging. Ann Intern Med 2002;137（7）:586-597

Maroon JC, Kopitnik TA, Schulhof LA, Abla A, Wilberger JE. Diagnosis and microsurgical approach to far-lateral disc herniation in the lumbar spine. J Neurosurg 1990;72（3）:378-382

Jackson RP, Glah JJ. Foraminal and extraforaminal lumbar disc herniation: diagnosis and treatment. Spine 1987;12（6）:577-585

Sizer PS Jr, Phelps V, Dedrick G, Matthijs O. Differential diagnosis and management of spinal nerve root-related pain. Pain Pract 2002;2（2）:98-121

Westhout FD, Par é LS, Linskey ME. Central causes of foot drop: rare and underappreciated differential diagnoses. J Spinal Cord Med 2007;30（1）:62-66

Bendszus M, Wessig C, Reiners K, Bartsch AJ, Solymosi L, Koltzenberg M. MR imaging in the differential diagnosis of neurogenic foot drop. AJNR Am J Neuroradiol 2003;24（7）:1283-1289

Baker RA, Coles AJ, Scolding NJ, et al. The A-Z of Neurological Practice. A guide to clinical neurology. Cambridge University Press; 2005

9.24　骶髂关节功能障碍（综合征）

很多情况都会引起骶髂关节（SI）疼痛，腰部、下肢、骶髂关节均可引起骶髂区域疼痛。

可为钝痛、刺痛、刀割样疼痛，坐位或平躺时向病变较重侧倾斜疼痛加重，长时间坐立、负重、Valsalva动作和直腿抬高试验可使疼痛加重。疼痛分布：臀部（94%）髂后上棘周围（PSIS；50%）、大腿后侧（10%）与背部。

腰椎间盘损伤是腰痛的主要原因，其他许多因素亦与腰痛有关，如吸烟、身体状况差、家族史和举重运动员。骶髂关节损伤的具体机制尚不明确，怀孕是造成骶髂关节损伤的一种特殊情况。据报道，根据临床检查结果诊断为骶髂关节痛的患者中58%有创伤性损伤。

9.24.1　骶髂关节功能障碍的原因

很多疾病可引起骶髂关节功能障碍。最常见的是：

1. 骶骨炎
2. 骨关节炎
3. 骶髂关节受损
4. 行走方式改变
5. 感染

6. 腰椎融合
7. 怀孕

9.24.2 症状

1. **腰痛** 通常一侧腰部钝痛，并放射至下肢。
2. **臀部痛** 可为轻微痛或刺痛，并放射至一侧或两侧下肢。
3. **上楼梯时腰痛** 骨盆扭转的活动可能会造成骶髂关节疼痛。
4. **难以一侧坐位或卧位** 一侧疼痛后使患者转向另一侧以缓解疼痛。

激发试验包括：

1. 按压/牵拉试验
2. Patrick征
3. 大腿推压/ 骶骨推压测试
4. 跌落试验
5. 手指试验
6. 吉列特试验

9.24.3 鉴别诊断

1. 强直性脊柱炎和未分化的脊椎关节病
2. 髋骨骨折
3. 髋关节过度使用综合征
4. 胫骨带综合征
5. 腰骶椎间盘源性疼痛综合征
6. 腰小关节综合征
7. 腰骶神经根病
8. 梨状肌综合征
9. 骶髂关节感染
10. 血清阴性脊椎关节病
11. 臀上神经（髂嵴）综合征
12. 股骨转子滑囊炎

Tibor LM, Sekiya JK. Differential diagnosis of pain around the hip joint. Arthroscopy 2008;24（12）:1407-1421

Slipman CW, Sterenfeld EB, Chou LH, Herzog R, Vresilovic E. The predictive value of provocative

sacroiliac joint stress maneuvers in the diagnosis of sacroiliac joint syndrome. Arch Phys Med Rehabil 1998;79（3）:288-292
Maigne JY, Aivaliklis A, Pfefer F. Results of acroiliac joint double block and value of sacroiliac pain provocation tests in 54 patients with low back pain. Spine 1996;21（16）:1889-1892

9.25 坐骨神经痛

指坐骨神经分布区域的机体组织疼痛，源于膝部以上神经纤维受刺激或损伤。

神经相关性坐骨神经痛的患病率男性为5%，女性为4%。据称每年约14%的成年人受腰痛影响，约1%～2%的人也有坐骨神经痛。这占4000万腰痛病例的13%，每年超过500万例。

1. 脊柱原因

a）椎间盘疾病

在大多数情况下，坐骨神经痛与椎间盘相关，由两个下腰椎运动节段的退行性变引起。

b）椎管狭窄

多数是由椎间盘疾病而间接引起。

c）腰椎滑脱

通常是双侧的，几乎不受位置变化与牵拉影响。

d）脊椎炎

神经根刺激是双侧的，不受运动或牵拉影响。夜间痛为特征性表现。

e）脊柱肿瘤

通常是转移瘤，原发性肿瘤较少。引起严重的坐骨神经痛症状、双侧Lasegue征及严重的难治性节段性疼痛。

f）佩吉特病

新骨形成引起椎管狭窄。

2. 脊柱外原因

a）髋部疾病

严重的退行性或炎症性关节疾病，常被误认为是腰神经根综合征，因为这两种疾病都很常见，且疼痛放射到髋部与大腿同一区域。神经功能缺陷通常是离散的或缺失的；Laseque征与反

Laseque征为阴性；牵引治疗对髋部疾病无效，但能减轻椎间盘相关性疼痛，病人能更好地弯腰。可以通过X线透视下向局部关节内进行封闭治疗确诊。

b）骶髂关节结核

骶髂关节炎症或退行性疾病可引起坐骨神经区域相似的疼痛。

c）腹膜后肿瘤

直肠、子宫或前列腺肿瘤体积增大使腰骶神经受累，产生坐骨神经痛。

d）髂总动脉动脉瘤

e）周围血管病

患者通常自诉长时间行走后腿痛。

f）坐骨神经疾病

i. 糖尿病性神经病变

ii. 酒精性神经炎

iii. 带状疱疹神经炎

iv. 结节性动脉周围炎

v. 麻风病相关性神经炎

g）注射引起坐骨神经损伤

注射部位局部触痛，按压也会产生疼痛，可出现自主神经受累症状，而非腰椎神经根症状。

Distad BJ, Weiss MD. Clinical and electrodiagnostic features of sciatic neuropathies. Phys Med Rehabil Clin N Am 2013;24（1）:107-120

Spittell PC, Spittell JA Jr, Joyce JW, et al. Clinical features and differential diagnosis of aortic dissection: experience with 236 cases （1980 through 1990）. Mayo Clin Proc 1993;68（7）:642-651

Magnuson PB. Differential diagnosis of causes of pain in the lower back accompanied by sciatic pain Ann Surg 1944;119（6）:878-891

Kulcu DG, Naderi S. Differential diagnosis of intraspinal and extraspinal non–discogenic sciatica. J Clin Neurosci 2008;15（11）:1246-1252

Millikan CH. Sciatica; differential diagnosis and treatment. J Am Med Assoc 1951;145（1）:1-4

9.26　膝后疼痛

膝后疼痛非常少见，疼痛原因尚不清楚。膝后疼痛的鉴别诊断很多，因此找到鉴别点至关重要。

与血管、神经和医源性损伤相比，软组织与肌腱损伤可能是膝后疼痛更常见的原因，但同样不可忽视这些少见病因。

诊断	临床症状和体征
支撑结构和肿瘤	
Baker 囊肿	可无症状：患者可有腘窝肿胀感。新月征：与静脉血栓相似
软组织或骨肿瘤	膝关节交锁；明显肿块；疼痛；屈膝受限；类似于半月板瘢痕
半月板瘢痕	膝关节屈曲时疼痛明显，关节压痛点，McMurray 试验阳性，积液
肌腱	
腘绳肌损伤	突然加速或减速时膝关节疼痛；股二头肌远端肌腱压痛；屈膝痛
腓肠肌钙化	膝关节伸直与踝关节背屈时膝后痛，在 CPPD 沉积区有压痛
腘肌腱损伤	跑步时疼痛，尤其是下坡时。膝关节屈曲与俯卧位时胫骨内旋可能引起疼痛
韧带	
膝关节后外侧角损伤	站立或行走时膝内翻外摆；过伸；外旋；腓神经受损。内翻冲击步态；外屈试验；胫骨外旋试验
血管	
腘动脉闭塞	小腿肌肉肿胀；跛行；膝以下感觉异常；过伸和主动跖屈或被动背屈远端搏动可能消失；膝以下血供障碍
神经	
腓总神经阻滞	阻滞区压痛；用力时疼痛加重，局部压痛
胫神经阻滞	阻滞区压痛；用力时疼痛加重，局部阻滞区压痛
医源性	
术后关节纤维化	活动受限，僵硬，伸膝受限
生物可吸收钉	伸膝时出现剧烈的后膝痛，局部压痛超出按压范围；膝盖粘连
其他	
退行性关节疾病	疼痛随着负荷增加而加剧；晨僵
	捻发音；活动受限；排列结构改变

English S, Perret D. Posterior knee pain. Curr Rev Musculoskelet Med 2010;3（1-4）:3-10

Pluche JA, Lento PH. Posterior knee pain and its causes: A Clinician's Guide to Expediting Diagnosis. Phys Sportsmed 2004;32（3）:23-30

Houghton KM. Review for the generalist: evaluation of anterior knee pain. Pediatr Rheumatol Online J 2007;5:8

Calmbach WC, Hutchens M. Evaluation of patients presenting with knee pain: Part 1. Am Fam Physician 2003;68（3）:907-912

9.27　妊娠相关性腰痛

妊娠相关性腰痛可定义为妊娠过程中发生于第12肋与臀部之间任何类型的特发性疼痛。这不包括在妊娠前或妊娠期特定病理状况引起的任何疼痛（如椎间盘突出）。妊娠期间有1%的孕妇会发生坐骨神经痛。

先前的状况可能因怀孕而加重，可表现为腰痛。类风湿关节炎可随妊娠而恶化，通常产后腰痛加剧。强直性脊柱炎也可在妊娠期间突然出现腰痛。妊娠不会加剧特发性脊柱侧弯的进展，但这些患者腰痛的风险增加。其他疾病（骨髓炎、骨关节炎、自然流产、癌症、尿路感染）可出现与妊娠相关性“原发性”腰痛相似的症状。

腰痛放射至臀部和下肢是妊娠期间一个常见问题。但须仔细鉴别腰痛与放射痛和其他神经症状：

1. 关节后综合征可表现为疼痛向大腿后侧放射，类似于根性痛。
2. 腓肠肌痛沿着股外侧皮神经分布，易与腰痛引起的症状相混淆。
3. 肌肉综合征或肌筋膜疼痛综合征：通常引起腰疼，患者感到受累部位不适，触诊时有“麻木”感。
4. 髋关节一过性骨质疏松与股骨头坏死：常成为腰痛的潜在原因，妊娠中期出现腰痛，常被误认为是骨盆不稳所致。

Kanakaris NK, Roberts CS, Giannoudis PV. Pregnancy-related pelvic girdle pain: an update. BMC Med 2011;9:15

Kristiansson P, Svärdsudd K, von Schoultz B. Back pain during pregnancy: a prospective study. Spine 1996;21（6）:702-709

Albert H, Godskesen M, Westergaard J. Evaluation of clinical tests used in classification procedures in pregnancy-related pelvic joint pain. Eur Spine J 2000;9（2）:161-166

9.28 产生腰痛的全身性疾病

疾病	结果
代谢性疾病	
糖尿病	多发性神经病变，神经、血管受累；疼痛发作快，下肢神经根分布区域无力（通常是股骨和坐骨）；类似于椎间盘突出症
吉兰－巴雷综合征	急性特发性、自身免疫性、脱髓鞘性多发性神经炎；造成上神经元无力，一半病例有延髓受累，有些需要通气支持以维持生命；多发性神经病变，感觉异常呈手套与袜套样分布，脑脊液压力升高
骨质疏松症	骨矿物质含量的丢失超过同龄同性别人群；胸腰椎压缩性骨折造成继发性神经损伤，与原发性骨痛共同引起腰痛；后凸畸形，不治疗骨质疏松症只纠正原发性脊柱疾病治疗无效
佩吉特骨病	骨代谢和结构的局部改变；腰痛不伴神经根痛；脊柱多受累，需排除诊断
痛风和假性痛风	从关节抽吸出晶体进行确诊；是引起腰痛的罕见原因；晶体诱发脊柱和关节疼痛
卟啉病	与血红素合成有关的先天性代谢异常疾病；椎旁肌与四肢疼痛、无力、感觉异常；深肌腱反射减退，四肢无力，单发或多发；感觉变化包括感觉减退和消失；神经检查可能发生改变
恶性肿瘤	从乳腺、前列腺、肺或甲状腺肿瘤转移而来，恶变组织取代骨结构或由于激素原因间接发生，副肿瘤综合征产生感觉或感觉运动神经疾病，主要发生于老年患者，常继发于肺癌、卵巢癌、乳腺癌、胃癌和结肠癌
传染性疾病	很少发生于脊柱；脊髓硬膜外脓肿于受累区域出现局部症状；糖尿病患者发生率增加；棘突、椎体炎症可造成椎间盘感染，在儿童期感染水痘－带状疱疹病毒后，病毒潜伏在椎旁神经节
炎症性疾病	
肌筋膜疼痛综合征	肌肉群疼痛有触发点；疼痛产生于刺激点远端
非关节性风湿病	由肌肉和肌腱而不是骨骼和关节引起的症状，肌筋膜疼痛综合征；纤维肌痛累及中轴骨和四肢近端

续表

疾病	结果
血清阴性脊柱关节炎	炎性风湿病，包括强直性脊柱炎、银屑病关节炎、肠源性关节炎、青少年慢性关节病、白塞综合征和 Whipple 病；继发性感染，骶髂关节炎；男性易发生进展性脊髓性疾病，女性为周围关节性疾病；活动后腰痛与晨僵可缓解；前后位和侧位脊柱活动度降低
瑞特综合征	HLA-B27 阳性，尿道炎、结膜炎和关节炎三联征；脊柱关节病引起青少年关节炎，骶髂关节炎引起骶髂炎，可见于艾滋病患者

9.29 青少年和运动员髋部和骨盆疼痛的鉴别诊断

髋关节有多重神经支配，髋关节疼痛可在不同的部位被感知。一般来说，髋部疼痛在腹股沟或大腿近端的前侧或内侧，但主要是膝关节疼痛症状（即闭孔神经引起的疼痛）。脊柱或骨盆病理改变引发的疼痛通常会累及髋关节。下腰椎和骶骨的疼痛通常发生在髋部，由从大腿背部或外侧放射而来。而上腰椎疼痛常指髋关节近端和大腿区域的疼痛。骨盆内或下腹部的疼痛往往是指腹股沟和大腿近端的疼痛。

1. 软组织损伤

a）挫伤

软组织损伤和底层肌纤维断裂很常见。有时挫伤可引起明显的肌肉出血，长时间的肌肉痉挛、废用性萎缩和活动度减少。严重挫伤可导致骨性肌炎，损伤后2～8周内钙化为异位骨。邻近的髋关节运动可能由于肌肉功能受限而丧失。

b）肌肉拉伤

髋关节周围肌肉拉伤是由于肌肉过度紧张超出了拉伸的极限。如果肌腱部分受损，通常无痛且出血少。如果肌肉受损，出血常见。在受伤时有触痛和压痛。

c）肌腱拉伤

i. 耻骨炎：罕见，最常见于足球运动员、赛跑运动员和长跑运动员。逐渐出现耻骨周围局部疼痛，并延伸到腹股沟、下腹，有时可到髋部，严重情况下，内收肌痉挛导致步态蹒跚。

ii.髂骨炎：多见于青少年长跑运动员，表现为髂嵴前的非特异性疼痛。

d）扭伤

韧带扭伤很罕见，但当髋关节受到暴力损伤时可发生扭伤。

e）弹响髋

弹响髋见于舞蹈者和体操运动员，但也可见于其他各种运动员中，由髂胫束和髋臼外侧撕裂引起的。

f）滑囊炎

滑膜内部囊被称为法氏囊，覆盖在骨突出处，可将髋部肌腱与肌肉分开。滑囊可发生炎症，引起局部疼痛、压痛和明显的活动受限。大转子滑囊炎最常见，由囊上髂胫束应力增加引起。直接撞击坐骨结节后可导致坐骨滑囊出现炎症，如跌倒时臀部着地，或长时间双腿交叉坐在硬质凳子上。疼痛通常会放射到髋部。髂骨滑囊炎常于表演时突然发生，如比赛时或学习新舞姿时，疼痛遍布于大腿前、髋部或膝部，疼痛与股神经受刺激有关。

g）神经炎

i. 坐骨神经炎发生于脂肪组织少的运动员中，跌倒时臀部着地使坐骨神经直接受损，常出现臀部和髋部疼痛，伴感觉异常。

ii.梨状肌综合征是由于坐骨神经通过狭窄的梨状肌时受到刺激，主动外旋和被动内旋时产生疼痛，伴有梨状肌压痛和感觉异常。

iii.肌痛是由于大腿外侧皮神经的炎症和创伤，前髋受损（如摔于坚硬地面）造成感觉障碍或感觉异常，并沿大腿外侧向下至膝盖。

2. 骨骼损伤

a）撕脱性骨折

髋部和骨盆撕脱伤常发生在竞技运动员进行极限运动时，常见于短跑运动员、跳跃运动员、足球运动员中，疼痛剧烈。

b）非骨性骨折

运动员受到暴力损伤可出现不稳定的骨盆环和髋臼骨折、稳定的骨盆骨折、股骨颈骨折、股骨粗隆下骨折。活动受限并出现髋部剧烈疼痛，稍一活动即会产生严重疼痛。

c）应力性骨折

应力性骨折患者往往有高强度训练史，剧烈、持续、进行性加重或深部持续性钝痛是应力性骨折最常见的症状。常见部位为耻骨联合、股骨颈与股骨粗隆下。

d）骺板损伤

股骨近端和髋臼的Salter-Harris骨折和股骨骨骺滑脱多见于儿童和青少年，当年轻运动员诉说髋部、大腿或腹股沟疼痛时应考虑是否有骺板损伤。原因如下：青少年生长旺盛，相比其他激素性激素缺乏，超重，剧烈活动，易于跌倒、摔倒或碰撞。常出现腹股沟区疼痛，通常指大腿和膝盖的前内侧，伴肌肉痉挛。

e）股骨头缺血坏死

持续性跛行和间歇性髋关节疼痛并放射至腹股沟区、大腿前侧和膝部，多见于儿童运动员，病变侧内收肌和髂腰肌痉挛，大腿和臀部肌肉萎缩，髋关节活动受限、屈肌挛缩。髋部疼痛和跛行多见于成年运动员，其机制是股骨头血供中断。

其他原因：

i. 创伤性血供中断（如股骨头脱位、股骨颈骨折）

ii. 外源性类固醇治疗（如皮质类固醇、合成代谢类固醇）

iii. 酗酒

iv. 气压病（如深海潜水）

v. 血红蛋白病（如镰状细胞病、镰状细胞性贫血）

vi. 脂质蓄积疾病（如高脂血症）

vii. 库欣病

viii. 怀孕

ix. 放射治疗

x. 特发性（Chandler病）

f）创伤性髋关节脱位

髋关节严重受损，见于滑雪、足球、橄榄球和棒球等运动。急性髋关节脱位在运动中较少发生。

3. 结构异常

髋关节结构异常会导致过度使用并引起髋关节疼痛。

a）股骨前倾

如果髌骨和膝骨前倾，股骨头前部不能被包绕，为了充分承受重力，腿必须向内旋转使股骨头被包绕。行走时髌骨向内，步态内收，多见于芭蕾舞蹈员和体操运动员。

b）长短腿

长短腿可引起代偿性脊柱侧弯，髋外展挛缩，腿内收挛缩。功能性长短腿需评估原发性脊柱侧弯，髋关节内收和外展挛缩，以及不均匀的内侧纵弓。

4. 炎性疾病

a）短暂性滑膜炎

急性短暂性髋关节滑膜炎是一种非特异性的自限性疾病，病因不明，可能与创伤、感染和过敏有关。表现为腹股沟区和大腿前内侧急性疼痛，髋关节活动受限，髋关节前方压痛。

b）化脓性关节炎

急性化脓性关节炎是急症，可发生于任何年龄，但主要见于新生儿和幼儿，患者有近期受伤或感染史，如中耳炎或皮炎。

由于患肢严重疼痛无法承重，常伴有焦虑、易怒、厌食和发烧（体温达40～40.5℃）

c）骨关节炎

髋关节疼痛的常见原因，可造成运动员严重残疾。骨关节炎特点是关节软骨和骨退行性改变，滑膜炎导致包膜纤维化与运动受限。骨关节炎表现为进行性疼痛，活动时加剧，休息后缓解。休息时出现关节僵硬，活动后好转。行走时易疲倦，有夜间痛（可能是主要特征），髋关节前后方有压痛。往往有捻发感和捻发音。

5. 病理状态

病理状况表现为急性骨折或疲劳骨折，类似过度使用出现的活动相关性疼痛。运动员最初有可能因为扭伤或拉伤而接受体育器械康复治疗，然后发展为病理性骨折。

病理性骨病变包括：（a）良性：骨样骨瘤、骨软骨瘤、骨巨细胞瘤、纤维异型增生。（b）恶性：骨肉瘤、软骨肉瘤、尤因肉瘤和多发性骨髓瘤。（c）转移性（老年人更常见）：乳腺癌、肺癌、肾癌、甲状腺癌、前列腺癌和结肠癌。（d）内分泌疾病：甲亢、佩吉特病、骨软化症和骨质疏松症。

6. **其他疾病状态**

a）泌尿系的疼痛（输尿管结石、膀胱炎或尿道炎）通常位于下腹部、腹股沟、髋部、大腿内侧和睾丸，与夜尿、多尿或排尿困难有关。适当的实验室检查有助于确诊。

b）妇科问题（盆腔炎性疾病=阴道炎、子宫内膜异位症、输卵管炎、卵巢囊肿以及异位妊娠）也应该考虑，涂片试验并培养有助于诊断。

c）男性患者（前列腺炎、附睾炎和睾丸炎）常有腹股沟区和大腿内侧疼痛。恰当的实验室和身体检查有助于诊断。

d）其他疾病（直肠炎、直肠周围脓肿）也不应被忽视。

9.29.1　常见神经根病的鉴别诊断

神经根	特征		鉴别诊断
	临床	肌电检查	
C5	三角肌感觉异常或感觉迟钝；三角肌无力；肱二头肌无力；肱二头肌反射减退	斜方肌（仅 C5）、冈上肌、肱二头肌、冈下肌、三角肌	肩袖异常，肩锁关节、肩胛上神经、腋神经、肱神经炎
C6	肩部至前臂外侧、拇指感觉异常或感觉迟钝；肱二头肌无力，腕反射减弱	前伸肌、桡侧腕伸肌、肱二头肌；正常伸肌；三角肌、冈上肌、冈下肌	腕管综合征，臂神经炎，肌皮神经阻滞
C7	食指和中指感觉异常或感觉迟钝；肱三头肌反射减退；肘关节伸展无力，腕关节屈曲	肱三头肌、旋前肌、桡侧腕屈肌、指伸肌、桡侧腕伸肌、尺侧腕伸肌；桡腕屈肌正中 - 反射可能异常	腕管综合征，近端正中神经阻滞
C8	感觉异常或感觉迟钝由手臂尺侧放射至第 4 和第 5 指；手部无力	指总伸肌，第 1 指，拇短展肌；正中神经和尺神经 F 波延长	肘部或 Guyon 管尺神经卡压，胸廓出口综合征
T8～10	感觉异常或感觉迟钝带状分布	椎旁，可能是肋间肌	带状疱疹

续表

神经根	特征		鉴别诊断
	临床	肌电检查	
L3	腹股沟、大腿内侧感觉异常或感觉减退，髋关节屈曲无力	内收肌；髂腰肌	腰肌和内收肌牵拉
L4	髋关节至腹股沟、大腿前侧、小腿内侧和足部感觉异常或感觉迟钝；膝反射减退；膝伸肌无力，踝关节背屈	胫前股四头肌	隐神经卡压，胫前肌综合征
L5	大腿后侧、胫前、脚背第一趾感觉异常或感觉迟钝；踝关节背屈无力，跗趾伸肌；小腿内侧肌力减弱；直腿抬高（SLR）阳性	胫前腘绳肌、髋外展肌、阔筋膜张肌、腓肠肌内侧；腓神经F波可能异常	周围神经病变
S1	臀部至大腿后侧、小腿、足外侧感觉异常或感觉迟钝；足底屈曲和踝关节外翻无力；踝反射减弱；直腿抬高（SLR）阳性	臀大肌、内侧腘绳肌、腓肠肌外侧；± 腓肠感觉神经动作电位	深部后室综合征，前交叉韧带损伤伴胫骨平台后移，足底筋膜炎；慢性肌腱损伤；持续性“网球腿”

9.30 青少年特发性脊柱侧弯

青少年特发性脊柱侧弯本质上是一种排除性诊断；详细的病史、体格检查和仔细阅读X线片将有助于正确诊断。

9.30.1 鉴别诊断

1. 神经纤维瘤病
2. 良性骨肿瘤（如骨样骨瘤）
3. 恶性或良性椎管内肿瘤
4. 脊柱感染
5. 结缔组织疾病（如Marfan综合征、Ehlers-Danlos综合征）
6. 染色体异常（如唐氏综合征）
7. 先天性脊柱侧弯

8. 脊髓空洞症
9. 脊髓栓系综合征
10.代谢性骨病（如佝偻病）
11.退行性神经疾病（如Fredrich共济失调，原发性肌肉疾病）
12.儿童椎间盘疾病

Ramirez N, Johnston CE, Browne RH. The prevalence of back pain in children who have idiopathic scoliosis. J Bone Joint Surg Am 1997;79（3）:364-368

Robinson CM, McMaster MJ. Juvenile idiopathic scoliosis. Curve patterns and prognosis in one hundred and nine patients. J Bone Joint Surg Am 1996;78（8）:1140-1148

Herring JA. In Tachdjian's Pediatric Orthopedics from the Texas Scotish Rite Hospitan for Children. 5th ed. Elsevier/Saunders; 2005

9.31　颈脑综合征、偏头痛、梅尼埃病

颈脑综合征	偏头痛	梅尼埃病
	头痛	
由头部某些位置触发	自发	自发
受头部位置变化影响	不受头部位置变化影响	不受头部位置变化影响
持续时间短(受位置影响）	持续数小时	持续数小时
	恶心 / 呕吐	
无	恶心和呕吐	呕吐
脊柱运动	脊柱运动	脊柱运动
颈椎活动受限	活动自如	不受限制
颈部肌肉痉挛		
	治疗	
颈椎牵引，颈托可改善	麦角胺生物碱可改善	20%葡萄糖输注、脱水、袢利尿剂（呋塞米）

9.32　痉挛型和强直型的区别

痉挛是锥体综合征的一种表现。强直是锥体外系综合征的一种表现。脑损伤可能影响锥体和锥体外系神经通路，导致合并发生痉挛和强直合，如脑瘫。

痉挛型	强直型
临床表现	
• 高张力特点	• 高张力特点
折刀现象（一种抓捕和屈服的感觉，快速牵拉静止的肢体产生）	铅管样强直（被动缓慢运动患者的肢端时，出现的阻抗感）
阵挛	无阵挛
肌肉牵张反射：亢进	肌肉牵张反射：不一定改变
伸趾征	足底反射正常
• 高张力分布	• 高张力分布
单瘫，偏瘫，截瘫，四肢瘫	通常在四肢，但可能有半切分布
主要影响一组肌肉，如上肢屈肌、膝关节伸肌和踝关节足底屈肌	同样也影响拮抗肌
• 相关神经症状	• 相关神经症状
无特殊	休息时摇摆、颤抖
电生理结果	
肌电图	肌电图
放松时无肌电活动	放松时有肌电活动

第 10 章

周围神经病变

10.1 腕管综合征

腕管综合征（CTS）是一种常见的临床疾病，每50人中就有1人患病且可发生在任何年龄；50%以上为双侧病变。CTS是由腕管正中神经受压所致。尺神经不受累，因为它位于腕管上方（图10.1）。

临床主要表现为麻木、刺痛、灼痛和钝痛。症状主要集中在拇指、食指、中指和部分无名指，有时可累及手掌。症状在夜间最常见且醒来时通过甩手可以缓解。这些症状可能会在白天进行诸如驾驶、搬运物品或打字之类的活动时复发。一些人的疼痛会放射到前臂，有时甚至直达颈部。很少有人会出现患肢无力或活动笨拙以及皮肤变化（干燥，肤色改变）。

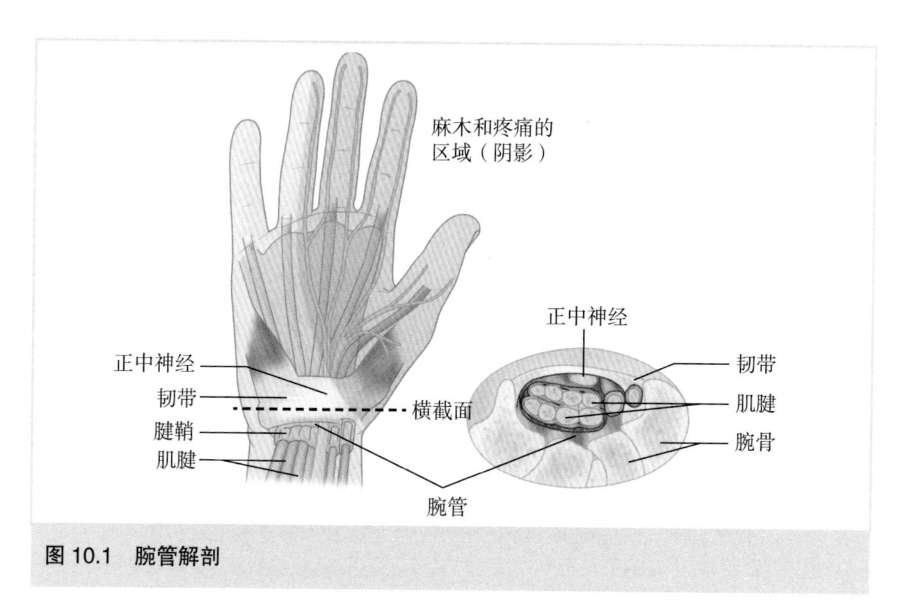

图 10.1 腕管解剖

10.1.1 有助于诊断CTS的检查

1. 体格检查

a）正中神经叩击试验（Tinel征）：叩击腕部正中神经上方的区域

出现正中神经分布区感觉异常，即为Tinel征阳性。灵敏度：28%～73%，特异性：44%～95%。

b）腕管压迫试验：在腕管上施压30秒后，患者的感觉症状复发，试验结果视为阳性。灵敏度：87%，特异性：90%。

c）屈腕试验（祈祷征）：手腕掌曲持续60秒出现相应症状为试验阳性。灵敏度：46%～80%，特异性：51%～91%。

2. 电生理检查

a）神经传导测定

被认为是CTS诊断的金标准。通过比较穿过腕管的正中神经节段与未穿过腕管的桡神经或尺神经节段的动作电位潜伏期和振幅来确诊。包括年龄、性别、手指直径、并发系统性疾病、肥胖和体温等众多因素都可能会影响某一神经的振幅和电位潜伏期。这是最敏感、最准确的检查方法，灵敏度80%～92%，特异性80%～99%。然而，假阴性和假阳性导致临床定义的CTS中有16%～34%与NCS相混淆。

b）肌电图

有高达31%的CTS患者该检测是正常的（假阴性）。多相波的增加、正锐波及纤颤电位的出现、大鱼际肌收缩时运动单位计数的减少等异常的肌电图（EMG）可用于评估病变严重程度，并可作为手术指征。

3. 超声（US）

US已经应用于CTS的诊断，并将正中神经增厚、腕管内神经受压变形以及屈肌支持带弯曲作为CTS的诊断特征。通过超声与电诊断试验的诊断效能比较发现，二者几乎同样敏感（灵敏度分别为67.1%和 64.7%）。当超声与电诊断试验（EDS）联合时，灵敏度提高到76.5%。然而，一个重大缺陷是仍有23.5%的CTS患者被漏诊。

4. 磁共振成像（MRI）

MRI对于发现CTS的罕见病理原因（例如腱鞘囊肿、血管瘤或骨畸形）作用显著。此外，矢状面图像可能会准确地显示神经压迫的严重程度，灵敏度为96%，但特异性较低，只有 33%～38%。MRI能够预测那些能从手术干预中受益的患者，但MRI诊断结果与患者的症状的严重程度没有关联，因为MRI提供的是解剖学信息，而不是关于神经损伤和功能的信息。

10.1.2　危险因素

CTS是一种特发性综合征，但某些危险因素与其发生有关。其中最重要的是：

1. 环境因素
   a）腕部长时间极度的屈伸
   b）屈肌的反复使用
   c）振动暴露
2. 疾病相关危险因素
   a）增加腕管内体积的外在因素（神经外部或内部）
      i.怀孕
      ii.更年期
      iii.肥胖
      iv.肾功能衰竭
      v.甲状腺功能减退
      vi.口服避孕药
      vii.充血性心力衰竭
      viii.年龄增长
      ix.女性
      x.自身免疫性疾病（硬皮病，狼疮）
   b）改变腕管轮廓的外在因素
      i. 桡骨远端骨折（Colle骨折）
         -直接损伤
         -创伤后关节炎
         -韧带或滑膜增厚
         -肢端肥大症
         -佩吉特病
   c）增加腕管内体积的神经内在因素
      i. 肿瘤（神经纤维瘤，脂肪瘤，黄色瘤）

ii.瘤样病变（动脉瘤，血管瘤，痛风石）

d）神经病变因素

i.糖尿病

ii.酗酒

iii.维生素毒性或缺乏

iv.接触毒素

v. 淀粉样变性（屈肌支持带浸润）

10.1.3 鉴别诊断

1. 颈神经根病（C6，C7）

a）感觉障碍（麻木和感觉异常）

颈神经根病同CTS一样可累及拇指、食指和中指，虽然通常沿前臂外侧放射，偶尔也可沿手背桡侧放射。在颈神经根病中，麻木感不规则的昼夜反复出现，每次持续不超过1小时，而在CTS中麻木感只在手部活动时出现，在休息时没有感觉异常，腕部以上也没有感觉异常。

b）疼痛

与CTS不同，颈神经根病的疼痛经常累及颈部且可能由于颈部运动引起。CTS患者夜间疼痛加剧更为明显。神经根痛的患者倾向于保持手臂和颈部静止不动，而CTS患者则晃动手臂和搓手以减轻疼痛。咳嗽和打喷嚏导致的症状加重更可能是由于神经根病引起而非CTS。

c）无力和萎缩

颈神经根痛涉及C6、C7支配的肌肉，而不是正中神经支配的C8的肌肉。在神经根病中肱桡肌和肱三头肌腱反射可能减弱或消失。

d）在CTS中，症状可通过诱发试验得以再现：

i.叩击腕管（Tinel征）

ii.腕部屈曲（Phalen征）

iii.用血压计袖带压迫并保持压力高于收缩压；正中神经感觉异常和疼痛症状可能加重（Gilliatt/Wilson袖带压迫试验）

e）EDS

虽然C6、C7神经根受压和远端正中神经卡压可能同时存在（双重挤压损伤），但通常可以鉴别，如通过肌电图体感诱发电位、神经纤维顺行/逆行传导测定等。

2. 臂丛神经病变

通常是不完全的病变，以累及多个脊柱或外周神经为特征，临床主要表现为肌肉麻痹和萎缩，腱反射消失，局部感觉障碍，肩部及手臂疼痛且活动时加剧。

a）CTS与C6神经根病

i.二者可以并存

ii.C6神经根病：

-颈肩部疼痛

-C6神经支配的肌肉无力，反射改变

-仅限于拇指的感觉丧失

-没有夜间感觉异常及神经根压迫可引起的感觉异常出现

b）上丛神经麻痹（Erb-Duchenne型）

C5和C6神经根支配的肌肉麻痹和萎缩（如三角肌、肱二头肌、肱桡肌、桡肌，偶尔还有冈上肌、冈下肌和肩胛下肌），导致特征性的Porter's tip动作（即上肢内旋、内收，前臂前旋，手掌朝外、向后）。肱二头肌和肱桡肌反射减弱或消失。三角肌区域可能有部分感觉丧失。

c）下丛神经麻痹（Dejerine-Klumpke型）

C8和T1神经根支配的肌肉麻痹并最终萎缩（即手腕和手指屈曲无力和手部小肌肉无力），造成“爪手”畸形。手指屈肌反射减弱或消失。手的内侧手臂、前臂和尺侧的感觉可能完好无损，也可能丧失。T1神经根损伤时可伴有同侧霍纳综合征。

d）神经痛性肌萎缩（Parsonage-Turner综合征）

也称为特发性臂丛神经炎。它通常以严重的近端肢体疼痛作为前驱症状，在随后7～10天内出现单条或多条周围神经显著无力，几乎不伴有麻木感。尽管很多情况下病变会累及正中神经的近端分支（例如前骨间神经），但正中神经远端分布区域的症状并不具备特异性。如果腕管中正中神经分布范围以外出现的症状不支持诊断为CTS。对于疑似病例，EDS可以协助诊断。疼痛通常会在几天内消失。这种情况是特发性的，但它被认为是一种神经丛炎，可能在病毒性疾病或免疫接种后出现。

e）胸廓出口综合征（颈臂神经血管压迫综合征）

胸廓出口综合征可以是单纯血管性的，也可以是单纯神经性的，另有很少部分是混合性的。真正的神经源性胸廓出口综合征比较罕见，好发于年轻女性，可影响臂丛神经的下干。起初，表现为局限于夜间发作的针刺感。有突变的麻木，但白天几乎没有任何症状。这是释放症状，即感觉异常仅在压迫停止后出现；该间隔与压迫的持续时间有关。臂内侧和前臂以及手的尺侧缘的间歇性疼痛是最常见的症状。感觉异常和感觉丧失分布相同。运动和反射的表现主要是下臂丛神经麻痹，特别是C8神经根受累，导致大鱼际肌无力和萎缩，类似于CTS。然而，与后者情况相反，在胸廓出口综合征中，萎缩和麻痹也往往涉及从C8和T1神经根支配的小鱼际肌，感觉障碍累及内侧手臂和前臂，且症状随着运动加重。EDS可证实下干臂丛神经功能障碍。

f）肺上沟瘤

这种肿瘤易与CTS相混淆，因为其症状可累及手部，但神经分布会因肺上沟瘤的具体位置而有所不同。对于位于肺尖的肿瘤来说，仅仅特异性地累及正中神经的纤维是极不可能的，特别是因为支配手部的神经纤维中的一些来自内侧束，一些来自臂丛的外侧束。

g）放射后神经炎

同样，臂丛神经放射后神经炎可导致极度的疼痛、手部麻木和无力，但不限于仅沿正中神经分布，EDS提示病变位于臂丛而非腕部。

3. 近端正中神经病变

a）旋前圆肌综合征

这是由于正中神经在通过旋前圆肌的两个头之间时受到压迫。其特征为：

i.前臂弥漫性疼痛

ii.手部正中神经分布异常

iii.鱼际及前臂肌肉组织无力（轻微累及或无症状）

iv.被动腕关节旋后和伸展时前臂近端疼痛

b）腱膜综合征

前臂近端的疼痛是抵抗完全旋后和弯曲的前臂被动旋前时引起的。

c）指浅屈肌弓综合征

前臂近端的疼痛是由中指的近端指间关节被动弯曲引起的。

d）前骨间神经卡压综合征（单纯的运动支）

i. 拇长屈肌（FPL）、旋前方肌和正中神经支配的深屈肌无力。拇指和食指末节指骨屈曲受损是其特征。

ii.没有相应的感觉障碍。

iii.过度旋后/旋前似乎会加重疼痛。

e）肘关节卡压（Struthers韧带）

i.正中神经支配的肌肉无力，包括旋前圆肌。

ii.手臂伸展时桡动脉搏动消失。

电生理诊断：

-近端正中神经压迫综合征的神经传导测定通常是正常的。

-肌电图持续提示前臂和手部正中神经支配肌肉的神经源性变化。

4. *颅内肿瘤*

症状有时会表现为手部麻木或刺痛、无力或协调性丧失。通常，上述症状同时伴随腱反射亢进的出现，提示病变位于中枢神经。此外，无力或感觉减退的分布不完全符合正中神经的走行。因此，细致的神经系统查体结合适当的影像学检查，如MRI，是鉴别CNS与CTS的关键。

5. *多发性硬化*

多发性硬化从症状上可能易与CTS相混淆，但通过仔细的神经病学评估可以很容易地加以鉴别。顾名思义，多发性硬化的诊断需要症状多次发作且病变位于多个部位，而这些都不是CTS的典型表现。其他中枢神经系统疾病，如肌萎缩侧索硬化或腓肠肌萎缩（CMT）症，是单纯的运动神经元病，广泛影响远端肌肉，因此所有受累及的肌肉都表现出无力症状，而不仅仅是鱼际隆起处。

6. **脊髓空洞症**

也易与CTS混淆。然而，颈髓病变导致的肢体麻木和无力的症状与CTS是完全不同的。

7. **周围神经肿瘤**

周围神经肿瘤貌似CTS。如果肿瘤位于腕管内，鉴别诊断将会十分困难，例如神经脂肪纤维瘤通常就是这种情况。关键鉴别点是周围神经肿瘤的病程相对更长。不同于CTS患者肿胀的屈肌滑膜，神经肿瘤侵犯导致的症状本身也不会随着手指的活动而移动。MRI通常有助于确诊。

Amadio PC. Differential diagnosis of carpal tunnel syndrome. Springer–Verlag Berlin; 2007:89–94

Ibrahim I, Khan WS, Goddard N. Carpal tunnel syndrome: A review of the recent literature Open Orthop J 2012;6:69–76

Atroshi I, Gummesson C, Johnsson R, Ornstein E, Ranstam J, Ros é n I. Prevalence of carpal tunnel syndrome in a general population. JAMA 1999;282（2）:153–158

Burns TM. Mechanism of acute and chronic conversion neuropathy. In: Dyck PJ, Thomas PK, eds. Peripheral Neuropathy. 4th ed. Amsterdam Elsevier; 2005:1391–1402

Werner RA, Andary M. Carpal tunnel syndrome: pathophysiology and clinical neurophysiology.（Review）Clin Neurophysiol 2002;113（9）:1373–1381

10.2 尺神经病变

尺神经卡压是上肢第二大常见的卡压性神经病变。肘部是最常见的卡压区域。较少见的卡压部位包括Struthers弓、内侧肌间隔、内上髁和深屈肌旋前肌腱膜（图10.2）。

10.2.1 肘部尺骨卡压（肘管综合征）

最常见的卡压部位（62%～69%）位于髁上沟，是由于肘关节屈曲超过内上髁时尺神经半脱位所致。尺神经进入肘管时发生的卡压是其另一个好发部位（23%～28%），其通过由肱骨内上髁、关节内侧副韧带和连接尺侧腕屈肌的牢固腱膜带形成的狭窄开口（肘管）进入前臂。屈肘可以缩小腱膜带下的开口，而伸肘可以扩大开口。尺神经卡压的发病率正在逐年增加，部分原因是由于使用手机使得肘部长时间保持弯曲状态。“弛缓性尺神经麻痹”是由肘关节骨折或骨关节炎、腱鞘囊肿、脂肪瘤或神经性（Charcot）关节病导致继发性肘管狭窄所引起的。

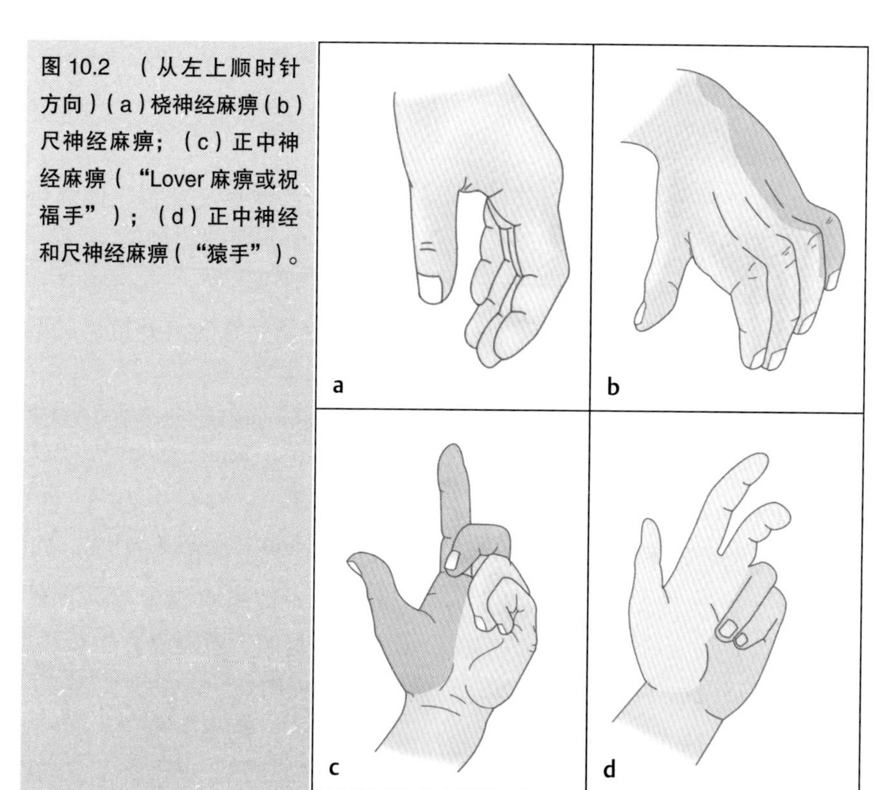

图 10.2　（从左上顺时针方向）（a）桡神经麻痹（b）尺神经麻痹；（c）正中神经麻痹（“Lover 麻痹或祝福手”）；（d）正中神经和尺神经麻痹（“猿手”）。

- 完全性神经麻痹，受累的神经分支主要支配指深屈肌和尺侧腕屈肌，引起前臂内侧肌肉萎缩。
- 神经麻痹还会导致第四和第五手指屈曲无力；如果这些手指的近端固定不动，患者就不能弯曲末端指骨。
- 小鱼际肌麻痹时，第五指外展不能。
- 骨间肌及内侧两个蚓状肌麻痹导致“爪形手”畸形，主要见于尺侧手指。

- 小鱼际肌、骨间肌和鱼际隆起内侧部可能萎缩。此外，可能出现手指运动无力，拇指处于伸直外展位。
- 手内侧的背部和手掌部分以及内侧的一个半手指都有感觉缺失。
- 尺神经受压时，位于肘关节近端的尺神经沟可出现肉眼可见的肿胀。
- Tinel征可能存在，手指交叉动作通常是异常的。

10.2.2 鉴别诊断

1. 颈神经根病（C8/T1）
   a）可能导致第四和第五指出现感觉障碍，同时累及前臂内侧。虽然肘关节是C8的分布部位，但疼痛主要位于肩部和颈部。
   b）电生理诊断
      i. 在神经根病中，C8的尺神经感觉电位是完整的，并且肘关节没有局部传导异常。
      ii.肌电图显示C8/T1正中神经支配的鱼际肌和尺神经支配的肌肉有失神经电位。
2. 胸廓出口综合征/下臂丛神经病
   a）感觉障碍不仅累及第四和第五手指，还可累及前臂内侧。
   b）小鱼际肌无力，更严重的是大鱼际肌。如果食指伸展功能保留，病变可能位于臂丛神经下干，而不是位于内侧束。
   c）EDS提示神经传导正常和臂丛神经下干损伤。
3. 脊髓空洞症
   a）分离性感觉障碍是大纤维感觉保留的特征。
   b）正中神经支配的C8运动功能和尺神经功能受损。它们通常与腿部长神经干损伤相关。
   c）由于病变的节前性质，电生理显示尺神经感觉电位正常。
   d）MRI具有诊断意义。
4. 运动神经元疾病
   a）无感觉障碍。
   b）手部内在肌肉的无力和萎缩。鱼际肌和小鱼际肌也经常受到影响。可能出现的肌束纤颤提示有广泛性肌肉受累。

5. 腕部尺神经病变（Guyon管）

也称为车把麻痹（见于骑自行车的人）。腕部是卡压第二常见的病变区域。它是由下述任何一种原因导致Guyon管内的尺神经直接受压引起的：

a）腱鞘囊肿（80%的非创伤性原因）

b）脂肪瘤

c）重复性创伤

d）尺动脉血栓形成

e）钩状骨骨折或骨折后愈合不良/豌豆骨脱位

f）炎症性关节炎

g）纤维带、肌肉或骨骼异常

h）掌肌短而肥大

10.2.3　临床表现

- 手和手指的皮肤感觉通常不受影响。
- 如果损伤仅在腕部近端，会导致手的掌面以及第四指和第五指感觉障碍，同时伴随肌肉无力，尤其是小鱼际隆起。
- 环指和小指因内部肌肉（拇内收肌、拇短屈肌深头、骨间肌和第4、5蚓状肌）无力而呈爪形。
- 掌指关节屈曲障碍导致握拳无力。
- 拇指内收障碍导致对掌无力（约减弱70%）。
- 腕部尺神经叩击试验示Tinel 征阳性（轻叩神经导致针刺、麻木感沿神经走行分布，即手的尺侧以及第四和第五手指）。
- Phalen试验阳性，即第四指和第五指感觉异常 （患者保持腕部最大弯曲30～60秒）。
- Froment 征：
  - 当尝试夹住一张纸时，指间关节屈曲代偿拇指内收障碍。
  - 拇内收肌（尺神经）失去支配掌指关节屈曲和内收的能力。
  - 拇长屈肌（骨间前神经）代偿导致的指间关节过屈。
- Jeane征：

-拇长伸肌（桡神经）代偿导致的拇指过伸和拇指内收。

-拇内收肌（尺神经）代偿导致的指间关节伸展及拇指内收障碍。

- Wartenberg征：小指呈外展姿势。
- 电生理诊断

-最特异性的表现是，与小指展肌相比，第一背侧骨间肌远端运动潜伏期延长。

-肌电图显示大鱼际肌、小鱼际肌或尺神经支配的前臂肌活跃或慢性的失神经电位。

尺管综合征和肘管综合征的鉴别：

肘管综合征表现为：

- 无爪型手
- 手背感觉缺失
- 尺神经支配的外部肌肉的运动缺陷
- 肘部Tinel 征阳性
- 肘部屈曲试验阳性

Kimura J. Mononeuropathies and entrapment syndromes: In: Kimura J, ed. Electrodiagnosis in Diseases of Nerve and Muscle: Principles and Practice. 3rd ed. Oxford–New York; 2001:711–750

Tagliafico A, Resmini E, Nizzo R, et al. The pathology of the ulnar nerve in acromegaly. Eur J Endocrinol 2008;159（4）:369–373

Andreisek G, Crook DW, Burg D, Marincek B, Weishaupt D. Peripheral neuropathies of the median, radial, and ulnar nerves: MR imaging features. Radiographics 2006;26（5）:1267–1287

Murata K, Shih JT, Tsai TM. Causes of ulnar tunnel syndrome: a retrospective be study of 31 subjects J Hand Surg Am 2003;28A:647–651

Posner MA. Compressive ulnar neuropathies at the elbow: I. Etiology and diagnosis. J Am Acad Orthop Surg 1998;6（5）:282–288

10.3 爪形手

（也称为棘爪或尺爪）

这是一种常见的临床畸形，也称为“手内在肌阴性”手。其特征是掌指关节过度伸展，近端和远端指间关节弯曲（图10.2）。

尺神经麻痹导致爪形手，即小指和无名指呈爪形。与低位尺神经麻痹相比，高位尺神经麻痹不易出现爪形手。手指外展/内收受限，骨间肌肉萎缩，最明显的是在第一指蹼间隙和小鱼际隆起处。受累神经分布区会出现麻木感。尺神经麻痹时，小指通常远离无名指，处于永久性外展位（Wartenberg征）。

10.3.1　原因

1. 尺神经麻痹

在这种情况下，所有的骨间肌和尺侧的蚓状肌全部瘫痪，但食指和中指的正中神经支配的蚓状肌被保留了下来。因此，爪形手仅限于无名指、小手指和拇指。尺神经麻痹最常见的原因是手腕撕裂伤。肘部尺神经受压会导致爪形手和尺神经感觉障碍。没有感觉缺失的自发性爪形手最有可能是由于豌豆骨-钩状骨关节区域的腱鞘压迫了运动分支。

2. 尺神经和正中神经麻痹

表现为完全性爪形手。这种畸形也是C8和T1神经根损伤的结果。

3. 麻风病引起的神经麻痹

在世界范围内，麻风病仍然是爪形手最常见的病因。

10.3.2　鉴别诊断

貌似爪形手的一些疾病。

1. Volkmann挛缩

这种深屈肌筋膜室压迫综合征导致前臂深部肌腱缺血性坏死，引起手指屈曲挛缩。浅表肌腱通常并不受累，但内在肌腱也可能挛缩。这使得手指的所有关节都发生弯曲，而不会发生掌指关节过度伸展。屈肌腱处于紧张状态。

2. 内在肌挛缩

由于外伤导致缺血，产生与爪形手相反的畸形，即内在肌紧张，或手内肌阳性，而不是松弛的手内肌阴性的爪形手。这种情况在类风湿关节炎中常见，并可能导致鹅颈畸形。

3. Dupuytren挛缩

通常累及小指和无名指，症状类似爪形手，但是掌指关节是弯曲的，挛缩的手指不能被动伸展。对手掌中Dupuytren组织的触诊可证实这一诊断。

4. **先天性屈曲挛缩（曲指畸形）**

这种疾病通常只累及小指，经常是双侧的且是遗传性的。出生时症状即存在。手指在近端指间关节处弯曲，通常不能被动地完全伸直。

a）痉挛手

这种情况是由上运动神经元麻痹引起的，通常表现为拇指在手掌中呈紧握畸形以及屈肌腱的紧张，这些肌腱不能轻易被动伸展。手腕也呈典型的弯曲。

b）神经病

各种肌营养不良表现为非典型的形状各异的手畸形。

Preston DC, Shapiro BE. Proximal, distal, and generalzed weakness. In: Daroff RB, Fenickel GM, Jankovic J, Mazziott JC, eds. Bradley' s Neurology in Clinical Practice. 6th ed. Philadelphia PA: Elsevier; 2012:chap 25

Sapienza A, Green S. Correction of the claw hand. Hand Clin 2012;28（1）:53–66

10.4 Dupuytren 挛缩

必须将Dupuytren病与其他几个影响手的疾病相鉴别，包括扳机指、狭窄性腱鞘炎、神经腱鞘囊肿或软组织肿块。与Dupuytren挛缩不同，扳机指通常伴随屈曲疼痛，随后不能伸展受影响的手指（图10.3）。

狭窄性腱鞘炎可以通过疼痛和过劳或外伤病史与Dupuytren病相鉴别。在掌指关节处可触及一个小的、可移动的结节，很可能是一个腱鞘囊肿。软组织肿块也必须排除在诊断之外，特别是如果患者明显比典型的Dupuytren病患者年轻，并且没有其他危险因素。

年龄小于40岁且无手背或足背受累的患者不太可能患有Dupuytren病；但必须排除肉瘤的可能。活检的病理结果很可能会提示良性病因（如脂肪瘤、包涵体囊肿）。

10.4.1 鉴别诊断

- 上皮肉瘤
- 纤维瘤/神经纤维瘤
- 脂肪瘤
- 巨细胞瘤

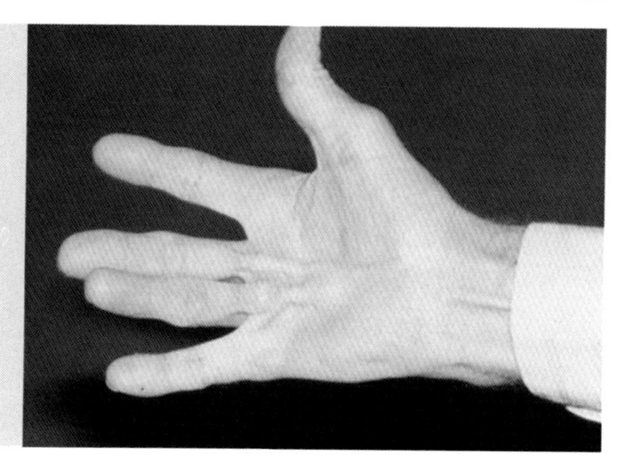

图 10.3　Dupuytren 挛缩使手掌表现为肿块样，筋膜缩短，手掌皮肤起皱、变浅和增厚，两指屈曲畸形不一。

Rayan GM. Dupuytren disease: Anatomy, pathology, presentation, and treatment. J Bone Joint Surg Am 2007;89（1）:189-198

Young DM, Hansen SL. Current diagnosis and treatment: Surgery 13e; In: Doherty GM, ed. Chap 42 Hand Surgery. New York: The Mcgraw Hill Company; 2010

- 狭窄性腱鞘炎的肌腱结节
- 手掌肌腱炎
- 创伤性疤痕
- 腱鞘囊肿
- 胼胝组织
- 手掌神经节
- 类风湿关节炎继发性病变
- 皮肤角化病
- 非Dupuytren病

10.5　桡神经麻痹

桡神经是臂丛后束的延续，由脊髓C5～C8水平的纤维组成。它下行经过腋窝后壁，进入三角区。然后在肱骨表面的桡神经沟中向远端延伸。在前臂近端发出骨间后分支，在前臂背侧继续发出分支支配手腕和手指的其余伸肌（图10.2）。

1. 腋窝受压

影响桡神经后束的腋部损伤并不常见。这些损伤可能的原因包括：

拐杖压迫肱骨或腋窝肌肉造成的神经压迫（“拐杖麻痹”）、醉酒睡眠时手臂姿势不当、起搏器导管损伤、投掷物损伤、肩关节脱位或肱骨近端骨折。

严重的腋窝损伤会导致：

a）肱三头肌和更多由桡神经支配的远端肌肉无力

b）手外观异常（手腕下垂）

c）肱三头肌（C6～C8）和肱桡肌（C5～C6）反射减退或消失

d）上肢和前臂的伸肌区域以及手的背部和前四个手指背部的感觉丧失

2. 肱骨桡神经沟的压迫

桡神经损伤在这个区域最常见。肱骨正后方的桡神经中段易受直接压迫损伤。损伤通常是由移位的肱骨干骨折引起的。最典型的桡神经损伤发生在醉酒睡眠时，此时手臂长时间被压在床上或长凳上（“星期六晚”麻痹），或全身麻醉时手臂位置不当，或由于陈旧性肱骨骨折形成骨痂所致。可能存在家族史或潜在疾病，如酒精中毒、铅和砷中毒、糖尿病、结节性多动脉炎、血清病或晚期帕金森病。

临床表现类似于腋窝病变，除了：

a）肱三头肌和肱三头肌反射正常。

b）上肢伸肌感觉是正常的，而前臂的感觉可能是正常的也可能是异常的，这取决于支配该部位的神经从桡神经发出的位置。桡神经沟远端及肘部以上桡神经分叉前、肱桡肌和桡侧腕长伸肌远端处的病变，其症状与桡神经沟病变相似，但有以下例外：

i.肱三头肌反射正常。

ii.肱桡肌和桡侧腕长伸肌没有受影响。

3. 肘部受压

肘关节上方的桡神经在进入手臂前骨筋膜室之前，发出分支分别支配肱肌、喙肱肌、桡侧腕长伸肌，之后分成骨间后神经和桡浅神经。骨间后神经是桡神经的深层运动分支，穿过前臂上部旋后肌的纤维带（旋后肌腱弓）。卡压被认为是由于：

a）神经进入旋后肌的纤维腱弓（旋后肌腱弓）

b）在旋后肌的实质内（旋后肌管综合征）

c）桡侧腕短伸肌的腱缘锐利

d）桡侧肱骨关节囊存在一条收缩带。

此疾病有两个特征性的临床症状，将在后续内容中讨论。

桡管综合征（RTS）

桡管内包含桡神经及其两个主要分支：骨间后神经和桡神经浅支。强制重复旋前、旋后或旋后肌附着处发炎（如网球肘）可能会损伤神经，有时桡侧腕短伸肌的尖锐腱缘也参与此损伤过程。

虽然在桡管综合征和骨间后神经病综合征（PIN）中，被压迫的是同一条骨间后神经，但患者表现出完全不同的症状。

RTS患者通常表现为前臂外侧近端疼痛，而肌肉无力或瘫痪不是其主要临床表现，必须与外上髁炎相鉴别。这是一种在影像学或神经传导测定上没有明显阳性表现的疼痛现象。而外上髁炎在出现骨间后神经病变综合征的情况下才得以表现。

诊断主要依靠临床表现。其特征是前臂上部伸肌群深部的外侧钝痛。在骨间后神经进入旋后肌群的部位，桡侧长伸肌有压痛。当患者在伸展肘部和腕部时，疼痛随着强制旋后或中指的抵抗伸展（中指测试）而加剧。尽管压迫部位与骨间后神经病相似，但与之不同的是，通常不伴有肌肉无力症状。手术减压可缓解症状。

骨间后神经病

结构性病变，如脂肪瘤、腱鞘囊肿、类风湿性滑膜增生、纤维瘤和肘关节脱位，可能引起桡神经和骨间后神经受压而导致骨间后神经病。后者也可能是卡压的结果。卡压被认为是由于：

a）神经进入旋后肌的纤维腱弓（旋后肌腱弓）

b）在旋后肌实质内（旋后肌管综合征）

c）桡侧腕短伸肌的腱缘锐利

d）桡侧肱骨关节囊存在一条收缩带

临床上，拇指和手指有明显的伸肌无力（手指下垂）。与桡神经麻痹的区别在于，由于桡侧腕长伸肌和腕短伸肌正常，腕部伸肌无力少见（没有腕下垂），并且当尺侧腕伸肌部分麻痹时，腕部将径向偏离。肱桡肌和旋后肌不受累及。不存在感觉损失。疼痛可能在发病时出现，但通常不是该综合征的显著特征。

尽管临床检查是诊断骨间后神经病变综合征的关键，但应通过神经传导速度测定获取更多的信息。由于运动功能丧失是骨间后神经病变综合征的标志，肌电图的评估通常是阳性的（与RTS相反）。在严重情况下，神经传导速度测定可显示肘关节段的运动传导减慢，或远端运动电位幅度轻微降低。肌电图可显示神经源性改变。

一旦诊断出PIN麻痹，应警惕脂肪瘤所致的可能，因为它们是引起PIN综合征最常见的肿瘤。其他的病因可能包括来自前囊的腱鞘囊肿、类风湿病、化脓性肘关节炎、滑膜软骨瘤病和血管炎。同时还应该排除其他肢体近端病因，例如颈椎病变（C7神经根病不会引起肱三头肌和腕屈肌的无力，这点不同于PIN病变）、臂丛和肱骨干水平的桡神经本身的病变。最后，伸肌腱断裂或指伸肌腱半脱位也可能产生类似于PIN的症状。

对于4～8周预期治疗无效的病例，应采用手术松解骨间后神经并解除包括Frohse弓在内的所有压迫。

4. 腕部桡神经损伤

桡浅神经感觉分支由于其解剖位置的特殊性（通过拇长伸肌腱，通常可以用拇指在此处触及），在腕部损伤时经常受累。绷紧的石膏带、表带、运动带和手铐可能会引起表浅的桡神经感觉分支短暂受压，从而导致手部桡侧背部的感觉缺失、感觉减退或感觉过敏。麻烦的往往不是感觉缺失，疼痛性感觉异常或感觉迟钝的进展可能是更大的问题，且各种形式的治疗效果均有限。

非手术疗法包括消除诱发或加重症状的原因，从而在数周内使桡神经功能障碍自然恢复。通常既不需要注射激素，也不需要从粘连的疤痕组织中松解神经。

5. 桡神经麻痹的鉴别诊断

a）脑病变

i. 作为一种无意识的共同感觉机制，在牢牢抓住一个物体的过程中，可能同时出现背伸动作。

ii. 反射亢进，病理反射（肱三头肌反射，手指屈曲反射—Tromner试验，Hoffman试验）

b）C7根神经根病

i.伸肌和屈肌无力

ii.颈部疼痛

iii.感觉障碍

iv.有时伴有鱼际肌无力

c）脊髓性肌萎缩

d）Steinert强直性肌营养不良（前臂远端肌肉萎缩）

e） 类风湿关节炎导致的手指伸肌受累

f）前臂缺血性肌肉坏死

g）风湿病可能会与前臂伸肌室神经肌肉无力表现相似。例如，De Quervain腱鞘炎可引起桡神经浅支分布区的疼痛。

Böhringer E, Weber P. Isolated radial nerve palsy in newborns–case report of a bilateral manifestation and literature review. Eur J Pediatr 2014;173（4）:537–539

Green’s Operative Hand Surgery. 6th ed. In: Wolfe–Hotchkiss et al –Churchill –Livingstone; 2010

Andreisek G, Crook DW, Burg D, Marincek B, Weishaupt D. Peripheral neuropathies of the median, radial, and ulnar nerves: MR imaging features. Radiographics 2006;26（5）:1267–1287

Wang LH, Weiss MD. Anatomical, clinical, and electrodiagnostic features of radial neuropathies. Phys Med Rehabil Clin N Am 2013;24（1）:33–47

Jou IM, Wang HN, Wang PH, Yong IS, Su WR. Compression of the radial nerve at the elbow by a ganglion: two case reports. J Med Case Reports 2009;3:7258

10.6　感觉异常性股痛

（Bernhardt-Roth综合征）

外侧皮神经是起源于腰丛（L2～L3）的单纯感觉神经分支。它斜穿过髂肌，在腹股沟韧带外侧下方进入大腿，支配大腿前外侧的皮肤。

感觉异常性股痛是由于该神经通过腹股沟韧带及其与髂前上棘内侧1～2cm连接开口处受到压迫而引起的一种疾病。麻木是最早出现也是最常见的症状。患者也会感到疼痛、感觉异常（刺痛和烧灼感），并且经常表现为大腿前外侧触觉–痛觉–温度觉的减退。尤其好发于穿着紧身衣（如束带、紧身牛仔裤、紧身内衣和露营装备）的肥胖人群。腹腔及盆腔内病变可在其漫长病程中直接也可对神经造成损伤，腹胀（由腹水、妊娠、肿瘤或系统性硬化症引起）、椎间盘截骨术后如果移植髂嵴时取骨点距髂前上棘过近（<2cm），也可能会伤及神经。

10.6.1 鉴别诊断

1. 股神经病

   感觉变化往往比感觉异常性股痛更倾向于前内侧，有时症状延伸到内踝和蹲趾。

2. L2和L3神经根病

   由于股四头肌麻痹，通常导致膝关节伸展无力，并且由于髂腰肌无力，也会出现髋关节屈曲受限。

3. 腹部或骨盆肿瘤压迫神经

   伴有胃肠道或泌尿生殖系统症状。

Cheatham SW, Kolber MJ, Salamh PA. Meralgia paresthetica: a review of the literature. Int J Sports Phys Ther 2013;8（6）:883-893

Erbay H. Meralgia paresthetica in differential diagnosis of low-back pain. Clin J Pain 2002;18（2）:132-135

10.7 股神经病

股神经起源于腰丛的L2，3，4根的后分支。神经穿过并支配髂肌和腰肌。然后下行到腹股沟韧带下方，在股动脉的外侧，进入大腿的股三角，分为前部和后部。穿透撕裂伤或投射伤、股骨血管造影术并发症、腹膜后肿瘤或脓肿、放射线、骨盆或股骨骨折、手术台体位不当、髋关节置换和肾移植都有可能造成股神经损伤。

股神经损伤引起股四头肌麻痹，从而导致膝关节伸展无力。近端损伤也可能引起髂腰肌无力而导致髋关节屈曲受限。大腿前侧和内侧感觉丧失，有时延伸至内踝和蹲指。肌电图显示神经源性变化，电生理检测显示运动电位振幅降低。

10.7.1 鉴别诊断

1. 高位腰椎间盘突出症

   a）在单纯股神经麻痹中，内收肌的功能和反射保持完整，而当L2～3神经根损伤时表现为内收肌无力。

b）在L4神经根病变时，胫骨前肌也受到影响。

c）感觉缺失分布是各种类型病变的特征性表现。

2. 糖尿病神经病变
3. 腰丛麻痹
4. 多发性硬化症
5. 关节炎性肌肉萎缩
6. 股骨近端肉瘤
7. 结节病，结节性多动脉炎，系统性红斑狼疮
8. HIV-1相关多发性单神经病
9. 关节炎性肌肉萎缩
10. 膝关节伸肌缺血性梗死
11. 股四头肌营养不良症
12. 糖尿病患者注射胰岛素后脂肪营养不良

Al-Ajmi A, Rousseff RT, Khuraibet AJ. Iatrogenic femoral neuropathy: two cases and literature update. J Clin Neuromuscul Dis 2010;12（2）:66-75

Barr K. Electrodiagnosis of lumbar radiculopathy. Phys Med Rehabil Clin N Am 2013;24（1）:79-91

Pendergrass TL, Moore JH. Saphenous neuropathy following medial knee trauma. J Orthop Sports Phys Ther 2004;34（6）:328-334

10.8 腓神经病变

参见第9章“足下垂”一节。

10.9 尾骨痛

尾骨疼痛的原因包括外伤、脱臼和原发性或继发性恶性肿瘤。骶骨或尾骨的肿瘤大多是恶性的。急性突发性创伤包括内部创伤（例如分娩）和外部创伤（例如尾骨外伤）。非突发性创伤主要见于久坐者。尾骨痛可能发生于某些医疗检查后，如结肠镜检查。也有些尾骨痛是特发性的。

10.9.1 鉴别诊断

1. 尾骨骨折
2. 复杂性区域疼痛综合征

3. 子宫内膜异位症
4. 子宫肌瘤
5. 尾骨脱臼
6. 骶尾部脱位
7. 盆腔恶性肿瘤
8. 坐骨滑囊炎
9. 痔疮
10.腰椎退行性椎间盘疾病
11.卵巢囊肿
12.骶髂关节、腰骶部、子宫或卵巢疼痛
13.直肠周围脓肿
14.潜毛性囊肿
15.腰椎小关节病
16.腰椎病和脊椎前移
17.机械性下部腰痛
18.梨状肌综合征
19.痉挛性肛痛

Blocker O, Hill S, Woodacre T. Persistent coccydynia–the importance of a differential diagnosis. BMJ Case Rep 2011;2011
Patijin J, Janssen M, Hayek S, et al. Coccygodynia Pain Pract 2010;10（6）:554–559
Johnson A, Rochester AP. Coccydynia. J Woman's Health Phys Ther 2006;30（2）:40

10.10 跗管综合征

胫神经卡压引起的综合征。体征和症状包括烧灼感、刺痛和足底疼痛。

10.10.1 前跗管综合征

当腓深神经通过踝关节背侧的伸肌支持带下方时，腓深神经受到压迫。它通常与水肿、骨折、脚踝扭伤或穿过紧的靴子导致的外部压力有关。这种压迫导致趾短伸肌麻痹和萎缩。第一趾间隙的终末感觉分支可能受到影响，偶尔在脚踝处出现Tinel征（图10.4）。

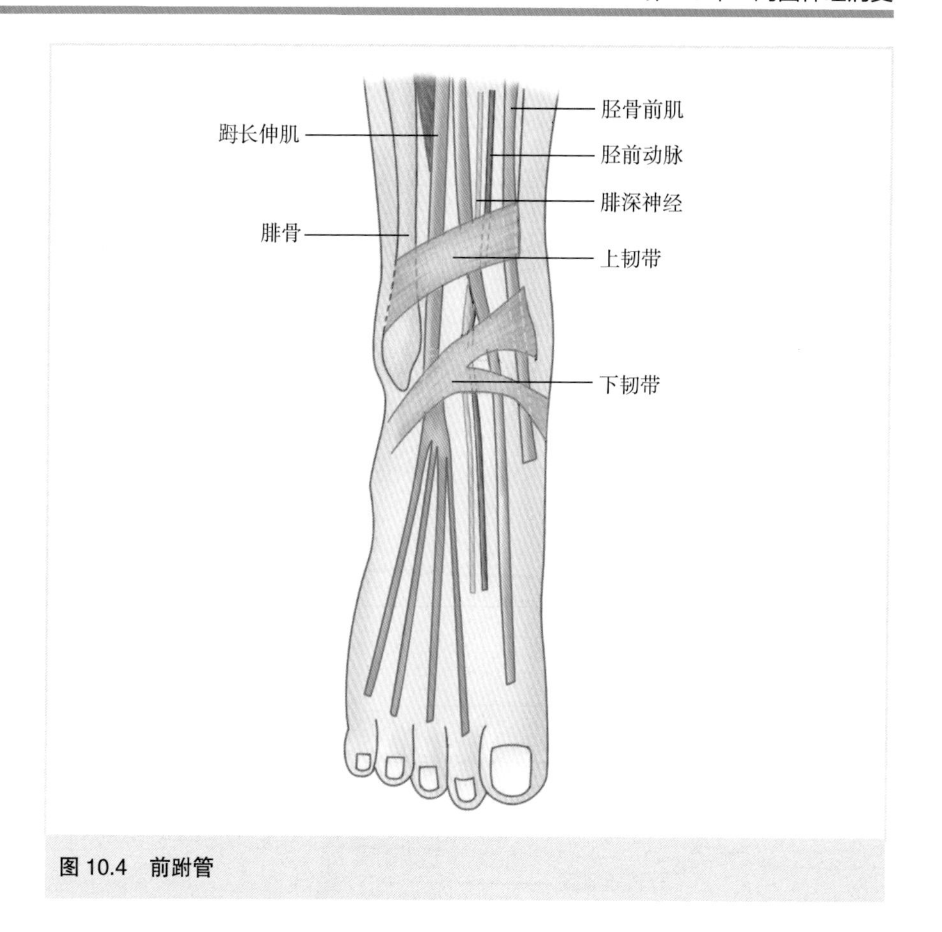

图 10.4　前跗管

10.10.2　后跗管综合征

踝关节内踝后方被连接胫骨远端和跟骨的足屈肌韧带覆盖的胫神经受压。通常与局部创伤（17%～43%）有关，如踝关节附近的骨折、踝关节扭伤；关节病、腱鞘炎和类风湿关节炎约占10%；肿瘤（胫神经鞘瘤）和腱鞘囊肿均很少见（最多8%）；而血管迂曲相对常见（17%）。肥厚或附着的肌肉和肌腱可能会撞击跗管并压迫神经。糖尿病、甲状腺功能减退、痛风、黏多糖病可能是诱因。压迫导致足底内侧和外侧神经的分布感觉减退，内踝下方屈肌韧带叩击试验提示Tinel征阳性。肌电图和神经传导速度测定可用于辅助诊断（图10.5）。

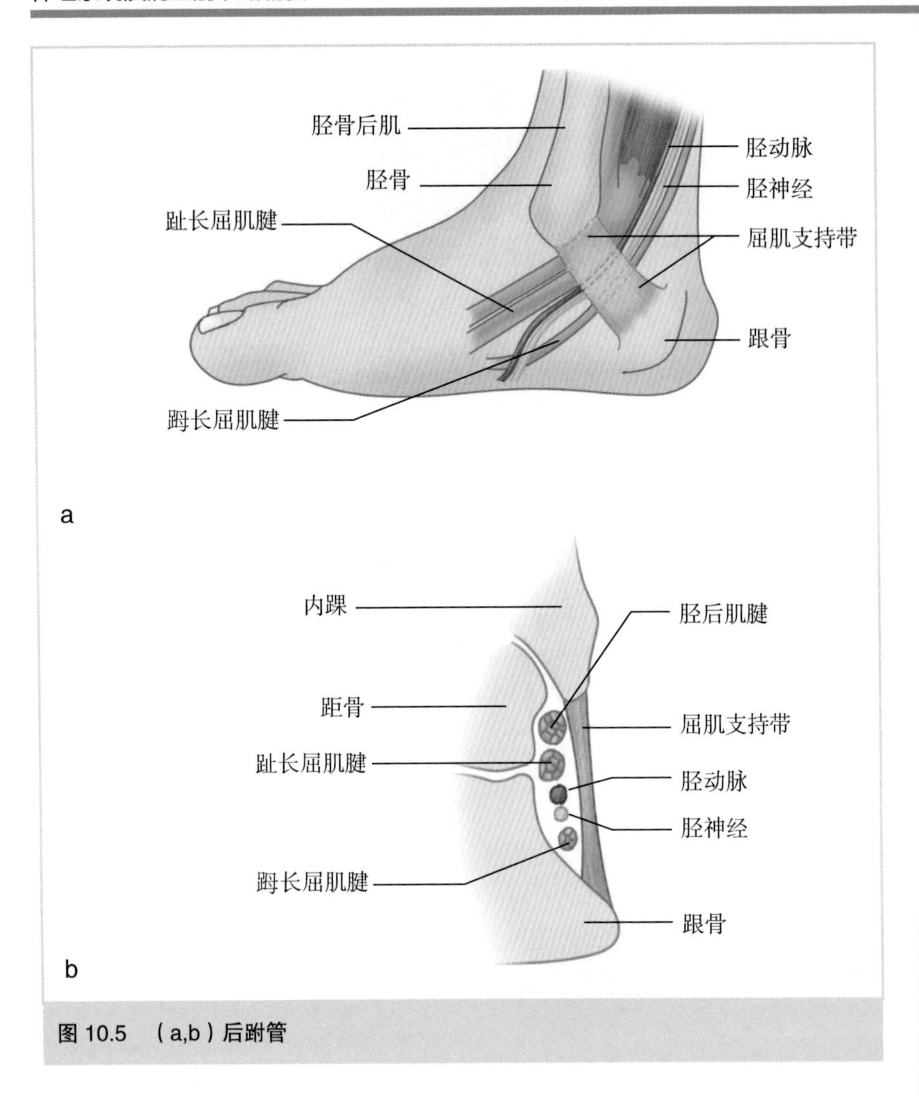

图 10.5 （a,b）后跗管

10.10.3 鉴别诊断

1. 多发性神经病（糖尿病）

   前足掌感觉异常是其常见症状，通常累及双侧。

2. L5和S1神经根综合征（神经根病或神经丛病）

   与严重疼痛相关的足趾背屈无力及趾短伸肌萎缩，应高度怀疑L5～S1神经根综合征。与此相反，非神经根型感觉缺失恰好与腓深神经的分布区相对应，查体Lasegue征阴性且剩余肌肉尤其是踇长伸肌功能正常，可作为确诊依据。

3. 局部缺血

这种外周血管疾病可能性也必须考虑。

4. 深屈肌骨筋膜室综合征

可出现远端胫神经病变的临床表现。腰椎管狭窄症患者行走一定距离后出现的疼痛（“神经性跛行”）通常是双侧的，不同于跗管综合征的疼痛。

5. Morton跖骨疼痛

位于第三和第四脚趾之间的Morton跖骨疼痛典型的撕裂样、电击样剧痛是由机械应力和足弓压迫导致的，因此不同于在跗管综合征中足底持续的烧灼感。

6. 跟骨骨刺、关节病、筋膜和韧带的炎症改变

这些问题不会产生典型的神经病理性疼痛。

Mumenthaler M. [Tarsal tunnel syndrome. Diagnosis and differential diagnosis] Wien Klin Wochenschr 1993;105（16）:459-461

Krause KH, Witt T, Ross A. The anterior tarsal tunnel syndrome. J Neurol 1977;217（1）:67-74

Mahan KT, Rock JJ, Hillstrom HJ. Tarsal tunnel syndrome. A retrospective study. J Am Podiatr Med Assoc 1996;86（2）:81-91

Kushner S, Reid DC. Medial tarsal tunnel syndrome: a review. J Orthop Sports Phys Ther 1984;6（1）:39-45

10.11　Morton 神经瘤（趾间神经瘤）

趾间神经瘤最常见的临床表现是位于第三和第四跖骨之间（第三间隙）的疼痛，并放射到第三和第四足趾。患者通常描述其为间歇性、“游走性”烧灼痛。通常，鞋袜过紧和/或穿高跟鞋或足部活动增加会加剧疼痛。通常通过脱下鞋子并摩擦前脚可缓解疼痛。偶尔，这些症状出现在第二间隙，放射至第二和第三脚趾。女性趾间神经瘤的发病率是男性的8～10倍。其机制可能是跖趾关节的慢性过伸（穿高跟鞋），束缚和刺激了穿过跖横韧带的神经，从而导致了压迫性神经病。

10.11.1　鉴别诊断

1. 神经性疼痛、刺痛或麻木
2. 周围神经病的症状通常更广泛（累及全足或呈手套袜套状分布，

而不是单单局限于两个足趾及二者的间隙，症状表现为麻木而非疼痛，除非在发病早期）。

a）退行性椎间盘疾病通常伴有运动、感觉及反射的变化，而不单单累及两个足趾及二者的间隙。

b）跗管综合征表现为跗管（内踝）处Tinel征阳性，且麻木仅限于足底（无足背麻木）。

c）足底内侧或外侧神经损伤

3. MTP关节病变

a）由类风湿关节炎或非特异性滑膜炎引起的小MTP关节滑膜炎，其压痛部位在跖骨头或MTP关节，而不是跖骨间隙。

b）脂肪垫的萎缩和足底脂肪垫或包膜的退变在跖骨头或MTP关节处有压痛，而不是跖骨间隙。

c）PTP小关节半脱位或脱位在跖骨头或MTP关节上有压痛，而不是在跖骨间隙。

d）MTP关节炎在跖骨头或MTP关节上有压痛，而不是在跖骨间隙。

4. 足底病变（图10.6和图10.7）

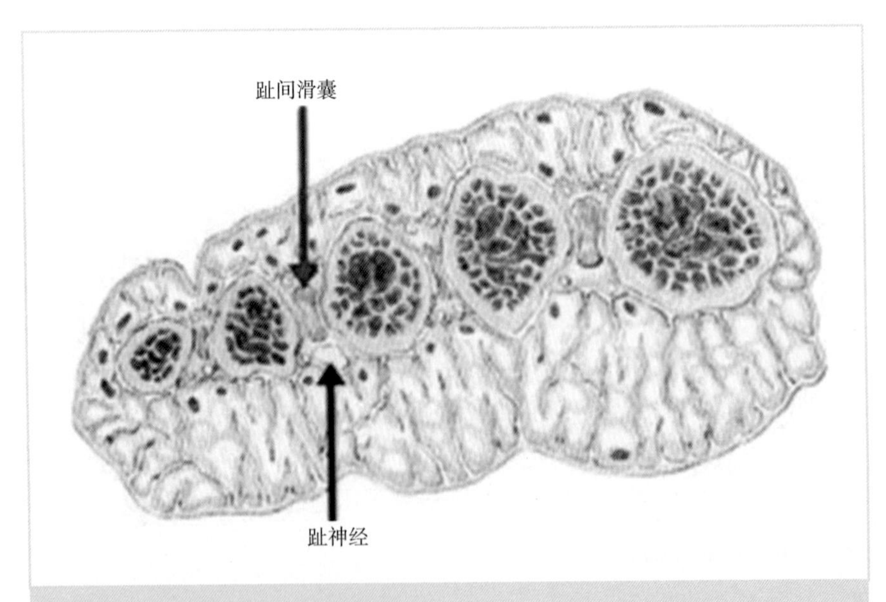

图 10.6　跖骨头水平的右足冠状截面

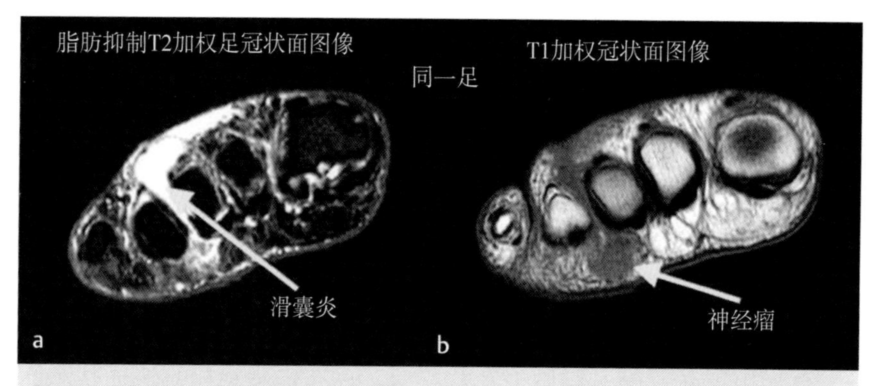

图 10.7　右足冠状截面的核磁共振图像。(a)T2 加权核磁共振图像：滑囊炎信号更高，因炎症积液而导致边缘强化征象。(b)T1 加权核磁共振图像：Morton 神经瘤表现为斑片状强化，通常发生在跖骨头足底侧。

a）滑膜囊肿通常表现为柔软的肿块，但没有麻木或刺痛。

b）间隙软组织肿瘤：腱鞘囊肿、滑膜囊肿、脂肪瘤、软组织肿瘤；通常表现为柔软的肿块，但没有麻木或刺痛。

c）脓肿；足底脓肿：通常表现为柔软的肿块，但没有麻木或刺痛

Zanetti M, Weishaupt D. MR imaging of the forefoot: Morton neuroma and differential diagnoses. Semin Musculoskelet Radiol 2005;9（3）:175–186

Sharp RJ, Wade CM, Hennessy MS, Saxby TS. The role of MRI and ultrasound imaging in Morton's neuroma and the effect of size of lesion on symptoms. J Bone Joint Surg Br 2003;85（7）:999–1005

Bignotti B, Signori A, Sormani MP, Molfetta L, Martinoli C, Tagliafico A. Ultrasound versus magnetic resonance imaging for Morton neuroma: systematic review and meta–analysis. Eur Radiol 2015;25（8）:2254–2262

Bencardino J, Rosenberg ZS, Beltran J, Liu X, Marty–Delfaut E; Morton's Neuroma. Morton's neuroma: is it always symptomatic? AJR Am J Roentgenol 2000;175（3）:649–653

10.12　手足刺痛

手、足或二者均有刺痛是一种常见且令人烦恼的症状。这种刺痛感有时是良性的（当一个人睡着时胳膊压在头下，或者一个人盘腿时间太长时对神经造成压迫），通常是无痛的，并且可通过解除神经压迫而迅速缓解。然而，在许多情况下，手足的刺痛可能是严重的、偶发的或慢性的，还会伴随其他症状，如疼痛、瘙痒、麻木和肌肉萎缩。在这种情况下，刺痛感可能是创伤、细菌或病毒感染、毒性接触和全身

性疾病造成神经损伤的迹象。

这种神经损伤被称为周围神经病，因为它影响远离大脑和脊髓的神经，通常在手或足。随着时间的推移，周围神经病变会恶化，导致行动能力下降，甚至残疾。

10.12.1 原因和鉴别诊断

1. 糖尿病

是周围神经病变最常见的病因之一（30%）。刺痛和其他症状通常首先出现在双脚，然后上升到腿部，接着是刺痛和其他症状影响双手，并上升到手臂。另外30%的周围神经病变是特发性的，其余40%是由各种其他原因引起的。

2. 神经卡压综合征

a）腕管综合征

b）尺神经麻痹

c）腓神经麻痹

d）桡神经麻痹

3. 系统性疾病

a）肾脏疾病

b）肝病

c）血管损伤和血液疾病

d）淀粉样变性

e）结缔组织疾病和慢性炎症

f）激素失衡（包括甲状腺功能减退）

g）侵袭神经的癌症和良性肿瘤

4. 维生素缺乏症

维生素E、B_1、B_6、B_{12}和烟酸对健康的神经功能至关重要。

a）硫胺素：营养不良、酗酒者，胃手术后

b）吡哆醇：过量用药也会导致神经病变

c）维生素E：可能与小脑综合征有关

d）维生素B_{12}：以感觉神经病变为主，累及脊髓

e）Strachan综合征：伴有生殖器皮炎的疼痛感觉神经病，视神经

病和耳聋，病例报道多来自热带国家。

f）乳糜泻：在缺乏维生素的情况下，乳糜泻是否会导致神经病变，存在争议。

5. 酗酒

酗酒者更有可能患有维生素B_1或其他重要的维生素缺乏症，因为不良的饮食习惯通常会导致周围神经病变。酒精中毒本身也有可能导致神经损伤，一些研究人员称这种情况为酒精性神经病变。

6. 毒素

a）重金属（铅、砷、汞和铊）

b）工业和环境化学药品（丙烯酰胺、有机磷酸盐、二硫化碳、有机溶剂如正己烷和甲基正丁基酮）

c）药物

i. 特别是用于肺癌的化疗药物（阿霉素、胺碘酮、氯喹、氨苯砜、双硫仑、乙胺丁醇、金制剂、异烟肼、甲硝唑、铂剂：顺铂和卡铂、长春新碱）

ii.一些抗病毒和抗生素药物（呋喃妥因、一氧化二氮、核苷类似物逆转录酶抑制剂、苯妥英、盾叶鬼臼树脂、吡哆醇、苏拉明、沙利度胺）

7. 传染病

a）莱姆病

b）带状疱疹（水痘带状疱疹）

c）巨细胞病毒感染

d）EB病毒感染

e）单纯疱疹病毒感染

f）慢性活动性肝炎

g）艾滋病病毒/艾滋病

8. 自身免疫性疾病

a） 吉兰-巴雷综合征

b）系统性红斑狼疮或其他结缔组织疾病

c）类风湿关节炎

d）原因不明的单克隆丙种球蛋白病

9. 遗传性疾病

包括一组统称为CMT病的疾病

10.损伤

通常与创伤有关，神经可能被压缩、挤压或损坏，导致神经疼痛。例如椎间盘突出或椎骨脱位引起的神经压迫。

10.13 周围神经病

周围神经病非常常见，对称性多发性神经病的患病率约为2.4%;以老年人多发。虽然许多病人没有严重残疾，但疼痛症状多见，一些神经病变是进行性的，致残的，最终变为致命性的。

周围神经病变的典型症状是手足麻木和刺痛，可向近端发展，伴有不同程度的肌肉无力、萎缩、运动失调、感觉异常疼痛和自主神经功能障碍。不同类型的周围神经病可以分别影响感觉神经、运动神经、自主神经或混合神经。

周围神经病可涉及感觉、运动或自主神经症状以及腱反射消失的鉴别诊断。如果出现认知或感觉症状，周围神经病不是唯一的诊断，尽管它也会出现这些症状。

其他可混淆周围神经病的疾病包括脊髓功能障碍（如脊髓空洞症、颈椎管狭窄、低级别压迫性肿瘤以及多发性硬化症、脊髓痨和腰椎管狭窄引起的多发性神经根病）。对于疑似运动神经元病的病例，必须考虑肌萎缩侧索硬化、重症肌无力或多发性肌炎。若存在局部疼痛、创伤或相关中枢神经症状的病史，则可能有助于确定诊断。细致的查体，尤其是感觉和反射检查，也有助于确诊。神经传导测定和肌电图检查有助于周围神经病的诊断，尽管也可能需要X线和MRI来排除其他疾病。

10.13.1 病因

1. 缺血性神经病变

a）周围神经血管炎

在非糖尿病患者中，有证据表明血管炎伴有继发性神经缺血。

b）糖尿病

i. 糖尿病性肌萎缩（糖尿病性近端神经病变或腰骶神经丛病变），与炎症性脉管炎有关，神经和肌肉活检显示炎症浸润，有时呈坏死性脉管炎表现。

ii.多发性单神经病（颅神经、胸部神经、四肢神经）

c）硬皮病的轻微血管病变

d）颞动脉炎

2. 炎症/免疫介导的神经病

a）急性起病的多发性神经病在发病后4周内导致进行性无力和反射消失，呈自限性病程，是一种急性炎性脱髓鞘性多发性神经病（AIDP）；吉兰-巴雷综合征是其中最常见的形式。有许多自身免疫性周围神经病与特异性抗体相关，并产生特征性临床综合征。

b）结节病性神经病

c）伴有持续性传导阻滞的多灶性脱髓鞘神经病

d）多灶性运动神经元病

e）吉兰-巴雷综合征的多灶变异

f）特发性臂丛或腰骶丛病变

g）原发性或继发性嗜酸粒细胞增多症（嗜酸性筋膜炎、肌痛症、旋毛虫病）

h）系统性红斑狼疮

3. 感染相关神经病

a）麻风病

b）莱姆病

c）逆转录病毒感染（艾滋病病毒，人类T细胞白血病病毒I型）

d）疱疹病毒感染[带状疱疹（HZ）病毒、巨细胞病毒]

e）感染性心内膜炎

f）其他疾病（钩端螺旋体病，甲型、乙型和丙型肝炎，肺炎杆菌，蛔虫，恶性疟原虫）

4. 药物引起的神经病

a）抗生素（青霉素、磺胺类药物）

b）色甘酸

c）硫脲嘧啶

d）别嘌呤醇

e）α-干扰素

f）药物滥用（安非他明、可卡因、海洛因）

5. 遗传性神经病

a）最为常见的是CMT，也称为遗传性运动和感觉神经病（HMSN）；其中CMT 1发病率最高（1/2500）

b）遗传性压迫易感性神经病（HNPP）

c）家族性淀粉样多神经病（FAP）

d）CMT 3（Dejerine-Sottas病）

e）CMT 2（轴突遗传性运动和感觉神经病）

f）遗传性神经痛性肌萎缩（HNA）

g）HNA伴复发性多灶性感觉神经病

h）卟啉病

i）Tangier病

6. 创伤性神经病变

a）多处周围神经损伤

b）烧伤

c）多灶性受累

i.糖尿病

ii.HNPP

7. 肿瘤相关神经病变

副肿瘤性周围神经病通常会产生感觉运动、轴突或单神经炎多发性神经病。肺小细胞癌是与周围神经病变相关的最常见的肿瘤，但神经病变也见于其他多种肿瘤，癌症化疗后出现的多发性神经病变有时可能被误认为是副肿瘤性的。与实体肿瘤相关的三组神经病变：（1）进展性的、常伴有疼痛的周围神经病变，与肺和其他肿瘤相关；（2）主要为轴突神经病；（3）多发性单神经炎，表现为神经血管炎，常见于小细胞肺癌。第二组副肿瘤感觉和运动神经病与浆细胞病有关。在所有与中枢神经系统临床综合征相关的副肿瘤抗体中，抗Hu或抗amphiphysin（运动神经元综合征）仍是唯一可检测的抗体。抗Hu抗体，即抗神经核抗体I型（ANNA-1），与小细胞肺癌、前列腺癌、小细胞肾上腺癌、肺腺癌、神经母细胞瘤和软骨肉瘤密切相关。

a）浸润过程

i.非霍奇金淋巴瘤（B细胞> T细胞）

ii.白血病（T、B、NK细胞）

iii.血管中心性淋巴瘤（B细胞>>T细胞）

iv.霍奇金淋巴瘤（罕见）

v.多发性骨髓瘤（罕见）

vi.癌（伴软脑膜转移）

b）肿块病变

i.神经鞘瘤（神经纤维瘤病-1，2）

ii.结外淋巴瘤

iii.绿色瘤（粒细胞肉瘤）

8. **其他**

a）Warternberg游走性感觉神经炎

b）感觉神经周围炎

c）胆固醇栓塞综合征

d）特发性血小板减少性紫癜

e）胃肠疾病（慢性、溃疡性结肠炎、乳糜泻）

f）放射性神经丛病

10.13.2 鉴别诊断

1. 末梢麻木和感觉异常通常由周围神经病变引起，但也可由脊髓疾病（如多发性硬化症）引起，必须与过度通气症状相鉴别。
2. 小纤维神经病的足部疼痛必须与关节炎和缺血性疼痛相鉴别。
3. 双侧足趾和双足的无力通常是由周围神经病变引起的，但也可由双侧L5根病变或远端肌病引起。
4. 多发性神经根神经病引起的近端无力必须与肌肉疾病和脊髓病相鉴别。
5. 括约肌的受累多见于脊髓疾病，但周围神经病变也可出现；例如，排尿障碍和肠梗阻是重症吉兰-巴雷综合征的特征表现。

6. 腱反射消失通常是由周围神经病变引起的，但有时也可见于神经根病变、Holmes-Adie综合征、脊髓痨和脊髓休克中。
7. 在急性疼痛性糖尿病性动眼神经麻痹诊断时，颅内动脉瘤压迫神经症状需与其进行鉴别。糖尿病性动眼神经麻痹特点是瞳孔功能不受累，而压迫性神经病则不然。
8. 糖尿病性肌萎缩必须与马尾和其他腰骶丛神经病变，如恶性肿瘤侵犯相鉴别。糖尿病性肌萎缩发病迅速，随后有所改善的病程特点具备一定的鉴别价值。

Azhary H, Farooq MU, Bhanushali M, Majid A, Kassab MY. Peripheral neuropathy: differential diagnosis and management. Am Fam Physician 2010;81（7）:887-892

Willison HJ, Winer JB. Clinical evaluation and investigation of neuropathy. J Neurol Neurosurg Psychiatry 2003;74（2, Suppl 2）:ii3-ii8

Thomas PK. Classification, differential diagnosis, and staging of diabetic peripheral neuropathy. Diabetes 1997;46（Suppl 2）:S54-S57

Devigili G, Tugnoli V, Penza P, et al. The diagnostic criteria for small fibre neuropathy: from symptoms to neuropathology. Brain 2008;131（Pt 7）:1912-1925

Dyck PJ, Dyck PJ, Grant IA, Fealey RD. Ten steps in characterizing and diagnosing patients with peripheral neuropathy. Neurology 1996;47（1）:10-17

10.14 腰骶神经根病

腰骶神经根病（LSR）是最常见的疾病之一，其患病率约为3%~5%，男女发病率相似。退行性脊椎关节病是这些综合征的主要潜在原因，并且随着年龄的增长而增加。

在大多数情况下，LSR是由椎间盘或相关结构病理性压迫神经根引起的。然而，应与之相鉴别的疾病有很多，包括肿瘤、感染性和炎性疾病。

坐骨神经痛是LSR的典型症状，其特征是背部锐痛、钝痛、酸痛、灼痛或搏动性疼痛，并放散到腿部。与椎间盘突出相关的疼痛因向前弯腰、坐位、咳嗽或紧张而加剧，并通过卧位或行走而缓解。相反，与腰椎管狭窄相关的疼痛特征性地因行走而加重，因向前弯腰而改善。疼痛症状在卧位时加重或不变是由炎症性或肿瘤性病变以及其他造成背部疼痛的非机械性原因引起的神经根病的一个显著特征。沿着皮节分布的疼痛可能有助于确定受累程度。当存在上述症状时，感觉异常的皮肤分布更具体。

10.14.1　腰骶部单神经根病

鉴别诊断

1. L1神经根病变

   极其罕见；此水平的椎间盘突出并不常见。特征是疼痛、感觉异常和腹股沟区感觉缺失，但无明显肢体无力。

   鉴别诊断：腹股沟和生殖股神经病变。

2. L2神经根病变

   椎间盘突出少见；L2神经根病变在大腿前外侧产生疼痛、感觉异常和感觉缺失。可能出现髋关节屈曲无力。

   鉴别诊断：股外侧皮神经病（感觉异常性股痛）可能类似于L2神经根病；髋屈肌无力表明神经根病，而不是肌痛。股神经病变和上腰神经丛病变可能表现相似。

3. L3神经根病变

   椎间盘突出是一种不常见的病因。疼痛和感觉异常累及大腿内侧和膝盖，髋屈肌、髋内收肌和膝关节伸肌无力；膝跳反射可能会被抑制或消失。

鉴别诊断：L3神经根病可能易与股神经病变、闭孔神经病变、糖尿病性肌萎缩或上腰神经丛病混淆。髋关节内收和屈曲的共同无力可将L3神经根病与股神经和闭孔神经病变区分开来。

4. L4神经根病变

   最常见于椎间盘突出症。椎管狭窄常常累及邻近的数个脊神经根。感觉症状累及大隐神经分布的小腿内侧。膝关节伸展和髋关节内收无力;此外，有时还可以出现足背屈无力。但踝关节背屈无力通常不如L5神经根病变明显。膝跳反射可能被抑制或消失。

   鉴别诊断：腰骶丛神经病变是鉴别诊断的主要考虑因素；大隐神经病变表现为单纯的感觉综合征。

5. L5神经根病变

   最常见的原因是椎间盘突出。足下垂是其显著的临床特征，伴有前外侧腿和足背的感觉症状。除了踝关节背屈无力外，L5神经根病通常还会导致足趾伸展和弯曲无力、足内翻和外翻以及髋关节外展无力。

鉴别诊断：腓神经病变与L5神经根病非常相似。查体可能有助于定位，如果并存足外翻无力（由L5/腓骨神经支配的腓肠肌支配）与内翻无力（由L5/胫神经支配的胫骨后肌支配），可将病变位置定位于腓神经附近。腰骶神经丛病变和坐骨神经病变是重要的鉴别诊断考虑因素。髋关节外展肌（臀中肌和臀小肌）受累表明坐骨神经近端受损，但不能区分L5神经根病变和腰骶神经丛病变。不对称的内部腘绳肌腱反射可以支持它的诊断。

6. S1神经根病变

通常由椎间盘突出引起，伴有足部跖屈、膝关节屈曲和髋关节伸展无力。通过让患者用脚趾站立或行走可使轻度足部跖屈得以显现。感觉症状通常累及足外侧和足底。踝反射减弱或消失。

鉴别诊断：坐骨神经病变和下腰骶神经丛病变可能类似于S1神经根病。然而，这两种情况大多也会影响L5神经支配的肌肉。

10.14.2 腰骶多发性神经根病变

大多数引起腰骶多根病的病变是压迫性的，由椎间盘突出或脊椎病伴神经根压迫引起。然而，重要的是要认识到可能产生LSR的各种其他病变，包括一些肿瘤、感染和炎症性疾病。

鉴别诊断：

1. 退行性疾病

   a）椎间盘突出症

   b）退行性腰椎病

2. 肿瘤性疾病

   神经根病可能源于脊椎管内不同部位的肿瘤；通常这些病变是髓外的。原发性肿瘤倾向于在硬膜内，而转移性病变在硬膜外。此外，原发性病变往往是孤立的（Ⅰ型神经纤维瘤病是一个明显的例外），而转移性病变往往是多发性的。

   a）原发性肿瘤

大多数是良性的，生长缓慢，以背痛为特征，与椎间盘突出症相比，背痛具有特异性，随着时间的推移，逐步进展，平卧时加重，影响睡眠质量。最常见的肿瘤有：

i.神经纤维瘤（通常与Ⅰ型神经纤维瘤病相关）

ii.室管膜瘤

iii.神经鞘瘤（较少见，与Ⅱ型神经纤维瘤病相关）

iv.脑膜瘤

v.脂肪瘤

vi.皮样囊肿

室管膜瘤和神经纤维瘤通常影响终丝，导致马尾综合征。

b）硬膜外和脊椎转移

累及腰骶椎的三种最常见的癌症分别是乳腺癌、肺癌和前列腺癌，每一种约占10%～20%，并可能造成转移性脊髓压迫。包括结肠和前列腺在内的骨盆区的肿瘤最容易转移到腰骶部。背痛是最常见的主诉，并且持续存在，卧位时症状加重。病灶部位的叩诊触痛很明显。直肠和膀胱功能障碍在发病时即可出现，并且随着疾病的发展变得越发常见。癌细胞可能会浸润到软脑膜，导致最常见累及马尾的神经根病变。

最有可能的原发肿瘤是白血病、淋巴瘤和乳腺癌。其他肿瘤包括黑素瘤、肺癌、胃肠癌和肉瘤。

3. 感染性疾病

a）带状疱疹

一种好发于免疫功能低下人群和老年人中的常见疾病。以累及眼部和胸部皮肤最常见，而腰骶部带状疱疹约占20%。在大多数患者中，急性带状疱疹的疼痛通常在发作时难以忍受，随着囊泡结痂，疼痛逐渐减轻。

b）脊髓硬膜外脓肿（SEA）

危险因素包括糖尿病、静脉药物滥用、脊柱手术、硬膜外导管放置和免疫功能低下状态。20%的患者出现典型的临床三联征，即发热、背痛和神经功能缺损。

c）艾滋病病毒和艾滋病所致的多发性神经根病

艾滋病导致的多发性神经根病往往累及腰骶神经根，引起快速进展的马尾综合征，伴有严重的腰痛。导致HIV病毒神经根病变的其他原因包括单纯疱疹病毒、淋巴瘤性脑膜炎、分枝杆菌、隐球菌和梅毒螺旋体感染。

d）莱姆神经根病

最常见于感染的前2个月（典型的游走性红斑皮疹和类似流感的症状），并与结构性椎间盘突出症状相似。

4. 炎症—代谢性疾病

a）糖尿病性肌萎缩

2型糖尿病可能导致严重的下肢（腹股沟、大腿前部和小腿）疼痛综合征，随后在中年或老年患者中进一步出现肢体无力和体重减轻。神经缺血、炎症和代谢原因都与此有关。

b）强直性脊柱炎

c）Paget病

d）蛛网膜炎

通常是由脊髓造影过程中使用鞘内油基对比造影剂引起的；其他原因包括神经囊尾蚴病和其他感染、蛛网膜下腔出血、脊柱外科手术、激素鞘内注射和外伤。

e）结节病

可以影响神经轴的任何水平；马尾综合征和腰骶丛神经根病是结节病的表现。

5. 进展性疾病

a）脊髓栓系综合征

以脊髓圆锥异常低位，栓系在异常的硬膜内为特征。在成年时最常见的疼痛分布在肛门直肠或腹股沟区域，但有时波及大腿或神经根分布区。

6. 其他疾病

a）脊髓血肿

不常见；通常发生在患有凝血病、服用抗凝剂、最近接受过硬膜外注射或腰骶脊柱内固定术的患者中。

b）腰椎囊肿（发病率4.6%～17%）

大多数骶骨脑膜囊肿是硬膜憩室（Tarlov囊肿），可产生神经根疼痛，患者卧位时常缓解，Valsalva动作时加重。

Van Boxem K, Cheng J, Patijn J, et al. 11. Lumbosacral radicular pain. Pain Pract 2010;10(4):339-358

Barr K. Electrodiagnosis of lumbar radiculopathy. Phys Med Rehabil Clin N Am 2013;24（1）:79-91

Lee-Robinson A, Lee AT. Clinical and diagnostic findings in patients with lumbar radiculopathy and polyneuropathy. Am J Clin Med 2010;7（2）:80-85

Lin JT, Lutz GE. Postpartum sacral fracture presenting as lumbar radiculopathy: a case report. Arch Phys Med Rehabil 2004;85（8）:1358-1361

Pascual AM, Coret F, Casanova B, Láinez MJ. Anterior lumbosacral polyradiculopathy after intrathecal administration of methotrexate. J Neurol Sci 2008;267（1-2）:158-161

10.15　神经轴的电生理异常

在影响神经轴的众多疾病中，电生理学发现各不相同。主要包括以下疾病：

10.15.1　前角细胞病变

前角细胞病变包括脊髓灰质炎、运动神经元疾病或肌萎缩性侧索硬化、婴儿型脊髓性肌萎缩症（SMA）Ⅰ型和青少年型脊髓性肌萎缩症Ⅱ型、Ⅲ型，Hodgkin病；另有极少部分继发于霍奇金病或巨球蛋白血症。

运动传导速度是正常的，并且随着更多的轴突变性，诱发复合肌肉动作电位降低，直到完全没有反应为止。近端传导速度的减慢可以通过对冲技术或F波试验来证实。通常，感觉神经动作电位是正常的。肌电图提示四肢存在弥漫性异常，有时在延髓支配肌肉也有，如纤颤电位、正锐波、复杂的重复放电；此外，自主效应可能产生募集模式，长时间的多相、“巨大”运动电位和运动单位的同步化。H反射通常比正常人更容易诱发，可能发生在腓骨肌和尺骨肌。自主运动可以触发5～15次/秒频率的神经束电位，即使在睡眠中也能持续数小时。

10.15.2　神经根病

大多数神经根病是由单个神经根的孤立受压引起的。然而，许多弥漫性多神经根病会累及神经元的近端节段，专业上应称为多神经根神经病。后者包括吉兰-巴雷综合征、白喉、遗传性肥大性神经病和糖尿病。微生物、肿瘤细胞或鞘内注射后炎性细胞引起的脑膜浸润也可能累及多个神经根。

多神经根病变与多神经病变的临床鉴别可能很困难。神经根受累可以通过椎旁肌肉的肌电图来证实。此外，近端节段的传导可以用F反应和H反射来测量。如果病变局限于神经根，即使存在感觉表现，感觉神经的动作电位也相对保留。

10.15.3 多发性神经病

周围神经病表现为运动、感觉和自主症状和体征，通常表现为远端或“手套袜套”状分布。即使经过大量检查，仍有24%～43%的患者病因未明。有些疾病主要是由于髓鞘功能障碍，如白喉、Dejerine-Sottas病、白质营养不良、Krabbe球状细胞性脑白质营养不良、吉兰-巴雷综合征。其他疾病则表现为原发性轴突受累，如酒精中毒性多发性神经病、药物毒性、淀粉样变性、Friedreich共济失调、代谢性神经病如卟啉病。然而，许多疾病两种障碍兼有。

神经传导测定可以：

1. 确定多发性神经病的存在
2. 描述传导模式（即近端-远端、上肢-下肢、运动-感觉、对称-不对称）
3. 区分髓鞘和/或轴突受累。近端-远端之间的分布可以通过肌电图来显示，而近端传导可以通过使用F反应来与远端传导进行比较。

10.15.4 神经肌肉接头疾病

在重复超大电刺激下，诱发的复合肌肉动作电位的幅度变化是其特征性标志。

重症肌无力是最常见的神经肌肉接头疾病。其临床特征为运动后肌肉容易疲劳，休息后和注射腾喜龙（依酚氯铵）后很快恢复。使用频率为3次/秒重复超大电刺激，神经传导速度测定在第五次诱发反应时出现大于10%的下降，然后趋于平稳或上升。经过一段时间的用力收缩（强直性或自发性），反应首先增强（激活后的促进作用），随后逐渐衰退（激活后疲劳）。据报道，在多发性硬化、肌萎缩侧索硬化、甲状腺功能减退症和McArdle病中，肌肉电位激活后疲劳对休息或胆碱酯酶抑制剂有反应。

重复超大电刺激后运动电位的减少也可发生在许多其他情况下，如偏瘫、帕金森综合征、脊髓灰质炎、颈神经根病、多发性神经病、皮肌炎、多发性肌炎和系统性红斑狼疮。使用苯妥英钠、抗生素、肉碱治疗和其他药物后也会出现这种情况。使用单纤维肌电图可以记录单个肌肉纤维的动作电位。在正常受试者中来自同一运动单元的两个肌肉纤维的动作电位之间的间隔在正常情况下有所不同（抖动现象），而在肌无力患者中抖动的幅度增加，第二动作电位甚至可能被阻断。这些单纤维肌电图的发现可能是最敏感的检测指标，但它们并不是重症肌无力特有的，因为多发性神经病也会有这种表现。

在Lambert-Eaton肌无力综合征和肉毒毒素中毒的研究中可发现高频重复超大电刺激（20～50次/秒）的递增反应。经过一段时间的用力收缩（自发性或强直性），会有明显的激活作用，这种激活作用可能会延长，但随后不会出现疲劳。其他电生理改变不具备特征性。初始诱发反应较低，在低频重复超大电刺激下可能会降低。肌电图提示运动电位的幅度和持续时间有下降的趋势，多相电位有增加的趋势。

10.15.5　肌病

肌病可能是原发性或继发性、遗传性或获得性的，最常见的是累及近端肌肉组织，有时也可累及远端肌肉组织。肌病与肌电图变化有关，包括：

1. 运动单位电位（MUPs）的持续时间和振幅降低，具有多相电位，即使在最小用力收缩过程中也大量出现。MUPs可发生在非肌病性疾病中，如神经移植术、巨大轴突神经病、肉毒中毒、运动神经元疾病和低钾性周期性麻痹。
2. 最大用力收缩时总振幅降低。

3. 运动单位范围的缩小（使用多导程记录）。在肌病状态下，会出现许多“神经病性”的特征，包括纤颤电位、正锐波和复杂的重复放电。这些发现也可见于多发性肌炎和皮肌炎、肌肉萎缩症、Ⅱ型糖原累积病、肉碱缺乏症、细胞色素相关肌病、肌管性肌病、中心核肌病和其他肌病中。

各种弥漫性异常的电生理诊断结果汇总

	前角细胞病变	神经根病	神经病	神经肌肉接头疾病	肌病
运动电位					
振幅 / 持续时间	显著增加	增加	增加	偶尔增加	减少
（均可具有多相电位）					
募集反应	减少	减少	减少	正常	增加
在休息时					
肌束颤动	存在	罕见	罕见	不存在	罕见
（均可有纤颤电位、正锐波和复杂的重复放电）					
传导速度测定	正常或稍微变缓	正常	正常，稍微或明显变缓	通常正常	正常
重复超大电刺激	通常正常	正常	通常正常	不正常	通常正常

重要的是要记住，弥漫性病变患者的电生理异常许多情况下是非特异性的。下运动神经元-肌肉组织的任意部位损伤均可能与纤颤电位、正锐波（在急性期）、复杂的重复放电以及运动多相电位有关。

第 11 章 运动障碍

11.1 运动亢进障碍

疾病	运动特点
手足徐动症	缓慢的、远端的、扭动的、不自觉的运动，多累及上肢和手
舞蹈病	快速的、半故意的、优美的、舞蹈般、无规律的运动，多累及远端或近端肌群
肌张力障碍	不自主的、有规律的、持续的或反复的肌肉收缩，常导致肌肉扭转和姿势异常
肌阵挛	突然的、短暂的（<100 毫秒）、休克样的、无节律的肌肉痉挛
抽动症	短暂的、重复的、刻板的肌肉抽动，通常是可抑制的。可以是简单的、涉及单一肌群或复杂的、影响一系列肌群肌肉收缩
震颤	间歇性肌肉收缩引起部分身体的节律性摆动

11.2 舞蹈病

舞蹈病被定义为“一种过度的、自发的、不规律的、非自主性的、短暂的、快速的、随机分布的运动状态。这些动作的严重程度不同，从躁动不安伴轻微的、间歇性的、夸张的姿势和表情，手不安的动作，不稳定的舞蹈般步态，到连续不断的、致残的、剧烈的动作都有可能。”

舞蹈病患者不能保持持续的姿势：当患者试图抓住一个物体时，双手会交替挤压和放开（“挤牛奶样手”）；当患者试图伸舌头时，舌头会经常进出（“小丑的舌头”）；患者不自觉地频繁掉落物体，用半故意性的动作增加舞蹈样动作以掩盖舞蹈病。在很多引起舞蹈病的情况中，肌张力低下很常见，但是肌力不受影响。

与舞蹈病相关的术语：手足徐动症（athetosis），舞蹈手足徐动症（choreoathetosis）和投掷症（ballismus）。

手足徐动症是一种缓慢的舞蹈病形式，有扭动（即扭曲，蛇形）外观。舞蹈病本质上是一种间歇性的疾病（即中度缓慢或中度快速舞蹈病）。无舞蹈病的手足徐动症通常由围产期脑损伤（即窒息、核黄疸）引起。投掷症被认为是一种非常严重的舞蹈病，表现为“持续的、剧烈的、协调的不自主运动，累及轴部和近端附属的肌肉组织，以致四肢被甩来甩去。”运动障碍通常只涉及身体的一侧（即偏身投掷）。卒中引起的偏身投掷更典型地发生在老年高血压和/或糖尿病患者中，主要累及丘脑底核，通常在3～6个月后自发缓解。

舞蹈病可在任何年龄起病：（1）婴儿早期；（2）1岁左右（最常见的发病年龄）；（3）儿童晚期或青少年时期。引起舞蹈病的病理生理学机制是纹状体（尾状核、苍白球和壳核）的变性或固有损伤，或是影响大脑这些部位的生化失衡。

11.2.1 舞蹈病的鉴别诊断

1. 遗传疾病

a）亨廷顿舞蹈病（HD）

罕见，常染色体显性遗传，由4号染色体（4p16.3）上编码亨廷顿基因的三核苷酸（CAG）重复扩增引起。HD的主要病理表现是皮质和纹状体的神经元丢失和胶质细胞增生，尤其是尾状核。发病年龄在20～50岁，以舞蹈病、人格障碍、认知能力下降导致痴呆和精神障碍为特征（图11.1）。10%的HD患者在20岁之前发病（Westphal变体），以进行性帕金森病、痴呆、共济失调和癫痫发作为特征。随着病情的发展，患者会变得越来越僵硬和运动不能，最后卧床不起，体重明显减轻，发病15～20年后死亡。尽管HD的临床表现形式广泛，但现在通过基因检测可轻松诊断。

b）类HD 2和其他类HD综合征

高达7%与HD相似的患者没有亨廷顿基因的突变。肌张力障碍和帕金森样表现似乎比HD更为突出。HD-L2是由编码基因juctophilin-3的基因突变引起的，常染色体显性遗传，在非洲血统的个体中显示出更高的患病率。

c）共济失调毛细血管扩张症

常染色体隐性遗传。责任基因称为ATM，在11q号染色体上。

患者2～4岁时在皮肤裸露区域（频繁感染、白癜风、咖啡斑、早衰和硬皮病样病变）和结膜上出现毛细血管扩张；进行性小脑共济失调，肌肉体积减少，张力缺失，舞蹈手足徐动症；IgA、IgE、IgG3、IgG4和淋巴组织减少或缺失；细胞DNA修复缺陷导致染色体畸变，增加恶性肿瘤的风险，尤其是白血病、淋巴瘤和感染。

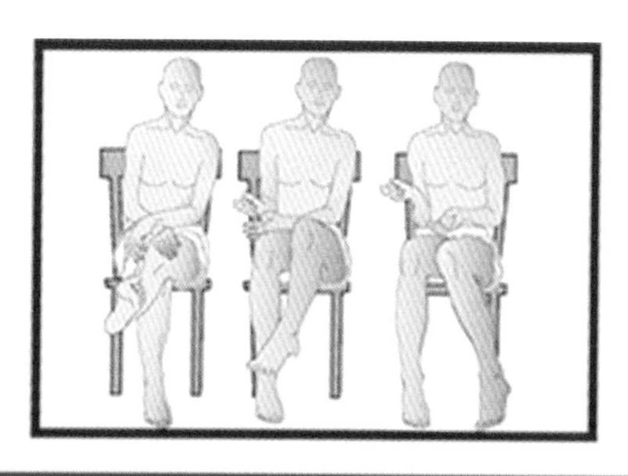

主要特征

- 以过度、快速、跌跌撞撞的不自主运动为特征
- 通常早期累及四肢远端，晚期累及近端
- 在晚期病例中出现典型的吐舌头和做鬼脸
- 通常患者会把异常动作合并到正常的随意运动中，以使自己不那么引人注目
- 亨廷顿舞蹈病是一种比较典型的遗传性疾病，属于进行性退行性疾病，最终会出现认知减退

图 11.1　亨廷顿舞蹈病。（转载自 Chorea. In: Alberstone C, Benzel E, Najm I, et al., ed. Anatomic Basis of Neurologic Diagnosis. 1st edition. Thieme; 2009）

d）神经棘红细胞增多症（舞蹈病-棘状红细胞增多症）

神经棘红细胞增多症（NA）多见于年轻人/中年人，有口面部抽搐、行为改变、精神疾病、轻度认知功能障碍、舞蹈病、帕金森病和舌颊面部肌张力障碍伴唇舌咬伤症状。40%的患者有癫痫发作、周围运动神经病变伴反射消失和肌肉萎缩。进食时典型的肌张力障碍性舌突出强烈提示了这一诊断。常染色体隐

性型最常见，为9号染色体上的VOS13A突变所致。基底节变性是一个持续的特征。

McLoed综合征：McLeod NA综合征表现与常染色体隐性NA综合征相似，并累及其他器官。2/3的患者有心脏受累、肝酶升高和Frank肌病。是由于XK基因突变引起红细胞上的Kell和Kx抗原表达下降。

所有NA综合征都应与以下疾病相鉴别：

i. Bassen-Kornzweig综合征：一种儿童的常染色体隐性遗传病，同时伴有无β脂蛋白血症、棘红细胞增多症、脂肪热、色素性视网膜炎和小脑共济失调。

ii.苍白球变性综合征：低β蛋白血症、棘红细胞增多症和视网膜色素变性，一种类似于Hallervorden-Spatz病的儿童疾病，泛酸激酶基因缺陷所致。

iii.HD和HD-L2

iv. Wilson病

e）良性家族性（遗传性）舞蹈病

良性遗传性舞蹈病可能发生在儿童时期，除轻度肌张力减退和共济失调外，与认知障碍或其他显著的神经系统异常无关。常染色体显性遗传，突变可能在甲状腺转录因子1（TITF-1，也称NKX2.1）或其他基因。

f）脊髓小脑共济失调（2、3或17型）

有几种脊髓小脑共济失调（SCAs）也会出现运动障碍。是由于多种基因的三核苷酸重复扩增/突变引起。典型的小脑表现包括眼球运动异常和步态共济失调。最常见的SCAs——SCA3（Machado-Joseph病）可出现帕金森样表现、肌张力障碍和舞蹈病。SCA1和SCA2患者可能偶尔出现或进展为舞蹈病。除了共济失调、痴呆和反射亢进的典型表现外，在SCA17中还可见到帕金森样表现、肌张力障碍和舞蹈病。

g）Fahr病（特发性基底神经节钙化）

Fahr病是指一组由基底节和其他区域，通常以包括深部小脑核团的钙沉积为影像学表现的异质性疾病。可以出现肌张力障碍、帕金森病、舞蹈病、共济失调、认知障碍和行为改变。可能涉及几个不同的基因异常，包括线粒体功能的基因。

h）Wilson病

偶尔会在Wilson病中发现舞蹈病，但并不常见。但是，必须通过眼科裂隙灯检查、血清铜蓝蛋白和24小时铜排泄排除这种可治疗的疾病。

鉴别诊断：如果检查结果为阴性，则应考虑McLeod综合征、迟发性运动障碍或NA综合征。

i）脑铁蓄积性神经退行性变

很多疾病有可能出现基底节中异常的铁蓄积，包括神经铁蛋白病、泛酸激酶相关的神经退行性变、婴儿神经轴突营养不良、FA2H相关的神经退行性变和无铜蓝蛋白血症。诊断性MRI显示“虎眼”。临床上以肌张力障碍、帕金森病和舞蹈病为特征，视网膜变性和糖尿病比这些症状大约早10年出现。认知障碍可能最初就存在。

j）先天性代谢缺陷

在存在运动障碍特别是伴有其他神经系统特征的患者中会出现许多代谢紊乱。临床表现可能会随着发病年龄的变化而变化，肌张力障碍、舞蹈病和脑病在年轻时更为常见，通常由发热性疾病或药物引起。相关的神经学和非神经学特征有助于指导诊断，检查可能涉及血液和尿液中的氨基酸分析、淋巴细胞酶和/或基因检测。

i.谷氨酸血症

ii丙酸血症

iii.同型半胱氨酸尿症

iv.苯丙酮尿症

v.丙酮酸脱氢酶缺乏症

vi.Niemann-Pick C

vii.迟发性GM1神经节苷脂病和慢性GM2

viii.神经元核内包涵体疾病

ix.异染性脑白质营养不良

k）Lesch-Nyhan综合征

由于次黄嘌呤磷酸核糖转移酶突变导致尿酸积聚而引起。3～6个月时出现精神运动迟缓和肌张力减退，随后出现痉挛、肌张力障碍和舞蹈病。咬手、咬唇等自残是典型的特征。

l）线粒体引起的舞蹈病（Leigh综合征）

Leigh综合征可能与线粒体DNA的各种突变有关。儿童早期发病，偶有成年发病。表现为急性脑病、精神运动迟缓、肌张力减退、痉挛、肌病、构音障碍、癫痫和肌张力障碍。MRI示丘脑或尾/壳核病变。

2. 感染和感染后

a）Sydenham舞蹈病（风湿性舞蹈病）

通常认为这是由于链球菌感染（A组β群溶血性链球菌）的免疫机制——抗体错误地攻击基底节神经节中的细胞并引起炎症。26%的7～15岁风湿热儿童会发生舞蹈病。舞蹈病、张力减退、构音障碍和情绪不稳定是主要特征。舞蹈病和心理障碍在1～3个月内慢慢恢复，但可能复发。那些曾经历过一次或多次Sydenham舞蹈病发作的人，在成年后怀孕期间（妊娠舞蹈病）或口服避孕药、地高辛或苯妥英钠等药物时，会有再次罹患的风险。其诊断是根据临床特征而不是实验室检查证实的。在临床中，Sydenham舞蹈病的儿童最常见，而成人以HD和药物性舞蹈病发病占大多数。Sydenham舞蹈病需要与狼疮相关舞蹈病和药物性舞蹈病进行鉴别诊断。

b）HIV感染

HIV及其并发症是最常见的舞蹈病的感染病因，要么是继发性肿块性病变，如机会感染（如弓形虫、梅毒、结核性脑膜炎等）引起的淋巴瘤或脓肿，要么是HIV脑病或HIV药物治疗直接引起的。

c）克雅病（CJD）

如果患者为有几个月亚急性认知和运动能力衰退病程的成年人，应考虑新的变异型克雅病的诊断。

d）病毒性脑膜脑炎

在儿童中，纹状体坏死可能为脑炎的并发症。脑炎由多种传染源引起，包括麻疹、腮腺炎、小DNA病毒、肺炎支原体和单纯疱疹。

3. 自身免疫性舞蹈病

在系统性自身免疫性疾病中，基底神经节可能很易受到侵害：

a）系统性红斑狼疮（SLE）

狼疮相关舞蹈病是其最初特征，出现于稳定期前7年以及狼疮全身性特征（共济失调、精神病和癫痫）出现后连续3年。当舞蹈病是狼疮的最初特征时，必须与Sydenham舞蹈病相鉴别。

b）抗磷脂抗体综合征（AAS）

患有AAS且无其他SLE证据的患者可能发生舞蹈病。

c）血管炎

d）副肿瘤综合征

随着新的自身抗体不断被鉴定出来，对于一个有舞蹈病亚急性或急性表现的患者，其他病因被排除的情况下，癌症的排除变得至关重要。有报道肾癌、小细胞肺癌、乳腺癌、霍奇金淋巴瘤和非霍奇金淋巴瘤会诱发副肿瘤综合征，有可能出现自身免疫性舞蹈病。检测到的抗体包括抗CRMP-5/CV2、抗Hu或抗Yo。

4. 药物引起的舞蹈病（作为一种毒性或特殊反应）

各种药物的使用都有可能引起舞蹈病，药物引起的舞蹈病可能是神经科和社区医院中最常见的舞蹈病类型。

a）多巴胺受体阻滞剂（吩噻嗪，苯甲酰胺，丁酰苯类）

长期使用这些药物的患者会出现迟发性运动障碍和全身性舞蹈病，50%以上是不可逆的。

b）抗帕金森病药物（左旋多巴，多巴胺激动剂，抗胆碱药）

c）抗惊厥药（苯妥英，卡马西平，丙戊酸，苯巴比妥，加巴喷丁，拉莫三嗪）

d）中枢神经系统（CNS）兴奋剂（苯丙胺，可卡因，苯甲酸酯，匹莫林，尤其是狂欢之后的“摇头丸”）

e）钙通道阻滞剂（维拉帕米，氟桂利嗪，桂利嗪）

f）典型的抗精神病药（氟哌啶醇，氯丙嗪和氟奋乃静）

g）止吐药（甲哌氯丙嗪和甲氧氯普胺）

h）雌激素

当使用避孕药或激素替代疗法时，可诱发可逆性舞蹈病，其机制与妊娠舞蹈病相同。

i）其他（锂剂，三环类抗抑郁药，环孢菌素，鞘内巴氯芬，鞘内甲氨蝶呤，地高辛）

5. 血管性舞蹈病

脑血管病被认为是非遗传性舞蹈病最常见的病因，占病例的50%。反过来，舞蹈病是一种罕见的急性血管病并发症（>1%的病例）。

a）基底节的缺血性或出血性病变

b）动静脉畸形（AVM）

声和光诱发的获得性阵发性舞蹈病可归因于顶叶AVM。

c）红细胞增多症

d）血管病变/血管炎

i.烟雾病

ii.Churg-Strauss综合征

iii.体外循环——“泵后性舞蹈病”（可逆，体外循环常见并发症）

6. 代谢性或中毒性脑病

a）甲亢

b）甲状旁腺功能低下

c）急性间歇性卟啉症

d）低/高钠血症和脑桥中央髓鞘溶解

e）低钙血症

f）低血糖和高血糖

g）肝/肾衰竭

h）一氧化碳中毒

i）锰中毒

j）汞中毒

k）有机磷中毒

l）婴儿维生素B_{12}缺乏症

m）Wernicke脑病

Walker RH. Differential diagnosis of Chorea. Curr Neurol Neurosci Rep 2011;11（4）:385-395

Cardoso F, Seppi K, Mair KJ, Wenning GK, Poewe W. Seminar on choreas. Lancet Neurol 2006;5（7）:589-602

Wild EJ, Tabrizi SJ. The differential diagnosis of chorea. Pract Neurol 2007;7（6）:360-373

Beal ME. In: Danel A, ed. Neuroacanthocytosis Syndromes. Springer; 2005

11.3　肌张力障碍

肌张力障碍是一种以不自主的肌肉收缩为特征的疾病，导致缓慢的重复运动或异常姿势。运动会引发疼痛，一些肌张力障碍患者可能有震颤或其他神经症状。有几种不同形式的肌张力障碍，可能累及一块肌肉、一组肌肉或全身肌肉。

肌张力障碍可累及身体的多个不同部位，症状因肌张力障碍的形式而异。早期的症状可能包括走或跑了一段路后脚抽筋或一只脚有扭转或拖拽的倾向，或写了几行字后笔迹变差。有时两只眼睛可能眨得很快而无法控制，有时痉挛会导致眼睛闭上。症状可能还包括震颤（71%）或说话困难（12%）。最初的症状可能非常轻微，只有在长时间的劳累、压力或疲劳之后才可以察觉。一段时间后，症状可能变得更明显或更广泛。

肌张力障碍的原因尚不清楚，但据认为是由于基底节或其他控制运动的脑区的异常或损伤所致。

肌张力障碍的一种分类方法是根据其影响的身体部位分类：

1. 局灶性肌张力障碍（局限于身体的特定部位）

　a）颈肌张力障碍（又称痉挛性斜颈或斜颈）

　b）眼睑痉挛

　c）颅面部肌张力障碍

　当肌张力障碍影响头部、面部和颈部的肌肉时（如眼睑痉挛），称为颅面部肌张力障碍。Meige综合征一词有时用于伴有眼睑痉挛的颅面部肌张力障碍。口下颌肌张力障碍影响下颌、嘴唇和舌头的肌肉，这种肌张力障碍可能导致下颌张开困难，言语和吞咽可能会受到影响。痉挛性肌张力障碍涉及控制声带的肌肉，导致紧张或气喘吁吁地讲话。

d）特定肌张力障碍

局灶性肌张力障碍只在进行特定的重复性活动时才会发生，如书写痉挛会影响手部肌肉，有时还会影响前臂，而且只在书写时发生。类似的局灶性肌张力障碍也被称为打字员痉挛、钢琴家痉挛和音乐家痉挛。音乐家的肌张力障碍是一个用于分类影响音乐家的局灶性肌张力障碍的术语，特别是影响他们弹奏一种乐器或表演能力的局灶性肌张力障碍，它可能影响到键盘或弦乐器演奏者手部的操作，吹奏者的嘴和嘴唇，或歌手的声音。

2. 全身性肌张力障碍（影响大部分或全部身体）

a）遗传性疾病

肌张力障碍有几种遗传原因，有些似乎是以显性方式遗传的。有异常基因的父母的每个孩子都有50%的机会携带有缺陷的基因，足以引起可能导致肌张力障碍的化学失衡。即使同一个家庭的成员，症状的类型和严重程度也可能有很大的不同。可能有遗传原因的不同形式的肌张力障碍如下：

i. DYT1肌张力障碍（变形性肌张力障碍或特发性扭转性肌张力障碍）

一种罕见的显性遗传病，外显率降低（30%～40%），并不是家庭成员都有症状，由DYT1基因突变引起。这种形式的肌张力障碍通常始于儿童时期，首先影响四肢，然后进展，通常会导致严重的残疾。

ii.多巴反应性肌张力障碍（DRD，又名Segawa病）

通常在儿童期发病，有进行性行走困难。DRD的某些形式是由DYT5基因突变引起的。左旋多巴治疗后患者症状有明显改善。

iii.DYT6肌张力障碍是由DYT6突变引起的，通常表现为颅面部肌张力障碍、颈肌张力障碍或臂肌张力障碍。发病时腿部很少受到影响。

iv.DYT3突变引起的帕金森病相关肌张力障碍

v.DYT5（GTP环水解酶1），与DRD相关

vi.DYT6（THAP1），与肌张力障碍的若干临床表现相关

vii.DYT11引起肌阵挛相关肌张力障碍

viii.DYT12引起帕金森病相关的快速发作性肌张力障碍

b）获得性肌张力障碍（也称为继发性肌张力障碍）

由于环境或其他因素对大脑的损害，或接触某些类型的药物所致。肌张力障碍可能是其他疾病的症状，其中一些可能是遗传性的。获得性肌张力障碍通常比较稳定，不会扩展到身体的其他部位。药物引起的肌张力障碍常因迅速停药而恢复正常。获得性肌张力障碍的原因包括：

i.产伤（包括缺氧和新生儿脑出血）

ii.某些感染

iii.对某些药物、重金属或一氧化碳中毒的反应

iv.外伤（外伤后脑病）

v.卒中（缺血后脑病）

vi.基底神经节肿瘤

3. 颈肌张力障碍（痉挛性斜颈、歪脖、颈项肌张力障碍）

是最常见的局灶性肌张力障碍，最常见于中年女性。控制头部位置的颈部肌肉受到影响，导致斜颈42%，颈后倾29%，颈前倾25%；而大多数病例（66%）有这些异常姿势的组合。颈部肌肉产生重复的、有规律的、阵挛的（痉挛性）头部运动或强直性（持续的）头部异常姿势。通常被称为痉挛性斜颈，但由于它并不总是痉挛性的，也不总是包括斜颈（颈部转动，歪脖），颈肌张力障碍是首选的术语。颈肌张力障碍通常开始缓慢，在几个月或几年后达到平台期。影响颈部肌肉的最常见的肌张力障碍类型有：

a）特发性颈肌张力障碍（ICD）

它是成人最常见的成人局灶性肌张力障碍，发病年龄在31～40岁。尽管该病是特发性的，但推测与以下因素有关：

i.遗传学

支持异常基因假说的观察结果包括：（i）在儿童型肌张力障碍的家庭中也有成人型肌张力障碍患者的存在；（ii）成人型

肌张力障碍可能影响多代人；（iii）局灶性肌张力障碍在特发性肌张力障碍患者家庭中的患病率很高。

ii.外伤

外伤导致颈肌张力障碍的患病率为5%～21%。外伤后几天内出现颈肌张力障碍，4年无缓解，无局灶性肌张力障碍家族史。鉴别急性颈椎损伤和外伤性斜颈可能很困难。脑震荡后综合征通常是自限性的，而急性外伤后斜颈是一种慢性综合征。

iii.豆状核异常

ICD的另一个可能原因是双侧豆状核的异常，经颅多普勒超声显示回声增强，而MRI正常。

4. 结构原因继发性肌张力障碍

a）结构性的（机械因素引起）

i.寰枢椎脱位

ii.颈椎骨折

iii.椎间盘突出

iv.颈椎脓肿（骨髓炎）

v.Klippel-Feil综合征（先天性——婴儿由于颈椎先天性分节障碍而导致的脖子扭曲）

b）纤维肌性的

i.局部外伤或出血引起纤维化

ii.放射后纤维化

iii.急性颈项僵硬

iv.先天性斜颈伴颈部肌肉缺如或纤维化

c）传染性的

i.咽炎

ii.局部疼痛性淋巴结病

d）神经性的

i. 前庭眼功能障碍（CN Ⅳ不全麻痹、偏盲、眼球震颤或迷路疾病）

ii.颅后窝肿瘤

-小脑星形细胞瘤
-小脑血管母细胞瘤（von Hippel-Lindau病）
-室管膜瘤
-髓母细胞瘤

iii.颈髓畸形
-Chiari畸形
-小脑畸形（半球发育不全，小脑蚓部萎缩）
-寰枢椎脱位
-颅底凹陷

iv.波波头娃娃综合征（第三脑室囊肿）

v.脊髓肿瘤
-星形细胞瘤
-室管膜瘤
-神经母细胞瘤
-肉瘤
-其他（神经纤维瘤，畸胎瘤，皮肤样瘤，软骨瘤）

vi.脊髓空洞症

vii.眼外肌麻痹，斜视

viii.局灶性癫痫发作

ix.重症肌无力

e）心因性的

提示性症状包括先前的躯体症状，突然发作，继发性获得，感觉诡计（肌张力可以通过外界物体或本人的触摸改善）缺如。心因性肌张力障碍比较罕见，应谨慎诊断。

Albanese A, Barnes MP, Bhatia KP, et al. A systematic review on the diagnosis and treatment of primary（idiopathic） dystonia and dystonia plus syndromes: report of an EFNS/MDS-ES Task Force. Eur J Neurol 2006;13（5）:433-444

Jankovic J, Tsui J, Bergeron C. Prevalence of cervical dystonia and spasmodic torticollis in the United States general population. Parkinsonism Relat Disord 2007;13（7）:411-416

11.4 儿童斜颈（头倾斜）

斜颈是一种临床症状和体征，其特征是头部侧向倾斜，下巴扭向倾斜方向相反的一侧（图11.2）。斜颈可以暂时出现然后消失。也可以出生时出现（先天性）。男女都可能发病。婴儿的鉴别诊断不同于儿童和青少年。儿童、婴儿和新生儿可能因先天原因或因分娩造成的创伤而患斜颈。

11.4.1 新生儿和婴儿

1. 婴儿斜颈或先天性肌肉斜颈

先天性肌肉斜颈是婴儿斜颈最常见的病因。男孩和女孩均有可能发生斜颈。斜颈可能在出生时就有，也可能3个月以后才出现。没有人知道为什么有些婴儿得了斜颈，而其他人则没有。多数医生认为，这可能与胎儿在子宫内痉挛或体位异常有关（如处于臀位，婴儿臀部面向产道）。使用产钳或真空分娩装置更容易造成婴儿斜颈。这些因素给婴儿的胸骨乳突肌施加了额外的压力，使其变得紧绷，婴儿很难转动颈部。

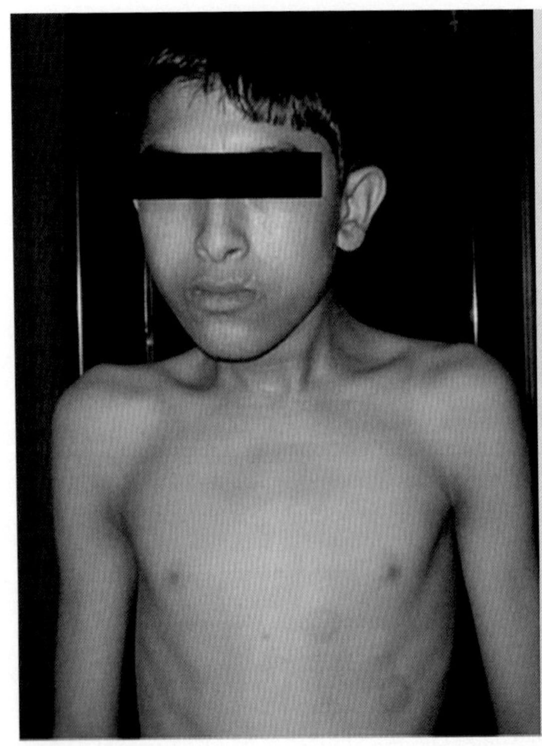

图 11.2 图为斜颈、短颈和颈部肌肉痉挛。（转载自 Diagnosis. In: Goel A, Cacciola F, ed. The Craniovertebral Junction. Diagnosis-Pathology-Surgical Techniques. 1st edition. Thieme; 2011.）。

鉴别诊断：

a）枕髁先天性畸形

b）先天性上颈椎畸形（C1和C2）

c）眼肌失衡问题

2. 良性阵发性斜颈

可发生在有偏头痛家族史的婴幼儿中，可自发缓解，病因不明。被认为是与某些婴儿良性阵发性眩晕密切相关的变异，但有些阵发性斜颈婴儿却没有阵发性眩晕。

3. Sandifer综合征

伴胃食管反流、神经轴异常和良性阵发性斜颈的躯干姿势异常。在包括步行在内的任何活动中都会发生躯干的过度伸展或极度侧向弯曲，从而形成奇怪的步态。有效地治疗食管裂孔疝和反流可完全解决问题。

4. Klippel-Feil综合征或半椎骨

Klippel-Feil综合征在孩子一出生时就存在（先天性）。表现为头部倾斜，可能伴有颈胸段脊柱侧凸和听力障碍，可能与患者耳听骨链发育不良有关。

5. 颅缝早闭

颅面不对称是颅缝早闭引起的，因此一些固定性斜颈婴儿的脸可能看起来不对称或扁平化（斜头畸形）。如后斜头畸形形成一个平行四边形的头颅，单侧的人字缝融合形成一个梯形的头颅。

11.4.2 幼儿和学童

1. Grisel综合征

因外伤或口咽炎引起的寰枢椎旋转移位，在年龄较大的儿童斜颈中最常见。

2. 间歇性斜颈

间歇性斜颈伴头痛、呕吐或神经症状可能是由后颅窝肿瘤引起的。上颈椎良、恶性肿瘤是儿童斜颈的罕见病因，与皮质脊髓束征有关。

3. 眼性斜颈

先天性眼上斜肌麻痹的患儿常常将头倾斜，偏离麻痹的上斜肌一侧，以矫正复视和恢复双眼融合功能。

4. 暂时性斜颈

咽后脓肿和化脓性颈椎炎是斜颈不常见的感染性病因。对大多数儿童来说，在感染治愈后斜颈会消失。

5. 无相关症状/体征的斜颈

a）颈肌张力障碍：在儿童中很少见，在较大的青少年中可能见到。

b）青少年类风湿关节炎

c）胸乳突肌损伤

6. 抽动和抽动秽语综合征（运动抽动，注意力缺陷，强迫行为）

Karmel-Ross K, ed. Torticollis: Differential Diagnosis, Assesment and Treatment, Surgical Management and Bracing. The Haworth Press New York-London; 1997

Huang MH, Gruss JS, Clarren SK, et al. The differential diagnosis of posterior plagiocephaly: true lambdoid synostosis versus positional molding. Plast Reconstr Surg 1996;98（5）:765-774, discussion 775-776

Golden KA, Beals SP, Littlefield TR, Pomatto JK. Sternocleidomastoid imbalance versus congenital muscular torticollis: their relationship to positional plagiocephaly. Cleft Palate Craniofac J 1999;36（3）:256-261

11.5 眼睑痉挛

颅肌张力障碍最常见的特征是眼睑痉挛。如果肌张力障碍仅限于眼睑，则称为自发性眼睑痉挛。眼睑痉挛伴面部、颈部、四肢或其他肌肉群的张力障碍性运动，称为Meige综合征。多发于中老年妇女，不会影响儿童。儿童眼睑痉挛几乎都是药物引起的。在大多数患者中，早期症状包括眨眼频率增加、干眼症（异物感、沙粒感和眼睛刺激）和畏光。几乎所有病例都是双侧起病，仅有25%的患者症状开始于一只眼睛。

1. 枕骨疾病

a）外部的

i.异物

ii.炎症（眼睑，角膜，结膜）

b）内部的

i.葡萄膜炎

ii.白内障

iii.视网膜疾病

2. **神经系统疾病**

a）常见疾病

i.PD

ii.脑炎后型PD

b）罕见疾病

i.HD

ii. Wilson病（肝豆状核变性）

iii. Hallervorden-Spatz病

iv.多发性硬化症（MS）：一种可能导致面部任一部位肌肉“扭动”的疾病，常被称为肌强直或肌强直性收缩。这些肌肉的收缩看起来像是“在皮肤下爬行的蠕虫”，不像是强直性或阵挛性面肌痉挛。

3. **脑干和间脑疾病**

a）缺血

b）脱髓鞘

4.**面肌痉挛**　以累及整个半张脸的肌肉痉挛性收缩为特征。通常进展后出现总是伴痉挛的同侧面部肌肉无力。最常见的原因是血管受压和脑干附近面神经根入口受刺激。

5.**贝尔麻痹/面神经损伤伴异常再生**　损伤后，随着该神经的恢复，可能以奇怪的方式生长（所谓的异常再生），并引起痉挛，如偏侧面肌痉挛。面部一侧或两侧反复出现无力，可能提示Melkersson-Rosenthal综合征。面部无力先于面肌痉挛。

6.**良性眼睑抽搐（眼睑肌纤维颤搐）**　微小的肌肉收缩通常影响一个眼睑（通常是下眼睑）。抽搐是间歇性的，持续数秒到数小时，数分钟到数月，最终自行恢复。受压力、疲劳和咖啡因的影响。

7. **Gilles de la Tourette综合征，其他抽动症**

8.**其他罕见疾病**

a）癫痫发作（失神状态，部分复杂发作）

b）脑炎

c）手足搐搦症

d）破伤风

e）进行性眼外肌麻痹

f）Schwartz-Jampel综合征（骨-软骨-肌营养不良症）：婴儿有一个特征性的三联征：睑裂狭小、噘嘴和下巴皱起。

9. 药物诱发

a）抗精神病药（迟发性运动障碍，迟发性肌张力障碍）

b）多巴胺激动剂（左旋多巴）

c）鼻腔减充血剂（长期使用）

d）拟交感神经药

10.心因性障碍　癔病性痉挛（眼睑痉挛很少是由心理因素引起的。由于器质性眼睑痉挛的应激反应与抑郁，以及运动对各种刺激的异常反应相关，导致诊断困难）。

Jankovic J, Havins WE, Wilkins RB. Blinking and blepharospasm. Mechanism, diagnosis, and management. JAMA 1982;248（23）:3160-3164

Pina-Garza JE. Blepharospasm in Felichel’s Clinical Pediatric Neurology. 7th ed. Elsevier-Saunders; 2013

11.6　帕金森综合征（低动力性运动障碍）

11.6.1　帕金森病分类

1. 原发性（特发性）帕金森病（图11.3）

a）PD

b）青少年帕金森病

2. 继发性（获得性、症状性）帕金森病

a）血管性（多发梗死）

b）传染性（如脑炎后型，慢性病毒）

c）药物（如抗精神病药，利血平，α-甲基多巴，锂剂）

d）毒素（如CO中毒，甲醇，乙醇，汞）

e）外伤

f）其他（如脑肿瘤，正常压力脑积水，延髓空洞症，甲状腺功能减退，甲状旁腺功能减退）

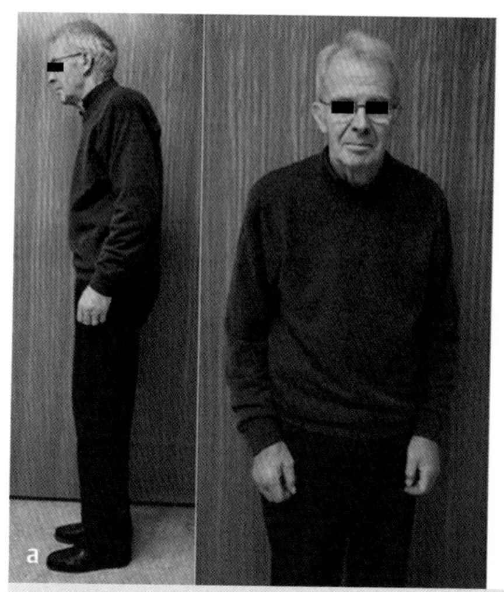

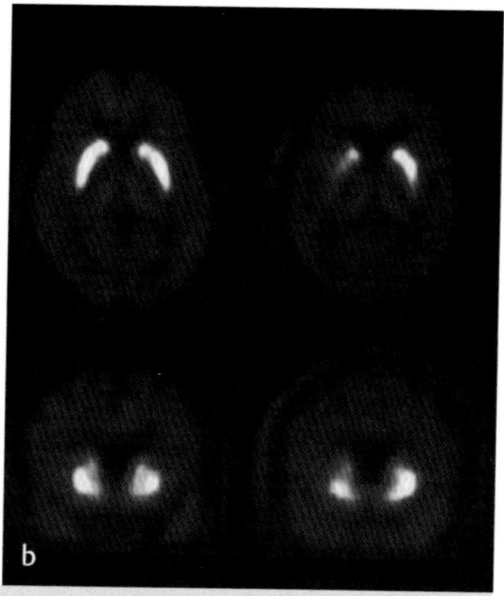

图 11.3　（a）帕金森病。头部和上身弯曲，肘部、臀部和膝盖轻微弯曲的典型姿势。（b）特发性帕金森病的典型表现为面具脸（面部表情缺乏）和不对称表现（右肘比左肘弯曲得更厉害）。c）正常人（左侧上、下）和帕金森病早期患者（右侧上、下）的 ^{18}F-DOPA-PET 扫描图像，后者身体左侧更严重。基底节的轴位和冠状位图像（分别为图像的上排和下排）。帕金森病患者右侧壳核（尤其是背侧）多巴胺脱羧酶活性下降 20% 以上，尾状核活动相对正常。（图片由 F.Jüngling 博士提供，PET/CT-Zentrum NW-Schweiz，St.Claraspital，Basel，Switzerland。）（转载自 6.9 Parkinson Disease and Other Hypertonic-Hypokinetic Syndromes. In: Mattle H, Mumenthaler M, Taub E, ed. Fundamentals of Neurology: An Illustrated Guide. 2nd edition. Thieme; 2017.）

11.6.2　多系统退化（帕金森叠加综合征）

1. 进行性核上性麻痹（PSP）（Steele-Richardson-Olszewski综合征）
2. 多系统萎缩
   a）Shy-Drager综合征（SDS）
   b）纹状体黑质变性（SND）
   c）橄榄脑桥小脑萎缩（OPCA）
3. 皮质基底神经节变性（CBGD）
4. 常染色体显性路易体病

11.6.3 遗传性帕金森病

1. HD
2. Wilson病
3. Hallervorden-Spatz病
4. 家族性基底节钙化
5. 家族性帕金森病伴周围神经病
6. 神经棘红细胞增多症

11.6.4 痴呆综合征

1. Guam帕金森病-痴呆-肌萎缩侧索硬化（ALS）综合征
2. 阿尔茨海默病（AD）
3. CJD
4. 正常压力脑积水

11.6.5 帕金森病的鉴别诊断

帕金森病（PD）

PD是一种进行性神经系统疾病，具有以下临床特征：

表现（+）	可能的其他特征（±）
运动迟缓	肌张力障碍
强直	自主神经功能异常
步态异常	痴呆
震颤	构音障碍/吞咽困难
不对称表现	肌阵挛
左旋多巴反应/运动障碍	睡眠障碍
路易小体	家族史

PD的临床异质性使得仅根据临床标准很难将其与其他帕金森病区别开来。病理检查证实10%～15%的患者PD诊断错误。病理学上，路易小体存在于黑质和其他CNS区域的着色性神经元中。对左旋多巴有治疗反应，这有助于诊断帕金森病（77%以上的患者反应“良好”或“好”），但该药物不能可靠地将PD与其他帕金森病区别开来。

进行性核上性麻痹（PSP）

任何进行性帕金森病和眼球运动障碍的患者都应考虑PSP的诊断。最早和最具致残性的临床症状与步态和平衡障碍有关。核上下凝视麻痹是PSP最重要的特征，但也可能发生在弥漫性路易体病（DLBD）、CBGD和其他非典型帕金森病中。

表现（+）	可能的其他特征（±）
运动迟缓	肌张力障碍
强直	自主神经功能异常
步态异常	睡眠障碍
痴呆	左旋多巴反应
构音障碍 / 吞咽困难	壳核 T2 低强度
眼睑失用症	
核上下凝视麻痹	

病理结果显示Meynert基底核、苍白球、丘脑底核、上丘、中脑被盖、黑质、蓝斑、红核、网状结构、前庭核、小脑和脊髓神经元变性。神经诊断研究对PSP的诊断没有帮助。神经化学检测最显著的异常是纹状体多巴胺的明显消耗，多巴胺受体密度降低，胆碱乙酰转移酶活性降低，基底前脑烟碱（但不是毒蕈碱）胆碱能受体的丢失。

多系统萎缩（MSA）

多系统萎缩（MSA）的临床特征是帕金森综合征、锥体束、小脑和自主神经症状。与PD相反，MSA的表现是相对对称的，静止性震颤通常不存在。自主神经功能障碍，有助于鉴别MSA与其他帕金森病。

其病理特征包括纹状体、黑质、蓝斑、下橄榄、桥核、迷走神经背核、小脑浦肯野细胞和脊髓尾侧Onuf核的细胞丢失和胶质增生。

尸检表明，黑质和纹状体中多巴胺的神经化学含量较低。

MRI-T2WI显示双侧后外侧壳核信号密度下降。正电子发射断层扫描（PET）显示纹状体和额叶代谢减少。

Shy-Drager综合征

自主神经功能异常是SDS最典型的临床特征。患者^{18}F 6-氟多巴摄取减少，表明黑质纹状体功能障碍。

表现（+）	可能的其他特征（±）
运动迟缓	共济失调
强直	痴呆
步态异常	构音障碍 / 吞咽困难
自主神经功能异常	运动神经元病
睡眠障碍	神经病
壳核 T2 低强度	动眼神经损害
左旋多巴反应	
路易小体	

纹状体黑质变性（SND）

呼吸失调伴喉鸣和睡眠呼吸暂停是SND的主要临床特征。SND患者D2受体密度降低。SND的血管运动障碍归因于延髓A1和A2区酪氨酸羟化酶免疫反应性神经元的选择性丢失。

表现（+）	可能的其他特征（±）
运动迟缓	自主神经功能异常
强直	肌张力障碍
步态异常	眼睑失用症
构音障碍 / 吞咽困难	运动神经元病
壳核 T2 低强度	睡眠障碍
左旋多巴反应	
路易小体	

橄榄脑桥小脑萎缩（OPCA）

小脑共济失调是OPCA患者最常见的症状。MRI-T2WI显示小脑和脑干萎缩，第四脑室和桥小脑角（CPA）池扩大，桥横纤维脱髓鞘。研究发现，壳核、尾状核和横状隔核的多巴胺含量分别减少了53%、35%和31%。线粒体脱氧核糖核酸异常可能在OPCA的发病机制中起重要作用。

表现（+）	可能的其他特征（±）
强直	运动迟缓
步态异常	震颤
共济失调	自主神经功能异常
构音障碍 / 吞咽困难	神经病
动眼神经损害	睡眠障碍
壳核 T2 低强度	路易小体

皮质基底神经节变性（CBGD）

CBGD最显著的特征包括明显的受累不对称、运动障碍、皮层感觉丧失、失用症和“异肢”现象。痴呆症是晚期症状。

表现（+）	可能的其他特征（±）
运动迟缓	震颤
强直	痴呆
步态异常	眼睑失用症
构音障碍 / 吞咽困难	路易小体
肌张力障碍	
跛行性失用症	
肌阵挛	
动眼神经损害	
不对称表现	

CT显示54%的患者患侧顶叶不对称萎缩，40%的患者双侧顶叶萎缩。PET显示尾状核和壳核摄取氟多巴减少，皮质代谢明显不对称，尤其是颞上叶和下顶叶。CBGD的病理特征包括中央前后皮质区、基底节区神经元变性，皮质、丘脑、丘脑底核、红核和黑质中存在未染色的神经内含物。与“顶叶Pick病”有临床和病理重叠。

与年龄匹配的对照组相比，纹状体和黑质中的多巴胺浓度降低。

弥漫性路易体病（DLBD）

DLBD被认为是AD和PD之间的变体或重叠，因此临床鉴别可能很困难。然而在大多数DLBD患者中，精神症状和痴呆往往先于帕金森症状（步态障碍、僵硬和静止性震颤）。当发现帕金森病和痴呆患者也存在动眼神经功能缺陷时，DLBD和其他帕金森综合征，特别是PSP之间的鉴别尤为困难。

表现（+）	可能的其他特征（±）
痴呆	运动迟缓
路易体	强直
	步态异常
	自主神经功能异常
	构音障碍 / 吞咽困难
	肢体失用症
	肌阵挛
	动眼神经损害
	睡眠障碍

包括MRI和PET在内的神经影像学检查无法可靠地区分PD、AD和DLBD。利用泛素抗体的免疫细胞化学染色技术提高了对路易小体的识别能力。超过30%的AD患者大脑皮层和黑质中有路易小体，而所有PD患者的大脑皮层都有路易小体。除了路易小体在基底前脑、脑干和下丘脑的弥漫性分布外，DLBD中缺乏神经纤维缠结有助于将其与AD鉴别。

Guam帕金森病-痴呆-肌萎缩侧索硬化综合征

除了帕金森病的表现外，痴呆和运动神经元疾病是最常见的表现特征。

表现（+）	可能的其他特征（±）
运动迟缓	共济失调
强直	自主神经功能异常
步态异常	动眼神经损害
震颤	
痴呆	
构音障碍 / 吞咽困难	
运动神经元病	

Quinn N. Parkinsonism—recognition and differential diagnosis. BMJ 1995;310（6977）:447-452

Braune S. The role of cardiac metaiodobenzylguanidine uptake in the differential diagnosis of parkinsonian syndromes. Clin Auton Res 2001;11（6）:351-355

Hughes AJ, Daniel SE, Ben-Shlomo Y, Lees AJ. The accuracy of diagnosis of parkinsonian syndromes in a specialist movement disorder service. Brain 2002;125（Pt 4）:861-870

Eckert T, Barnes A, Dhawan V, et al. FDG PET in the differential diagnosis of parkinsonian disorders. Neuroimage 2005;26（3）:912-921

11.7　肌阵挛

肌阵挛是一种突然发生的、短暂的（通常<100毫秒）、不规则跳动性、电击样的不自主运动。它可能是阳性的，也可能是阴性的。阳性的原因是单个（或一组）激动和拮抗肌肉的收缩。阴性是因为出现了短暂（<500毫秒）的强直性肌张力中断，伴有短暂的虚弱或姿势张力丧失，如扑翼样震颤。超过27%的肌阵挛是暂时性的，主要由药物不良反应或代谢异常引起。肌阵挛必须与其他不自主运动相鉴别，如：

1. **抽动症**　骨骼肌或口咽肌的不自主的重复和复杂运动；短暂、持久、可自主抑制。
2. **舞蹈病**　快速、简单的不自主运动，容易出现在近端肢体、躯干和面部肌肉，并且在精力集中或压力时加重。
3. **震颤**　通常是肢体节律性的摆动；在运动时加重（小脑功能障碍），或在休息时出现。
4. **肌张力障碍**　包括引起异常姿势的痛苦的扭转和转动动作。
5. **惊吓过度（hyperekplexia）**　意外刺激引起近端肢体强直僵硬，常伴有跌倒和相关的发声。

肌阵挛可作为癫痫或非癫痫事件发生。它可以独立存在，也可以作为许多疾病的症状。尽管大多数情况的肌阵挛起源于中枢神经系统，但临床上偶尔出现的短暂的电击样运动与脊髓或周围神经或根疾病所致中枢神经系统肌阵挛难以区分。

病因分类归纳如下：

1. **良性原发性肌阵挛** 儿童期和青少年期起病，先天性常染色体显性遗传。肌张力障碍可能是临床表现的一部分。脑电图正常。酒精会诱发阵挛，而且该病是非进展性的。

2. **癫痫性肌阵挛** 有肌阵挛症状的青少年可能患有癫痫综合征或预后不良的神经系统疾病。分为两类：

   a）特发性全身性癫痫

   i.青少年肌阵挛性癫痫（JME）

   ii.青少年失神癫痫（JAE）

   肌阵挛性（皮质）癫痫是众多癫痫类型中的一种，JME肌阵挛性抽搐可发生多种频率的小失神发作，而JAE以失神发作为主要的发作类型。JME和JAE都可发生全身强直-阵挛发作。

   b）进行性肌阵挛性癫痫

   罕见的遗传性疾病，通常为常染色体隐性遗传，特征为肌阵挛性抽搐、强直阵挛性发作和进行性神经系统恶化，特别是小脑症状和痴呆。五个主要的原因为：

   i.Unverricht-Lundborg病

   ii.Lafora病

   iii.破碎红纤维肌阵挛性癫痫（MERRF）

   iv.神经元蜡样脂褐质沉积症（NCL）

   v.唾液酸贮积症

3. **继发性（症状性）肌阵挛** 它多由潜在的疾病引起。

   a）皮质、脑干或脊髓损伤，如肿瘤、动静脉畸形、脑炎、缺血或炎症。

   b）基底节退行性变，如MSA、CBGD、HD、Hallervorden-Spatz病和PD。

c）脊髓小脑退行性变

d）痴呆，如AD、CJD和Gerstmann-Straussler-Schenker病。

e）中毒性脑病，如铋剂、重金属、溴甲烷中毒，或药物引起的中毒，如左旋多巴、卡马西平、三环抗抑郁药或5-羟色胺再摄取抑制剂。

f）代谢紊乱，如肝肾疾病、低钠血症、低血糖、铝中毒透析综合征、多源性羧化酶缺乏、生物素缺乏和线粒体脑病。

g）脑炎，如亚急性硬化性全脑炎、单纯疱疹性脑炎、亚急性坏死性脑病或Leigh病、树病毒性脑炎、嗜睡性脑炎等。

h）缺氧性脑病（Lance-Adams综合征）

4. **生理性肌阵挛** 指正常人出现的肌肉痉挛，如打嗝、打喷嚏、睡眠开始（睡眠痉挛）、睡眠中（夜间肌阵挛）和焦虑时。

5. **心因性肌阵挛** 是一种自主的肌肉抽搐。约8%的肌阵挛是精神性的。

Krishnakumar D. Diagnostic approach to an adolescent with myoclonus. ACNR 2010;10（4）:39-41

11.8 抽动秽语综合征和其他抽动症

抽动秽语综合征（Tourette syndrome，TS）是一种家族性神经精神疾病，儿童期起病，以运动和发音（个别肌群的不自主、快速、重复和刻板运动）为特征。证据表明，TS的症状学范围超出了抽动障碍，可能包括强迫症（OCD）、注意缺陷多动障碍（ADHD）和情绪障碍。

抽动障碍按严重程度分为：

1. **短暂性抽动障碍** 常见的运动性抽搐（眨眼、皱鼻子、做鬼脸）和/或发声（喉音、抽鼻子声、呼噜声和咳嗽），只持续几周或几个月，不会超过一年。在兴奋或疲劳时尤其明显。男孩发病率是女孩的3～4倍。

2. **慢性抽动障碍** 与短暂性抽动障碍的区别不仅在于它持续多年的时间，还在于它相对不变的特征。虽然短暂的抽动来来去去（抽鼻子声可能会被皱前额取代），但长期抽动如面部扭曲或眨眼可能会持续多年不变。

3. Tourette综合征（TS） 它可能是最令人心身疲惫的抽动障碍，以多形式、多频率的动作性抽动和发声性抽动为特征。最令人困扰的和最著名的复杂的声音症状是不自觉的秽语症。一些TS患者会模仿他们刚刚看到的（模仿动作）、听到的（模仿言语）或说的（言语重复）。TS是常染色体显性遗传性疾病。

根据DSM IV-TR，诊断标准为：

患病期间出现多发性运动和一个或多个发声性抽动，但不一定同时出现。

1. 抽动症几乎每天发生多次（通常为阵发性发作），或在超过一年的时间内间歇性发作，且没有超过连续3个月的抽动缓解期。
2. 这些障碍在社会、职业或其他重要功能领域造成明显的痛苦或严重形象损害。
3. 发病年龄未满18岁。
4. 这种障碍不是由于某种物质（如兴奋剂）的直接生理作用，也不是由于一般的医学疾病状态（如HD或病毒性脑炎）所导致。在TS患者中，50%患有ADHD，还有50%患有OCD。TS儿童学习障碍的发生率较高。近65%患有慢性运动或发音性抽动障碍的儿童和青少年有其他伴发疾病。大约90%的TS患者患有一种或多种精神疾病。

11.8.1 鉴别诊断

TS与其他抽动综合征的区别可能仅仅是语义上的，尤其是最近的遗传证据表明TS与儿童期的多发性和短暂性抽动有关，只能根据病史回顾来诊断。

1. ADHD / OCD

   许多多动症儿童有一些声音或运动性抽动，做鬼脸，或发出类似于TS的噪音，其中50%的TS有ADHD和OCD。强迫动作与内心的焦虑感有关，其特征是仪式性的行为（检查、触摸、安排等），并且需要以同样的方式重复。

2. 其他抽动障碍

   慢性非抽动障碍有运动或声音性抽动，但不会两者兼有。它们可能与TS一样令人困扰或无法工作。儿童短暂性抽动障碍在发病后1年内会完全消失。TS可以有持续数周至数月的不发作期，但通常抽动障碍不能恢复。

3. 癫痫发作

一些部分性癫痫发作可能被误认为抽动症，但这些抽搐通常不可抑制，而且在抽搐之前也不会有先兆性冲动。失神发作的眼睑颤动（肌阵挛）与抽动症相似，但在失神发作时意识丧失、无抑制、无先兆冲动，而TS患者在这种发作过程中仍保持清醒的意识。如鉴别有困难，可参考脑电图。

4. 发育和其他神经系统疾病

外伤或疾病造成的中枢神经系统损伤可能会使儿童表现为像TS的短暂抽动，但TS具有遗传倾向。自闭症儿童和智障儿童可能表现出各种TS症状。

5. 痉挛

肌肉痉挛，如眼睑痉挛或痉挛性斜颈，可能与TS相混淆，但TS的抽动特征应不难鉴别。

6. 肌阵挛

不自觉的、短暂的、抽搐样的动作。可以是不规律的，并且在这之前没有先兆性冲动。

7. 静坐不能，肌张力障碍

过度躁动的异常状态伴随需要走动的冲动，在走动后获得短暂的安心。经常出现在使用多巴胺受体阻滞剂的情况下。

8. 刻板动作

在正常儿童中可以看到重复的动作、姿势或言语，但在普遍性发育障碍或患有Rett综合征的儿童中更容易见到。常见的包括头部撞击、身体摇摆和重复的手指运动。

9. 与链球菌感染相关的儿童自身免疫性神经精神疾病（PANDAS）

它的定义为：（a）已知患有抽动症或OCD的儿童的症状急剧加重。或（b）没有病史的儿童在A组β-溶血性链球菌感染之后出现这种症状。

10. 小儿急性神经精神综合征（PANS）

这是最近描述的一个综合征，提出了急性发作性OCD的主要诊断标准，其继发特征是运动异常、分离性焦虑、尿频、行为退化和书写能力丧失。

a）过敏性鼻炎：可能表现为频繁吸鼻子、眨眼和清嗓子。

b）结膜炎：可能表现为眨眼。

c）咳嗽变异性哮喘：接触过敏原或上呼吸道感染后的慢性咳嗽。

11.遗传性疾病（如亨廷顿舞蹈病）

不自主的慢性运动，与运动冲动无关。但这些动作应该是随意的而不是刻板的。

12.感染后自身免疫性疾病（如Sydenham舞蹈病）

在链球菌感染后持续数周至数月，出现舞蹈样和躯干运动。

13.代谢性疾病（如Wilson病）

包括震颤和抽动样动作、言语不协调、吞咽、步态和行为改变。K-F环是铜在眼睛中贮积的结果。实验室检查结果显示血液中铜和铜蓝蛋白水平降低，尿铜排泄增加，肝脏中铜蓄积增加。

14. 病毒后脑炎

通过病史区分。

15. 物质接触

a）精神科药物：这些药物可能会引起抽动，也可能伴其他运动障碍，如躁动不安。

b）刺激性药物：这些药物不会导致抽动，但在少数患者中，它们可能会加重抽动。

c）卡马西平：可能会导致抽动。

d）抗精神病药：长期使用可能导致迟发性运动障碍，这是一种神经综合征，表现为多种重复性、无目的的运动，其中一些可能看起来像抽动，包括吧唧嘴、做鬼脸、快速眨眼，还包括四肢和面部的其他动作。

Cath DC, Hedderly T, Ludolph AG, et al; ESSTS Guidelines Group. European clinical guidelines for Tourette syndrome and other tic disorders. Part I: assessment. Eur Child Adolesc Psychiatry 2011;20（4）:155-171

Freeman RD; Tourette Syndrome International Database Consortium. Tic disorders and ADHD: answers from a world-wide clinical dataset on Tourette syndrome. Eur Child Adolesc Psychiatry 2007; 16（Suppl 1）:15-23

11.9　震颤

震颤是临床上最常见的不自主运动之一。它被定义为一个或多个身体部位的有节奏的不自主的摆动，由拮抗肌的交替收缩而产生。震颤的频率和幅度不同，受生理和心理因素、病理过程、药物或毒物的影响。

11.9.1　鉴别诊断

有许多综合征可能会被误认为震颤，包括：

1. 阵挛

   关节周围的肌群被刺激后产生牵张反射，出现有节律的、单相的收缩和舒张。被动伸展运动可加剧阵挛，但不会加剧震颤，不规律的运动有助于鉴别阵挛和震颤。

2. 节律性肌阵挛

   由于中枢神经系统疾病引起的肌群不规律或有节律的电击样收缩。EMG或EEG及逆向的脑电平均技术（back-averaging）的电生理检查有助于诊断。

3. 部分性发作持续状态

   它是一种局灶性运动性癫痫，为特定肌群反复的、有节律的阵挛运动。有癫痫病史、EEG读数显示异常峰值有助于正确诊断。

4. 扑翼样震颤

   又指患者向两侧平伸上肢时，腕关节突然屈曲后又伸直，同时伴有节律缓慢的粗大震颤。

   EMG有大约35～200毫秒或更大范围的暂停。这种情况有时被称为“阴性肌阵挛”。

   震颤可根据临床和病因分类。第一个分类系统基于震颤是发生在静止状态（静止性震颤）还是发生在动作状态（动作性震颤）。动作性震颤又可分为姿势性震颤（保持姿势）、动作性或意向性震颤（点对点运动）和任务诱导性震颤（仅在进行高技能活动时发生）。第二个分类系统基于病因，包括生理性和病理性。

疾病	诊断
生理性震颤	8～12Hz 的节律性摆动，呈姿势和运动性，但无神经症状；以下情况可加重：
	• 压力（焦虑、疲劳、情绪、运动）
	• 内分泌（肾上腺皮质类固醇、低血糖、甲状腺毒症、嗜铬细胞瘤）
	• 毒素（砷、铋、溴、汞、乙醇提取物）
	• 药物（β 受体激动剂、环丝氨酸、多巴胺能药物、甲基黄嘌呤、丙戊酸；精神病药物：锂剂；三环类抗精神病药；兴奋剂：苯丙胺、可卡因）
原发性震颤	原发性震颤（ET）是最常见的运动障碍。家族中呈常染色体显性遗传。频率在 4～10Hz之间。在保持反重力姿势的四肢最明显（姿势性震颤）。没有相关的神经学发现。乙醇能抑制震颤。震颤在手部最为明显，但颅骨肌肉组织经常受到影响（损伤）。言语受累（声音震颤）可由震颤引起。ET 可能与其他运动障碍有关，包括颈肌张力障碍、书写痉挛和痉挛性构音障碍。与对照组或帕金森病患者相比，ET 患者听力障碍加重。震颤是双侧的，所有年龄段均可发生。
帕金森静止性震颤	频率为 3～6Hz 的搓丸样震颤，在休息和姿势位时最为突出。帕金森式静止性震颤的特点是在安静状态或全身肌肉放松时出现。震颤累及手、下巴、嘴唇、腿和躯干；头部震颤不常见。伴有帕金森病的其他症状，包括运动迟缓、强直、眉弓反射阳性、“面具脸”和姿势反射受损。没有帕金森震颤的病史，饮酒不会减少震颤。震颤发作为单侧性。
其他基底节疾病性震颤	震颤可能是痉挛性斜颈等肌张力障碍患者的症状之一。在 Wilson 病中，震颤可能是表现症状。可能在保持姿势和运动时发生，在近端肌肉比较明显。如果出现在肩部，它被描述为“扑翼样”震颤。
小脑性震颤	小脑疾病患者既有姿势性震颤，也有运动性震颤，但无静息性震颤。各种类型的姿势性震颤已经被描述过，最常见的是手臂或腿的震颤。当累及躯干和头部时，称为蹒跚。还有一种轻微的姿势性震颤，这种震颤为高频（频率为 10Hz），以远端震颤为主。小脑运动性震颤的特征频率为 3～5Hz。在指鼻和跟膝胫试验中很明显。小脑性震颤的常见原因是 MS，但脑干肿瘤或卒中以及退行性和副肿瘤性疾病也可能是其原因。

续表

疾病	诊断
红核（中脑）性震颤（Holmes 震颤）	频率为 2～5Hz 的静止性、姿势性和剧烈运动性震颤组合。这种震颤不常见，但非常独特，对症状性药物治疗无反应。共济失调和虚弱的症状可能会出现。常见原因包括脑血管意外和 MS，震颤发作后 2 周至 2 年可发现病变。
外伤后震颤	2～8Hz 的震颤，可能发生在头部受伤后数天到数月，在意识恢复很久之后出现。它通常出现在近端肢体，随着运动而加重。
戒酒后震颤	它可能发生在相对或绝对戒酒之后。最初有生理性震颤加重的特征。慢性酒精中毒患者即使戒酒也会出现较持久的姿势性震颤。
药物诱发和中毒性震颤	用于治疗其他疾病的药物可能引起震颤。药物诱发的震颤类型包括增强性生理性震颤、静止性震颤和动作性震颤。这些药物可能包括茶碱、丙戊酸钠、锂剂、三环抗抑郁药、抗精神病药、拟交感神经药物、苯丙胺、类固醇、某些用于治疗内分泌和代谢紊乱的药物。毒物引起的震颤，如锰、砷或汞中毒，常伴有其他神经症状，如步态障碍、强直、肌张力障碍、共济失调、构音障碍、意识混乱等。
全身性疾病所致震颤	当患者移动或处于特定位置时会发生震颤。相关症状包括扑翼样震颤、精神状态变化和其他全身性疾病的症状。相关疾病包括甲状腺毒症、肝功能衰竭、震颤性谵妄、戒断综合征和周围神经病变（特别是丙种球蛋白神经病变）等。
直立性震颤	直立性震颤被认为是原发性震颤的一种变体。这种类型的震颤在腿部站立时立即出现，坐下即缓解。直立性震颤通常为高频（14～18Hz），没有其他临床症状或体征。
心因性震颤	在癔症中很常见。震颤表现为复杂的、无法分类的、特点变化的特征，与临床病变不一致。震颤随着注意力的增加而加重，随着注意力的分散而减轻。震颤对抗抑郁药无反应，对安慰剂有反应。通过心理治疗可减轻震颤。

Shahani BT, Young RR. Physiological and pharmacological aids in the differential diagnosis of tremor. J Neurol Neurosurg Psychiatry 1976;39（8）:772-783

Elble RJ. Diagnostic criteria for essential tremor and differential diagnosis. Neurology 2000;54（11, Suppl 4）:S2-S6

Pahwa R, Lyons KE. Essential tremor: differential diagnosis and current therapy. Am J Med 2003;115（2）: 134-142

11.10 步态障碍相关疾病

1. 特发性步态障碍
2. 情感障碍和精神疾病
   a）抑郁
   b）害怕跌倒
   c）睡眠障碍
   d）药物滥用
3. 神经系统疾病
   a）小脑功能障碍或变性
   b）震颤谵妄
   c）痴呆
   d）MS脊髓病
   e）PD
   f）卒中
   g）椎基底动脉供血不足
   h）正常压力脑积水
4. 感觉异常
   a）多发性周围神经病
      i.酒精中毒
   b）多感觉障碍综合征
   c）视力障碍
      i.老花眼
      ii.白内障
   d）听力障碍
      i.良性体位性眩晕
      ii.梅尼埃病
      iii.振动幻视（视觉图像不稳定）
5. 心血管
   a）心律不齐
   b）充血性心力衰竭

c）冠状动脉疾病

d）体位性低血压

e）周围动脉疾病

f）血栓栓塞性疾病

6. 传染性和代谢性疾病

a）糖尿病

b）肝性脑病

c）HIV相关性神经病

d）甲亢和甲减

e）肥胖

f）尿毒症

g）三期梅毒

h）维生素B_{12}缺乏症

7. 肌肉骨骼疾病

a）颈椎病

b）痛风

c）腰椎管狭窄

d）椎间盘疾病

e）肌肉无力或萎缩

f）骨质疏松

g）骨关节炎

h）类风湿关节炎

i）Paget病

j）先天性或获得性畸形

k）多肌痛

8. 其他

a）其他急性疾病

b）近期手术后

c）使用某些药物（如抗心律失常药，利尿剂，地高辛，麻醉性精神药物和抗抑郁药），尤其是四种或以上。

Jahn K, Zwergal A, Schniepp R. Gait disturbances in old age: classification, diagnosis, and treatment from a neurological perspective. Dtsch Arztebl Int 2010;107（17）:306-315, quiz 316

11.11 有姿势和步态改变的神经系统疾病

1. 幕上病变

a）白质病

-老年白质病

组织学正常，但在MR或CT上有明显改变的病例中出现的血管性或缺血性疾病。

-脑白质病

家族性白质病可能表现为步态障碍；如MS，进行性多灶性脑病，HIV脑病，放射性白质脑病。

b）急性血管疾病

i.丘脑性站立不能

丘脑梗死和出血导致站立或行走不能，尽管身体仅有轻微的虚弱。患者通常向后或向病变对侧跌倒。病灶集中在丘脑腹外侧核上部和丘脑上的白质。

ii.囊膜和基底神经节病变

累及丘脑腹外侧核最外侧部分的小囊性病变和基底节多发性双侧腔隙可伴有步态障碍。

c）正常压力脑积水

侧脑室、第三脑室和第四脑室显著扩张，胼胝体尾角变钝，导致痉挛性步态共济失调和尿失禁。因为通往大脑皮层的运动神经纤维在内囊后肢的腿部区域走行，然后在放射冠的更内侧部分上升，靠近侧脑室壁。

d）双侧硬膜下血肿

单侧慢性硬膜下血肿可导致轻度偏瘫、说话和语言障碍以及失用症。双侧病变伴步态衰竭（gait failure），尤其是老年人。

2. 幕下病变

a）脑桥中脑步态衰竭

脑桥脚在运动行为中起着重要的作用。该区域神经元的功能丧失会导致步态衰竭急性发作，即患者不能行走，没有偏瘫或感觉障碍，缺乏节奏或步态节律。这种步态缺陷类似于许多老年人的步态衰竭，没有明确的解剖学关联。

b）前庭病变

前庭区的单侧病变，如Wallenberg综合征、MS和CPA肿瘤，会使患者向病变侧跌倒。维生素B_1缺乏性Wernicke脑病表现为双侧病变。

c）小脑病变

影响绒球小结叶或前庭小脑的小脑病变出现急性或进行性平衡障碍。大多数小脑病变患者向病变侧跌倒。

3. 脊髓病

脊髓病最初的表现通常是步态或平衡障碍。

a）颈椎病

晚期疾病可能导致四肢轻瘫伴痉挛性共济失调步态，并与神经根症状有关，如疼痛和反射变化。

b）步态或平衡障碍和感觉变化可能是MS累及脊髓或罕见的较高水平的神经轴的唯一表现。

11.12　姿势和步态的类型

观察患者站立和行走是整个神经评估和检查中最重要的一部分。

1. 发育步态

a）新生儿自动或反射踏步

当婴儿保持直立，双脚接触床面时，会交替抬起双腿，并反射般进行踏步。

b）婴儿步态

婴儿在父母的搀扶下或扶着沙发上行走。

c）学步儿童步态

宽基、短的、急促的、不规则的步伐，半弯曲的手臂姿势和频繁的跌倒即为学步儿童步态。

d）儿童成熟步态

一种窄基、脚跟脚趾跨步伴随手臂交互摆动的步态。

e）跛行（步态不稳，偏向一条腿）

这很可能是轻伤引起的疼痛所致。碎片划伤、水疱或肌肉疲劳是常见的原因。更严重的问题包括：

i.发育性（如髋关节发育不良，脑瘫）

ii.外伤（如骨折、穿刺伤、股骨头骨骺滑脱）

iii.感染（如骨髓炎、化脓性关节炎、滑膜炎、莱姆病）

iv.骨软骨病（如Calve-Legg-Perthes病）

v.肿瘤（如白血病）

vi.炎性（如青少年类风湿关节炎）

无痛的慢性跛行提示发育问题，如髋关节发育不良或神经肌肉问题（脑瘫）。

2. 神经肌肉步态

a）畸足步态

步态取决于外翻-内翻畸形的类型。

b）内八字和外八字步态

胫骨扭转所致。

c）脊柱前凸鸭步态

在肌营养不良和多发性肌炎中，肩部、背部和臀部的近端肌肉减弱，因此患者形成一种典型的摆动背部、摇摇晃晃的步态。此外，这些患者很难在检查台上站起来或坐下，或从坐姿及斜倚姿势站起来。

d）脚趾下垂或脚下垂步态

由于脚背屈麻痹，患者脚不能离开地面，所以他猛地把膝盖抬起来，把脚向上翻成背屈，然后特征性地把脚放下来。

i. 单侧脚下垂

提示腓总神经或L5根有机械性或压迫性神经病变。

ii.双足下垂或跨阈步态

中毒性、代谢性或家族性的对称性远端神经病变所致，如酒精性神经病变或Charcot-Marie-Tooth腓骨萎缩。

e）脚跟下垂步态

胫神经麻痹所致，患者脚无法跖屈，可背屈。

f）连枷足步态

完全性坐骨神经麻痹所致，患者脚无法背屈或跖屈。

g）脚趾行走步态

由于足跟韧带问题，孩子的脚背屈角度只能在90° 左右，所以孩子用脚掌着地站立，没有明确的脚跟触地。这种步态在Duchenne肌营养不良症、痉挛性双瘫、自闭症或其他弱智儿童中都能观察到。

3. 感觉步态

a）脚底疼痛步态或感觉过敏步态

当患者把脚放下时，他会尽可能地减轻脚上的重量，并尽可能将四肢远离双脚，双肩弯曲。

i.单侧

Morton跖骨痛，指间神经痛性神经瘤，痛风。

ii.双侧

中毒性、代谢性或酒精性的疼痛性远端神经病变所致。

b）根性疼痛步态

突出的椎间盘压迫L5根会导致极度疼痛，放射至大脚趾，咳嗽、打喷嚏或直腿抬高会加重疼痛。病人的背部前凸，当他走路时，他不敢将重量放在疼痛的腿部，采取僵硬、缓慢、短促的步伐，没有脚跟触地，躯干稍微向疼痛对侧倾斜。

c）夜间翻转手步态

在腕管综合征患者中，经常因夜间手部剧烈疼痛而醒来。患者在房间里踱步，翻转或握手以减轻疼痛。这是一种病态的步态，常见于自闭症和其他智障儿童的重复、自我刺激、类似于各种翻转手步态的动作。

d）脊髓痨性或脊柱或感觉性共济失调步态

类似于双足下垂，见于脊柱背凸患者，梅毒感染可导致脊柱变性。由于感觉性共济失调，病人抬高膝盖，啪的一声无规律地放下双脚。站立时患者必须使用视觉提示，否则会摇晃和摔倒。

e）盲人步态

盲人缓慢、深思熟虑和探索的步伐是特征性的，有经验的检查者一看就知。

4. 小脑步态

a）单侧小脑步态

单侧小脑病变，最有可能由肿瘤、梗死或脱髓鞘疾病所致，引起同侧小脑体征，患者表现为自主运动障碍（突然变向或向一个方向跌倒）和保持自主姿势，因此步态摇晃。

b）双侧小脑步态

双侧小脑体征提示中毒性、代谢性或遗传性疾病。腿部失稳，手臂没有或仅有少许失稳，没有构音障碍或眼球震颤，提示喙蚓综合征，最常见继发于酒精中毒。单发性躯干共济失调提示绒球小结叶或尾蚓部病变，最常见于第四脑室肿瘤。

5. 痉挛步态

a）偏瘫步态

患者绕行患肢，拖曳脚趾（上臂曲屈，腿部挺直，偏瘫的腿部走一步划一个半圈）。

b）痉挛步态

患者走路时双腿僵硬，双脚离不开地面，看上去像是在水里涉水，因为他必须对抗肌肉的痉挛。好像走在厚厚的、黏糊糊的泥泞中；膝盖倾向于剪刀式动作互相摩擦。

i.单纯性痉挛或截瘫步态

单纯痉挛性截瘫步态没有感觉缺陷，是由于出生后皮质脊髓束紊乱所致，如家族性痉挛性截瘫。

ii.痉挛型双瘫步态

双瘫性脑瘫患者与同龄正常者发育的胸部、肩膀和手臂相比，腿小而短。痉挛性双瘫患者的腿部严重痉挛，手臂轻微痉挛，说话或吞咽几乎或没有缺陷，但有假性延髓麻痹和比腿部更多见的手臂无力。

iii.痉挛-共济失调步态

如果疾病损害脊柱或小脑，如脊髓小脑变性或MS，患者除了痉挛之外，还将出现宽基、不稳定、不规则的步态。

6. 基底神经节步态

a）小步走

老年动脉硬化性小血管病患者，表现为基底节多发性腔隙性梗死，出现特征性步态，步态缓慢，步伐短，无法将脚抬离地面，如果患者想要说话，其进程将停止（无法同时行走和说话或嚼口香糖）。

b）帕金森样步态

患有黑质变性或抗精神病药物中毒的患者出现走路缓慢，步伐短，没有任何手臂摆动，像座上旋转的雕像一样整体转动，静止时震颤，有意运动时消失。

c）慌张步态

当病人在预先提醒后被推搡时，他会小步快速向前或向后挪动，就像追逐重心一样，并可能会跌倒。

d）舞蹈样步态

Huntington或Sydenham舞蹈病患者行走时，手指和手臂运动随着行走而增加，甚至可能第一次就诊时就表现得非常明显。伴随着舞蹈样的抽动，偶然的失误会破坏了步伐的均匀性。

e）痉挛-手足徐动步态

围产期基底节和丘脑缺氧损伤引起的手足徐动症和中度痉挛性双瘫或双偏瘫具有特征性痉挛性步态，伴手指和手臂的缓慢扭动，在行走过程中这些动作往往增加。

f）马蹄内翻足步态

最初肌张力障碍可能表现为儿童足部不适，阻碍行走。到了晚期，失张力性躯干扭曲和骨盆扭转可能导致躯干明显向前倾斜。

g）骆驼步态

变形性肌张力障碍患者可能会出现巨大的不均匀步幅，表现出躯干的弯曲或起伏，就像骆驼一般笨拙的步态。

7. 脑性步态

多见于AD、多发性梗死性痴呆的严重的老年双侧脑病患者，很难启动起立、站立或行走。当开始行走时，患者会做出一些努力来移动双脚，看起来有些困惑，好像在寻找失去的运动引擎，或按下正确按钮才能开始前进。

a）跳舞熊步态

努力地前进可能也只会原地踏步，就好像试图把脚从厚厚的泥泞中解放出来一样。

b）失用步态

当患者想前进时，他的脚却紧贴地板，好像被吸住了一样。

8. 精神病步态

a）步行不能

病人随处倾斜、旋转、起伏，潜意识控制自己不摔倒，以精彩展示自己的灵敏性，力量、平衡、协调性和感觉均完好无损。

9. 性行为和生物定向步态

步态是人脑生物学和行为状态的特征和诊断。

a）异性恋男女步态

Alexander NB, Goldberg A. Gait disorders: search for multiple causes. Cleve Clin J Med 2005;72（7）: 586-, 589-590, 592-594 passim.

第 12 章

神经创伤

在CT扫描出现以前，回声脑电图是最重要的头部损伤的辅助检查项目，但现在已经过时了（图12.1）。

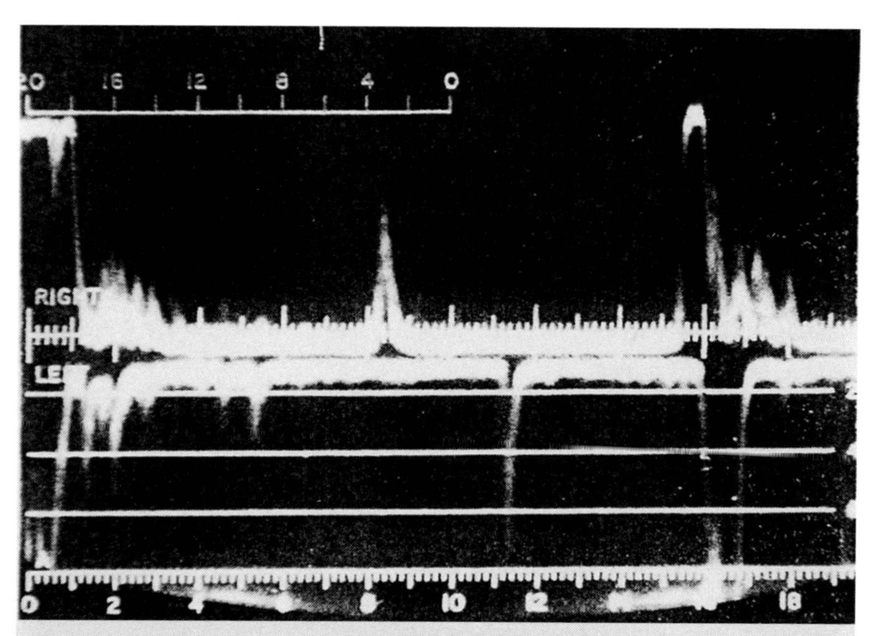

图 12.1　回声脑电图显示，右侧硬膜下血肿，中线结构向左侧移位 1.5cm（钙化的松果体作为辨认中线的标志）。

意识状态	
意识模糊	意识不清，存在较明显的大脑高级功能损害
谵妄	易与运动性躁动、短暂性幻觉和妄想相混淆
麻木	有意识，但只有在强烈的刺激下才能感觉到
昏迷	无意识（GCS ≤ 8/15）.
植物状态	脑干具有一定功能，但意识丧失
死亡	意识和自主呼吸均丧失且不可逆转

GCS，格拉斯哥昏迷量表。

12.1 昏迷的患者

唤醒状态是由从脑干延伸到丘脑的中央网状结构所决定的，当这个唤醒中心因代谢异常或侵袭性病变的压迫而受损时，患者就会发生昏迷。大脑皮层受损时也会引起昏迷。

意识分为各种不同级别，从意识清楚（处于自我觉醒状态并对周围环境具有感知）到昏迷（一种无反应状态）。在临床实践中，与其使用一些宽泛的术语，不如用一句话来描述病人的实际状态，详情参阅下表。

状态	临床特征	简化描述
意识清楚	觉察和觉醒	清醒
意识模糊	意识和觉醒降低 “酒精效应” 混乱 嗜睡	迷糊
浅昏迷	意识障碍 深度睡眠状态 强烈刺激时反应	对摇晃和喊叫有反应
中度昏迷	意识障碍（更深） 只对疼痛刺激（胸骨与指节摩擦）有反应，但不引起兴奋	对疼痛有反应
深昏迷	无意识，对任何刺激均无反应	无反应

Kumar PJ, Clark ML. Clinical Medicine. 5th ed. London: Bailliere Tindall; 2003

12.2 歇斯底里的“无意识”患者

急诊医学中最令人困惑的问题是如何诊断由转化反应（癔病）引起的昏迷患者。这些患者的症状确实表现特异（与假性患者相反），而且能够对大多数的正常刺激无反应，包括疼痛刺激。

- 撑开患者的眼睛，观察其对光反应。
- 将镜子放在患者眼睛上方，仔细观察其瞳孔反应。当病人从镜子中看到自己的形象时，瞳孔应该出现收缩反应。

12.3　短暂性意识丧失

短暂的意识丧失是一个常见的问题。询问病史对于鉴别患者是真正的意识丧失还是晕厥非常重要，这其中包括是否存在身体的虚弱或其他某些感觉的预警（先兆症状）。以下将对短暂性意识丧失的各种原因进行讨论。

1. **癫痫**

这是短暂性意识丧失最常见的原因。包含各种类型，最明显的是强直阵挛发作，患者突然失去意识，没有任何先兆，关联特征如下：

a）发绀，“打鼾”呼吸

b）眼球快速转动

c）可出现咬舌

d）可能出现便秘

部分复杂发作的癫痫患者会有发作先兆（感觉或心理感觉方面）和某些自动感觉（例如烦躁，嘴唇颤抖）。

2. **晕厥**

晕厥发作时会出现短暂的意识丧失，且有先兆症状，在短暂的无意识发作后（1秒至3分钟）迅速恢复觉醒状态。晕厥有以下几种形式：

a） 迷走神经性昏厥（普通昏厥）

病人可以记忆昏厥的开始过程，最常见的是良性血管舒缩型晕厥，往往发生在年轻人，尤其是久站时（如唱诗班男孩），常反复发作。鉴别诊断包括所有其他原因导致的短暂性意识丧失，特别是癫痫发作。其关联特征有：

i. 主要在站立时发生

ii. 感觉头晕、晕眩

iii. 恶心，冷热皮肤感觉

iv. 听力下降或视力模糊

v. 滑倒在地面上（而不是重重地摔倒在地）

vi. 快速恢复意识.

vii. 出汗和心动过缓

viii. 常有触发因素（如情绪波动，疼痛）

b）排尿性晕厥

这种罕见的晕厥可能发生在老年男性排尿后，特别是在夜间离开温暖的被窝站直排尿后。原因是站立时周围血管扩张及静脉回流减少。

c）咳嗽晕厥

严重咳嗽可导致静脉回流受阻，随后出现昏厥。

d）颈动脉窦性晕厥

颈动脉窦受到压迫引起（例如在一些老年患者中，当颈部被按压时会失去意识）

e）劳力性晕厥

劳累性晕厥与梗阻性心脏疾病，如主动脉狭窄和肥厚型梗阻性心肌病有关。

f）过度通气性晕厥

过度通气是头晕和昏厥的常见原因，但很少引起晕厥。这是一种良性疾病，是由于过度呼吸引起的。这种情况最常见发生在少女或年轻妇女身上。

3. 窒息

突发性喉部梗阻可导致窒息。病人吃饭时突然出现发绀，无法说话，并抓挠咽喉部，也被称为“餐馆冠脉症”或“烧烤冠脉症”。这是由于吃入了大块食物导致喉部梗阻所致。

4. 跌倒发作

属于短暂的意识丧失，病人跌倒在地，然后很快再站立起来。主要原因是脑干功能紊乱。其他导致跌倒的原因包括椎基底动脉供血不足、帕金森病和癫痫。

5. 心律失常

阿-斯综合征和心源性晕厥是由心律失常引起的反复发作的意识丧失，老年人易发。晕厥呈突发性，病人在没有预警和没有抽搐动作的情况下突然倒地，但意识恢复也同样迅速，整个发作通常仅持续几秒钟，这情况可通过24小时动态监测确诊。

6. 椎基底动脉供血不足

椎基底动脉供血不足（VBI）导致短暂性脑缺血发作时也可发生意

识丧失。典型的早期症状包括呼吸困难、眩晕、呕吐、半身感觉丧失、共济失调和短暂的健忘症。

7. 低血糖

如果没有癫痫发病史或晕厥风险的病人出现饥饿、出汗、紧张和心悸的感觉，再加上意识混乱、言语异常或行为异常，则应怀疑诊断，最常见于糖尿病患者服用口服降糖剂或胰岛素的情况下。如血糖水平<2.5mmol/L则可确定诊断。

8. 头部受伤和昏迷

一些头部损伤并不危及病人生命，但却足以引起明显的意识丧失和逆行性遗忘。

9. 心理因素

癔症发作并不少见，必须与过度通气区别开来。过度通气引起的意识障碍不常见，但可能意识变得模糊，特别是在病人吸氧的情况下。

判定为心理因素而不是器质性疾病的其他特征是：

a）标签效应；

b）意识水平迅速变化；

c）讲话口齿清楚；

d）奇怪的思想控制。

下表列出的是癫痫发作和血管痉挛发作之间的临床特征鉴别：

临床特征	血管痉挛发作	癫痫发作
姿势	挺直	任何姿势
病程	逐渐的	突然的
咬舌	很少见	较普遍
无意识周期	几秒钟	几分钟
恢复	快速（数秒内）	较慢
诱发因素	固定	不固定
反复出现	无	有

12.4　格拉斯哥昏迷量表（GCS）

12.4.1　优点

GCS的优点是它采用定量的方法，表观效度高而被普遍接受，并与各种不良神经结果（包括脑损伤、神经干预和死亡率）建立了统计联系。然而，这种量表计分存在的明显缺点也不可忽视。

12.4.2 缺点

GCS的大部分预测能力取决于伤情的轻重，在伤性非常严重或很轻时，它能很好地预测死亡率，而在伤情中度时则不能很好地预测。GCS是不可靠的。临床量表必须是可重复的，这样才能保证其准确性和有用性。但是GCS包含多个主观元素，并且在各种环境中反复显示出令人惊讶的不可靠性。有经验的医生可以准确地使用GCS，而缺乏经验的医生对中间意识水平判断时容易产生错误，这种错误甚至可高达4或5分。GCS未能纳入脑干反射，而脑干反射被认为是脑干唤醒系统活动的良好指标。此外，GCS不包括患者瞳孔的大小和对光反射。对气管插管患者，由于不能对语言反应进行评估，导致GCS的可靠性进一步受到影响。GCS只能粗略地预测预后，无法准确预测个别患者的预后，因此其预后评估价值较小。来自德国救援系统的数据表明，创伤后前两天内GCS评分为3～6者与1年后的结果并不相符。

	反应状态	得分
睁眼反应	自动睁眼	4
	语言刺激时睁眼	3
	疼痛刺激时睁眼	2
	任何刺激都不睁眼	1
最佳运动反应	正常（执行命令）	6
	疼痛刺激时拨开医生的手	5
	痛刺激有逃避反应	4
	痛刺激有屈曲反应	3
	痛刺激有伸展反应	2
	对任何疼痛无反应	1
最佳言语反应	正常	5
	对话含糊	4
	能理解但不连贯	3
	难以理解	2
	无语言	1

某些临床状况可对GCS评分产生很大影响，如镇静、高血酒精浓度等（>240mg/100ml）可使GCS评分下降2～3分。同样，建议在评估急性中毒患者时不应使用GCS。也有发现损伤机制和年龄（>55岁）对GCS的预测价值有明显影响。另外，刺激技术是对GCS评分也有重要影响。GCS中提出的用铅笔按压指甲床可使真实的反应水平降低。GCS是一种序数标度，单位值之间的差异是不一致的，只有更好的和更差的比较。然而，GCS评分的最小差异在预后方面也很重要。

12.5 全面无反应性（FOUR）昏迷评分量表

FOUR量表比GCS提供了更多的神经反应细节，能识别闭锁综合征，因为它纳入了脑干反射和呼吸模式，而且具有识别不同阶段脑疝的能力，因此优于GCS。与最低总GCS评分相比，最低总FOUR评分的住院死亡率较高，它甚至比GCS更复杂（4个分量表），需要更多的时间来计算，并且具有类似的有限的评分者间信度。

睁眼反应

- 4= 眼睑可睁开或呈睁开状，能跟踪或按指令眨眼
- 3= 眼睑睁开，但不能追踪
- 2= 眼睑紧闭，声音很大时能睁开
- 1= 眼睑紧闭，但疼痛时能睁开
- 0= 疼痛刺激时眼睑仍然不能睁开

运动反应

- 4= 能竖大拇指、握拳或做和平手势
- 3= 疼痛定位
- 2= 疼痛时屈肌反应
- 1= 疼痛时伸肌反应
- 0= 对疼痛无反应或呈全身肌阵挛状态

脑干反射

- 4= 瞳孔和角膜反射存在
- 3= 单侧瞳孔散大固定
- 2= 瞳孔或角膜反射消失

续表

• 1= 瞳孔和角膜反射均消失
• 0= 瞳孔、角膜和咳嗽反射消失
呼吸
• 4= 未插管，有规律的呼吸模式
• 3= 未插管，Cheyne-Stokes 式呼吸模式
• 2= 未插管，呼吸不规则
• 1= 高于呼吸机频率的呼吸模式
• 0= 以呼吸机频率呼吸或呼吸暂停

Wijdicks EF, Bamlet WR, Maramattom BV, Manno EM, McClelland RL. Validation of a new coma scale: The FOUR score. Ann Neurol 2005;58（4）:585-593

12.6 小儿神经创伤量表

颅脑创伤在婴儿、幼儿、学龄前儿童、学龄儿童和青少年中有各自不同的特点。对这些病例的评估必须根据年龄进行个性化分析。儿童与成人完全不同，创伤量表在评估创伤性脑损伤（TBI）的严重程度和预测结果方面都非常有用，但成人使用的创伤量表在用于儿童时必须进行修定。儿童在每个发育时期都有与年龄相关的特异性和解剖特征。

12.6.1 小儿昏迷量表（PCS）

	反复状态	得分
睁眼反应	自动睁眼	4
	呼唤时睁眼	3
	疼痛刺激时睁眼	2
	无睁眼反应	1
最佳运动反应	收缩 / 舒张	4
	回缩	3
	肌肉紧张	2
	肌肉松弛	1
最佳语言反应	呼喊	3
	自主呼吸	2
	呼吸暂停	1

12.6.2　小儿/儿童昏迷量表

	反应状态	得分
睁眼反应	自发睁眼	4
	呼唤时睁眼	3
	疼痛刺激时睁眼	2
	无睁眼	1
最佳运动反应	遵嘱运动	5
	定位疼痛	4
	疼痛时屈曲	3
	疼痛时延伸	2
	无运动	1
言语反应	定向语言反应	5
	构成单词	4
	可发出声音	3
	哭叫	2
	无发音	1

注：PCS 用于评估语言前儿童的脑损伤严重程度。分数必须根据孩子的年龄调整：（0～6 个月 =9，6～12 个月 =11，1～2 岁 =12，2～5 岁 =13，>5 岁 =14）

Simpson D, Reilly P. Pediatric coma scale. Lancet 1982;2(8295):450

12.6.3　儿童昏迷评分（CCS）

该量表用于评估刺激的睁眼反应和运动反应，但仅限于婴儿和幼儿。最大CCS分值为11，最小为3。CCS对于婴儿和幼儿的所有儿科TBI都是非常有用的。

	反应状态	得分
眼部反应	追踪	4
	EOM 完整，反应性瞳孔	3
	瞳孔固定或 EOM 受损	2
	瞳孔固定或 EOM 瘫痪	1

续表

	反应	得分
语言反应	哭喊	3
	自主呼吸	2
	呼吸暂停	1
运动反应	可屈曲和伸展	4
	疼痛刺激时收缩	3
	肌肉紧张	2
	肌肉松弛	1

缩写：EOM，眼外肌肉。

资料来源：Raimondi AJ，Hirschauer J. Head injury in the infant and toddler. Coma scoring and outcome scale. Childs Brain 1984;11:12-35

12.6.4 婴儿神经创伤评分（TINS）

TINS被用于评估婴儿和3岁以下儿童的TBI严重程度。它结合了临床和病史因素：创伤的机制，入院时的气管插管情况，神经检查，帽状腱膜下血肿的存在情况。总分从1分到10分不等。超过2分的TINS评分表明需要进行CT扫描。总之，TINS在0～3岁儿童的TBI中是非常有用的。

	最低 / 最高	0	1	2
创伤机制	1/2	-	坠落高度 <1m 或轻度打击 .	坠落高度 >1m 或穿通伤 .
气管插管	0/2	没有	有	-
意识	0/2	完全警觉，但可唤醒	下降	无意识
运动反应	0/2	无	定位体征	无反应
瞳孔反应	0/2	双侧瞳孔反应	瞳孔不等或无反应	散大且无反应
头皮损伤	0/1	无	帽状腱膜下血肿	-

资料来源：Beni-Adani L，Flores I，Spektor S，Umansky F，Constantini S. Epidural hematoma in infants: a different entity? J Trauma 1999;46(2):306-311.

12.6.5　Liege量表

增加脑干反射的信息可改善GCS对严重头部损伤患者预后判断的准确性。Glasgow-Liege量表提高了对预后判断的准确性，特别是在头部创伤后即出现意识完全丧失的患者。

脑干反射	分数
额眶反射	5
垂直前庭眼反射	4
瞳孔对光反射	3
水平前庭眼反射	2
眼心反射	1

Laureys S, Majerus S, Moonen G. Assessing consciousness in critically ill patients. Yearbook of Intensive Care and Emergency Medicine. JL Vincent, Heidelberg, Springer-Verlag; 2002:715-727

12.7　急诊室的昏迷患者

昏迷病人的问题很常见，无论原因如何，对这些患者需要进行快速评估，同时采取诊断和治疗措施，以确定和纠正任何可能导致不可逆损害的过程。

初步鉴别诊断需要解决的问题是："昏迷是由于原发性中枢神经系统疾病还是继发于全身性疾病？"有些局部症状可强烈地提示结构性病变的存在。全身性问题，如营养物质的缺乏（葡萄糖，氧气）或代谢问题（钠，钙）或毒素积累（二氧化碳，一氧化碳，酒精）可导致弥漫性中枢神经系统功能障碍。低钠血症、肝昏迷或非酮症高渗性昏迷偶尔可出现局灶性神经体征。

12.7.1　鉴别诊断

以下排名前10位的鉴别诊断最为危及生命和功能：

1. 休克或高血压性脑病（心输出量减少，心肌梗死，充血性心力衰竭和肺栓塞）
2. 一氧化碳中毒或缺氧（肺部疾病，低通气）
3. 体温过高或过低

4. 低血糖（胰岛素过量）
5. Wernicke脑病（硫胺素缺乏症）
6. 外源性毒素（阿片剂，一氧化碳，氰化物，巴比妥类药物，苯二氮䓬类药物，抗抑郁药，抗组胺药，阿托品，有机磷酸盐，溴化物，抗胆碱能药，乙醇，甲醇，乙二醇，致幻剂，氯化铵，重金属，包括水杨酸盐在内的非处方药）
7. 卒中（缺血性）
8. 颅内出血（有或无外伤）
9. 脑膜炎（细菌性，梅毒性，真菌性，癌性）
10. Reye综合征（小儿）
11. 创伤（脑弥漫性轴索损伤）
12. 肿瘤（中枢神经系统脑膜瘤，胶质瘤，远隔效应，如肺癌）
13. 毒素（汞、砷、铅和镁）
14. 感染（脓毒症，中枢神经系统以外的任何感染，特别是老年人，艾滋病，亚急性细菌性心内膜炎）
15. 中枢神经系统感染（进行性多灶性白质脑病，Creutzfeldt-Jakob病）
16. 癫痫发作（癫痫状态持续，发作后状态延长）
17. 血液（贫血，镰状细胞病）
18. 血管性（系统性红斑狼疮）
19. 代谢性（高钙血症，尿毒症脑病，肝性脑病，高渗状态，甲状腺中毒或黏液水肿昏迷，库欣病，垂体中风，卟啉症）
20. 精神科（尤其是抑郁症，癔症转化反应）
21. 其他（偏头痛，尤其是儿童基底型）

元音字母歌中的助记符TIPPS列出了昏迷的常见原因：A＝酒精/缺氧，E＝癫痫，I＝胰岛素，O＝鸦片制剂，U＝尿毒症，T＝创伤，I＝感染，P＝中毒，P＝心理因素，S＝休克，卒中

12.8 儿童昏迷

• 头部受伤

创伤性昏迷的儿童通常不存在可以手术治疗的病变。

相对轻微损伤后，开始可以有一个明显的恢复期，随后几个小时或意识水平下降，然后完全恢复（创伤后昏迷和延迟非出血性脑病）。

- 癫痫发作

  儿童的发作后状态偶尔会延长并持续2～3天。

- Reye综合征

  这种病毒感染后康复过程中发生的疾病往往与水杨酸盐摄入有关，表现为意识水平下降和氨水平升高。由于儿童发烧时阿司匹林的使用减少，现在已不太常见。

12.9 老年昏迷

- 缺血性中风

  多见于老年人。基底动脉血栓形成导致脑干血流灌注减少，从而引起昏迷发生。大脑半球区域广泛的缺血性中风可导致严重的脑水肿，并导致脑干在发病数天内受到压迫。小脑半球中风（缺血性或出血性）可导致昏迷数小时至数天。

- 慢性硬膜下血肿

  在老年人中更常见，大约一半患者都有头部外伤史（也可能很轻微）。

- 甲状腺功能减退症

  在老年人必须始终考虑到。

- 镇静剂

  老年患者对包括镇静剂在内的药物可能非常敏感。

- 药物过量

  老年人可能会出现意外地或故意地服用过量药物的情况。

- 癫痫后状态

  老年患者癫痫发作后状态时间可能会延长。

12.10 无反应的病人

1. 颅内病变

   a）脑血管疾病

i. 出血
- 脑内出血
- 蛛网膜下腔出血
- 硬膜外血肿
- 硬膜下血肿

ii.缺血
- 分水岭性
- 心脏栓塞性
- 血管炎性
- 高凝症
- 缺氧缺血性脑病
- 脑静脉血栓形成

iii.TBI
- 挫伤
- 弥漫性轴索损伤

iv.癫痫
- 广泛性或部分复杂性发作
- 癫痫持续状态（痉挛性，非痉挛性）
- 发作后状态

v. 肿瘤
- 原发
- 转移

vi. 脑水肿

vii.感染
- 脑膜炎
- 脑炎
- 脓肿

viii.原发性神经元性或胶质性疾病
- 进行性多灶性白质脑病（PML）
- Creutzfeldt-Jakob病
- 肾上腺脑白质营养不良

- 大脑胶质瘤病

2. 中毒性和代谢性脑病

a）外源性

i. 镇静剂或精神药物

- 乙醇
- 巴比妥类药物
- 鸦片剂
- 可卡因
- 三环类抗抑郁药和抗胆碱能药物
- 吩噻嗪类药物
- 海洛因
- 安非他明
- 赖氨酸二乙酰胺，三甲氧苯乙胺
- 抗惊厥药
- 选择性5-羟色胺再摄取抑制剂

ii.酸性毒药

- 甲基醇
- 二醛

iii.其他

- 有机磷酸盐
- 氰化物
- 重金属
- 强心苷类
- 类固醇（胰岛素）
- 一氧化碳中毒

b）内源性

i. 高血糖

- 酮症昏迷
- 非酮症昏迷

ii. 低血糖（内源性胰岛素，肝病等）

iii. 尿毒症昏迷（肾衰竭）

iv. 肝昏迷（肝衰竭）

v. Wernicke脑病（硫胺素缺乏症）

vi. CO_2麻醉（肺衰竭）

vii.电解质紊乱

- 脱水
- 药物引起的
- 中暑
- 发烧

viii.内分泌

- 垂体卒中坏死
- 肾上腺（Addison病、Cushing病、嗜铬细胞瘤）
- 甲状腺（黏液水肿“昏迷”，甲状腺中毒）
- 胰腺（糖尿病，低血糖）

ix.全身疾病

- 癌症
- 败血症
- 卟啉症

3. 缺氧

a）缺氧（血氧分压和氧含量降低）

i. 肺部疾病

ii. 大气氧张力降低

b）贫血（血氧含量降低，氧分压正常）

i. 一氧化碳中毒

ii. 贫血

iii. 高铁血红蛋白血症

4. 缺血

a）心输出量减少

i. 充血性心力衰竭

ii. 心脏骤停

iii. 严重心律失常

iv. 主动脉狭窄

b）全身外周阻力下降

i. 失血和低血容量休克

ii. 晕厥发作

iii. 过敏性休克

c）颅内血管疾病

i. 血管阻力增加

– 蛛网膜下腔出血

– 细菌性脑膜炎

– 高黏血症（红细胞增多症，镰状细胞性贫血）

ii. 广泛的小血管阻塞

– 亚急性细菌性心内膜炎

– 弥散性血管内凝血（DIC）

– 中枢神经系统动脉炎（系统性红斑狼疮）

–脂肪栓塞

4. 精神疾病

a）转换性癔病

b）紧张性昏迷（通常是精神分裂症的表现）

c）分离或“神游”状态

d）严重的精神抑郁

e）诈病

12.11　代谢和心因性昏迷

在无反应的患者中，可通过精神状态、运动体征、呼吸模式、脑电图（EEG）和眼眶或冷刺激反射之间的差异来鉴别代谢性疾病和精神性疾病。

12.11.1　代谢性疾病的昏迷患者

到目前为止，代谢性脑病是普通医院中昏迷患者的最常见原因。利用代谢药物进行的诊断性检测发现，代谢物选择性地抑制了大脑多个不同层次的某些易感功能，但同时又保留了同一水平结构的其他功能，显然，任何机械损伤都不能导致同时出现弥漫性和选择性损害。

其他有用的线索：

1. 代谢性脑病在神志不清和昏迷前即有意识错乱和谵妄。
2. 许多病例在其昏迷前期伴有各种形式的震颤或肌阵挛。
3. 运动性体征通常是对称的。
4. 脑电图通常很慢。
5. 冷热刺激会引起强直性眼球偏转，但如果病人处于深昏迷状态则无此反应。
6. 癫痫发作很常见。
7. 所有的代谢昏迷都不存在瞳孔对光反射。
8. 代谢障碍从不损害中枢感觉通路，除非是作为无意识整体抑郁的一部分时。
9. 呼吸系统的变化很常见，往往是因为疾病本身会产生酸碱变化。

12.11.2 心理无反应的患者

诊断的关键是，有心理反应的患者行为异常，但生理正常。因此，呼叫、掐捏和其他各种创伤性刺激都会产生不可预料的反应，或者根本没有。这与正常体检结果形成对比，即：

1. 脑电图正常
2. 冷热刺激

   对热灌注的反应正常，在冰水灌注的对侧出现一个快速的眼球震颤相位；很少或不出现强直性眼球偏转。眼球震颤存在。
3. 眼睑主动闭合，而真正昏迷时眼睑的闭合更轻微。
4. 病理反射消失。
5. 瞳孔有反应或扩张（睫状肌麻痹）。
6. 肌张力正常或不稳定。

Plum and Posner’s. Diagnosis of Stupor and Coma. 4th ed. Oxford University Press; 2007

12.12 代谢性和结构性昏迷

当医生遇到意识受损的病人时，关于病因的首要而迫切的问题是，是结构性还是代谢性昏迷。这些答案通过详细的病史记录和查体通常可以找到。与毫无针对性的匆忙的实验室检查相比，仔细的临床思考可提供更重要的信息。

结构性病变几乎总是幕上或幕下，很少两者兼而有之，而代谢性疾病往往同时在几个不同的水平影响大脑。

代谢和结构疾病可通过运动体征及其演变过程和脑电图变化进行鉴别。

12.12.1　代谢性疾病的昏迷病人（60%）

患者通常有部分同时累及许多水平神经轴的功能障碍，而同时保留了起源于相同水平的其他功能的完整性。一般来说，如果存在以下表现，应怀疑患者有代谢性疾病。

1. 认知和行为改变（如果它们是最早或唯一的征象）
   a）认知
      i. 记忆力差
      ii. 迷失方向
      iii. 语言障碍
      iv. 注意力不集中
   b）行为
      i. 焦虑不安
      ii. 妄想和/或幻觉
2. 弥漫性双侧对称性异常运动征象
   a）震颤
   b）肌阵挛
   c）扑翼样震颤
3. 脑电图弥漫性而非局部性变慢
4. 伴有高通气和低通气的酸碱异常常见
5. 即使病人昏迷，瞳孔反射也通常保留

12.12.2　伴有严重结构疾病的昏迷患者（40%）

患者通常有幕上占位性病变特征性的脑干下行衰竭综合征。由于这种情况是幕下损伤，因此并不会发生在代谢性脑疾病中，解剖缺陷也不是局限性的。对光反射消失和双侧瞳孔大小不等提示存在结构性病因。临床症状当然是有帮助的，但由于有太多的临床症状是重复类似的，因而不可仅依据临床症状确定诊断。在肝性脑病或低血糖患者中，通常会出现与结构性损伤特征相似的局灶性运动体征，如偏瘫或视野缺损等，而多发脑转移的患者除了认知功能的整体改变外，没有任何其他改变。因此，实验室检查是排除结构性疾病的关键。以下是筛选检查方法：

1. CT/MR成像增强（如转移、感染）
2. 腰椎穿刺（如感染，脑膜癌病）
3. 脑电图
4. 血液学检查
   a）血液培养（如脓毒症、脓毒性栓子）
   b）全血计数
   c）凝血试验（如凝血酶原时间、部分凝血活酶时间，纤维蛋白代谢产物）
   d）血气分析
5. 生化检查
   a）电解质（如Na^+、K^+、Ca^{2+}、Mg^{2+}、PO_2^{3-}）
   b）血尿素氮，肌酐，葡萄糖，乳酸。
   c）内分泌试验（如促卵泡激素、T3、T4、皮质醇）
   d）硫胺，叶酸，维生素B_{12}
6. 药物水平（如地高辛、抗惊厥药、茶碱等）。

如果有下列情况发生，应怀疑患者可能患有结构性脑疾病或合并代谢性脑疾病：

1. 发生异常的局灶性运动体征（包括局灶性癫痫发作），不断进展且呈不对称性。
2. 神经体征定位于某一个解剖区域（中脑、脑桥、髓质）。
3. 特定的认知功能障碍，如失语症、失语症或失认症，与精神状态的总体下降不成比例。
4. 脑电图可能变慢，但会合并有另外的局灶性异常。
5. 有癌症并发症的患者特别有可能发展成一种可能类似于代谢性脑疾

病的疾病，如弥散性血管内凝血（DIC）或脑膜炎。

Plum and Posner's. Diagnosis of Stupor and Coma. 4th ed. Oxford University Press; 2007

12.13 类昏迷状态

负责唤醒的大脑结构是上行网状激活系统（ARAS）。该系统起源于脑干网状结构，并通过弥漫性或非特异性丘脑前额叶投射系统延伸到皮质。通过外部刺激完成的网状激活可使大脑皮层和皮层下的广泛区域处于警觉状态，从而使人保持警觉，清晰思考，有效学习，并有意义地建立联系。

如果脑干网状系统在丘脑或下丘脑的延伸处有损伤，会发生不完全性昏迷。由于ARAS的脑干部分完整，网状活动可以支配眼外肌的神经核，因此患者可以睁开眼睛并环顾四周。然而，大脑皮层没有得到足够的刺激来激发产生随意运动或言语，这些病人处于类昏迷状态。

12.13.1 药物引起的昏迷

神经急症的治疗过程中，如难治性癫痫持续状态或顽固性颅内高压，可能涉及使用镇静剂或麻醉剂（如巴比妥类药物、异丙酚和咪达唑仑），有可能会出现类昏迷状态。这些药物会导致神经元活动急剧减少，伴随着大脑代谢和脑血流的减少。药物诱导的昏迷几乎没有任何脑或脑干活动的临床证据，并可干扰临床医生诊断昏迷甚至脑死亡的能力。

12.13.2 脑死亡

代表着脑和脑干功能的完全的不可逆丧失。临床上可以通过意识、颅神经活动、运动反射和自主呼吸的消失来识别。在诊断脑死亡之前，必须排除可能混淆神经学评估的疾病，特别是生理或代谢紊乱，严重的低温（温度<32℃），以及最近有毒物或药物的接触史可能会损害意识或神经肌肉传导。虽然不是临床诊断所必需的，但脑死亡时脑电图活动中的大脑代谢是消失的。

诊断	意识水平	随意运动	睁眼反应
无意识缄默症（分化）	患者看似清醒，却沉默不语，一动不动	缺乏运动；更多的情况下，患者以刻板的方式移动一侧肢体或一只手臂，以应对有害刺激	眼睛转向移动物体的方向
持续植物状态	觉醒，认知功能完全缺失，睡眠-觉醒周期存在	很少或几乎没有，取决于脑损伤区域。主要是原始的姿势反射	对语言刺激可自发睁眼做出反应
去皮层状态	觉醒；对环境无反应	很少或没有目的的运动，多为反射性运动	睁眼并可搜索，但没有真正的眼神接触
闭锁综合征（分化）	觉醒，警觉，觉察自我，并能感知感官刺激	一动不动	睁眼，正常追随，眼神交流良好。有眼睛或眼睑的垂直运动（眨眼）。某些患者侧方凝视瘫痪

诊断	言语	肌肉张力	反射
无意识缄默症（分化）	很少或根本不发音。刺激时可形成正常的短语	通常正常；有时腿部肌力轻微增加	可能存在“额叶释放征”，如抓握或吸吮动作。经常出现皮质脊髓束受累表现，如反射亢进和巴宾斯基征
持续植物状态	没有或偶尔发出咕哝或呻吟。有些病人会说几个单字	多变，常常增加。四肢常处于屈曲状态	多变，通常随着病理反射而增加
去皮层状态	没有或偶尔发出咕噜声	所有肢体中增加。四肢双侧去皮层状态并双重性瘫痪	所有四肢原始反射增加，脑干反射完整
闭锁综合征	后组颅神经的皮质延髓传导纤维中断所致的失音	急性痉挛性四肢瘫痪	所有四肢反射增加

诊断	临床病理研究	脑电图结果
无意识缄默症（分化）	病变影响：（1）双侧额叶区域（扣带前回）；（2）间脑中脑网状结构和苍白球；（3）下丘脑；或（4）隔区。最常见的原因是从基底动脉顶端进入脑干的小血管阻塞。不太常见的原因是严重的急性水肿或肿瘤直接压迫	显示慢波异常
持续植物状态	前脑结构的损伤导致严重的意识丧失，但病人的自主神经或植物功能保留	有些患者脑电图基本上是呈电静息状态的，而另一些患者则有不同的节律和振幅模式，不同病例有不同表现
去皮层状态	大脑皮层弥漫性双侧变性，无新皮层功能，但脑干功能相对完整。有时伴随着缺氧、低血糖、循环或代谢窘迫，或脑炎症状	脑电图显示严重的弥漫性减慢，对听觉或伤害性刺激没有反应
闭锁综合征（分化）	上脑桥被盖两侧下行运动通路的损伤，在外展和面神经核水平阻断了所有皮质脊髓和皮质脑干束纤维，但保留了较多的背侧网状结构。通常是由于基底动脉血栓形成伴有腹侧脑桥梗死，脑桥出血或肿瘤，或脑桥中央脱髓鞘。在罕见的情况下，小脑幕疝、严重的多发性神经病或重症肌无力也可能引起这种综合征	脑电图反映了病人的觉醒状态

Plum and Posner's. Diagnosis of Stupor and Coma. 4th ed. Oxford University Press; 2007

12.14　创伤评分

创伤评分是一种估计损伤严重程度的数值评分系统。该分数由GCS（降低到大约总值的三分之一）和心肺功能测量组成。每个数字都代表一个参数（正常者高，功能受损者低）。伤害的严重程度是通过数字的总和来估计的。最低得1分，最高得16分。

参数	范围	得分
呼吸频率	10～24次/min	4
	25～35次/min	3
	36次/min或以上	2
	1～9次/min	1
	无	0
呼吸幅度	正常	1
	缩小/没有	0
收缩压	90mmHg或以上	4
	70～80mmHg	3
	50～69mmHg	2
	0～49mmHg	1
	没有脉搏	0
毛细血管再充盈	正常	2
	延迟	1
	无	0

下表显示了根据1509例钝性或穿透性损伤患者的结果得出的创伤评分中每个值的预计生存率估计值。

创伤评分	生存率（%）
16	99
15	98
14	96
13	93
12	87
11	76
10	60
9	42
8	26
7	15
6	8
5	4
4	2
3	1
2	0
1	0

12.15　昏迷患者的呼吸模式

病理性病变的解剖水平	呼吸模式（图 12.2）
前脑损伤	
双侧广泛皮质病变	
双侧丘脑功能障碍	呼吸正常，有叹息或打哈欠
从大脑半球到上桥水平下行通路任意一处病变	Cheyne-Stokes 呼吸
下丘脑 - 中脑损伤	
累及头端脑干被盖的功能障碍患者。病变位于中脑下部和脑桥的中间1/3之间，破坏了位于导水管和第四脑室腹侧的旁正中网状结构	持续有规律的过度通气（尽管有延时和快速的高通气，但患者仍处于低通气和相对低氧状态，并存在快速导致肺水肿的肺充血。因此，这种类型的呼吸不能称为“原发性过度通气”）
下脑桥损伤	
邻近三叉神经运动核的脑桥下半部外侧被盖损伤或功能障碍。当病变向尾侧延伸至脑桥背外侧核时，会出现更长时间的长吸式呼吸	长吸式呼吸
桥延交界区损伤	
病变位于脑桥下部或延髓上部	丛集式呼吸
延髓损伤或功能障碍	
呼吸中枢的病变位于延髓背内侧网状结构，并向下延伸至或略低于薄束结节之间的三角形薄膜（闩）	共济失调性呼吸（Biot）或“呼吸性心房颤动”（不同幅度和长度的吸气间隙与呼吸暂停相混合）

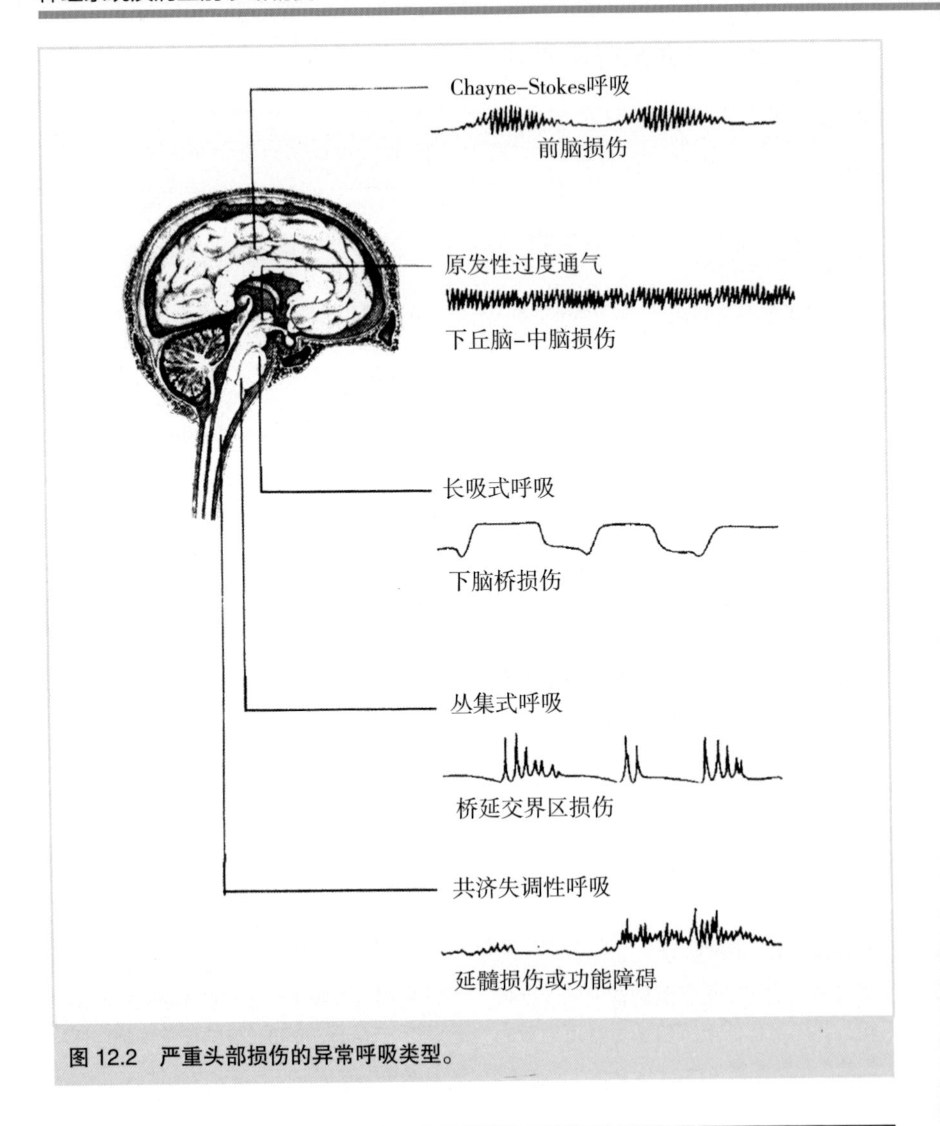

图 12.2　严重头部损伤的异常呼吸类型。

Wijdicks EFM, Bamlet WR, Maramattom BV, Manno EM, McClelland RL. Validation of a new coma scale: The FOUR score. Ann Neurol 2005;58(4):585-593

Bassetti C, Aldrich MS, Quint D. Sleep-disordered breathing in patients with acute supra- and infratentorial strokes. A prospective study of 39 patients. Stroke 1997;28(9):1765-1772

12.16　昏迷患者的瞳孔变化

脑干内的意识控制区在解剖学上与瞳孔控制区相邻。因此，瞳孔变化是提示导致昏迷的脑干疾病存在和定位的有价值的指标。瞳孔形状、大小、对称性和对光的反应反映了脑干和第三对颅神经功能的状态。瞳孔对光反射对机械性抗压变形非常敏感，但对代谢功能障碍却无反应。这种反射的异常，特别是当单侧发生时，是唯一最重要的物理征象，可区分结构性和代谢性昏迷。

导致昏迷的结构性病变的位置	瞳孔
睡眠或间脑功能障碍（代谢性昏迷）	小，对光反应灵敏（“间脑瞳孔”）
单侧下丘脑损伤或功能障碍 .	瞳孔缩小和无汗症（病变同侧）
中脑顶盖或顶盖前损害	中等（5 ～ 6mm）或稍大，“固定的”虹膜震颤（瞳孔自发性有节奏地快速扩张和收缩）在颈部受到挤压时幅度变大（睫状脊髓反射）
中脑被盖损害（CN Ⅲ核受累）	中等（4 ～ 5mm），通常不等大，稍不规则（虹膜括约肌不规则收缩导致梨形瞳孔），中脑性瞳孔异位（瞳孔向一侧移位），见光固定，睫状脊髓反射消失
脑桥被盖损害	针尖瞳孔，见光收缩（由于交感神经损伤和副交感神经刺激的联合作用）
桥脑外侧、延髓外侧、颈髓腹外侧损害或功能障碍	同侧霍纳征
周围病变	光反射迟缓或缺失，瞳孔因交感神经通路（Hutchinson 瞳孔）的保留而广泛扩张（7 ～ 8mm）。由于瞳孔括约肌不均匀轻瘫，造成瞳孔扩约肌的偏心拮抗效应而形成椭圆形瞳孔

Ritter AM, Muizelaar JP, Barnes T, et al. Brain stem blood flow, pupillary response, and outcome in patients with severe head injuries. Neurosurgery 1999;44(5):941–948

Cruz J, Minoja G, Okuchi K. Major clinical and physiological benefits of early high doses of mannitol for intraparenchymal temporal lobe hemorrhages with abnormal pupillary widening: a randomized trial. Neurosurgery 2002;51(3):628–637, discussion 637–638

Shlugman D, Parulekar M, Elston JS, Farmery A. Abnormal pupillary activity in a brainstem-dead patient. Br J Anaesth 2001;86(5):717–720

Tokuda Y, Nakazato N, Stein GH. Pupillary evaluation for differential diagnosis of coma. Postgrad Med J 2003;79(927):49–51

12.17 昏迷患者的自发性眼球运动

产生昏迷的结构性损伤位置	自发性眼球运动
双侧大脑损伤(双侧大脑缺血),脑干完整。后窝出血罕见	周期性交替凝视(乒乓凝视),在2～5秒的振幅循环中,眼睛在水平面充分摆动
中或下脑桥损害	单眼水平、垂直或旋转方式的眼球震颤样跳动,和偶尔双侧不协调的眼球垂直和旋转运动(一只眼可能向上,另一只眼可能向下并旋转)
脑桥本身病变(出血、肿瘤、梗死等)。轴外的后窝占位(出血或梗死)、弥漫性脑炎和毒性代谢性脑病	眼球震颤(间歇性的,通常是活跃的,双眼向下运动,缓慢返回到中间位置)。同时保留有眼球水平运动,这是一个特殊的表现,但并不是急性脑桥损害的病理特征
弥漫性脑功能障碍和脑病(缺氧性昏迷或长期癫痫持续状态后)。没有明确的脑干病变	眼球下沉(缓慢向下运动的眼球快速返回中间位置)。脑干水平凝视反射通常是完整的
脑桥出血,病毒性脑炎,代谢性脑病	反向眼球摆动(眼球快速向上运动后缓慢返回中间位置)
顶盖前区(急性脑积水)	顶盖前假性上下摆动(眼球无节律的反复向下和向内的"V型"运动,速率为每3至2秒1次,振幅为整个随意运动范围的1/5～1/2)。通常伴瞳孔对光反应异常,水平眼球运动完整,眼睑睁开并经常回缩,每次眼球运动前经常眨眼伴缄默、木僵状态。这种情况需要立即对脑积水进行手术减压
严重桥脑损害(闭锁综合征病人)	垂直性眼肌阵挛(频率2Hz的垂直孤立眼睛摆动性运动,6周到9个月后的其他节律性的身体运动)

Levy DE, Caronna JJ, Singer BH, Lapinski RH, Frydman H, Plum F. Predicting outcome from hypoxic-ischemic coma. JAMA 1985;253(10): 1420-1426

Bateman DE. Neurological assessment of coma. J Neurol Neurosurg Psychiatry 2001;71(Suppl 1): i13-i17

12.18　昏迷患者的异常运动反应

导致昏迷的结构性病变的位置	异常的运动反应
大脑半球，间脑，中脑上丘以上水平 .	去皮层强直（肩部和手臂内收，肘关节屈曲，腕关节旋前和屈曲；腿在髋关节和膝关节处保持伸展）
中脑上下丘之水平，下至桥脑被盖的中部	去脑强直（上肢的伸展和旋前，足底强制性屈曲，对伤害性刺激有反应；周期性角弓反张发作：躯干过度伸展，手臂过度旋前，牙齿咬紧）
桥脑被盖	手臂异常伸展，双腿屈曲无力
桥脑下、中 1/3 交界处以下，延髓	弛缓或无运动反应（骨骼肌弛缓标志着急性功能性脊髓横断的初始运动阶段 - “脊髓休克” ）

Jennett B, Teasdale G, Galbraith S, et al. Prognosis in patients with severe head injury. Acta Neurochir Suppl (Wien) 1979;28(1):149–152

Born JD, Albert A, Hans P, Bonnal J. Relative prognostic value of best motor response and brain stem reflexes in patients with severe head injury. Neurosurgery 1985;16(5):595–601

第 13 章

中枢神经系统感染

13.1 细菌感染的病原体

细菌性脑膜炎的流行病学研究已有重大进展，主要归功于1990年起结合型流感嗜血杆菌疫苗（HIB）和2000年起肺炎链球菌疫苗的广泛使用。在这些疫苗出现之前，流感嗜血杆菌感染占所有细菌性脑膜炎病例的近一半（45%），其次是肺炎链球菌（18%），然后是脑膜炎奈瑟球菌（14%）。出现HIB疫苗后，最常见的病原体是肺炎链球菌（47%），脑膜炎奈瑟球菌（25%），B组链球菌（12%）和单核细胞增生性李斯特菌（8%）（请参阅下表）。最近开始使用的肺炎链球菌疫苗很可能会再次改变细菌性脑膜炎的细菌谱。目前，从婴儿期开始广泛接种肺炎链球菌疫苗已使肺炎链球菌侵袭性疾病的发生率降低了90%以上。

使用乙型流感嗜血杆菌疫苗以前		使用乙型流感嗜血杆菌疫苗后以后	
流感嗜血杆菌	45%	肺炎链球菌	47%
肺炎链球菌	18%	脑膜炎奈瑟球菌	25%
脑膜炎奈瑟菌	14%	B 组链球菌（无乳链球菌）	12%
B 组链球菌（无乳链球菌）	6%	单核细胞增生性李斯特菌	8%
单核细胞增生性李斯特菌	3%	流感嗜血杆菌	7%
其他[a]	14%	其他	1%
5 岁以下的儿童（> 70%的流感嗜血杆菌）			

[a] 金黄色葡萄球菌，表皮葡萄球菌，B 组链球菌，大肠杆菌，变形杆菌，铜绿假单胞菌，结核分枝杆菌，不动杆菌属

诱发因素	常见细菌病原体
小儿	
新生儿（<30 天）	革兰阴性 B 组链球菌（大肠杆菌，克雷伯菌），李斯特菌
1～23 月龄的儿童	肺炎链球菌，脑膜炎奈瑟球菌，B 组链球菌，流感嗜血杆菌，大肠杆菌
2～18 岁儿童	肺炎链球菌，脑膜炎奈瑟球菌
成人	
中青年（18～50 岁）	肺炎链球菌，脑膜炎奈瑟球菌
> 50 岁以上 + 老年	肺炎链球菌，脑膜炎奈瑟球菌，单核细胞增生性李斯特菌
免疫力缺陷（例如 HIV）	肺炎链球菌，脑膜炎奈瑟球菌，单核细胞增生性李斯特菌，需氧革兰阴性杆菌（包括铜绿假单胞菌）
颅底骨折	肺炎链球菌，流感嗜血杆菌，A 组 β - 溶血性链球菌
贯通性头部外伤，神经外科手术后	金黄色葡萄球菌，表皮葡萄球菌，需氧革兰阴性杆菌（包括铜绿假单胞菌）
脑脊液分流（例如 VP 分流）	表皮葡萄球菌，金黄色葡萄球菌，需氧革兰阴性杆菌（包括铜绿假单胞菌），痤疮丙酸杆菌
脾切除后	肺炎链球菌，流感嗜血杆菌，脑膜炎奈瑟球菌
小儿皮疹	脑膜炎奈瑟球菌，肺炎链球菌（脾切除后），流感嗜血杆菌（脾切除后）
脑干脑炎 / 脓肿 / 癫痫发作	单核细胞增生性李斯特菌

来源：Wenger JD, Hightower AW, Facklam RR, et al. Bacterial meningitis in the USA in 1985. The Bacterial Meningitis Study Group. J Infect Dis 1990;162:1316-1322. Tunkel AR, Sheid WM. Acute meningitis. In: Mandell JE, Bennett JE, Dolin R, eds. Principles and practices of infectious diseases. 5th ed. Philadelphia: Churchill Livingstone; 2000:962

在美国，细菌性脑膜炎的发病率为每年每10万人4～10例。病因随患者年龄而变化。除流感嗜血杆菌脑膜炎的死亡率＜3%之外，所有原因引起的脑膜炎的死亡率约为20%。

13.1.1 脑膜炎的症状和体征

在成年人中，症状包括发热、头痛、颈项强直、精神错乱或精神状态改变、嗜睡、畏光、癫痫发作、呕吐、大量出汗、肌痛和全身不适。经典的三联征是发热、颈项强直和精神状态改变。社区感染中只有44%的成年人会出现经典的三联征，95%的院内感染院者会出现三联症状中的至少两种。Kernig征和Brudzinski征阳性是脑膜炎的标志，约50%的成年人会出现。精神错乱和发热提示可能存在脑膜炎，尤其伴有癫痫者。在脑膜炎的成年患者中，癫痫发生率为5%～28%，有1/3的儿童患者出现癫痫。与脑膜炎球菌性脑膜炎相比，肺炎链球菌和流感嗜血杆菌导致的癫痫发作更为频繁。颅神经麻痹（Ⅲ，Ⅳ，Ⅵ和Ⅶ）出现在10%～20%的患者中。邻近蛛网膜下腔的局部皮层缺血和梗死引起的局灶性神经功能缺损（吞咽困难、偏瘫）较少。脑膜炎球菌血症常导致皮疹（发生率可达50%），而金黄色葡萄球菌、不动杆菌属和立克次体属较少出现。患者可能会出现颅内压升高的症状，如视乳头水肿、颞叶沟回疝和昏迷。

在年龄非常小的婴儿脑膜炎中，主要症状一般是非特异性的，例如：烦躁、嗜睡、喂养困难、发热、癫痫发作、呼吸暂停、皮疹或囟门膨出。

在老年患者中，脑膜炎常常表现为精神错乱或精神状态改变。

患者表现出何种症状，取决于年龄、合并症、免疫功能、心理状态、沟通能力、就诊前抗生素的治疗方案以及感染细菌病原体类型等多种因素。

病毒性脑膜炎的鉴别诊断 应包括导致无菌性脑膜炎的其他原因，例如经过治疗的细菌性脑膜炎、非脊髓灰质炎性肠病毒、腮腺炎（无菌性脑膜炎的最常见原因）、结核性脑膜炎、螺旋体感染（钩端螺旋体病、疏螺旋体病、莱姆病和梅毒），真菌、阿米巴、肿瘤、结节病、化学性脑膜炎/药物［硫唑嘌呤、NSAIDs、抗菌药甲氧苄氨嘧啶/磺胺甲噁唑（TMP/ SMX）、雷尼替丁、卡马西平］、低颅压、手术后、肉芽肿和特发性脑膜炎。

Mace SE. Acute bacterial meningitis. Emerg Med Clin North Am 2008;26（2）:281–317, viii

Bareja R, Pottathi S, Shah RK, et al. Trends in Bacterial etiology amongst cases of Meningitis. J Acad

Indus Res 2013;1（12）:761–765
Bacterial Meningitis in Canada. Bacterial meningitis in Canada: hospitalizations （1994–2001）. Can Commun Dis Rep 2005;31（23）:241–247
Katz JT, Ellerin TB, Tunkel AR. Acute bacterial meningitis. Hospital Physician Board Review Manual. Infect Dis 2004;9（4）:1–12

13.2 病毒感染

在中枢神经系统中，虽然脱髓鞘、退行性疾病和肿瘤性疾病均比感染更为常见，但对CNS感染进行迅速、准确的诊断极为重要，及时采取恰当的抗菌和/或抗病毒治疗方案，对预后有深远影响。

病毒可引起脑膜炎或脑炎，二者的临床表现可能会有重叠，但脑炎患者的意识水平可有较大改变，并可能伴有精神症状、认知缺陷、癫痫或局灶性神经功能缺失。病毒性中枢神经系统感染通常起病较急，症状一般包括发热、头痛、颈项强直、局灶性神经系统体征，行脑脊液检测可发现细胞数增多，行EEG、CT和/或MRI检查上可发现局部异常的脑组织。尽管临床上也存在脑膜脑炎的诊断，但脑膜炎或脑炎的诊断一般应基于疾病的主要特征。鉴别脑炎和脑膜炎很重要，因为两者的病因和治疗方法是不同的。

详细的病史 可以为病因诊断提供线索。夏季发生提示虫媒病毒（例如，西尼罗河病毒）或肠病毒感染，而冬季发生则提示其他病毒感染（例如，流感）。出行史可为诊断地域性病毒提供线索，例如主要在亚洲发现的日本脑炎病毒。其他要点包括了解性接触史（例如HIV）、昆虫接触（例如携带西部和东部马病毒的蚊子，西尼罗河病毒）、动物接触［例如狂犬病病毒，淋巴细胞性脉络膜脑膜炎病毒（LCMV）］、近期疫苗接种史或患有病毒性疾病（例如急性脱髓鞘性脑膜脑炎）和免疫抑制［例如人疱疹病毒6、水痘带状疱疹病毒（VZV）、巨细胞病毒（CMV）或JC病毒］。

死亡率和发病率 因病因而异，但通常很高。例如，日本脑炎的死亡率为10%～40%，幸存者中5%～75%有神经系统后遗症。

体格检查 患者常表现为发热，并伴有脑膜刺激征，但意识清楚（脑膜炎）或有精神状态改变（脑炎）。皮肤检查可提供其他信息，例如，皮疹提示脑膜炎球菌性脑膜炎；西尼罗河病毒性脑膜脑炎可引起斑丘疹；皮肤上成簇的囊泡提示VZV。一些特征性的提示：单纯疱疹性脑炎的颞叶特征；狂犬病表现出的恐水症，日本脑炎的帕金森征和锥体外系特征。

腰穿 很重要。细菌和病毒感染时，脑脊液检查的异常结果存在一定程度的重叠，因此对脑脊液化验结果很难进行准确解释。但是，脑脊液检验结果可以反映一定程度的差异。在急性细菌性脑膜炎时，CSF中白细胞计数通常很高（每毫升数百或数千），并以中性粒细胞为主，伴有蛋白升高和糖下降。在病毒性脑膜炎中，CSF表现为轻度的胞吞作用和淋巴细胞比例上升（尽管在早期可能是中性粒细胞），蛋白轻度升高而糖含量正常（低葡萄糖的LCMV除外）。脑脊液分析仍然是诊断脑膜疾病的最佳方法。

了解诊断特定病毒中枢神经系统感染方法的可能性和局限性至关重要。CSF聚合酶链反应（PCR）阳性通常可对病因做出可靠诊断。鞘内抗体合成可用于确认处于疾病感染后期阶段的病因，在单纯疱疹性脑炎和蜱传脑炎中已得到充分验证。

核酸扩增方法 提高了对常见［单纯疱疹病毒（HSV），肠病毒和VZV］和罕见病毒性病原体的检测能力。这些检测的结果比病毒培养更快，更敏感。可以通过检测CSF中的IgM和IgG抗体来确定引起脑膜脑炎的一些病毒，例如虫媒病毒（包括西尼罗河病毒）。尽管病毒学和鉴别诊断方法不断改进，但在疑似病毒性脑炎的病例中，大约一半（50%）患者的病因仍然未知。

在简单的脑膜炎病例中，仅使用CT扫描即可诊断，但MRI仍是诊断脑实质感染最重要的方法。中枢神经系统MRI的信号强度和空间分辨率有助于鉴别感染与其他疾病，例如：细菌性脑炎和脓肿，结核瘤和结核性脑膜炎；各种形式的病毒性脑炎，例如：单纯疱疹、带状疱疹、CMV和西尼罗河脑炎；病毒性白质脑病，例如：进行性多灶性白质脑病（PML）；以及可传播的海绵状脑病，尤其是克雅病（CJD）；与最常见的寄生虫病（尤其是囊虫和弓形虫病）进行鉴别；以及与肿瘤性、脱髓鞘性和代谢性疾病的异常表现的鉴别。

Kenedy PGE. Viral encephalitis: causes, differential diagnosis, and management. J Neurol Neurosurg Psychiatry 2004;75:110–115

Whitley RJ, Gnann JW. Viral encephalitis: familiar infections and emerging pathogens. Lancet 2002;359（9305）:507–513

Baringer JR. Herpes simplex virus encephalitis. In: Davis LE, Kennedy PGE, eds. Infectious diseases of the nervous system 1st ed. Butterworth–Heinemann; 2002:135–164

Johnson RT. Viral infections of the nervous system. 2nd ed. Philadelphia: Lippincott–Raven; 1998

Ziai WC, Lewin JJ, III. Update in the diagnosis and management of central nervous system infections. Neurol Clin 2008;26（2）:427–468, viii

Tunkel AR, Glasser CA, Bloch KC, et al. Infectious Society of America. The management of encephalitis: clinical practice guidelines by the infectious Disease Society of America. Clin Infect Dis 2008;47:303–327

13.2.1 RNA病毒

1. 肠病毒（脊髓灰质炎病毒，柯萨奇病毒A、B，埃可病毒和肠病毒）

人类肠道病毒在消化道传播过程中最常累及中枢神经系统。目前已发现许多神经系统综合征可以由不同类型的肠病毒引起，诸如无菌性脑膜炎、脑炎、下运动神经元麻痹、急性小脑共济失调、颅神经麻痹、慢性持续性感染等。在诊断为病毒性脑膜炎的病例中，肠道病毒占80%～90%、腮腺炎病毒占10%～20%，而其他许多病毒有时会因地域和季节差异而致病。

脊髓灰质炎的鉴别诊断：感染性和其他免疫性多发性神经根性疾病，例如吉兰–巴雷综合征和Landry麻痹；代谢性神经病，例如急性卟啉症；麻痹性狂犬病，肿瘤性多发性神经根病；罕见但需要鉴别的感染，例如蜱性瘫痪和类似疱疹病毒的B病毒感染。小儿麻痹症不会导致感觉丧失，可将其与其他疾病明确鉴别。

2. 虫媒病毒

在节肢动物传播的450种RNA病毒中，两个引起脑炎最常见的家族是：（a）披膜病毒科（即西方马型脑炎、东方马型脑炎、圣路易斯脑炎）和（b）布尼亚病毒科（即加利福尼亚）脑炎病毒。日本脑炎是亚洲最常见的脑炎。由节肢动物传播的病毒引起的脑炎每年约占所有报告病例的10%。虫媒病毒可能会导致暴发性脑炎或无菌性脑膜炎。临床症状和实验室检查的异常结果无法将一种虫媒病毒感染与另一种虫媒病毒感染区分开来。实际上，在临床上很难将病毒性脑炎与其他任何脑炎原因区分开。同样，病理检查对虫媒病毒感染也没有特异性。血清病毒感染的诊断是通过血清学方法进行的

（即血凝抑制、中和抗体以及疾病晚期阶段进行补体结合反应）。

3. 麻疹

每1000例麻疹患者中约有0.5～1例会发生脑炎。临床特征是反复发热以及多达56%的患者会出现头痛、嗜睡、烦躁、神志不清和癫痫。大多数患者在48～72小时内恢复正常，但其中约30%发展为持续性昏迷。约15%的麻疹脑炎患者会死亡，此外，还有25%的患者会出现严重的脑损伤和神经功能缺失，例如智力低下、癫痫、耳聋、偏瘫、严重的行为障碍。由麻疹病毒引起的亚急性硬化性全脑炎通常表现为缓慢进展的行为改变、轻度智力异常和能力丧失，之后出现周期性的不自主运动，进一步发展为智力下降、强直、痉挛；一年内有40%的患者死亡。

4. 腮腺炎

中枢神经系统受累约占腮腺炎并发症的15%，脑膜炎比脑炎更为普遍。神经病学特征与其他脑炎相同，会在1～2周内逐渐消退。死亡病例不到报告病例的2%。

5. 狂犬病

神经阶段的症状表现为两种不同的类型："愤怒"型或"麻痹"型。愤怒型的特征是躁动、亢进、古怪的行为，试图咬人的攻击性，定向障碍和"恐水"，发热，流涎和癫痫，可能导致1/4的患者死亡。麻痹型约占10%～15%，表现为进行性上升性肌张力下降，对称性麻痹或累及暴露肢体的非对称性麻痹。急性期患者可能因心脏和呼吸系统异常导致死亡。可通过组织病理学、病毒培养、血清学或检测病毒抗原诊断。

Steihauer DA, Holland JJ. Rapid evolution of RNA Viruses. Ann Rev Microbiol 1987;41:409–431
Holmes EC. The evolution and Emergence of RNA Viruses. Oxford University Press; 2009

13.2.2 DNA病毒

1. 疱疹病毒

a）1型单纯疱疹病毒（HSV-1）

HSV的重新激活和复制可使免疫正常功能的患者发生炎症、广泛的坏死和颞叶内侧以及额叶眶面的水肿。患者会出现发热、头痛、烦躁、嗜睡、精神错乱和局灶性神经系统症状，例如失语、运动和感觉缺失以及癫痫（运动发作性、复杂部分性、局灶性和失神发作）。脑脊液检查、脑电图检查（广泛周期性的规律出现间隔2～3秒的尖波和慢波的复合波）、影像学检查和活检可鉴别HSV脑炎（HSE）与其他病毒性脑炎。

b）2型单纯疱疹病毒（HSV-2）

通常会出现两种神经系统疾病：

i. 在美国，约5%的无菌性脑膜炎病例由HSV-2引起。头痛、发热、颈项强直和CSF淋巴细胞性细胞明显增多的典型临床表现通常早于生殖器或骨盆区域出现的疼痛。

ii. 与由HSV-1脑炎引起的脑炎相同，最常见于新生儿，在免疫功能受损的成年人中不常见。

鉴别诊断：在临床上，中枢神经系统感染可表现出非特异性症状，包括头痛、恶心和发热。因此，在急性病毒性脑炎的鉴别诊断中应考虑细菌和真菌感染。在确定HSE的诊断之前，通常会根据经验行抗生素和抗病毒治疗，直至诊断明确。在结核性或真菌性中枢神经系统感染以及HSE中，CSF主要表现为淋巴细胞或单核细胞增多，但结核或真菌感染时CSF蛋白含量升高和糖含量降低，这在HSE中不常见。已有研究显示许多其他病毒，包括CMV、甲型流感和埃可病毒，会影响颞叶并出现类似HSE的症状，HSE没有特殊的临床特征可将其与其他CNS感染相鉴别。此外，HSV-2是HSE的推测原因，2008年的一项研究报告指出，所有HSV-2导致的中枢神经系统感染中，有12%表现为脑炎，并可导致神经系统后遗症。肿瘤、脑脓肿和血肿也可导致类似HSE的症状。此外，血管疾病和中毒性脑病也可被误诊为HSE。

c）水痘带状疱疹病毒（VZV）

通常会出现两种神经系统疾病：

i. 在儿童时期感染水痘病毒，在背根神经节中潜伏，数十年后重新激活，在成年人中产生带状疱疹。在肿瘤、免疫抑制和获得性免疫缺陷综合征（AIDS）的患者中，可发展为亚急性脑炎，并常导致死亡 。

ii. 肉芽肿性动脉炎的特征是急性局灶性神经功能缺失，伴有短暂性脑缺血发作（TIA）或卒中和精神症状，可能会进行性发展。在免疫功能正常的个体中，VZV会导致大血管炎，表现为缺血性或出血性卒中，通常在眼带状疱疹发作数周至数月后出现。在免疫功能抑制的患者中，VZV会引起多灶性小血管病变。MRI表现为灰白质交界处的卵圆形病变。PCR可以检测脑脊液中VZV的DNA；但是，阴性结果并不能排除VZV脑炎的诊断。患者的死亡率可达25%。

2. 巨细胞病毒（CMV）

尽管许多携带者会出现感音性听力减退和智力障碍，但大多数先天性巨细胞病毒感染是无症状的。癫痫、肌张力减退和痉挛的发生率较低，严重者会导致脑膜脑炎，出现嗜睡和昏迷。CT显示的脑室钙化是其特征性改变。CMV对室管膜下基质和局部血管系统的神经母细胞具有较高的亲和力，会导致室管膜下变性和钙化。在免疫力低下的成年人中，特别是在艾滋病患者中，获得性巨细胞病毒感染非常常见。

CMV是脑炎（进行性痴呆、头痛、局灶性或全身性无力和癫痫发作、CMV导致的血管炎或脱髓鞘病灶）、脊髓炎和多发性神经根炎（起初是隐匿性马尾综合征，远端肢体无力、感觉异常、尿便失禁，以及骶骨感觉缺失）的主要病因。

3. EB病毒（EBV）

EBV可引起传染性单核细胞增多症，并与鼻咽癌和Burkitt淋巴瘤有关。EBV脑膜脑炎可影响免疫功能正常和免疫功能低下的个体，导致急性小脑性共济失调、动脉粥样硬化和舞蹈病、视交叉神经炎，更严重者可导致脑膜脑病的木僵和昏迷。在中枢神经系统淋巴瘤组织中可检测到EBV DNA。

4. 腺病毒

Van Etten JL, Lane LC, Dunigan DD. DNA viruses: the really big ones （giruses）. Annu Rev Microbiol 2010;64:83-99

Weller SK, Sawitzke JA. Recombination promoted by DNA viruses: phage ? to herpes simplex virus. Annu Rev Microbiol 2014;68:237-258

13.2.3　慢性病毒感染

1. 亚急性硬化性全脑炎（SSPE）

SSPE是由慢性麻疹病毒感染引起，多见于5～15岁的儿童和年轻人。在灰质和白质中均显示出弥漫性和广泛分布的炎症和坏死。该病会导致严重的神经功能障碍（即：阶段1：学业成绩下降和行为改变；阶段2：肌阵挛性抽搐；阶段3：小脑性僵硬和昏迷；阶段4：皮质功能丧失），患者平均可存活约 3年。

2. 进行性多灶性白质脑病（PML）

PML是由人乳头状病毒JCV和猴病毒SV40引起的亚急性脱髓鞘疾病，通常会影响免疫功能低下的个体。患者出现进行性多灶性神经系统症状和体征（例如，智力缺陷：6.1%，视力缺陷：34.7%，运动无力：33.3%，言语缺陷：17.3%，不协调：13.0%，语气改变：2.8%，其他：17.3% ）。患者通常会在患病后6～12个月内死亡，偶尔会存活3～5年。

3. 海绵状脑病（SEs）或朊病毒疾病

在克雅病（CJD）、格斯特曼综合征（Gerstmann-Sträussler-Scheinker syndrome，GSS）、库鲁病（Kuru）、致死性家族性失眠这四种人类疾病中，CJD是迄今为止最常见的疾病，库鲁病新近才被报道。CJD患者的行为障碍会发展为痴呆，其特征是记忆力减退、睡眠障碍和智力下降，肌阵挛性痉挛，癫痫发作，视觉障碍，小脑体征和下运动神经元障碍。大多数患者存活6～12个月，很少超过5年。

Brooks BR, Jubelt B, Swarz JR, Johnson RT. Slow viral infections. Annu Rev Neurosci 1979;2:310–340

ter Meulen V, Hall WW. Slow virus infections of the nervous system: virological, immunological and pathogenetic considerations. J Gen Virol 1978;41（1）:1–25

Thomson RA, Green JR. Infectious Diseases of the centralnervous system MTP Press Ltd. International Medical Publication; 2012

13.2.4　人类免疫缺陷病毒（HIV）

40%～60%的艾滋病患者在其一生中会出现明显的神经系统症状或体征，10%～20%会出现神经系统疾病。大多数机会性中枢神经系统感染和肿瘤都存在头痛、发热、脑膜炎、意识水平改变或局灶性神经功能缺损的表现。如果患者存在这些症状中的一种或多种，医务人员应警惕CNS感染的可能。在艾滋病患者中，常规的（非局部性）神经系统检查都有可能发现PML、隐球菌性脑膜炎、HIV相关痴呆或CMV脑炎（CMVE）。细菌或病毒性脑膜炎可在HIV感染的任何阶段发生，通常伴有发热。

HIV-1感染可导致两种形式的脑膜炎。在HIV-1血清转化时，大多数患者会出现CSF异常，其中一些会出现头痛、脑膜炎、脑炎、脊髓病和神经炎的症状。这种急性脑膜炎在临床上与其他形式的无菌性脑膜炎没有区别。

也可发生慢性反复出现的脑膜炎，其特征是头痛和脑脊液异常，无脑膜刺激征。在HIV-1感染的后期，尤其是在严重免疫抑制的时候，患者可能会出现HIV-1相关的脑病（AIDS-痴呆症）、HIV-1相关的脊髓病（空泡样脊髓病）和机会性感染导致的继发神经系统症状。

在HIV感染的任何阶段均可发生CNS感染，但是机会性感染仅在CD4细胞计数低于200/dl的感染期晚期时出现。机会性感染可以影响大脑或脊髓，可以急性、亚急性或慢性形式出现。最常见的中枢神经系统感染和肿瘤是：弓形虫脑炎（TE）、隐球菌性脑膜炎、原发性中枢神经系统淋巴瘤（PCNSL）、PML、艾滋病-痴呆综合征（ADC，也称为HIV相关痴呆）和CMVE。局灶性脑部病变可在多达17%的艾滋病患者中出现，并且通常是由TE、PML或PCNSL引起。自从引入有效的抗逆转录病毒疗法（以前称为高活性抗逆转录病毒疗法或HAART）以来，TE和PCNSL的发病率有所下降，而PML的发病率却有所上升。

评估中枢神经系统感染的影像学检查应包括CT和MRI的平扫及增强扫描。艾滋病患者局灶性中枢神经系统病变的最常见原因是TE和PCNSL。艾滋病患者孤立的环行强化实性病灶的评估应遵循以下原则：（1）CD4细胞计数；（2）弓形虫和新隐球菌的血清学检查结果；（3）神经系统查体，以及（4）是否存在头痛或发热。腰穿有助于区分TE和PCNSL。CSF检测应包括细胞计数、葡萄糖含量、蛋白含量、细菌培养和VDRL。其他检测包括真菌培养、隐球菌多糖荚膜抗原（CrAg）和PCR分析。如果脑部影像学与疱疹病毒感染一致，或通过PCR检测脑脊液排除PML的诊断，这些都有助于鉴别诊断。在艾滋病患者中，脑脊液中β_2微球蛋白水平升高（>3.8mg/L）具有特异性，但对与HIV相关痴呆的诊断不敏感。如果$CD4^+$细胞>200/dl，并发中枢神经系统机会性感染或肿瘤的可能性不大，鉴别诊断应包括非典型细菌性脓肿、真菌性或分枝杆菌性脓肿、隐球菌、梅毒性胶质瘤、结核瘤、脑血管病和PCNSL以外的其他肿瘤。

在有些临床情况下可能需要对CNS病变进行立体定向脑活检（SBB），例如孤立性中枢神经系统病变伴血清学检查阴性；对比增强病变显示对诊断弓形虫脑炎并不典型；或对抗弓形虫治疗无反应；或在抗弓形体维持治疗期间出现新的病变。SBB诊断对比增强病变的敏感性可达88%～98%，非增强病变的敏感性为67%。

13.3　免疫功能低下患者中枢神经系统感染：鉴别诊断

鉴别诊断取决于患者中枢神经系统疾病的临床表现及其急性程度以及免疫缺陷的类型。大多数中枢神经系统感染的患者可分为脑膜刺激症状和病灶占位效应，其他常见表现包括脑病、癫痫发作或卒中样表现。

与免疫功能正常的患者相比，免疫功能低下患者中枢神经系统感染的临床表现有其特点。曲霉菌感染以占位性病变（例如脑脓肿）或脑膜炎的形式出现。相反，新型隐球菌通常表现为脑膜炎，不表现为占位性病变。CNS曲霉菌和隐球菌感染是宿主防御能力受损的表现，在免疫能力正常的宿主中很少发生。相比之下，在免疫功能受损与正常的患者中，中枢神经系统诺卡菌感染的临床表现是相同的，但在免疫受损的宿主中更为常见。

临床表现的进展程度结合CNS症状有助于鉴别诊断。除卒中样表现外，CNS占位性病变一般为亚急性或慢性发病。脑膜炎和脑炎则往往表现为急性起病。

根据免疫缺陷的类型可推测致病病原体的范围。B淋巴细胞功能低下的患者特别容易患上由具有荚膜的细菌性病原体引起的脑膜炎。在免疫功能正常和B淋巴细胞免疫力受损的宿主中，细菌性脑膜炎的表现基本相同。T淋巴细胞或巨噬细胞功能受损的宿主易发生由细胞内病原体引起的CNS感染。最常见的细胞内病原体是真菌，尤其是曲霉菌，其他为细菌（例如诺卡菌），病毒（例如HSV、JC、CMV、HHV-6）和寄生虫（例如弓形虫）。

累及的除CNS之外的器官也有助于鉴别诊断。细胞免疫功能受损的患者，出现亚急性或慢性肺部和脑部占位性病变，提示诺卡菌或曲霉菌感染，而不是隐球菌或弓形虫感染。T淋巴细胞缺陷患者通常由李斯特菌或隐球菌引起脑膜炎，而不是弓形虫或CMV感染。

临床医生必须时刻保持警惕，以排除由非感染性病因引起类似中枢神经系统感染的症状。细菌性脑膜炎、隐球菌性脑膜炎和肺结核很容易通过CSF染色和培养或血清学检测确诊。有CNS占位性病变的患者通常需要行活检以明确诊断。在细胞免疫受损的患者中，CNS占位性病变主要为结核、淋巴瘤和弓形虫病，必要时可以进行经验性治疗。抗弓形虫病治疗可以尝试从经验性治疗开始，通常在治疗2～3周后症状会明显改善。抗弓形虫病治疗无效者，则需要尝试进行经验性抗结核治疗。对抗弓形虫和抗结核治疗无效者，提示可能为非感染性病变（例如CNS淋巴瘤）。

大多数免疫功能受损患者的临床表现与免疫功能正常者类似，尤其是脑膜炎患者，但是在病原体分布上，二者不同，主要取决于患有何种免疫缺陷。在免疫功能受损患者中，鉴别诊断的范围需更加宽泛，并且患中枢神经系统非感染性疾病的可能性也更大。

Nelson M, Manji H, Wilkins E. 2 Central nervous system opportunistic infections HIV Med 2011;12（Suppl 2）:8–24

Zunt JR. CNS infection during immunosuppression. Neurol Clin 2002;20（1）:1–v

Dougan C, Ormerod I. A neurologist’s approach to the immunosuppressed patient. J Neurol Neurosurg Psychiatry 2004;75（Suppl 1）:i43–i49

Porter SB, Sante MA. Toxoplasmosis of the CNS in the acquired immunodeficiency syndrome N Engl J Med 1992;327:1643–1648

Lusso P, Gallo RC. Human herpesvirus 6 in AIDS. Immunol Today 1995; 16（2）:67–71

13.4 真菌感染

由于治疗手段的提高，使各类真菌易感人群的生存时间显著延长，中枢神经系统的真菌感染越来越常见。高危人群大多是器官移植、接受免疫抑制剂治疗和化疗的患者，以及感染HIV的患者，早产儿、老年人以及大手术术后的患者。在21世纪之前，血行感染主要由白色念珠菌、新型隐球菌导致，侵袭性肺部感染主要为地方性真菌病和烟曲霉。如今，以前被认为是非致病性的真菌，如：毛霉菌属（以前称为接合菌纲）和多种透明和暗色真菌（枝顶孢属、丝孢菌属、拟青霉属和木霉属），在免疫功能低下患者感染时经常可以见到。

13.4.1　鉴别诊断

1. **传染性**　病毒性脑膜炎、脑炎、脑脓肿、分枝杆菌性脑膜炎、弓形虫病、原发性艾滋病毒感染、梅毒、PML。
2. **非传染性**　癌性脑膜炎、淋巴瘤性脑膜炎、脑血管意外、中枢神经系统血管炎、结节病、毒品。

组织病理学仍然是对侵袭性真菌感染做出推测性或确定性诊断的快速且经济有效的手段。单独使用真菌镀银染色不能确诊，需要联合新的诊断技术。真菌基因组学在确诊时能提供一定帮助，事实证明，基于PCR的临床分离株鉴定要远远优于传统的生化鉴定（例如API-20C-AUX，VITEK ID-YST等）。焦磷酸测序（+）是一种相对便宜且效率很高的快速DNA测序方法，可用于鉴定酵母菌。新的成像序列，例如弥散加权成像、MR灌注和MR波谱，结合临床表现，有助于鉴别真菌性感染与其他具有类似表现的疾病（如化脓性感染或囊性转移瘤）。

1. **白色念珠菌**

   中枢神经系统念珠菌感染是念珠菌血症的一种表现，与静脉注射毒品、留置静脉导管、腹部手术和糖皮质激素治疗有关。念珠菌感染中枢神经系统通常会导致继发于小动脉闭塞的散在实质性肉芽肿微脓肿。脑膜炎是中枢神经系统念珠菌病的共同特征，这是由一少部分侵袭脑膜微脉管系统的真菌引起的。

2. **新型隐球菌**

   隐球菌通过肺脏侵入人体，在免疫功能正常个体的肺部感染中很少发生，但在免疫功能低下的患者中隐球菌具有侵袭性。新型隐球菌是嗜神经的，大多数隐球菌性脑膜炎患者细胞免疫功能低下。在慢性免疫抑制但非艾滋病患者中，隐球菌性脑膜炎是最常见的中枢神经系统感染（50%）。它是艾滋病患者机会性真菌感染的第二常见原因。隐球菌性脑膜炎表现为伴有头痛的慢性发热综合征。随后发展为无菌性脑膜脑炎，40%的患者会有认知能力变化或痴呆、易怒、人格变化、占位效应导致局灶性神经功能缺失，以及较少见的眼部异常（视乳头水肿、伴或不伴视力下降以及颅神经麻痹）。在99%的血清样本和91%的CSF样本中可检测到隐球菌抗原（CrAg）；因此，血清CrAg阴性基本可排除隐球菌性脑膜炎的诊断。

3. 毛霉菌（以前称为接合菌纲）

毛霉菌病是一组常见的致死性霉菌感染，糖尿病患者、接受类固醇治疗的患者以及免疫功能低下的患者［例如接受造血干细胞移植（HSCT）患者］具有易感性。能感染人类的真菌主要为根霉菌属、毛霉菌属、根瘤菌属、小克银汉霉菌属和犁头霉属。尽管毛霉菌是造成真菌感染的重要原因，但与其他更常见的霉菌如侵袭性曲霉病相比，毛霉菌病的发病率仍然要低得多。毛霉菌病通常是急性起病并且进展迅速，死亡率为70%～100%。糖尿病性酮症酸中毒或白血病患者通常会患鼻脑型毛霉菌病，恶性肿瘤患者更易患肺部感染。感染通常始于鼻窦或上腭的溃疡，并可能沿着血管周围和神经周围的通道通过筛板扩散到额叶或通过眶尖扩散到海绵窦。毛霉的特征是侵入血管，引起血栓形成和出血性梗死以及脑炎。

4. 曲霉菌

在大约175种曲霉中，只有烟曲霉、黄曲霉、土曲霉和黑曲霉与人类疾病有关。烟曲霉是最常见的通过空气传播的真菌病原体，占人类真菌感染的90%以上。曲霉菌感染（IA）的危险因素包括接受HSCT者、晚期艾滋病患者、长期患有严重的中性粒细胞减少患者、严重的移植物抗宿主病（GvHD）、使用皮质类固醇、年龄>40岁。

累及中枢神经系统的曲霉病与毛霉菌病有类似表现。中枢神经系统曲霉病可以通过鼻腔/鼻窦感染的直接扩散导致，但常由血行性播散导致。通过直接扩散，曲霉菌会侵入海绵窦和Willis环，导致血管炎、血栓形成和梗死。在血源性播散时，可导致脑炎和脓肿。曲霉菌感染可导致较高的死亡率，一般超过50%。HSCT者死亡率更高（68%），中性粒细胞减少症患者可高达89%。曲霉感染是ICU中一种严重的霉菌病，死亡率为75%～95%。目前，非烟曲霉菌感染越来越普遍，特别是由土曲霉和黄曲霉引起的感染被认为是致死性感染频繁发生的原因。此类感染对两性霉素B具有抗药性。此外，黄曲霉产生的黄曲霉毒素，具有极强的毒性和致肝癌性。

5. 粗球孢子菌

粗球孢子菌可引起许多症状，从良性球孢子菌病到致命的脑膜炎。如果不进行治疗，大约95%的粗球孢子菌性脑膜炎患者将在2年内死亡。血源性播散的芽胞进入颅内会导致脑膜炎，并伴有感染性脓肿和干酪性肉芽肿，尤其是在脑组织的颅底面。小脑和脑室周围区域可发现多个孢子菌微脓肿，导致继发性脑积水。最好通过脑脊液检查来明确诊断，在脑脊液中可以检测到相应抗体。很少需要通过脑组织或脑膜活检以明确诊断。影像学检查的特异性不高，但在多达30%～50%的患者中可发现脑积水。

6. 皮炎芽生菌

皮炎芽生菌病是由皮炎芽生菌引起，这是一种在北美洲东部以及印度和非洲部分地区发现的双相型真菌（菌丝/酵母）。在流行地区，该疾病的年发病率为<1～100例/10万人。除了罕见的皮肤接种外，环境中的分生孢子（风或施工尘埃，挖掘，直接接触）可通过肺脏吸入人体。肺部皮炎芽生菌病可以是无症状的，也可能是轻度、中度或重度急性肺炎。重度急性肺炎可能并发急性呼吸窘迫综合征（ARDS）。也可出现亚急性至慢性浸润，空洞性肺病，或两者兼而有之。另外，皮炎芽生菌可播散至大脑、泌尿生殖系统、骨骼或任何其他器官。血源性播散会导致皮炎芽生菌性脑膜炎，伴有急性/暴发性出现的头痛、颈项强直和局灶性神经系统症状。

7. 赛多孢子菌

尖端赛多孢子菌和多育节荚孢霉是两种重要的耐药性机会致病菌。尖端赛多孢子菌会引起足霉肿和深部感染（例如脑脓肿），并能在中性粒细胞减少性骨髓移植（BMT）受体和免疫抑制的个体中传播；粗死亡率约为55%。多育节荚孢霉在免疫功能正常的个体中可引起骨和软组织感染，在免疫功能受损的患者中引起深部侵袭性和弥漫性感染，粗死亡率为90%。

8. 镰刀真菌

这些真菌的菌丝有隔并分枝。在所有丝状真菌中，镰刀真菌仍然是免疫抑制患者（中性粒细胞减少症、GVHD、血液系统恶性肿瘤和HSCT接受者）中侵袭真菌病的第二常见病因。镰刀真菌病比曲霉菌更容易出现皮肤受累和真菌血症。播散性镰刀真菌病的典型表现包括血培养阳性（高达75%）和多发紫癜性皮肤结节并伴有中央坏死。高死亡率的部分原因在于对可用抗真菌药的高耐药性。

9. 枝顶孢属

这种机会致病菌造成的感染已越来越多见。是长期接受糖皮质激素治疗、脾切除、中性粒细胞减少和BMT患者（儿童和成人）中的致病病原体。即使在免疫力正常的宿主中，也可通过穿透性损伤进入人体，导致足霉肿和角膜感染。

10. 拟青霉属

这些丝状真菌广泛分布在土壤、腐烂植物和食品中。拟青霉属包含几个种，包括淡紫拟青霉和多变拟青霉。淡紫拟青霉感染包括眼真菌病（51.3%）、皮肤和皮下感染（35.3%）、其他感染（13.4%）。腹膜炎和鼻窦炎是多变拟青霉引起的最常见的感染。进行鉴别诊断时常需考虑诱发因素。在实体器官移植（SOT）、中性粒细胞减少的BMT接受者，中性粒细胞减少、免疫缺陷以及接受手术的患者中，在出现眼睑炎的同时常伴发皮下感染。

11.木霉菌

木霉菌在生物技术工业中作为酶和抗生素的来源，在农业中作为植物生长促进剂和生物性杀真菌剂。现在发现，由长支木霉导致的致死性感染疾病可在腹膜透析患者、血液系统恶性肿瘤患者以及BMT或SOT移植患者中发生。

12. 暗色霉菌（暗色丝孢霉病）

由暗色霉菌引起的感染种类繁多，被归类为暗色丝孢霉病。暗色霉菌的特征在于细胞壁中存在浅棕色-深黑色色素。它们能在免疫功能正常的宿主中可引起各种皮肤和皮下感染，在免疫功能受损的宿主中引起侵袭性或弥漫性感染。作为皮肤真菌病的病原体，暗色霉菌的数量正在增加，其中有几种针对神经系统（嗜神经真菌）。常见的嗜神经真菌包括：斑替枝孢霉、双极霉属、亚洲外瓶霉、皮炎外瓶霉、麦氏喙枝孢和深褐毛壳菌。脑脓肿是最常见的中枢神经系统表现。但是，双极霉属和喙状凸脐孢感染以鼻窦炎起病，然后播散到中枢神经系统。

13.网状内皮细胞真菌病

网状内皮细胞真菌病是由土壤中存在的荚膜组织胞浆菌引起的肺真菌病。有两种对人类有致病性，分别为组织荚膜胞浆菌和杜氏嗜血杆菌。在北美和中美洲以及欧洲多见组织荚膜胞浆菌。杜氏组织胞浆菌感染多发生在非洲。在美国，组织荚膜胞浆菌在密西西比州和俄亥俄河谷流行。在许多中东国家也有一定地区流行。因职业或业余活动时进入疫源地（有鸟粪的老建筑和桥梁，干裂的土壤，积聚的污垢或蝙蝠栖息的洞穴）会感染荚膜组织胞浆菌。大多数网状内皮细胞真菌病患者无症状，在暴露后3～17天内出现症状。急性期的特征是非特异性呼吸道症状（咳嗽或流感样表现）。在40%～70%的病例中，胸部X线影像未见明显病变。在某些情况下，慢性网状内皮细胞真菌病的表现类似结核病。播散的网状内皮细胞真菌病会影响多个器官系统，如不治疗，可威胁生命。严重感染可引起肝脾肿大、淋巴结肿大和肾上腺肿大。眼网状内皮细胞真菌病可损伤视网膜，并能导致视力丧失。免疫功能抑制的患者和没有有效细胞免疫的患者，在急性/播散期会出现相应的症状。

Guarner J, Brandt ME. Histopathologic diagnosis of fungal infections in the 21st century. Clin Microbiol Rev 2011;24（2）:247–280

Mathur M, Johnson CE, Sze G. Fungal infections of the central nervous system. Neuroimaging Clin N Am 2012;22（4）:609–632

Abu–Elteen KH, Hamad MA. Changing epidemiology of Classical and Emerging Human Fungal Infections: A Review. Jordan J Biol Sci 2012;5（4）:215–230

Richardson M, Lass–Flörl C. Changing epidemiology of systemic fungal infections. Clin Microbiol Infect 2008;14（Suppl 4）:5–24

Phaller MA, Pappas PG, Wingard JR. Invasive fungal pathogens: current epidemiological trends. Clin

Infect Dis 2006;43 (Suppl 1) :S3–S14

Miceli MH, Díaz JA, Lee SA. Emerging opportunistic yeast infections. Lancet Infect Dis 2011;11 (2) :142–151

疾病	症状体征	实验室检测
结核性脑膜炎	流行地区的接触史或居住史	脑脊液涂片和培养：涂片敏感性 > 50%，培养需要大量脑脊液才能获得最大敏感性
		皮肤或基于 IFN-γ 的血液检测有一定辅助价值，但阴性结果不能排除结核病的诊断
细菌性脑膜炎	相关接触史	特定血清学检测（疏螺旋体，布鲁菌，钩端螺旋体，苍白螺旋体）
	有症状和体征（脑膜炎，头痛，肌痛和咽炎）	细菌培养（放线菌，诺卡菌和布鲁菌）
		使用非培养诊断方法确认疾病：PCR 检测脑膜炎球菌和肺炎球菌抗原
病毒性脑膜炎	相关接触史 临床上鉴别意义不大的症状和体征（脑膜炎、头痛、肌痛和咽炎）	单纯疱疹病毒、水痘带状疱疹病毒和其他病毒的血清学检测； 脑脊液病毒培养； 肠病毒和疱疹病毒的 PCR 检测
非感染性淋巴细胞性脑膜炎	病史、症状、体征对自身免疫性疾病、结节病、系统性狼疮、白塞病和癌性脑膜炎的诊断有价值。复发性化学性脑膜炎可能与表皮样囊肿或颅咽管瘤有关	头部 CT / MRI 可发现表皮样囊肿或颅咽管瘤
		脑脊液细胞学检查可发现恶性肿瘤细胞； 脑脊液 ACE 在结节病中升高
		自身抗体的检测

缩写：ACE，血管紧张素转化酶；IFN，干扰素；PCR，多聚酶链反应

来源：British Medical Journal，Publishing Group Ltd 2015.

13.5 寄生虫和立克次体感染

13.5.1 原生物

由于人口流动性的增加，原生物感染已经从地方区域性疾病发展成全

球性疾病。由于免疫功能受损，特别是与HIV感染有关的免疫功能受损，导致了严重症状的出现以及对治疗反应不佳。CNS可能是唯一受累的系统，即便不是这样，也通常是受影响最严重的器官。尽管从临床、实验室检测和影像学检查获得的信息有助于缩小颅内感染鉴别诊断的范围，但仍有一些病例是通过活检或尸检确诊的。主要表现为脑膜脑炎（锥虫病）、脑病（脑疟疾）、单发或多发瘤样病变（弓形体病，复发的南美锥虫病）。

1. 刚地弓形虫

a）先天性感染

孕妇在30%～45%的孕期或整个妊娠期可发生急性弓形虫感染，在孕晚期感染率最高（接近100%）。妊娠早期胎儿弓形虫感染可能会引起胎儿中枢神经系统严重破坏，导致胎儿死亡或积液并伴有严重异常。如果感染发生在孕晚期，则病情的严重程度会有所降低，但是怀孕晚期感染仍可能导致早产、脉络膜视网膜炎、小头畸形、轻微脑钙化，甚至胎儿死亡。

鉴别诊断包括其他先天性（宫内）感染，如TORCH综合征：

i. 弓形虫病

ii. 其他（梅毒）

iii. 风疹

iv. 巨细胞病毒

v.单纯疱疹病毒

b）获得性感染

大多数人在童年期以后被感染，首次感染通常是静默和潜伏性的。如果在免疫系统受损时，潜伏感染会激活，导致发生严重疾病。脑弓形虫病是HIV相关免疫缺陷最常见的机会性感染之一。患弓形虫病风险较高的儿童和成人包括恶性肿瘤患者、因接受器官移植或结缔组织疾病进行免疫抑制治疗的患者以及艾滋病患者。最常见的表现为病变占位效应（头痛、嗜睡、癫痫发作、局灶性神经功能异常和颅内压升高）。需要与中枢神经系统发生的其他与艾滋病相关的占位性病变进行鉴别；主要应考虑与艾滋病相关的淋巴瘤，因为脑弓形体病可与其他情况合并发生，也应考虑PML、脑结核和其他中枢神经系统肿瘤。

2. 阿米巴

a）溶组织阿米巴

由溶组织阿米巴引起的脑阿米巴脓肿是一种罕见的全球性疾病，与免疫功能缺陷无关。免疫功能缺陷会引起出血性痢疾性结肠炎或肝脓肿，但很少通过血液从肝脏扩散而引起脑脓肿。脑部病变通常是单病灶的，位于皮层灰质、基底神经节或皮质与白质的交界处。通过摄入感染者粪便中的包囊而感染。中枢神经系统受累的症状包括头痛、感觉改变、发热、惊厥和局灶性神经功能缺损。CT扫描可发现脑、肝和肺部病变，血清学检查可确诊。

b）耐格里和棘阿米巴

在夏季的淡水湖中游泳后，健康年轻人可能会患上耐格里属感染导致的阿米巴脑膜脑炎，会出现严重的持续性额叶头痛。该病的病程可从脑膜炎症状迅速发展为昏迷，大多在2～7天内死亡，并且与免疫缺陷无关。另外，该病原体侵入鼻黏膜后通过嗅觉神经进入大脑，因此可出现味觉或嗅觉丧失。通过消化道摄入滋养体通常是无感染性的。原发性阿米巴脑膜脑炎可在全球范围内发生，主要在美国、欧洲、澳大利亚、西非和中非、印度、南美流行。在土壤和水中普遍存在的卡氏棘阿米巴、多食棘阿米巴和狒狒巴拉姆希阿米巴，是最常见的致病自生生活阿米巴。它们可导致亚急性中枢神经系统疾病，症状表现为精神状态改变、惊厥、发热和局灶性神经功能缺失。出现神经系统并发症后死亡率很高。主要风险因素是HIV感染、淋巴瘤、营养不良、肝硬化、糖尿病、应用广谱抗生素或免疫抑制治疗、放疗或怀孕。阿米巴通过鼻腔进入肺部，然后穿过血脑屏障进入中枢神经系统，也可以通过嗅觉神经上皮细胞途径进入CNS。脑脊液检测不能确诊， 脑部CT扫描可以显示脓肿，血清学检查有助于诊断。

3. 疟疾

脑性疟疾（CM）是恶性疟原虫导致疟疾的最常见的并发症，通常突然起病，并伴有意识障碍、急性器质性脑综合征、全身性惊厥、脑膜炎、颅神经麻痹、姿势异常，在少数情况下，可有局灶性神经功能受损症状。

大多数神经系统症状持续24～72小时，之后病情会发展为死亡或完全康复。完全康复者不会出现广泛的永久性缺氧损伤或再灌注损伤，但是，会出现脑白质局灶性坏死（杜克肉芽肿）。CM与免疫缺陷无关。它与婴儿和儿童以及怀孕期间的高发病率和死亡率有关。CM是临床诊断，不是病理学诊断。对于任何生活在疟疾流行地区或最近去过疟疾流行地区（非洲，东南亚，印度，中南美洲）的患者，需注意排除此病。脑性疟疾的鉴别诊断包括：

a）继发于尿毒症的代谢性脑病

b）毒品或中毒

c）脑膜炎（细菌性或病毒性）

d）脑炎（细菌性或病毒性）

e）创伤性脑病

f）脑肿瘤

4. 锥虫病

锥虫有3种，即布氏锥虫冈比亚亚种、布氏锥虫罗德西亚亚种和克氏锥虫。感染人类的布氏锥虫罗德西亚亚种和克氏锥虫均通过吸血昆虫传播，尽管两者在形态上相似，但它们在非洲和南美引起的疾病表现完全不同。

神经系统并发症可直接由脑膜脑炎引起，包括：

a）非洲锥虫病（昏睡病）：由布氏锥虫罗德西亚亚种（美国东部和南非）和布氏锥虫冈比亚亚种（西非）引起。布氏锥虫罗德西亚亚种感染后3～4周可引起系统性脑膜脑炎综合征。布氏锥虫冈比亚亚种感染后则需要数月或数年才出现症状。布氏锥虫罗德西亚亚种在早期急性感染时的症状通常比布氏锥虫冈比亚亚种严重，但对中枢神经系统影响很小或没有影响，而布氏锥虫冈比亚亚种的感染可引起亚急性或慢性脑膜脑炎。中枢神经系统受累会导致失眠、头痛、注意力不集中、性格改变、幻觉和感觉改变。

b）美国锥虫病（南美锥虫病）：由克氏锥虫引起，在南美广泛分布。急性感染往往是一种轻度的自限性发热性疾病。约30%的感染者会发展为慢性恰加斯（Chagas）病，最常影响心脏（心肌病和心律不齐）或消化系统（巨食道或巨结肠）。任何原因的免疫抑制均可导致潜伏感染的再激活，从而引起广泛性坏死性脑炎，出现抽搐或意识水平改变，极少情况下还可形成中枢神经系统肉芽肿，进行性发展并导致局灶性神经功能缺失。

Haque R, Huston CD, Hughes M, Houpt E, Petri WA, Jr. Amebiasis. N Engl J Med 2003;348（16）:1565–1573

Stanley SL, Jr. Amoebiasis. Lancet 2003;361（9362）:1025–1034

Ralston KS, Petri WA, Jr. Tissue destruction and invasion be Entameoba histolytica 2011;27:254–263

Beier JC, Keating J, Githure JI, Macdonald MB, Impoinvil DE, Novak RJ. Integrated vector management for malaria control. Malar J 2008;7（Suppl 1）:S4

WHO. Handbook for integrated Vector management. Feneva: WHO Press; 2012:68–978 92 4 150280 1

Sundaram C. A morphological approach to the diagnosis of protozoan infections of the central nervous system. Pathol Res Int 2011;2011:1–15 （ID 290853）

Chacko G. Parasitic diseases of the central nervous system. Semin Diagn Pathol 2010;27（3）:167–185

Field MC, Lumb JH, Adung’a VO, Jones NG, Engstler M. Macromolecular trafficking and immune evasion in african trypanosomes. Int Rev Cell Mol Biol 2009;278:1–67

Murray HW, Berman JD, Davies CR, Saravia NG. Advances in leishmaniasis. Lancet 2005;366（9496）:1561–1577

Malvy D, Chappuis F. Sleeping sickness. Clin Microbiol Infect 2011;17（7）:986–995

Brun R, Blum J, Chappuis F, Burri C. Human African trypanosomiasis. Lancet 2010;375（9709）:148–159

Stevens L, Dorn PL, Schmidt JO, Klotz JH, Lucero D, Klotz SA. Kissing bugs. The vectors of Chagas. Adv Parasitol 2011;75:169–192

Lindsay DS, Dubey JP. Toxoplasma gondii: the changing paradigm of congenital toxoplasmosis. Parasitology 2011;138（14）:1829–1831

Montoya JG, Liesenfeld O. Toxoplasmosis. Lancet 2004;363（9425）:1965–1976

13.5.2 绦虫

1. 神经囊尾蚴病

这种疾病是由感染幼虫形式的猪带绦虫（猪肉绦虫）、T. saginata（牛绦虫）或 T. multiceps（狗绦虫）引起的。属于流行病，但世界上受影响最严重的地区是拉丁美洲（发生率为3.6%）。在犹太和伊斯兰教国家很少见。因为禁食猪肉。中枢神经系统囊尾蚴病的特点取决于包囊的数量、位置和大小，诱发的炎症反应强度。囊肿可侵入脑实质并诱发癫痫发作（50%的患者），阻碍脑脊液流动并产生脑积水（30%的病例），累及脑膜并产生脑膜炎，阻塞血管结构并导致卒中（但较少见），累及脊髓并引起脊髓炎、脊髓压迫和下肢轻瘫。多头带绦虫囊肿也可能累及后颅窝，导致颅内压升高或阻塞性脑积水。应与神经囊尾蚴病进行鉴别的疾病包括：

a）肿瘤

b）卒中

c）出血

d）脓肿

e）脑膜炎

f）假性脑瘤

g）嗜铬细胞瘤

h）神经精神疾病

神经囊尾蚴病（NCC）的诊断是根据 NCC 的组织病理学证据、CT或MRI显示囊性病变内的绦虫头节，或对患者的脑脊液进行ELISA检测，如果存在猪肉绦虫感染的血清学证据则进行NCC初始治疗，根据患者的治疗反应可以确诊高达 90% 的病例。患者在流行地区的暴露史也是很重要的证据。

NCC的诊断标准：

a）绝对性证据

i.脑活检或脑脊液组织学检查证实为寄生虫感染

ii. CT 或 MRI 显示有头节的囊性病变

iii.通过眼底镜直接观察到视网膜下有寄生虫

b）主要证据

i.神经影像学高度提示NCC病变

ii. 抗囊尾蚴抗体血清电免疫转移印迹 (EITB)检测阳性

iii.抗寄生虫治疗后囊肿消退

iv.小的单一增强病灶自发消退

c）次要证据

i.神经影像学上与 NCC相符的病变

ii.提示 NCC 的临床表现

iii.抗囊尾蚴抗体CSF-ELISA检测阳性

iv.检出囊尾蚴抗原

v. 存在中枢神经系统以外的囊尾蚴病

流行病学：

a）有家庭成员猪肉绦虫感染的证据

b）患者来自流行地区

c）有流行地区旅行史

2. 细粒棘球绦虫（包虫病）

它在世界范围内分布，在以从事绵羊和牛养殖业为主的地区流行，例如热带地区、中东、英格兰和威尔士等地。狗吃了带有包虫包囊的绵羊和其他食草动物的内脏会导致感染。成虫在狗的肠道内发育并随粪便排出。当人与狗的亲密接触或这些粪便污染人类的食物时，虫卵在人体肠道内孵化，幼虫穿透肠黏膜，由门静脉输送到肝、肺、脑等，在这些器官中包虫囊肿可能长成成虫。60%的病例累及肝脏，25%的病例累及肺。

中枢神经系统感染的发病率仅为1%～2%。脊髓感染细粒棘球绦虫后可能会导致脊髓受压。如果幼虫进入脑实质，通常会引起脑实质内出现单一的病灶，导致头痛、抽搐、性格改变、记忆力减退或局灶性神经功能缺损。

包虫病通常多见于年轻人，约50%～75%儿童感染患者会发生占位病灶的缓慢增大。血清学诊断最有价值。CT可显示囊性病变，通常为多房伴微小钙化。病变的活组织检查具有诊断学意义。

Carpio A; Caprio Arturo. Neurocysticercosis: an update. Lancet Infect Dis 2002;2(12):751 - 762

García HH, Evans CAW, Nash TE, et al. Current consensus guidelines for treatment of neurocysticercosis. Clin Microbiol Rev 2002;15(4):747 - 756

Nash TE, Garcia HH. Diagnosis and treatment of neurocysticercosis. Nat Rev Neurol 2011;7(10):584 - 594

Torgenson PR. The emergence of Echinococcus in central Asia. Parasitology 2013

Pedrosa I, Saiz A, Avvazola J, et al. Hydatid disease: radiology and pathology features and complications. Radiol Societ North America 2015;20(3)

13.5.3　线虫

1. 内脏幼虫移行症和弓首蛔虫病

　a）犬弓首蛔虫病

　它是一种犬寄生虫，偶尔会引起人的感染，在世界各地均有发病。中枢神经系统受累可以表现为脑膜炎、脑炎或肉芽肿等形式。罕见但严重的神经系统并发症包括头痛、惊厥或行为改变和偏瘫。

　b）猫弓蛔虫病

　c）浣熊蛔虫病

2. 嗜酸性脑膜炎

　a）广州管圆线虫病（广东住血线虫）

　在澳大利亚、巴布亚新几内亚、东南亚和非洲都有发现。广东住血线虫可以通过污染人类食用的蜗牛、螃蟹、对虾和蔬菜，进而感染人类。直接侵犯中枢神经系统会导致头痛、呕吐、颈项强直、发热、感觉异常、抽搐和颅神经麻痹（CN Ⅵ或Ⅶ）。

　脑脊液中嗜酸性粒细胞增多的鉴别诊断包括：

　i.异物

　ii.中枢神经系统恶性肿瘤

　iii.球虫性脑膜炎

　iv.囊虫病

　v.其他寄生虫感染（卫氏并殖吸虫、棘突线虫或血吸虫）

3. 旋毛虫病

感染源于食用受感染动物的肉，如猪、北极熊和野生动物。可能发生脑膜炎或脑出血。约10%的旋毛虫病患者症状是由幼虫直接侵入大脑（脑炎）或脑脊液间隙（脑膜炎）而引起的神经系统并发症，可导致性格改变、头痛、脑膜炎或嗜睡。后期随着幼虫包囊形成，会出现局灶性神经功能缺失症状，如运动或颅神经麻痹。此外，还可出现小脑功能受损、癫痫或周围神经受累的症状，这些症状的出现表明神经系统广泛受累。致病生物为旋毛虫属。

a）旋毛形线虫——温带气候（美国，泰国）

b）纳氏旋毛虫——非洲

c）本地毛形线虫——北极

4. **粪类圆线虫**

这种线虫是热带和亚热带地区特有的线虫，0.4%～4%的感染者会从粪便中排泄。粪类圆线虫幼虫可穿透皮肤，迁移到肠、肺，少数会迁移到中枢神经系统导致脑膜炎、脑梗死或脑脓肿。

5. **棘颚口线虫**

一般在热带国家发现。食用未烹饪或未煮熟的食物，尤其是肉、鱼和鸡肉，以及饮用受污染的水，都可能导致感染。感染可能累及大脑和脊髓，导致感觉和运动障碍。有大量患者出现了脑出血。

6. **丝虫病**

它是一种由斑虻属苍蝇在人与人之间传播的微丝蚴病，在西非和中非区域性流行。它的特点是引起称为“卡拉巴肿”的皮下肿胀，但也可产生脑膜脑炎，这可能是对死亡微丝的过敏反应引起的闭塞性血栓导致。

Dupouy-Camet J, Kociecka W, Bruschi F, Bolas-Fernandez F, Pozio E. Opinion on the diagnosis and treatment of human trichinellosis. Expert Opin Pharmacother 2002;3（8）:1117-1130

Pozio E. New patterns of Trichinella infection. Vet Parasitol 2001;98（1-3）:133-148

Ramirez-Avila L, Slome S, Schuster FL, et al. Eosinophilic meningitis due to Angiostrongylus and Gnathostoma species. Clin Infect Dis 2009;48（3）:322-327

13.5.4 吸虫

1. **血吸虫病（毕哈裂体吸虫病）**

血吸虫病是一种容易被忽视的热带疾病或人为疾病，由血吸虫属的几类血吸虫种引起，血吸虫在热带非洲、中东、中美洲和南美洲（曼氏血吸虫和埃及血吸虫）以及远东-柬埔寨、印度尼西亚、老挝、菲律宾和中国（日本血吸虫）流行。这些血吸虫定居在人的肠系膜静脉丛（曼氏血吸虫和日本血吸虫）或膀胱静脉丛（埃及血吸虫）。

中枢神经系统受累可导致疤痕和癫痫、脑出血或横贯性脊髓炎。脑血吸虫病主要由日本血吸虫引起，而脊髓损伤主要由曼氏血吸虫和埃及血吸虫引起。日本血吸虫的神经系统并发症更为常见，可导致高达3.5%的感染，出现突发性感觉改变、四肢无力、视觉障碍、尿失禁、感觉障碍、言语改变、共济失调、眩晕、颈强直和癫痫症状。神经血吸虫病的诊断很困难，因为中枢神经系统的症状是非特异性的，而且临床样本中有可能检测不到嗜酸性粒细胞增多和血吸虫卵等结果。

来自血吸虫病流行地区且表现出不明原因急性脑病的任何患者，在鉴别诊断中均应包括神经血吸虫病。直肠壁、肝脏或膀胱壁的活检可显示虫卵。血清学ELISA检查具有诊断价值。

2. 肺吸虫病

a）卫氏并殖吸虫

流行地区包括西非、南美和中美洲以及东南亚。螃蟹和小龙虾是中间宿主，它们携带囊蚴，人类食用螃蟹和小龙虾导致感染。并殖吸虫未成熟或成熟的虫体沿着血管周围组织进入颅骨并定居于脑实质，通常在颞叶、顶叶和枕叶形成占位性病变，或在脊髓形成占位性病变。其他表现包括脑膜炎、脑病、脑梗死、局灶性或全身性惊厥和横贯性脊髓炎。

在粪便、痰液和皮损中检测到虫卵可确诊。血清学检测和CT发现颅内钙化病变有诊断价值。

Sturrock RF. Schistosomiasis epidemiology and control: how did we get here and where should we go? Mem Inst Oswaldo Cruz 2001;96（Suppl）:17–27

Barsoum RS, Esmat G, El-Baz T. Human schistosomiasis: clinical perspective: review. J Adv Res 2013;4（5）:433–444

Fischer PV, Curtis KS, Folk SM, et al. Serologic Diagnosis of North American Paragonimiasis by Western Blot. Med Hyg（Geneve）2013;88（6）:1035–1040

13.5.5　落基山斑点热（RMSF）

1. 立克次体

通过接触木蜱、狗蜱或孤星蜱传播，总发病率为每10万人0.2～0.5例。常见的神经系统症状包括头痛、颈强直、感觉改变和抽搐。其他神经系统异常表现有共济失调、失语症、神经性听力损伤和视乳头水肿。神经病理学特征为：脑水肿，血管周围和脑膜淋巴细胞浸润，以及广泛坏死性血管炎。对于近期有蜱虫叮咬史或踩压蜱虫的患者，在鉴别诊断时应考虑RMSF。尤其是在流行区，即使没有上述病史，在诊断时也应考虑此病。由于某些地区超过50%的人群可能有蜱虫叮咬史，因此阳性病史提供的诊断价值有限，对于那些误诊者，使用针对立克次体的抗生素治疗无效；在这种情况下，如果患者病情进展，并出现急症，诊断很可能是药疹而不是RMSF。在发病的第1周内，白细胞分类计数提示白细胞数量接近正常并伴有核左移，则应考虑此诊断。如果白细胞分类计数结果是阳性的，对病变皮肤（最好是有瘀点）活检组织行免疫荧光染色有助于快速诊断，但如果结果为阴性则没有价值。出现皮疹对诊断有一定帮助，但并不是典型症状。

其他需要进行鉴别的伴有发热和瘀斑病变的疾病有：脑膜炎球菌血症、鼠伤寒和流行性斑疹伤寒、麻疹（特别是非典型麻疹）、登革热、重症疟疾、A组链球菌感染、川崎病、钩端螺旋体病、小儿风疹、小儿梅毒、肠病毒感染伴皮疹、血管炎和血栓性静脉炎。

Abramson JS, Givner LB. Rocky Mountain spotted fever. Pediatr Infect Dis J 1999;18（6）:539–540

Edwards MS, Feigin RD. Rickettsial diseases. In: Feigin RD, Cherry JD, Demmler GJ, Kaplan SL, eds. Textbook of Pediatric Infectious Diseases. 5th ed. WD Saunders Co; 2004:2497–2515

Dumler JS, Walker DH. Rocky Mountain spotted fever--changing ecology and persisting virulence. N Engl J Med 2005;353（6）:551–553

Azad AF. Pathogenic rickettsiae as bioterrorism agents. Clin Infect Dis 2007;45（Suppl 1）:S52–S55

Walker DH. Rickettsiae and rickettsial infections. The current state of knowledge. Clin Infect Dis 2007;45（Suppl 1）:S39–44

Walker DH. Rickettsiae and rickettsial infections: the current state of knowledge. Clin Infect Dis 2007;45（Suppl 1）:S39–S44

Rovery C, Raoult D. Mediterranean spotted fever. Infect Dis Clin North Am 2008;22（3）:515–530, ix

Biggs HM, Behravesh CB, Bradley KK, et al. Diagnosis and Management of Tickborne Rickettsial Diseases: Rocky Mountain Spotted Fever and Other Spotted Fever Group Rickettsioses, Ehrlichioses, and Anaplasmosis– United States. MMWR Recomm Rep 2016;65（2）:1–44

13.6 猫抓病

猫抓病（CSD）是一种常见的全球性感染，通常表现为淋巴结肿大。患者出现不明原因发热和任何淋巴结病综合征，在诊断时需要考虑此病的可能。无症状且唾液中含有汉氏巴尔通体的猫咬人或抓挠人的皮肤，尤其是儿童的皮肤，可导致人类患病。猫接触史和血清学查抗汉氏巴尔通体免疫球蛋白G抗体的滴度高（>1：256）可确诊。大多数CSD是自限性的，不需要抗生素治疗。CSD在艾滋病患者中可以多系统播散，出现肝脾肿大、脑膜脑炎、心内膜炎、神经视网膜炎或胆道血管瘤病等表现。

脑病是最常见的神经系统表现，在2%～3%的成年患者中可发生。通常突然起病，一般在淋巴结肿大出现后的1～6周表现出症状。患者会感到晕头转向，病情可恶化为昏迷。约50%的患者有发热。其他神经系统并发症包括头痛、惊厥（占80%）、意识水平改变、癫痫持续状态，脊髓受累会出现四肢麻木或轻瘫以及Brown-Sequard综合征。脑脊液检测和CT检查一般正常。脑电图显示非特异性漫波。通常会在1周或更长时间恢复。

在鉴别诊断中，应考虑其他常见疾病：

1. 感染性疾病

a）传染性单核细胞增多症

b）巨细胞病毒淋巴结病

c）带状疱疹（带状疱疹）

d）EB病毒淋巴结病

e）A组链球菌性腺炎

f）HIV淋巴结病

g）非结核分枝杆菌性淋巴结病

h）金黄色葡萄球菌腺炎

i）弓形虫病淋巴结病

2. 非感染性疾病

a）恶性肿瘤（儿童淋巴瘤，白血病）

b）转移性实体瘤

Klotz SA, Ianas V, Elliott SP. Cat-scratch Disease. Am Fam Physician 2011;83（2）:152-155

Reynolds MG, Holman RC, Curns AT, O’Reilly M, McQuiston JH, Steiner CA. Epidemiology of cat-scratch disease hospitalizations among children in the United States. Pediatr Infect Dis J 2005;24（8）:700-704

Sanguinetti-Morelli D, Angelakis E, Richet H, Davoust B, Rolain JM, Raoult D. Seasonality of cat-scratch disease, France, 1999-2009. Emerg Infect Dis 2011;17（4）:705-707

13.7 艾滋病患者的中枢神经系统感染

1.脑炎　最常见，见于约60%的HIV患者。

2.弓形虫病　在20%～40%的AIDS患者中，弓形虫病是最常见的机会性感染

3.隐球菌病　5%

4. PML　1%～4%

5.其他

a）中枢神经系统结核：艾滋病患者的发病率在2%~18%

b）神经梅毒：发生在1%~3%的HIV感染患者中

c）CMV感染

d）单纯疱疹（HSV-1和HSV-2）

e）VZV：少于1%的免疫缺陷患者中

13.8 急性细菌性脑膜炎

下表按年龄段和易感性列出了最常见的病原体。

年龄	病原体
出生到6周	大肠杆菌、其他革兰阴性菌
	B组链球菌
	克雷伯菌
	李斯特菌
	沙门菌
	铜绿假单胞菌
	金黄色葡萄球菌
	流感嗜血杆菌
	柠檬酸杆菌
6周到3个月	大肠杆菌
	B组链球菌
	李斯特菌
	肺炎链球菌
	沙门菌

续表

年龄	病原体
	乙型流感嗜血杆菌
3 个月到 6 岁	乙型流感嗜血杆菌
	肺炎链球菌
	脑膜炎奈瑟菌
	金黄色葡萄球菌
成人和儿童（6 岁以上）	肺炎链球菌
	脑膜炎奈瑟球菌
	李斯特菌
	大肠杆菌，其他革兰阴性菌

Chávez-Bueno S, McCracken GH, Jr. Bacterial meningitis in children. Pediatr Clin North Am 2005;52（3）:795–810, vii

Durand ML, Calderwood SB, Weber DJ, et al. Acute bacterial meningitis in adults. A review of 493 episodes.N Engl J Med 1993;328（1）:21–28

易感性	病原体	
脑室腹腔分流感染	凝固酶阴性葡萄球菌（最常见的是表皮葡萄球菌，占所有 CSF 分流感染的 50% 以上）	
	金黄色葡萄球菌（第二大最常见病原体，占 CSF 分流感染的 25%）	
	革兰阴性菌（占分流感染的 5% ~ 20%，尤其是婴儿）	
	其他病原体 假单胞菌种 链球菌种 痤疮丙酸杆菌 双环类 假丝酵母菌	
创伤后脑膜炎[a]		

续表

易感性	病原体	
闭合性颅脑损伤	肺炎链球菌（肺炎链球菌为主，可能是由于其在上呼吸道中普遍存在）	（65%）
	其他链球菌	（10%）
	流感嗜血杆菌	（9%）
	脑膜炎奈瑟菌	（5%）
	金黄色葡萄球菌	（5%）
	肠道革兰阴性杆菌	（4%）
	表皮葡萄球菌	（2%）
	李斯特菌	
伴脑脊液漏	肺炎链球菌	（56%）
	需氧革兰阴性菌	（26%）
	产气肠杆菌	
	粘质沙雷菌	
	大肠杆菌	
	铜绿假单胞菌	
	奇异变形杆菌	
	克雷伯菌属	
	流感嗜血杆菌	（8%）
	链球菌种	（6%）
	脑膜炎奈瑟菌	（2%）
	金黄色葡萄球菌	（2%）
术后脑膜炎（经蝶窦垂体切除术）	革兰阴性需氧菌	（46%）
	大肠杆菌	
	奇异假单胞菌	
	寻常疟原虫	
	铜绿假单胞菌	
	革兰阳性厌氧菌	（13%）
	（链球菌、梭状芽胞杆菌等）	
	脆弱类杆菌	
	革兰阴性厌氧菌（除外脆弱性双歧杆菌）	
	链球菌种	（13%）
	表皮葡萄球菌	（7%）
	金黄色葡萄球菌	（7%）
	副流感嗜血杆菌	（7%）
	类白喉菌	（5%）
免疫缺陷		

续表

易感性	病原体	
艾滋病：机会性感染	弓形虫（HIV 感染者最常见的神经系统并发症，脑弓形虫病见于 28% ～ 40% 的艾滋病患者）	
	新型隐球菌（隐球菌性脑膜炎通常与艾滋病有关，估计发病率在 2% ～ 11% 之间）	
	粗球孢子菌	
	白色念珠菌（虽然 40% ～ 60% 的艾滋病患者会发生口咽或食道念珠菌病，但它很少影响艾滋病患者的大脑）	
	李斯特菌（与其他细胞免疫受损的患者相比，脑部感染的发病率低）	
	结核分枝杆菌和鸟型胞内分枝杆菌（中枢神经系统受累可能没有预期的分枝杆菌感染率高）	
	梅毒螺旋体（梅毒在 HIV 血清阳性者中更具侵袭性，而神经梅毒在 HIV 阳性人群中的发生机率增加）	
	荚膜组织胞浆菌	
	星形诺卡菌	
	肺炎链球菌	
	革兰阴性杆菌	
艾滋病：免疫细胞缺乏症的类型		
• T 细胞缺陷	沙门菌	
	李斯特菌	
	新型隐球菌	
	组织荚膜胞浆菌	
• B 细胞缺陷	肺炎链球菌	
	流感嗜血杆菌	
• 中性粒细胞减少症	铜绿假单胞菌	
	表皮葡萄球菌	
	粪链球菌	
其他原因导致的细胞免疫缺陷		

续表

易感性	病原体	
• 细菌	李斯特菌（尽管在艾滋病患者中罕见，但确实是细胞免疫缺陷患者中最常见的病因。在肾移植患者中，感染病例中有 75% 患有脑膜炎）	
	星型诺卡菌（约占所有 CNS 诺卡菌感染的 1/3，在免疫功能低下的患者中更常见）	
	结核分支杆菌	
• 真菌	新型隐球菌	
	粗球孢子菌	
	组织荚膜胞浆菌	
• 寄生虫	弓形虫（免疫缺陷患者最常见的中枢神经系统并发症之一）	
	粪圆线虫 [导致的 CNS 并发症（脑膜炎、脑炎、脓肿、弥漫性小梗死）比较罕见]	
体液免疫缺陷	免疫球蛋白缺乏或脾切除术	
	肺炎链球菌	
	流感嗜血杆菌	
	脑膜炎奈瑟球菌	
中性粒细胞缺乏	中性粒细胞减少或中性粒细胞功能异常	
• 细菌	铜绿假单胞菌	
	其他革兰阴性杆菌	
	金黄色葡萄球菌	
• 真菌	白色念珠菌	
	烟曲霉	
	毛霉	
医院感染		
• 糖尿病	肺炎链球菌	
	革兰阴性杆菌	
	葡萄球菌	
	新型隐球菌	
	毛霉	
• 酗酒	肺炎链球菌	
	李斯特菌	

续表

易感性	病原体
• 肺炎或上呼吸道感染	肺炎链球菌
	脑膜炎奈瑟球菌
	流感嗜血杆菌
	病毒
• 白血病	革兰阴性杆菌
	金黄色葡萄球菌
• 淋巴瘤	李斯特菌

[a] 引自：Hirschmann，J.V.：Bacterial meningitis following closed head injury. In Sande，MA：Smith AL，and Root RT，ed. Bacterial Meningitis. New York，Churchill Livingstone；1985.

Leligdowicz A, Katwere M, Piloya T, Ronald A, Kambugu A, Katabira E. Challenges in diagnosis, treatment and follow-up of patients presenting with central nervous system infections in a resource-limited setting. McGill J Med 2006;9（1）:39-48

Steinbrook R. The AIDS epidemic in 2004. N Engl J Med 2004;351（2）:115-117

Cunha BA. Central nervous system infections in the compromised host: a diagnostic approach. Infect Dis Clin North Am 2001;15（2）:567-590

Collazos J. Opportunistic infections of the CNS in patients with AIDS: diagnosis and management. CNS Drugs 2003;17（12）:869-887

Thwaites G, Fisher M, Hemingway C, Scott G, Solomon T, Innes J; British Infection Society. British Infection

Society guidelines for the diagnosis and treatment of tuberculosis of the central nervous system in adults and children. J Infect 2009;59（3）:167-187

Renold C, Sugar A, Chave JP, et al. Toxoplasma encephalitis in patients with the acquired immunodeficiency syndrome. Medicine （Baltimore） 1992;71（4）:224-239

Judah T. Uganda: The secret war. The New York Review 2004;51（14）:62-64

Zahra LV, Azzopardi CM, Scott G. Cryptococcal meningitis in two apparently immunocompetent Maltese patients. Mycoses 2004;47（3-4）:168-173

13.9　慢性脑膜炎

术语“慢性脑膜炎”是指一系列引起脑膜脑炎（发热、头痛、嗜睡、神志不清、恶心、呕吐、颈项僵硬）和脑脊液异常（主要是淋巴细胞增多、蛋白升高和糖含量降低）持续至少4周的疾病。导致健康人患慢性脑膜炎最常见的原因是结核（40%）、隐球菌病（7%）、恶性肿瘤（8%）和其他不太常见的原因。三分之一（30%）的病例未发现病因。慢性脑膜炎非常罕见，占所有脑膜炎病例的不到10%。

诊断慢性脑膜炎的关键是早期发现和腰椎穿刺。脑脊液检测应包括隐球菌抗原、VDRL、结核分枝杆菌PCR、AFB和真菌培养以及玻片离心沉淀细胞学检查。所有患者还应进行皮肤结核菌素试验、胸部X线检查和脑部影像学检查（CT或MRI增强以排除脓肿、肿瘤和非脑膜感染）。结合详细的病史和临床检查以及上述检查结果，确定还需要进行的其他辅助检查。例如，蜱虫暴露提示莱姆病，脑脊液嗜酸性粒细胞增多提示球孢子菌、寄生虫、淋巴瘤或化学物质刺激（图13.1和图13.2）。

慢性脑膜炎的鉴别诊断如下：

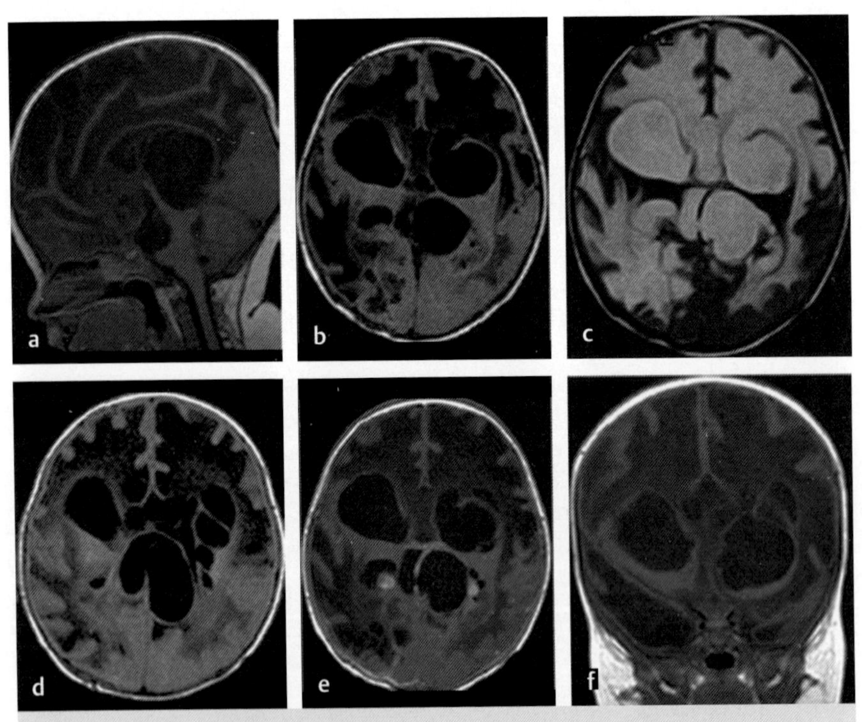

图 13.1 （a-f）一名 3 个月大的女性患儿，患有细菌性脑膜炎和脑室炎，继发多房性脑积水。患儿需要多次内镜手术以贯通多房并行脑室 – 腹膜分流（转载自：11.4 Diagnosis and Imaging. In: Torres–Corzo J, Rangel–Castilla L, Nakaji P, ed. Neuroendoscopic Surgery. 1st edition. Thieme; 2016.）

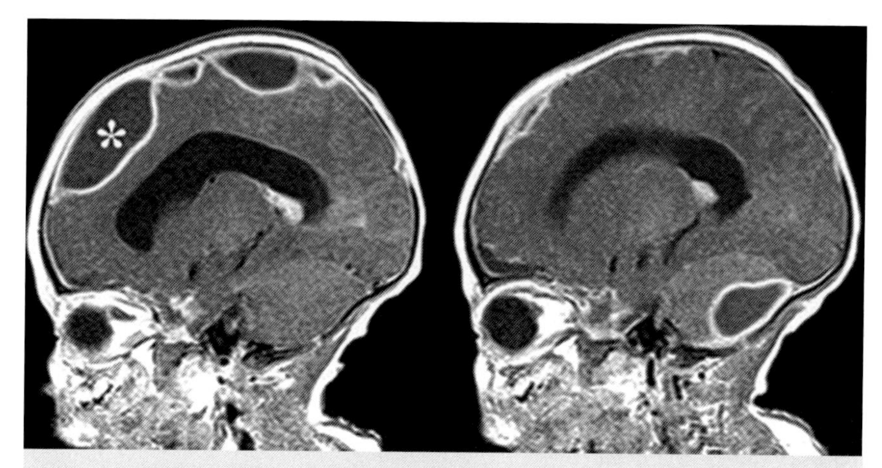

图 13.2　该新生儿出现了硬膜下脓肿，并伴有大肠杆菌性脑膜炎。经前囟穿刺抽吸最大的脓肿（白色星号）。即使在抗生素治疗下，脑脊液（CSF）的培养结果仍显示阳性。未改变抗生素治疗方案，经几周治疗后，其他病灶得以治愈。后期进行了脑脊液分流治疗脑积水。（转载自：Meningitis. In: Albright A, Pollack I, Adelson P, ed. Principles and Practice of Pediatric Neurosurgery. 3rd edition. Thieme; 2014.）

13.9.1　明确的感染性原因

1. 细菌性脑膜炎
    a）结核分枝杆菌
    b）梅毒螺旋体（神经梅毒）
    c）伯氏疏螺旋体（莱姆病）
    d）布鲁菌
    e）李斯特菌
    f）星型诺卡菌
2. 真菌性脑膜炎
    a）新型隐球菌
    b）粗球孢子菌
    c）组织荚膜胞浆菌
    d）皮炎芽生菌
    e）念珠菌
    f）申克孢子丝菌

g）烟曲霉

3. 寄生虫性脑膜炎

a）猪囊尾蚴

b）弓形虫

c）广州管圆线虫

d）血吸虫病

4. 病毒性脑膜炎

a）HIV

b）埃可病毒

13.9.2 非感染性原因

1. 结节病

2. 风湿性和血管性疾病

a）中枢神经系统肉芽肿性血管炎

b）眼带状疱疹合并血管炎

c）Cogan综合征

3. 影响中枢神经系统的全身性血管炎

a）结节性多动脉炎

b）系统性红斑狼疮

c）干燥综合征

d）白塞综合征

e）Vogt-Koyanagi-Harada综合征

f）韦格纳肉芽肿

4. 慢性脑膜炎伴恶性肿瘤

a）原发性脑肿瘤（星形细胞瘤、胶质母细胞瘤、室管膜瘤、PNET肿瘤）

b）转移性肿瘤（乳腺、肺、甲状腺、肾、黑色素瘤）

c）脑膜癌变

d）慢性良性淋巴细胞性脑膜炎

5. 鞘内注射引起的化学性脑膜炎

a）放射学检查的造影剂

b）化疗药物

c）抗生素（青霉素，甲氧苄啶，INH，布洛芬）

d）局部麻醉药

13.9.3　免疫功能低下的患者

1. 艾滋病（HIV感染）

感染后表现为慢性脑膜炎的：

a）弓形虫病

b）隐球菌病

c）梅毒

d）曲霉病

e）非霍奇金全身性淋巴瘤

2. 低免疫球蛋白血症

Koski RR, Van Loo D. Etiology and management of chronic meningitis US Pharm 2010;35（1）:HS-2-HS-8

Tan TQ. Chronic meningitis. Semin Pediatr Infect Dis 2003;14（2）:131-139

Banarer M, Cost K, Rychwalski P, Bryant KA. Chronic lymphocytic meningitis in an adolescent. J Pediatr 2005;147（5）:686-690

Cohen BA. Chronic meningitis. Curr Neurol Neurosci Rep 2005;5（6）:429-439

Ginsberg L, Kidd D. Chronic and recurrent meningitis. Pract Neurol 2008;8（6）:348-361

13.10　复发性脑膜炎

复发性脑膜炎是指脑膜炎反复发作，经过脑脊液正常的无症状期后脑脊液再次异常。一个重要的鉴别诊断是复发性化脓性脑膜炎，通常是由于先天性或外伤导致外界和蛛网膜下腔相通引发，如先天性隐性脊柱裂或颅底骨折。约50%的外伤性复发性脑膜炎患者可伴有明显的脑脊液漏。头部外伤可能发生在很久以前，与蛛网膜下腔的相通在临床上可能并不明显。复发性脑膜炎偶尔也可由脑膜周围的复发性脓毒症（如鼻窦炎、乳突炎）或补体缺乏引起。在复发性脑膜炎患者中发现补体途径的一些成分缺乏，在这些病例中，脑膜炎奈瑟球菌性脑膜炎通常由不同的血清群相继引起。对复发性脑膜炎的鉴别诊断如下。

13.10.1　感染性原因

1. 常见细菌性脑膜炎
  a）致病微生物
    i. 肺炎链球菌
    ii. 流感嗜血杆菌
    iii. 脑膜炎奈瑟球菌
  b）病理生理机制
    i. 解剖缺陷
      –创伤性：累及副鼻窦、筛板、岩骨的颅底骨折，术后
      –先天性：脊髓脊膜膨出，皮样窦伴颅中线或脊髓真皮窦，岩瘘，神经管原肠囊肿
    ii. 脑膜附近组织感染
      –鼻窦炎
      –化脓性中耳炎合并慢性乳突骨髓炎
      –脑或脊髓硬膜外脓肿
    iii. 复发特发性细菌性脑膜炎
    iv. 免疫缺陷
      –低免疫球蛋白血症
      –儿童脾切除术后
2. 特殊细菌性脑膜炎
  a）结核分枝杆菌
  b）伯氏疏螺旋体
  c）梅氏布鲁菌
  d）钩端螺旋体
3. 真菌性脑膜炎
  a）新型隐球菌
  b）粗球孢子菌
  c）组织荚膜胞浆菌
  d）皮炎芽生菌
  e）念珠菌

f）申氏孢子丝菌

4. 寄生虫性脑膜炎

a）猪囊尾蚴

b）弓形虫

c）广州管圆线虫病

d）血吸虫病

5. 病毒性脑膜炎

a）HIV

b）埃可病毒

13.10.2　非感染性原因

1. 结节病

2. 影响中枢神经系统的风湿病和血管炎

a）系统性红斑狼疮

b）结节性多动脉炎

c）白塞综合征

d）干燥综合征

e）Vogt-Koyanagi-Harada综合征

f）Mollaret脑膜炎（良性复发性无菌/淋巴细胞性脑膜炎）

3. 颅内和椎管内肿瘤

a）颅咽管瘤

b）室管膜瘤

c）脑血管瘤

Ginsberg L. Difficult and recurrent meningitis. J Neurol Neurosurg Psychiatry 2014;75(suppl I):i16–21

Wang H–S, Kuo MF, Huang SC. Diagnostic approach to recurrent bacterial meningitis in children. Chang Gung Med J 2005;28（7）:441–452

Lieb G, Krauss J, Collmann H, Schrod L, Sörensen N. Recurrent bacterial meningitis. Eur J Pediatr 1996;155（1）:26–30

13.11　复发性细菌性脑膜炎的病因

当患者出现复发性细菌性脑膜炎时，应考虑细菌沿先天性或后天性途径从硬膜缺损进入中枢神经系统。如果没有脑脊液漏的证据，也没有颅骨症状/体征或尾骨皮肤的伤痕提示可能的病变部位，诊断和检测可能很棘手。为了检测从颅骨至脊椎可能的隐匿性硬脑膜病变，例如基底脑膨出、真皮窦道或肠源性囊肿，必须进行详细的临床评估并使用现代化的影像学检查。由于可能同时发生一种以上的畸形，因此应仔细评估前颅底和侧颅底。硬脑膜病变的精确定位是成功进行外科手术修复的前提。此外，感染细菌的特征可提示明显的线索。肺炎球菌或嗜血杆菌提示颅骨病变。大肠杆菌或其他革兰阴性杆菌提示脊髓硬膜缺损，脑膜炎球菌提示免疫缺陷。脾切除或免疫缺陷症（例如补体或免疫球蛋白缺乏症）的复发性脑膜炎，一般伴有非中枢神经系统的反复感染。沙门菌性脑膜炎或脑脓肿治疗不彻底，可能导致细菌性脑膜炎反复出现。

如果未发现病因，建议采用以下方案：

1. 听力评估：听力检测或脑干听觉诱发电位。
2. 头部CT增强扫描，包括鼻窦的冠状图像和颞骨薄层扫描。
3. 除非情况特殊，一般行脊柱MRI。
4. 免疫学检查，包括全血细胞计数，总免疫球蛋白水平，免疫球蛋白G亚类和总补体水平。

与鼻咽、中耳、鼻窦、皮肤（例如先天性皮肤窦道）或假体（例如心室腹膜或腰腹膜分流）的解剖学联系。

可能侵及脑膜或引起脑膜反复炎症反应的脑膜附近炎性病灶。

免疫抑制（例如低免疫蛋白血症、脾切除、白血病、淋巴瘤、血红蛋白病如镰状细胞性贫血或补体缺乏症）。

13.12 复发性非化脓性（无菌性）脑膜炎

非化脓性脑膜炎反复发作的鉴别诊断极为广泛。基本可以分为两大类：

1.慢性脑膜炎反复发作

在这种情况下，脑脊液很少（如果检测的话）在无症状期恢复正常。真菌性脑膜炎中，目前能治疗的主要感染类型是由粗球孢子菌或新型隐球菌引起的真菌性脑膜炎。布鲁菌病、梅毒或莱姆病也可能引起伴有急性发作的慢性脑膜炎。非传染性疾病包括结节病、白塞病、血管炎、药物（非甾体类抗炎药、甲硝唑、阿莫西林）、Sjögren-Larsson综合征和Vogt-Koyanagi-Harada综合征等慢性炎症。HIV感染常伴有持续的淋巴细胞性脑膜反应。极其重要的是，艾滋病患者复发脑膜炎的致病微生物不一定是上次感染的致病微生物。

2. **真正的复发性脑膜炎，Mollaret脑膜炎**

无菌性脑膜炎反复发作，发作间期脑脊液恢复正常。目前认为，Mollaret脑膜炎绝大多数由2型单纯疱疹病毒再激活或1型单纯疱疹病毒再激活导致。也有报道EB病毒感染、人疱疹病毒6感染以及弓形虫感染导致的罕见的淋巴细胞性脑膜炎复发，发作间期CSF也恢复正常。非感染性原因包括表皮样囊肿或畸胎瘤破裂，使用非甾体类抗炎药和周期性发作的疾病。

3. **复发化学性脑膜炎**

复发化学性脑膜炎（RCM）可能是颅内或椎管内表皮样囊肿内容物漏出所致。也有神经上皮囊肿导致RCM的报道。

Bruyn GW, Straathof LJ, Raymakers GM. Mollaret's meningitis. Differential diagnosis and diagnostic pitfalls. Neurology 1962;12:745-753

Hermans P, Goldstein N, Wellman W. Mollaret's meningitis and differential diagnosis of recurrent meningitis Am J Med 1972;52:128-140

Mirakhur B, McKenna M. Recurrent herpes simplex type 2 virus（Mollaret）meningitis. J Am Board Fam Pract 2004;17（4）:303-305

Forgacs P, Geyer CA, Freidberg SR. Characterization of chemical meningitis after neurological surgery. Clin Infect Dis 2001;32（2）:179-185

Lancman ME, Mesropian H, Granillo RJ. Chronic aseptic meningitis in a patient with SLE Can J Neurol Sci 1989;16（3）:354-356

Cascella C, Nausheen S, Cunha BA. A differential diagnosis of drug-induced aceptic meningitis Infect Med 2008;25:331-334

Fonseca Cardoso A, Rocha-Filho PA, Melo Correa-Lima AR. Neuro-Behçet: differential diagnosis of recurrent meningitis. Rev Med Chil 2013;141（1）:114-118

13.13　易导致多发性细菌性脑膜炎的疾病

1. 沟通性瘘管
2. 中枢神经系统附近的肿瘤
3. 邻近病灶感染

4. 播散性圆线虫病

下表列出了硬膜外细菌性脓肿的发生概率。

病原微生物	概率
金黄色葡萄球菌	62
革兰阴性杆菌（需氧）（大肠杆菌、克雷伯菌、肠杆菌、沙雷菌、变形杆菌、普罗威登斯菌、亚利桑那菌等）	18
需氧链球菌	8
表皮葡萄球菌	2
厌氧菌	2
• 革兰阳性（消化链球菌属、消化链球菌、梭状芽胞杆菌）、脆弱拟杆菌	
• 除脆弱拟杆菌以外的革兰阴性菌	
其他致病菌	2
未知病因	6

Baker AS, Ojemann RG, Swartz MN, Richardson EP, Jr. Spinal epidural abscess. N Engl J Med 1975;293（10）: 463–468

Hlavin ML, Kaminski HJ, Ross JS, Ganz E. Spinal epidural abscess: a ten–year perspective. Neurosurgery 1990;27（2）:177–184

13.13.1 与脑膜炎相关的神经系统并发症

急性并发症

一般发生在入院前的一两天内，由于正常脑功能的严重破坏所致。大多是由病原体或其产物、宿主的炎症反应以及因脑损伤所致的大脑生理变化之间协同作用而导致。急性脑膜炎的病理生理变化为：

1. 脑水肿
2. 颅内高压
3. 脑血流异常，脑血管自动调节功能紊乱和CPP降低

并发症	常见的致病病原体	相应疾病
癫痫		
15%～25%的患者可发生。可以是全身性（由颅内压增高或感染的刺激作用而引起），也可以是局灶性（由颅内压增高或动静脉梗塞而引起）	肺炎链球菌 流感嗜血杆菌 B 族链球菌 单纯疱疹病毒	结节病 占位性病变 皮质静脉血栓形成
抗利尿激素分泌异常综合征		
30%的儿童在入院前 24 小时内发生化脓性脑膜炎	脑膜炎奈瑟球菌 肺炎链球菌	
脑室炎		
约 30%的患者和多达 50%的新生儿发生革兰阴性肠杆菌感染		

中期并发症

这些并发症在住院期间变得明显，并且可能在出院后持续存在。其中一些症状在脑膜炎的早期已经出现，但是直到患者住院后才被发现，或者直到疾病发展到一定阶段才出现。

并发症	致病病原体
脑积水	流感嗜血杆菌
a）由于蛛网膜颗粒的炎症后粘连而导致脑脊液吸收受阻	结核分枝杆菌 B 族链球菌
b）由于弥漫性脑损伤和软化而导致的脑萎缩	
硬膜下积液	流感嗜血杆菌
常见于儿童，最多可占 25%。除少数会引起占位效应需行硬膜下积液分流外，大多数会自行消退	肺炎链球菌
发热	
化脓性脑膜炎，在药物治疗后的 3～4 天内发热会消退。约有 10%的流感嗜血杆菌脑膜炎患儿会在 7～8 天退热。经过 1 周的治疗，可能会发生药物热，但药物热一般出现在 10～14 天	
脑脓肿	
一般的细菌性脑膜炎不会导致脑脓肿，但由柠檬酸杆菌属引起的脑膜炎约 50% 的病例会发生脓肿，而李斯特菌很少	柠檬酸杆菌属 李斯特菌

长期并发症

并发症	致病病原体	相应疾病
颅神经异常	脑膜炎奈瑟球菌（CN Ⅵ，Ⅶ，Ⅷ）	结节病（神经Ⅶ；Ⅷ，Ⅸ，Ⅹ）
	结核分枝杆菌（CN Ⅵ）	脑膜癌病（可变型）
	伯氏疏螺旋体	
	莱姆病（CN Ⅶ）	
运动功能障碍	肺炎链球菌	
可表现为单个肢体的轻瘫到整个四肢瘫痪。出院后1年随访时，这些运动障碍有20%仍存在		
耳聋，听力受损		
是脑膜炎导致的最常见的长期伤害，有5%～25%的幸存者患有某种形式的听力障碍。具有年龄和病原体的特异性，新生儿和肺炎链球菌脑膜炎患儿的发生率最高	流感嗜血杆菌	
	脑膜炎奈瑟球菌	
	结核分枝杆菌	
	腮腺炎病毒	
	肺炎链球菌	
认知功能受损		
可能从轻度的“学习障碍”（约25%）到较严重损伤（约2%的脑膜炎儿童）不等		

Namani S, Kuchar E, Koci R, et al. Acute Neurologic Complications on Long Term Sequelae of Bacterial Meningitis in Children. Internet J Infect Dis 2010;9（2）

Schuchat A, Robinson K, Wenger JD, et al; Active Surveillance Team. Bacterial meningitis in the United States in 1995. N Engl J Med 1997;337（14）:970–976

Grimwood K, Anderson P, Anderson V, Tan L, Nolan T. Twelve year outcomes following bacterial meningitis: further evidence for persisting effects. Arch Dis Child 2000;83（2）:111–116

Kaplan SL, Woods CR. Neurologic complications of bacterial meningitis in children. Curr Clin Top Infect Dis 1992;12:37–55

Tunkel AR. Bacterial meningitis. Philadelphia: Lippincott Williams& Wilkins; 2001

Bedford H, de Louvois J, Halket S, Peckham C, Hurley R, Harvey D. Meningitis in infancy in England and Wales: follow up at age 5 years. BMJ 2001;323（7312）:533–536

Oostenbrink R, Maas M, Moons KG, Moll HA. Sequelae after bacterial meningitis in childhood. Scand J Infect Dis 2002;34（5）:379–382

第 14 章

疼　痛

14.1　肌筋膜疼痛综合征

这是一种区域性肌肉骨骼出现疼痛的疾病状况，缺乏明显的器质性表现，其特征是紧绷的肌肉束中的触发点在特征对应区域产生疼痛。

14.1.1　诊断临床标准[1]

1. 主要标准
   - a）主诉区域性疼痛
   - b）主诉疼痛或肌筋膜触发点牵涉痛及其分布区域的感觉异常
   - c）可触及的肌肉紧绷或索带状感
   - d）沿紧绷带状区走行的某一点有剧烈点状疼痛
   - e）存在某种程度的运动受限区
2. 次要标准
   - a）按压痛点，主诉临床疼痛或感觉异常重复出现
   - b）横向抓触触痛点或通过将针插入绷紧肌肉束的触痛点可诱发局部抽动反应
   - c）通过伸展（拉伸）肌肉或触痛点注射来缓解疼痛

14.1.2　相关的神经系统疾病

1. 神经病变
   - a）神经根病
   - b）夹带神经病
   - c）周围神经病变
   - d）神经丛病变
2. 多发性硬化症（MS）
3. 风湿病
   - a）骨性关节炎

1　Simons DG. Muscle pain syndromes. J Man Med 1991;6:3−23

b）类风湿关节炎

c）系统性红斑狼疮

4. 社会心理因素

a）心身或躯体形式障碍

b）继发性心因问题

c）抑郁症和焦虑症适应障碍

14.1.3 鉴别诊断

1. 混合性紧张性血管性头痛：胸骨乳突肌、枕下肌、颞肌、颈后肌和斜角肌有触发点。
2. 胸廓出口综合征：斜角肌和胸小肌有触发点。
3. 颞下颌关节（TMJ）功能障碍：这些情况通常主要来自肌筋膜，起源于颞肌、咬肌和翼状肌的特定触发点。
4. 梨状肌综合征：假性坐骨神经痛，坐骨神经受到梨状肌的侵犯，并在肌肉中触及触发点。

Gerwin RD. Differential diagnosis of myofascial pain syndrome and fibromyalgia. J Musculoskeletal Pain 1999;7:209-215（The Haworth Medical Press）

Travell JG, Simons DG. Myofascial Pain and Dysfunction: The Trigger Point Manual. Vol. 1. 2nd ed. Baltimore:Williams and Wilins; 1998

Borg-Stein J, Simons DG. Focused review: myofascial pain. Arch Phys Med Rehabil 2002;83（3, Suppl 1）:S40- S47, S48-S49

14.2 纤维肌痛综合征

美国风湿病学会（ACR）为纤维肌痛综合征（FMS）的诊断设定了两个标准。（1）慢性（即持续时间超过3个月）广泛的疼痛，受天气变化、运动和压力等多种因素调节的钝性弥漫性疼痛。（2）多个局部压痛区域（触发点），通常定义为检查时精确定位的18个特定压痛点中的存在11个触发点。FMS患者除了疼痛的主诉外，还报告了许多其他的症状：超过75%的患者最常见且更具特征性的症状包括疲劳、睡眠后疼痛无缓解和晨僵。较不常见的特征（约占病例的25%）是肠易激综合征，雷诺现象，头痛，明显水肿，非皮肤感觉异常。此外，患有FMS的人通常会出现神经功能症状，包括抑郁症（20%～80%），焦虑状态（13%～63%），情绪不稳定和人格障碍。

FMS的具体原因尚不清楚；但是，已知的许多事件与其相关，包括创伤（特别是由于机动车事故造成的头部和/或颈部受伤），近期感染和压力。睡眠障碍在病理中也起着重要作用。FMS患者缺乏第4阶段的非快速眼动睡眠（或慢波睡眠）。血清素被认为是介导慢波睡眠的神经递质。血清素（或其前体色氨酸）的抑制与慢波睡眠的减少和躯体症状的增加有关。

14.2.1 纤维肌痛综合征的诊断标准

- 慢性全身性疼痛超过3个月（躯干两侧，腰部以上和以下、中轴）
- 18个压痛点中至少11个按压时出现疼痛

如果两个标准都满足，则确诊FMS。其他疾病不排除FMS（敏感性为95%，特异性为84%）。

14.2.2 纤维肌痛综合征的鉴别诊断

1. 精神疾病

   共同特点：抑郁和焦虑

   但是：在精神疾病中，身体、功能症状较少，临床检查中没有压痛点。

2. 干燥综合征

   共同特征：肌痛和关节痛，口干，眼干，雷诺现象，感觉异常，轻度心理障碍（例如轻度抑郁）。

   但是：在Sjögren综合征中，Schirmer试验呈阳性，抗核抗体（ANA）和抗La / Ro抗体阳性，唾液腺活检异常。

3. 系统性红斑狼疮

   主要见于年轻和中年女性，有广泛、非特异性关节痛和肌痛，周围肢端雷诺样青紫病，衰弱疲劳，对光和噪声高度敏感以及月经不调。

   但是：ANA不会升高> 1∶640，没有抗dsDNS抗体。

4. 类风湿关节炎（RA）

   共同特征：手足关节痛，晨僵，主观感觉手和手指浮肿，手指感觉异常提示腕管综合征，干燥综合征（眼干，口干）。

但是：PMR红细胞沉降率（ESR）、C反应蛋白（CRP）、抗环瓜氨酸肽（CCP）和类风湿因子（RF）升高。

5. 风湿性多肌痛（PMR）

在60岁以上的FMS患者中，有6%曾经被误诊为PMR。

但是：PMR炎症标志物（ESR和CRP）经常升高，但有6%～20%的PMR患者ESR是正常的。因此，CRP可能是这些患者更敏感的炎症反应标志物。在FMS中未观察到皮质类固醇治疗后的快速改善。相反，患者甚至会感到更糟！

6. 多发性肌炎（PM）

PM的发作可能非常缓慢，伴有非特异性的疲劳、嗜睡、虚弱，可能无急性期反应，肌酶可能正常或仅有轻度升高，可能需要肌电图检查和活检。

7. 甲状腺功能减退症

症状包括：非特异性疼痛，慢性疲劳，对运动和寒冷环境的不耐受，可能伴注意力不集中、月经不适和便秘。

但是：FMS患者甲状腺素水平正常，甲状腺功能减退时低剂量甲状腺素替代治疗可引起肌痛症状。

8. 甲状旁腺功能亢进症

共同特征：起病隐匿，肌肉疼痛阈值降低，慢性疲劳，轻度精神障碍（抑郁，注意力）

但是：FMS患者的钙、碱性磷酸酶和甲状旁腺激素水平正常。

9. Ehlers-Danlos良性关节过度活动综合征

“贝格顿评分”：第二手指背屈至90°，拇指并拢至前臂掌侧，肘部过度伸展10°，膝部过度伸展10°，双手平放在地板上，膝盖伸展。

10.肌肉骨骼疾病［弥漫性特发性骨骼增生症（DISH），Paget病］

共同特点：肌肉疼痛和运动不耐受。

但是：在某些肌病性肌酸磷酸激酶（CPK）升高的情况下，体格检查可以区分，对理疗反应良好。

11.他汀类肌病

他汀类药物总体上耐受良好：全世界有超过1亿人使用。

但是：在所有他汀类药物使用过程中，有0.9%的患者发生过临床相关的肌病（CPK>10倍正常值者，还有关于29例他汀类相关的自身免疫性疾病（例如，PM，皮肌炎）的报道。

在日常实践中：如果CPK> 5倍正常值且2～3个月后肌痛复发，则应停止他汀类药物。

12.癌症风险

没有发现FMS和癌症之间的联系。

但是：在未确认的不符合FMS ACR标准的病例中，女性乳腺癌的风险增加。

13.其他应与FMS鉴别的疾病包括　丙型肝炎中类FMS综合征（4%～19%）；炎性/自身免疫性疾病；线粒体肌病；FMG和芳香酶抑制剂；广泛的肌肉骨骼疼痛是许多恶性疾病的特征，例如多发性骨髓瘤、转移性乳腺癌、肺癌和前列腺癌。

Chochowska M, Szostak L, Marcinkowski JT, et al. Differential diagnosis between fibromyalgia syndrome and myofascial pain syndrome（Review article）. J PreClin Clin Res 2015;9（1）:82-86

Wolfe F, Smythe HA, Yunus MB, et al. The American College of Rheumatology 1990 criteria for the classification of fibromyalgia. Report of the Multicenter Criteria Committee. Arthritis Rheum 1990;33（2）:160-172

Bennett R. Fibromyalgia, chronic fatigue syndrome, and myofascial pain. Curr Opin Rheumatol 1998a;10（2）:95-103

14.3　带状疱疹后神经痛

是神经性疼痛的最常见类型之一。这种综合征的特征是在带状疱疹（HZ）发作后长期疼痛。当HZ的急性皮疹消失后，疼痛通常会在已治愈的皮疹部位持续存在。这种疼痛被称为带状疱疹后神经痛（PHN），是HZ感染最令人烦恼的特征之一，在最初的HZ感染后可能持续数月至数年。PHN的发生率在9%～15%之间，并且随着年龄的增长而增加，在60岁以上的人群中，多达50%的人会发生。PHN通常被定义为HZ皮疹消退后疼痛持续3个月以上（图14.1）。

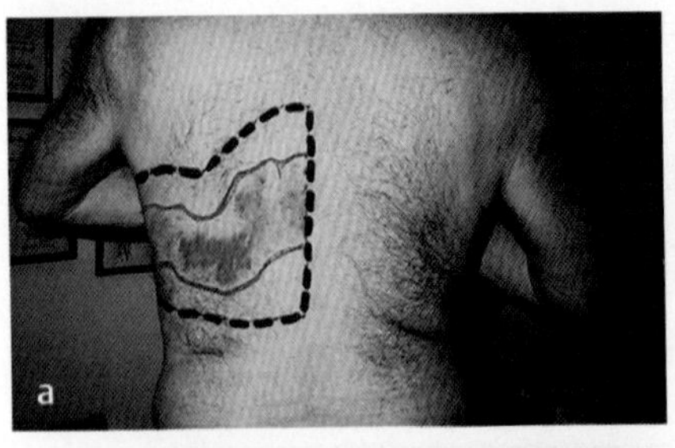

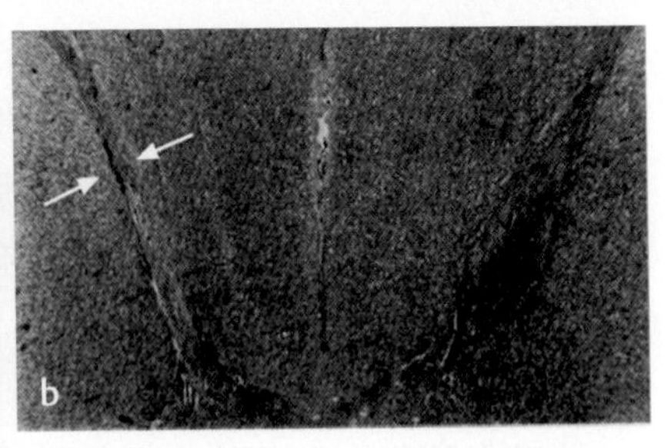

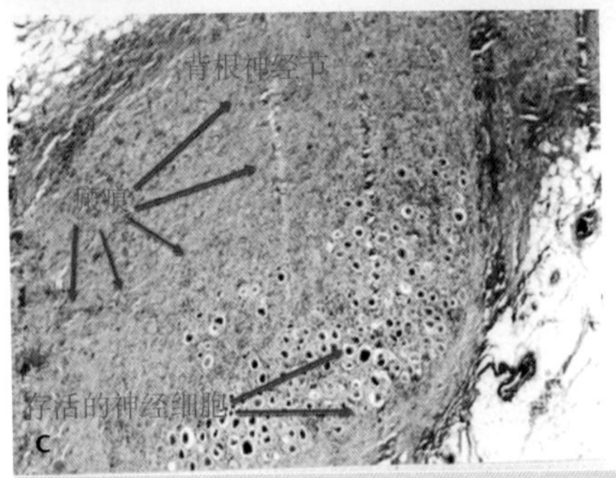

图 14.1 （a）皮疹 3 个月后带状疱疹后神经痛。皮疹愈合后不久，皮损周围有一麻木区域，呈点戳样（实线处）和针刺样，周围更大的区域的皮肤在与衣物或其他皮肤处摩擦时有疼痛感（虚线处）。多毛的患者摩擦毛发也会引发疼痛，用力压可使疼痛缓解。（b）带状疱疹后神经痛（箭头）的脊髓背角萎缩。（c）带状疱疹后神经痛（箭头）导致背根神经节瘢痕化。（转载自 Practice. In: Burchiel K, ed. Surgical Management of Pain. 2nd edition. Thieme; 2014.）

PHN是由水痘带状疱疹病毒（VZV）引起的，水痘带状疱疹病毒引起两种疾病：最初的感染（称为水痘）和再激活疾病（称为带状疱疹）。该病毒可以进入脊根神经节内并潜伏下来。再激活与自然老化、艾滋病、器官移植或免疫功能低下状态的其他原因导致的细胞介导的免疫力下降有关。

HZ最常累及从T3到Le的周围皮肤（胸椎55%，腰椎10%，颈椎10%和骨5%）。但是，在某些情况下，病毒可能会侵袭颅神经（三叉神经20%），从而导致并发症。

14.3.1 PHN的诊断

其诊断主要基于临床特征。PHN患者可表现出各种疼痛和感觉模式，包括持续性疼痛（灼痛或抽痛），间歇性疼痛（射痛或刺痛）和异常性疼痛（非疼痛刺激引起的疼痛）。感觉减退和感觉亢进可以出现在受累部位，有时同时出现。

尽管对于那些典型的HZ皮疹患者来说，临床诊断通常就足够了，但实验室检查对于非典型表现可能很有用。免疫荧光VZV抗原检测和病毒聚合酶链反应检测VZV都是极好的检测方法，具有很高的特异性和灵敏度（90%～100%）。急性和恢复期VZV免疫球蛋白G（IgG）滴度的血清学检测也可用于确诊HZ。

Johnson RW, Dworkin RH. Treatment of herpes zoster and postherpetic neuralgia. BMJ 2003;326（7392）:748-750

Gnann JW Jr, Whitley RJ. Clinical practice. Herpes zoster. N Engl J Med 2002;347（5）:340-346

14.4 非典型性面部疼痛

疼痛通常从上颌开始。最初，疼痛扩散到另一侧，然后延伸到耳下和耳后。随后，疼痛可能会扩散到颈部和整个半侧头部。

1. PHN

主要发生于第一次疱疹发病时。虽然整个区域都痛，但眉毛和眼睛周围的疼痛尤为严重。疼痛是持续和烧灼样的，触摸眉毛或梳头会加剧疼痛。该病表现出自发缓解的趋势。

2. 颞动脉炎

颞动脉肿胀、红肿、压痛，以及沿动脉分布的头痛是该病的典型特征。可发生弥漫性头痛。

3. 丛集性头痛（偏头痛）

夜间发作的眼及其周围疼痛，可能出现血丝和鼻塞，伴有流泪和流涕。发作持续6～12周，并且每年可能在同一时间复发。

4. 颞下颌关节功能障碍或Costen综合征

疼痛主要在颞下颌关节，向前扩散到面部并向上扩散到颞肌。咀嚼或只是张嘴触及关节，也会引起疼痛。如果嘴巴保持静止不动，疼痛几乎会完全消失。

5. 牙痛

钝痛、跳痛或灼痛，这种疼痛或多或少是连续的，由机械刺激一颗牙齿触发。通过交感神经封闭可以缓解。

6. 肌筋膜疼痛综合征

疼痛持续数天至数月，通过触发点可引发受累肌肉的疼痛。

7. 非典型面部神经痛

慢性疼痛累及整个半侧面部甚至三叉神经以外的头部。女性比男性更容易患此病，通常与严重的抑郁症有关。

Zakrzewska JM. Facial pain: neurological and non−neurological. J Neurol Neurosurg Psychiatry 2002;72（Suppl 2）:ii27-ii32

Nóbrega JCM, Siqueira SR, Siqueira JT, Teixeira MJ. Differential diagnosis in atypical facial pain: a clinical study. Arq Neuropsiquiatr 2007;65（2A）:256-261

Agostoni E, Frigerio R, Santoro P. Atypical facial pain: clinical considerations and differential diagnosis. Neurol Sci 2005;26（Suppl 2）:S65-S67

Quail G. Atypical facial pain—a diagnostic challenge. Aust Fam Physician 2005;34（8）:641-645

14.5 头痛

1. 偏头痛

a）典型偏头痛（偏头痛）

从一侧太阳穴开始的搏动性头痛，扩散到整个半侧头部。通常会持续30分钟到数小时。

b）丛集性头痛（偏头痛神经痛）

夜间发作的眼及其周围疼痛，可能会出现血丝和鼻塞，伴有流泪和流涕。发作持续6～12周，并且每年可能在同一时间复发。

c）慢性阵发性偏头痛

单侧击穿样痛或钻痛，伴有流泪、面部潮红和眼睑肿胀，持续5～30分钟，白天或晚上无缓解。

2. 颞下颌关节功能障碍或Costen综合征

疼痛主要在颞下颌关节，向前扩散到面部并向上扩散到颞肌。咀嚼或只是张嘴触及关节，就会引起疼痛。如果嘴巴保持静止不动，疼痛几乎会完全消失。

3. 牙痛

钝痛、跳痛或灼痛，这种疼痛或多或少是连续的，由机械刺激一颗牙齿触发。通过交感神经封闭可以缓解。

4. 紧张性头痛

认为是由于头皮和枕下肌肉痉挛引起的压痛和紧束感。常被描述为“带样”箍紧感或“头皮发紧”。

5. 颞动脉炎

颞动脉肿胀、红肿、压痛，以及沿动脉分布的头痛是该病的典型特征。可发生弥漫性头痛。

6. 精神病性头痛

患者会在头部的某个特定部位出现奇怪的症状，比如“骨头坏了”、“蠕虫在皮肤下爬行”，然后很快就会感觉到越来越大的肿块。通常除了正常的颅骨隆起外，什么也摸不到。如果患者主动提出用一根手指定位头痛，就应始终怀疑这种情况。头顶感觉持续强烈的压痛是典型的单纯性抑郁性头痛。

7. 压力性头痛

醒来时发生，并因弯腰或咳嗽而加剧，在头部产生一种“爆裂”感觉，并且对止痛药的反应不佳。

8. 创伤后头痛

疼痛是头部外伤后发生的持续的、偶尔呈进行性的局部症状，通常在事故后数月发作。它可能与皮神经神经瘤牵拉，广泛的颅骨骨折伴颜面中1/3的损伤，硬脑膜从中窝底部剥离，继发性线性骨折等有关。

9. 枕神经痛

它通常是良性病变的继发性表现，会累及枕神经的第二颈背根。

10.头颈部癌

通常为头部区域性或弥漫性深在钻痛，是由面部、鼻窦、鼻咽部、颈部淋巴结、头皮或头盖骨癌持续进展引起的。

11.与脑肿瘤或肿块有关的头痛

“咳嗽”或“劳力性”头痛可能是颅内肿块的唯一征象。患者通常会在清晨醒来时头痛，与周期性偏头痛相比，头痛可能每天发作得更频繁。神经学检查可发现局灶性异常，眼底检查可发现乳头水肿。

12.与破裂的动脉瘤和动静脉畸形有关的头痛

疼痛通常突然发作，为剧烈疼痛或致残性的疼痛，位于双枕叶、额叶和眶额叶。

13.颈动脉夹层

可能表现为急性单侧头痛伴面部或颈部疼痛、霍纳综合征、杂音、搏动性耳鸣和短暂性脑缺血发作引起的局灶性神经功能缺损。外伤、偏头痛、囊性中层坏死、马凡综合征、纤维肌性发育异常、动脉炎、动脉粥样硬化或先天性动脉壁异常都可能引起夹层。

14.腰椎穿刺头痛

约20%～25%接受腰椎穿刺的患者会出现头痛，不论是否为创伤性穿刺，以及脑脊液（CSF）引流量如何。典型的症状是患者直立时头痛更严重，通常伴有让人无法忍受的恶心和呕吐，而患者平躺到床上症状会显著改善。

15.性交后头痛

发生在性高潮前后。疼痛通常是突然发作的相当剧烈的搏动痛，并累及整个头部。国际头痛协会的分类定义了三种类型：

a）迟钝型：认为是由于肌肉收缩引起的，是迄今为止最常见的类型，发生在性高潮之前，位于颈后和枕后部。

b）爆发型：剧烈和搏动性疼痛，认为是血管性起源，发生在性高潮时，多见于枕骨部位。有25%的病例有偏头痛家族史。

c）位置型：继发于低脑脊液压力，推测是由于硬膜撕裂和脑脊液泄漏，在直立位最严重。

16.劳累性头痛

此类头痛往往是短暂的（1～2小时）单侧搏动性痛。通常为良性，一般认为是由偏头痛引起，继发于颅内静脉压升高、肌肉痉挛、血管活性物质的突然释放，很少的情况下是由颅内结构异常如Chiari异常、肿瘤或动脉瘤引起。

17.与止痛药和其他药物相关的头痛

a）镇痛药，非甾体类抗炎药

b）麦角衍生物

c）钙拮抗剂

d）硝酸盐

e）激素

i.黄体激素
ii.雌激素
iii.甲状腺制剂
iv.皮质类固醇

14.6 面部和头部神经痛

1. 三叉神经痛（TN）

第2和第3支神经痛是最常见的，有触发点。症状可能是由肿瘤、炎症、血管异常或畸变以及MS引起的。TN是所有神经痛中最常见的。

2. 舌咽神经痛

发作性阵发性疼痛，持续数秒或数分钟，为灼烧样或刺痛，并局限于扁桃体区域、咽后部、舌后和中耳。原因可能由于后颅窝局部肿瘤或特发性血管解剖异常。

3. 枕神经痛

原因不明的阵发性疼痛发作，沿枕大或枕小神经分布。

4. 鼻睫神经痛

眼眶疼痛的阵发性发作，由触摸内眼角引起或加重，并伴有水肿和流涕。病因不明。

5. 蝶腭神经节神经痛（Sluder神经痛）

短暂的眼眶、鼻根及上颌部疼痛伴流泪、流涕和面部潮红。以老年女性多见，其病因为特发性的。

6. 膝状神经节神经痛

阵发性疼痛发作是由局部肿瘤或血管畸形引起的，位于耳内。

7. 岩浅大神经痛（Vidian神经痛）

内眦部疼痛发作伴鼻根部压痛和疼痛，而上颌骨的疼痛是由打喷嚏引起的。病因是特发性或炎症性的。

8. 中间神经痛

阵发性深部耳痛，病因不明，触发点在耳内。它可能与水痘带状疱疹病毒感染有关。

9. 痛性感觉缺失

在神经的痛觉减退或无痛区域持续出现三叉神经痛。它发生在经皮射频消融术后或眼带状疱疹患者。

10.Tolosa-Hunt 综合征

持续数周或数月的眼眶后疼痛发作，伴CNs Ⅲ、Ⅳ、Ⅴ的第1分支，Ⅵ，以及少数Ⅶ的瘫痪。瞳孔功能完整。是由海绵窦附近的肉芽肿性炎症引起的。

11.Raeder综合征

CN Ⅴ第1分支的症状性神经痛伴霍纳征，可能还有颅中窝病变引起的眼肌麻痹。

12.Gradenigo综合征

CN V的第一和第二分支持续疼痛，伴有感觉丧失、耳聋和CN Ⅵ麻痹。特别是中耳炎后岩尖部的炎症性病变引起的病例。

Zakrzewska JM. Differential diagnosis of facial pain and guidelines for management. Br J Anaesth 2013;111（1）:95-104

Siccoli MM, Bassetti CL, Sándor PS. Facial pain: clinical differential diagnosis. Lancet Neurol 2006;5（3）:257-267

14.7 三叉神经痛（TN）

是由国际疼痛研究协会（ISAP）定义的一种神经性疼痛综合征，是“在第五对颅神经的一个或多个分支的分布中突然出现的，通常是单侧的严重、短暂的刺痛性复发性疼痛。” 这是一种极痛苦的、短暂的（<2分钟）的单侧面部疼痛，可能是自发性的，也可能是由柔和、无害的刺激引起的，发作期间可能有持续时间不同的无痛间隔（图14.2）。

TN的分类如下：

1. 超过85%的患者为原发性或持续性（经典）。
2. 由于以下原因发生的，为继发性（症状性）：
   a）压迫：有80%～90%的患者可发现三叉神经入脑区受到血管袢（小脑上动脉，以及很少见的动脉瘤或动静脉畸形，椎基底动脉扩张延长）的局部压迫。后颅窝肿瘤（脑干肿瘤，三叉神经鞘瘤，听神经瘤，小脑桥脑角脑膜瘤，颅底转移性浸润）和海绵窦病变（海绵窦段颈动脉瘤，脑膜瘤，垂体腺瘤，Tolosa-Hunt综合征，转移瘤）也可产生类似TN的症状。

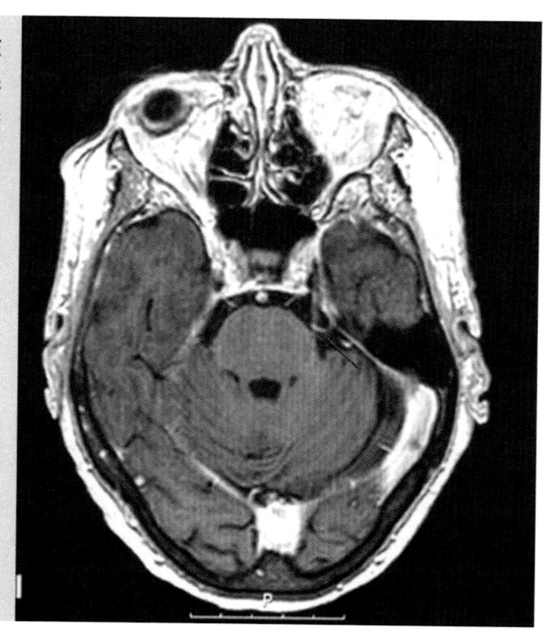

图 14.2 MRI 轴向 T1 图像在桥脑中段增强，显示一个异常回路小脑上动脉（红色箭头）压迫三叉神经根。该患者表现出三叉神经痛的临床症状。（转载自 62.4 Trigeminal Neuralgia. In: Gasco J, Nader R, ed. The Essential Neurosurgery Companion. 1st edition. Thieme; 2012.）

b）脱髓鞘疾病：MS患者TN发病率是一般人群的20倍。脑MRI显示三叉神经进入脑区脑桥可见脱髓鞘斑块。

c）其他脑干病变：少见的TN病例，沿三叉神经感觉途径有脑干梗塞和淀粉样蛋白或钙沉积。

典型的TN诊断很简单，但仍有大多数患者易误诊。下表列出了类似TN的常见疾病及其特性。

诊断	重要特征
牙齿感染或牙齿断裂	牙齿定位良好，局部肿胀和红斑；适当的牙科检查可确诊
颞下颌关节疼痛	通常是双侧的，可能辐射到耳部、颈部和太阳穴周围；下颌张开可能受限，可以产生咔哒声
中耳炎	耳部局部疼痛，检查及鼓室导抗图异常
颅内肿瘤	可能有其他神经系统症状或体征

续表

诊断	重要特征
多发性硬化症	眼睛症状，其他神经症状
持续的特发性面部疼痛（非典型面部疼痛）	通常是双侧的，可能延伸出三叉神经区域（脸、脖子、耳朵）；疼痛常为持续性，轻至中度，以酸痛或搏动性为特征；诱发因素为压力和寒冷；可能存在感觉异常
偏头痛	通常有先兆，严重的单侧头痛常伴有恶心、畏光、畏声和颈部僵硬
阵发性偏头痛	前额或眼睛疼痛，自主神经症状，对吲哚美辛治疗有反应
带状疱疹后神经痛	带状疱疹或水痘发作史；持续性疼痛，麻刺痛，常见于皮疹消退之后
舌咽神经痛	疼痛沿舌咽神经分布，典型的是口咽和耳痛
颞动脉炎	常见于老年人，颞部疼痛常伴咀嚼功能障碍、发热和体重减轻；颞动脉触诊可能是硬的，有压痛，无搏动
三叉神经自主性头痛［如丛集性头痛、短期持续性单侧神经性头痛伴结膜注射撕裂综合征（SUNCT）、慢性阵发性偏头痛］	通常有明显的自主神经症状（例如：结膜充血、流泪、鼻塞、流鼻涕、上睑下垂）。与丛集性头痛相关的疼痛，典型的为后眼眶痛

Bennetto L, Patel NKG, Fuller G. Trigeminal neuralgia and its management. BMJ 2007;334（7586）:201-205

Casey KF. Role of patient history and physical examination in the diagnosis of trigeminal neuralgia. Neurosurg Focus 2005;18（5）:E1

The International Classification of Headache Disorders. 2nd ed. Cephalalgia; 2004:24 （suppl）1:9-160

Gronseth G, Cruccu G, Alksne J, et al. Practice parameter: the diagnostic evaluation and treatment of trigeminal neuralgia （an evidence-based review）: report of the Quality Standards Subcommittee of the American Academy of Neurology and the European Federation of Neurological Societies. Neurology 2008;71（15）:1183-1190

Eller JL, Raslan AM, Burchiel KJ. Trigeminal neuralgia: definition and classification. Neurosurg Focus 2005;18（5）:E3

14.8 舌咽神经痛和神经炎

阵发性神经痛，在舌咽神经的神经支配区域有局部疼痛和触发区。该病非常罕见，约占TN患者的0.75%～1.1%。

在病因中最重要的一个因素是压迫因素（颞骨茎突肥大，韧带骨化，血管延长或伸长，通常是小脑后下动脉和椎动脉）。

主要的临床表现是短暂的阵发性疼痛发作，持续时间不超过1～2分钟，但通常持续不超过20秒。患者描述这种疼痛为烧灼样、针刺样、电击样。其强度从轻度到难以忍受。说话、进食、大笑、打哈欠、头部运动以及身体位置改变都会诱发发作。白天的发作次数从几次到很多次（神经痛状态）不等。

疼痛的最初定位通常对应于舌、喉咙、扁桃体，偶尔出现在颈侧面以及下颌角后方。触发点是舌咽神经痛的最典型特征之一。最典型的位置是在扁桃体、舌头、耳屏。疼痛还会蔓延到耳朵、喉咙、耳屏前和颈部两侧。半数患者会出现感觉亢进或感觉减退。在大多数疼痛区域都能检测到感觉障碍，通常位于舌根和软腭的后部。

舌咽神经痛的最典型特征之一是下颌角附近的神经压痛。

Hiwatashi A, Matsushima T, Yoshiura T, et al. MRI of glossopharyngeal neuralgia caused by neurovascular compression.AJR Am J Roentgenol 2008;191（2）:578-581

Teixeira MJ, de Siqueira SR, Bor-Seng-Shu E. Glossopharyngeal neuralgia: neurosurgical treatment and differential diagnosis. Acta Neurochir （Wien） 2008;150（5）:471-475, discussion 475

Blumenfeld A, Nikolskaya G. Glossopharyngeal neuralgia. Curr Pain Headache Rep 2013;17（7）:343

14.9 痛性眼肌麻痹

眼、眼眶或前额部疼痛伴同侧眼运动神经麻痹是痛性眼肌麻痹的临床特征，是一组病因多样的疾病。眼眶、眶尖、海绵窦或蛛网膜下腔的各种病理改变均可导致这种综合征。最常见的引起眼眶疼痛的疾病是炎症（45%），其次是血管性（24%）和肿瘤性（20%）。感染（2%）和肌病（1%）比较罕见。

14.9.1 痛性眼肌麻痹的病因

1. 炎症性（45%）

   a）眼肌炎

   b）特发性眼眶炎性假瘤

   c）Tolosa-Hunt综合征

d）结节病
e）韦格纳肉芽肿
f）系统性红斑狼疮
g）类风湿关节炎

2. **血管性**（24%）
a）颈内动脉瘤
b）后交通动脉瘤
c）大脑后动脉瘤
d）动静脉畸形（眼眶、海绵窦）
e）瘘管（眼眶、静脉窦）
f）颈动脉-海绵窦血栓形成
g）垂体卒中
h）局部缺血（动眼神经、脑干）

3. **肿瘤**（20%）
a）原发性肿瘤
i. 脑膜瘤
ii. 垂体腺瘤/腺癌
iii. 颅咽管瘤
iv. 神经纤维瘤
v. 肉瘤
vi. 脊索瘤
vii. 软骨瘤
b）转移瘤
i. 黑色素瘤
ii. 淋巴瘤
iii. 骨髓瘤
iv. 乳腺肿瘤
v. 鼻咽肿瘤

4. **感染**（2%）
a）毛霉菌病
b）曲霉病

c）化脓性细菌（如鼻窦炎并发症）

d）梅毒

e）结核病

f）带状疱疹

g）艾滋病

h）囊虫病

5. 创伤

a）颅底骨折伴眼运动神经损伤

Hunt WE. Tolosa–Hunt syndrome: one cause of painful ophthalmoplegia. J Neurosurg 1976;44（5）:544–549

Smith JL, Taxdal DSR. Painful ophthalmoplegia. The Tolosa–Hunt syndrome. Am J Ophthalmol 1966;61（6）:1466–1472

Gladstone JP. An approach to the patient with painful ophthalmoplegia, with a focus on Tolosa–Hunt syndrome. Curr Pain Headache Rep 2007;11（4）:317–325

Schwarzman RJ. Differential Diagnosis in Neurology. Amsterdam–UK–USA: IOS Press Inc; 2006

14.10 头痛：世界卫生组织分类

1. 偏头痛

a）无先兆偏头痛

b）有先兆的偏头痛

i. 典型先兆偏头痛

ii. 先兆延长型偏头痛

iii. 家族性偏瘫性偏头痛

iv. 基底部偏头痛

v. 无头痛性偏头痛先兆

vi. 偏头痛急性发作先兆

c）眼肌麻痹性偏头痛

d）视网膜偏头痛

e）儿童周期性综合征，可能是偏头痛的先兆或与偏头痛有关

i. 儿童期良性发作性眩晕

ii. 儿童交替性偏瘫

f）偏头痛的并发症

i. 偏头痛持续状态

ii. 偏头痛性脑梗死

g）不符合上述标准的偏头痛性疾病

2. 紧张型头痛

a）阵发性紧张型头痛

i. 与颅周肌肉疾患有关的发作性紧张型头痛

ii. 与颅周肌肉疾患无关的发作性紧张型头痛

b）慢性紧张型头痛

i. 与颅周肌肉疾患有关的发作性紧张型头痛

ii. 与颅周肌肉疾患无关的发作性紧张型头痛

c） 不符合上述标准的紧张型头痛

3. 丛集性头痛和慢性发作性偏头痛

a）丛集性头痛

i. 丛集性头痛，周期性待定

ii. 阵发性丛集性头痛

iii. 慢性丛集性头痛

b）慢性阵发性偏头痛

c）不符合上述标准的类丛集性头痛疾病

4. 与结构损伤无关的其他头痛

a）特发性刺痛性头痛

b）外压迫性头痛

c）冷刺激性头痛

i. 外敷的冷刺激

ii. 摄入的冷刺激（如冰激凌）

d）良性咳嗽头痛

e）良性劳力性头痛

f）与性活动有关的头痛

i. 沉闷型

ii. 爆发型

iii. 体位型

5. 头部外伤引起的头痛

a）急性创伤后头痛

i. 有明显的头部外伤和/或确定的症状
ii. 有轻微头部外伤，无确定的症状
b）慢性外伤后头痛
i. 有明显的头部外伤和/或确定的症状
ii. 轻微头部外伤，无确定的症状

6. 与血管疾病相关的头痛
a）急性缺血性脑血管病
i. 短暂性脑缺血发作
ii. 血栓栓塞性中风
b）颅内血肿
i. 脑内血肿
ii. 硬膜下血肿
iii. 硬膜外血肿
c）蛛网膜下腔出血
d）未破裂血管畸形
i. 动静脉畸形
ii. 囊状动脉瘤
e）动脉炎
i. 巨细胞动脉炎
ii. 其他系统性动脉炎
iii. 原发性颅内动脉炎
f）颈动脉或椎动脉性疼痛
i. 颈动脉或椎动脉夹层
ii. 颈动脉痛（特发性）
iii. 动脉内膜切除术后头痛
g）静脉血栓形成
h）动脉高压
i. 外源性药物引起的急性升压反应
ii. 嗜铬细胞瘤
iii. 恶性（急进型）高血压
iv. 子痫前期及子痫

7. 非血管性颅内疾病相关的头痛
  a）脑脊液压力高
    i. 良性颅内高压
    ii. 高压性脑积水
  b）脑脊液压力低
    i. 腰椎穿刺后头痛
    ii. 脑脊液漏性头痛
  c）颅内感染
  d）颅内结节病及其他非感染性炎症性疾病
  e）鞘内注射引起的头痛
    i. 直接影响
    ii. 化学性脑膜炎
  f）颅内肿瘤
  g）与其他颅内疾病相关的头痛
8. 与药物或停药相关的头痛
  a）急性药物使用或暴露引起的头痛
    i. 硝酸盐/亚硝酸盐引起的头痛
    ii. 谷氨酸钠引起的头痛
    iii. 一氧化碳引起的头痛
    iv. 酒精引起的头痛
    v. 其他药物
  b）长期使用或接触药物引起的头痛
    i. 麦角胺引起的头痛
    ii. 止痛药滥用性头痛
    iii. 其他药物
  c）停药头痛（急性使用）
    i. 酒精戒断性头痛（宿醉）
    ii. 其他药物
  d）停药头痛（长期使用）
    i. 麦角胺停药头痛
    ii. 咖啡因戒断性头痛

iii. 戒毒头痛

iv. 其他药物

e）与药物有关但机制不明的头痛

i. 避孕药或雌激素

ii. 其他药物

9. 非头部感染相关的头痛

a）病毒感染

i. 局灶性非头部感染

ii. 全身性

b）细菌感染

i. 局灶性非头部感染

ii. 全身性（败血症）

iii. 其他感染引起的头痛

10. 与代谢紊乱相关的头痛

a）缺氧

i. 高空头痛

ii. 缺氧性头痛

iii. 睡眠呼吸暂停性头痛

b）高碳酸血症

c）混合缺氧和高碳酸血症

d）低血糖

e）透析

f）与其他代谢异常相关的头痛

11.与颅骨、颈部、眼、鼻、鼻窦、牙齿、口腔或其他面部或头颅结构疾病相关的头痛或面部疼痛

a）颅骨

b）颈部

i. 颈椎

ii. 咽后肌腱炎

c）眼

i. 急性青光眼

ii. 屈光不正
iii. 隐斜视或斜视
d）耳
e）鼻和鼻窦
i. 急性窦性头痛
ii. 其他鼻或鼻窦疾病
f）牙齿、下颌及相关结构
g）颞下颌关节病

12. 颅神经痛、神经干痛和传入神经阻滞性疼痛
a）颅神经源性持续性（与抽搐样）疼痛
i. 颅神经和第二或第三颈根受压或扭曲
ii. 颅神经脱髓鞘
–视神经炎（球后神经炎）
iii. 颅神经梗死
–糖尿病神经炎
iv. 颅神经炎
–带状疱疹
–慢性带状疱疹后神经痛
v. Tolosa-Hunt综合征
vi. 颈舌综合征
vii. 颅神经源性持续性疼痛的其他原因
b）三叉神经痛
i. 特发性三叉神经痛
ii. 症状性三叉神经痛
–三叉神经根或神经节受压
–中枢病变
c）舌咽神经痛
i. 特发性舌咽神经痛
ii. 症状性舌咽神经痛
d）中间神经痛
e）喉上神经痛

f）枕神经痛

g）头部和面部疼痛为主要原因的非抽搐性疼痛

i. 麻醉痛

ii. 丘脑疼痛

h）不符合第11组或第12组标准的面部疼痛

13.未分类的头痛

International Headache Society of WHO. Classification and diagnostic criteria for headache disorders, cranial

14.11　假性脊柱样疼痛

潜在的全身性（代谢或风湿病）、内脏、血管或神经系统疾病的症状表现为背痛和/或腿痛，被称为假性脊柱样疼痛。

1. 血管疾病

a）腹主动脉瘤

患者通常是50岁以上的男性（1%～4%），有腹部和背部疼痛（12%），腹部搏动性肿块（50%敏感；瘦患者更佳）。

2. 内脏疾病

a）妇科疾病

i. 子宫内膜异位症

患者多为育龄妇女（10%），有周期性盆腔痛（25%～67%）、背痛（25%～31%）。

ii. 盆腔炎

主要是年轻、性活跃期的女性。临床特征包括：

-上行感染：宫颈内膜到上尿生殖道，发热、寒战症状，白细胞增多

-下腹部、背部和/或骨盆疼痛

-阴道分泌物，白带

-排尿困难，尿急，尿频

iii. 宫外孕

表现为妊娠症状和体征，如未来月经（68%）、乳房压痛、晨吐等。其他特征包括：

-腹痛（99.3%），33%为单侧（可能类似上腰椎神经根病放射至大腿）

-附件压痛（98%），单侧附件肿块（54%）

-妊娠试验阳性（83%）

b）泌尿生殖系统疾病

i. 前列腺炎

见于30岁以上男性；终生患病率为50%。急性发热和白细胞增多、排尿困难、腰背和/或会阴痛是其临床特征。

ii. 肾结石

伴腹股沟疼痛、发热、寒战、肠梗阻、恶心、呕吐、镜下血尿。

c）胃肠疾病

i. 胰腺炎

见于35～45岁酗酒的患者。临床特征包括：

-向背部放射的轻度腹痛（90%）

-全身症状（发烧、恶心、呕吐）

-血清淀粉酶升高

ii. 十二指肠溃疡穿孔

腹痛、放射到背部和腹部X线平片中的游离气体是其特征。

3. 风湿病

a）纤维肌痛

年龄在34～55岁的女性患者（70%～90%）。临床特征包括：

i. 弥漫性骨骼肌痛，典型部位包括后颈部、上背部和下背部

ii. 睡眠差，疲劳

iii. 手指触诊显示多个（11～18个）压痛点（重要的是要找到“阴性”控制点，即前额中部或大腿前部）

iv. 正常X线和实验室值

鉴别诊断：风湿性多发性肌痛、甲状腺功能减退、帕金森病、骨软化症、慢性疲劳和免疫缺陷综合征。

b）风湿性多发性肌痛

发生于50～60岁的老年人（通常为女性）。临床特征包括：

i. 突然发作的肩、颈和上背部、髋部、臀部和大腿疼痛和晨僵
ii. 血沉升高（大于40mm/h）
iii. 对小剂量泼尼松的明确反应

c）血清阴性脊柱关节病（强直性脊柱炎；反应性关节炎或雷特综合征；银屑病性脊柱关节病；肠病性关节病）
40岁以下的男性更容易患上此类疾病，其临床特征如下：
i. 臀或骶旁隐痛
ii. 背部晨僵（胶状），随着体育活动而改善
iii. 骶髂关节炎

d）弥漫性特发性骨质增生或Forrestier病（脊柱韧带过度骨化）
年龄超过50～60岁的老人易患此病。临床特点包括：
i. 背部僵硬（80%）多于背部疼痛（50%～60%），疼痛通常是胸腰痛
ii.相邻椎体前连续性骨化，椎间盘高度无变化，无骶髂关节受累
iii. 血沉或C反应蛋白正常

e）梨状肌综合征
i. 假性坐骨神经痛-臀部和腿痛
ii. 腰痛（50%）
iii. 抗外旋及髋外展疼痛
iv. 梨状肌压痛（经臀、直肠）

f）转子滑囊炎，臀肌筋膜炎
女性为主（75%），其特征为臀痛和腿痛（64%），患侧卧痛或双腿交叉痛（50%），大转子疼痛或压痛。

g）谢尔曼病（固定性胸椎后凸增加，椎体前楔入，椎体终板不规则）主要见于12～15岁女性（2∶1）。
i. 20%～50%患者的胸痛或胸腰痛可通过休息缓解，但随着活动度的增加而增加
ii. 渐进性固定性胸椎后凸
iii. 三个或更多相邻胸椎前楔入；不规则椎体终板

h）成人脊柱侧凸

i. 背部疼痛，通常在脊柱曲线顶端
ii. 假性跛行：椎管狭窄
iii. 胸廓弯曲：肩不齐，肩胛突出，脊柱旁隆起，前屈
iv. 腰椎弯曲：椎旁肌隆凸

4. 代谢紊乱

a）骨质疏松症
i. 60岁以上的女性更容易出现这种情况
ii. 椎体压缩性骨折，高度逐渐下降，胸椎后凸增加
iii. 骨盆应力性骨折：负重的骶骨旁或腹股沟疼痛
iv. 慢性机械性脊柱疼痛：随站立时间延长而加重，仰卧位迅速缓解

b）骨软化症
i. 弥漫性骨骼疼痛：背痛（90%），肋骨、腿部长骨痛
ii. 触诊骨骼压痛
iii. 需止痛，蹒跚步态（47%）
iv. 碱性磷酸酶升高（94%）

c）Paget骨病
i. 骨痛：深在持续性疼痛；背痛（10%～40%）
ii. 关节疼痛：加速退行性疾病
iii. 神经根卡压：听力丧失，椎管狭窄
iv. 畸形：颅骨增大，长骨弯曲，脊柱前凸过度，脊柱后凸
v. 酸性磷酸酶升高
vi. 特征性放射学影像外观

d）糖尿病多发性神经根病
i. 50岁以上的老年患者
ii. 单侧或双侧腿痛，虽然是弥漫性的，但可类似于坐骨神经痛；尤其是在晚上
iii. 近端肌肉无力和肌肉萎缩

e）恶性肿瘤
i. 患者通常超过50岁（75%）
ii. 既往恶性肿瘤史

iii. 持续的背部疼痛，改变体位不能缓解

iv. 夜间痛

v. 体重减轻：3个月减轻4.5kg

vi. ESR升高（80%患者），血清钙、碱性磷酸酶升高（50%患者）

neuralgias and facial pain. Cephalalgia 1988;8（Suppl. 7）:1–96Cole A, Herring S. Low Back Pain. Handbook end ed. Hanby & Bedfus; 2003

Speed C. Low back pain. BMJ 2004;328（7448）:1119–1121

Deyo RA, Weinstein JN. Low back pain. N Engl J Med 2001;344（5）:363–370

Pahl MA, Brislin B, Boden S, et al. The impact of four common lumbar spine diagnoses upon overall health status. Spine J 2006;6（2）:125–130

Hazard RG. Failed back surgery syndrome: surgical and nonsurgical approaches. Clin Orthop Relat Res 2006;443:228–232

14.12 儿童和青少年背痛

较年幼的儿童（10岁以下）由于感染、肿瘤等内科疾病而出现背痛，而较大的儿童和青少年往往继发于创伤性和机械性疾病。

1. 发育障碍

a）腰椎峡部裂/滑脱

b）脊柱侧凸

c）青少年脊柱后凸（谢尔曼病）

2. 炎症性疾病

a）椎间盘炎

b）脊椎骨髓炎

c）骶髂关节感染

d）风湿病

i. 幼年类风湿性关节炎

ii. 雷特综合征（反应性关节炎）

iii. 银屑病性关节炎

iv. 肠病性关节炎

3. 肿瘤

a）髓内（占所有儿童脊柱肿瘤的31%）

i. 星形细胞瘤（60%的脊髓肿瘤）

ii. 室管膜瘤（30%的脊髓肿瘤）
iii. 种植转移瘤
iv. 先天性肿瘤
v. 血管母细胞瘤
b）髓外肿瘤
i. 嗜酸性肉芽肿
ii. 成骨细胞瘤
iii. 动脉瘤样骨囊肿
iv. 血管瘤
v. 尤因肉瘤
vi. 脊索瘤
vii. 神经母细胞瘤
viii. 神经节神经瘤
ix. 成骨肉瘤
c）髓外硬膜内肿瘤
i. 神经鞘瘤
ii. 脑膜瘤
iii. 间充质软骨肉瘤
d）先天性肿瘤
i. 畸胎瘤
ii. 皮样囊肿和表皮样囊肿
iii. 脂肪瘤
4. 创伤性和机械性疾病
a）软组织损伤
b）椎体压迫或终板骨折
c）关节面骨折或脱位
d）横突或棘突骨折
e）慢性退行性机械障碍
i. 关节突关节或关节间部综合征
ii. 椎间盘突出症
iii. 姿势不平衡、不对称，和/或功能脊髓元件超负荷

iv. 过度使用综合征

5. 非脊髓性疾病

a）髂骨骨折/隆起性撕脱伤

b）肾脏疾病

c）盆腔/妇科疾病

d）腹膜后疾病

e）转化反应

Payne WK III, Ogilvie JW. Back pain in children and adolescents. Pediatr Clin North Am 1996;43（4）:899–917

Taimela S, Kujala UM, Salminen JJ, Viljanen T. The prevalence of low back pain among children and adolescents.

A nationwide, cohort–based questionnaire survey in Finland. Spine 1997;22（10）:1132–1136

Balagu é F, Troussier B, Salminen JJ. Non–specific low back pain in children and adolescents: risk factors. Eur Spine J 1999;8（6）:429–438

14.13 妊娠期腰痛

1. 腰椎间盘突出症

腰椎间盘突出症的发病率为1/10 000。当患者站立时疼痛加重，躺下时疼痛会减轻。

2. 耻骨联合分离

腹股沟、耻骨联合和大腿疼痛，从坐姿起立和行走时疼痛可能加重。

3. 髋关节暂时性骨质疏松

髋部和腹股沟部位的疼痛，可能会因负重增加而出现Trendelen-burg步态，即一侧跛行姿势。

4. 股骨头坏死

腹股沟或髋部疼痛，辐射到背部、大腿、膝盖，并因负重或被动髋关节旋转而加重。可能与妊娠后期皮质醇分泌过多有关。

5. 骶髂关节功能障碍、骨盆功能不全、后盆腔疼痛

是妊娠期腰痛和不适的最常见原因，可能与骨盆关节过度活动和骨盆环应力分布改变有关。

Katonis P, Kampouroglou A, Aggelopoulos A, et al. Pregnancy–related low back pain. Hippokratia

2011;15（3）:205–210

Wang SM, Dezinno P, Maranets I, Berman MR, Caldwell–Andrews AA, Kain ZN. Low back pain during pregnancy: prevalence, risk factors, and outcomes. Obstet Gynecol 2004;104（1）:65–70

14.14 老年患者背痛

1. 脊柱退行性疾病

老年人背痛最常见的原因是脊柱退行性疾病。

a）椎间盘突出

b）椎管狭窄

c）退行性腰椎滑脱

d）退行性成人脊柱侧凸

2. 脊柱肿瘤

a）原发性肿瘤

i. 良性肿瘤

–血管瘤

–骨软骨瘤

–成骨细胞瘤

–巨细胞瘤

–动脉瘤样骨囊肿

ii. 恶性肿瘤

–多发性骨髓瘤

–孤立性浆细胞瘤

–脊索瘤

–骨肉瘤

–软骨肉瘤

–尤因肉瘤

b）转移瘤

i. 肺

ii. 结肠/直肠

iii. 乳房

iv. 前列腺

v. 尿路

3. 脊柱代谢紊乱

a）软骨病

鉴别诊断：维生素D缺乏，胃肠吸收不良，肝病，抗惊厥药物，肾性骨营养不良

b） Paget骨病

c）骨质疏松症

Kaye AD, Baluch A, Scott JT. Pain management in the elderly population: a review. Ochsner J 2010;10（3）: 179–187

Rudy TE, Weiner DK. Lieber Sjet al: The impact of chronic low back pain in older adults Pain 2007;131（3）: 293–301

Jarvik JG, Gold LS, Comstock BA, et al. Association of early imaging for back pain with clinical outcomes in older adults. JAMA 2015;313（11）:1143–1153

第 15 章

神经康复计划

神经康复计划是为有神经系统损伤或疾病的人而设计的，目的是改善功能、减轻症状并提升病人的幸福感。已经证明，大脑是一个动态的器官，在遭受伤害或环境改变后，它自身能够发生非常大的相应改变，这一特性被称为神经可塑性。因此，为后天性脑损伤患者提供有效的康复和适当的刺激以减缓病理性的认知能力恶化，是目前非常重要的工作。

可能会从神经康复中受益的一些疾病包括：

- 血管疾病，例如缺血性和出血性卒中以及硬膜下血肿
- 感染，例如脑膜炎、脑炎和脑脓肿
- 后天性创伤，例如脑和脊髓损伤
- 结构性或神经肌肉疾病，例如脑部或脊髓肿瘤、周围神经病、肌肉营养不良、重症肌无力
- 神经退行性疾病，例如帕金森病、多发性硬化症、肌萎缩性侧索硬化症、阿尔茨海默病（AD）和亨廷顿舞蹈病
- 智力障碍
- 精神疾病
- 正常老化

15.1 神经康复量表的类别

- 急性评估（例如入院/筛查）
  - –意识/认知［例如格拉斯哥昏迷量表、简易精神状态评价量表（MMSE）］
  - –卒中缺损（例如美国国立卫生研究所卒中量表、加拿大神经量表）
  - –全身残疾情况（例如Rankin量表）
  - –日常生活活动（ADL）/预后［例如Barthel、功能独立性测定量表（FIM）、支持强度量表（SIS）–参见下文］

-身心健康预后（例如网络上的健康调查SF-36）

-康复依从性筛查（认知、动机、抑郁）

- 康复入院/监测/预后

-通用量表，例如ADLs（Barthel、FIM）或各种生活质量（QOL）量表

-目标功能评估量表，例如平衡、行动能力、语言、吞咽困难、手功能、认知、抑郁、行走

- 卒中评估量表概述

类型	名称和来源	大约用时	优势	劣势
意识水平量表	格拉斯哥昏迷量表[1,2]	2分钟	简单、有效、可靠	未发现
卒中缺陷量表	美国国立卫生研究所卒中量表[3]	2分钟	简单、可靠、可由非神经科医师执行	敏感度低
	加拿大神经量表[4]	5分钟	简单、有效、可靠	省略了一些有用的评估
全身残疾情况量表	Rankin量表[5,6,7]	5分钟	有利于对残疾的全面评估	走路是唯一明确的评估标准，敏感度低
日常生活能力（ADL）评估	Barthel指数[8,9]	5～10分钟	广泛用于卒中，具有良好的效度和信度	高级功能敏感度低
	功能独立性测定量表（FIM）[10,11,12,13]	40分钟	广泛用于卒中，评估活动能力、日常生活活动能力、认知能力、语言功能	存在“天花板”和“地板”效应
精神状态筛查	Folstein简易精神状态评价量表[14]	10分钟	广泛用于筛查	一些功能来自总分，可能对失语患者错误分类
	神经行为认知状态测验[15]	10分钟	预测Barthel指数增长，与年龄无关	不能区分左右半球，没有卒中的可靠性研究，没有因素结构的分组，与受教育程度相关
运动功能评估	Fugl-Meyer[16]	30～40分钟	广泛的评估方法，在评估感觉运动功能和平衡方面具有良好的效度和信度	许多人认为过于复杂和费时
	运动评估量表[17,18]	15分钟	较好、简明地评估运动和行动功能	仅对稳定的患者评估结果可靠，敏感度未测试
	运动力指数[19,20]	5分钟	手臂、腿和躯干运动功能的简要评估	敏感度未测试

续表

类型	名称和来源	大约用时	优势	劣势
平衡评估	Berg 平衡评估[21,22]	10 分钟	简单，适于卒中患者，对变化敏感	未发现
行动能力评估	Rivermead 行动指数[23,24]	5 分钟	有效、简明、可靠的身体行动能力评估	敏感度低
言语和语言功能评估	波士顿诊断性失语症测验[25]	1 ~ 4 小时	应用广泛，内容全面，标准化数据良好，理论基础合理	测验时间长，一半患者无法被分类
	交际能力 Porch 指数[26]	0.5 ~ 2 小时	应用广泛，内容全面，有细致的发展能力和标准化测试	测验时间长，需要进行特殊培训，除了一个单词和一个句子之外，对语言的取样不够充分
	西方失语症成套测验[27]	1 ~ 4 小时	应用广泛，内容全面	测验时间长，失语症的“失语商”和“分类”尚未得到很好的验证
抑郁量表	贝克抑郁量表[28,29]	10 分钟	广泛应用，使用简单，规范可用，适于躯体症状	对于老年人和失语症或忽视症患者假阳性率高，躯体症状可能不是由抑郁引起
	流调中心用抑郁量表[30]	<15 分钟	简单易行，对老年人有用，对脑卒中人群筛查有效	不适合失语症患者
	老年抑郁量表[31]	10 分钟	简单易用，适用于老年人、认知受损者、视力或身体有问题或缺乏行动能力的人	轻度抑郁患者假阴性率高
	Hamilton 抑郁量表[32,33]	<30 分钟	观察者用的评价表；经常用于卒中患者	有多个不同版本，会干扰不同观察者之间的一致性
	抑郁症状快速清单	5 ~ 10 分钟	内部一致性好，与临床医师对抑郁严重程度的评分显著相关，且对变化敏感	

续表

类型	名称和来源	大约用时	优势	劣势
ADL 评估工具	费城老年中心重要日常生活活动量表[34]	5～10 分钟	衡量独立生活所必需的广泛基础信息	未对卒中患者进行测试
	Frenchay 活动指数[35]	10～15 分钟	专门为卒中患者开发，评估广泛的活动	敏感度和观察者间的可靠度未测试，敏感度可能有限
家庭评估	家庭功能评定量表[36]	30 分钟	广泛用于卒中，可采用计算机评分，信度和效度很高，可用于多种语言	主观评价，敏感度未测试，有“天花板”和“地板”效应
健康状况/生活质量评估	医疗结果研究 -36 项简短健康调查[37]	10～15 分钟	老年健康状态量表 SF36 是 SF20 的改进版本。简明，可自我评估或通过电话或面谈评估，在美国应用广泛	对于重症患者（尤其是身体功能方面）可能存在“地板”效应，建议对脑卒中患者中辅以 ADL 量表
	疾病影响量表[38]	20～30 分钟	全面、评估良好，项目范围广泛，减少了“地板”或“天花板”效应	测试时间略长，评估行为而不是主观健康状况；需要回答关于幸福、快乐和满足的问题

来源：
1 Teasdale G, Jennett B. Assessment of coma and impaired consciousness. A practical scale. Lancet 1974;2（7872）:81-84
2 Teasdale G, Murray G, Parker L, Jennett B. Adding up the Glasgow Coma Score. Acta Neurochir （Wien） 1979（Suppl 28）:13-16
3 Brott T, Adams HP Jr, Olinger CP, et al. Measurements of acute cerebral infarction: a clinical examination scale. Stroke 1989;20（7）:864-870

续表

4 Côté R, Hachinski VC, Shurvell BL, Norris JW, Wolfson C. The Canadian Neurological Scale: a preliminary study in acute stroke. Stroke 1986;17（4）:731-737

5 Rankin J. Cerebral vascular accidents in patients over the age of 60. II. Prognosis. Scott Med J 1957;2（5）:200-215

6 Bonita R, Beaglehole R. Modification of Rankin Scale. Recovery of motor function after stroke. Stroke 1988;19（12）:1497-1500

7 van Swieten JC, Koudstaal PJ, Visser MC, Schouten HJ, van Gijn J. Interobserver agreement for the assessment of handicap in stroke patients. Stroke 1988;19（5）:604-607

8 Mahoney FI, Barthel DW. Functional evaluation: the Barthel Index. Md State Med J 1965;14:61-65

9 Wade DT, Collin C. The Barthel ADL Index: a standard measure of physical disability? Int Disabil Stud 1988;10（2）:64-67

10 Guide for the uniform data set for medical rehabilitation （Adult FIM）, version 4.0 Buffalo, NY 14214: State University of New York at Buffalo; 1993

11 Granger CV, Hamilton BB, Keith RA, Zielezny M, Sherwin FS. Advances in functional assessment for medical rehabilitation. Top Geriatr Rehabil 1986;1（3）:59-74

12 Granger CV, Hamilton BB, Sherwin FS. Guide for the use of the uniform data set for medical rehabilitation. Uniform Data System for Medical Rehabilitation Project Office, Buffalo General Hospital, NY; 1986

13 Keith RA, Granger CV, Hamilton BB, Sherwin FS. The functional independence measure: a new tool for rehabilitation. In: Eisenberg MG, Grzesiak RC, ed. Advances in clinical rehabilitation. Vol. 1. New York: Springer–Verlag; 1987:6-18

14 Folstein MF, Folstein SE, McHugh PR. “Mini–mental state”. A practical method for grading the cognitive state of patients for the clinician. J Psychiatr Res 1975;12（3）:189-198

15 Kiernan RJ, Mueller J, Langston JW, Van Dyke C. The Neurobehavioral Cognitive Status Examination: a brief but quantitative approach to cognitive assessment. Ann Intern Med 1987;107（4）:481-485

续表

16 Fugl-Meyer AR, Jääskö L, Leyman I, Olsson S, Steglind S. The post-stroke hemiplegic patient. 1. a method for evaluation of physical performance. Scand J Rehabil Med 1975;7（1）:13-31

17 Carr JH, Shepherd RB, Nordholm L, Lynne D. Investigation of a new motor assessment scale for stroke patients. Phys Ther 1985;65（2）:175-180

18 Poole JL, Whitney SL. Motor assessment scale for stroke patients: concurrent validity and interrater reliability. Arch Phys Med Rehabil 1988;69（3 Pt 1）:195-197

19 Collin C, Wade D. Assessing motor impairment after stroke: a pilot reliability study. J Neurol Neurosurg Psychiatry 1990;53（7）:576-579

20 Demeurisse G, Demol O, Robaye E. Motor evaluation in vascular hemiplegia. Eur Neurol 1980;19（6）:382-389

21 Berg KO, Maki BE, Williams JI, Holliday PJ, Wood-Dauphinee SL. Clinical and laboratory measures of postural balance in an elderly population. Arch Phys Med Rehabil 1992;73（11）:1073-1080

22 Berg K, Wood- Dauphinee S, Williams JI, Gayton D. Measuring balance in the elderly: preliminary development of an instrument. Physiother Can 1989;41（6）:304-311

23 Collen FM, Wade DT, Robb GF, Bradshaw CM. The Rivermead Mobility Index: a further development of the Rivermead Motor Assessment. Int Disabil Stud 1991;13（2）:50-54

24 Wade DT, Collen FM, Robb GF, Warlow CP. Physiotherapy intervention late after stroke and mobility. BMJ 1992;304（6827）:609-613

25 Goodglass H, Kaplan E. The assessment of aphasia and related disorders. Philadelphia: Lea and Febiger; 1972. Chapter 4, Test procedures and rationale. Manual for the BDAE. Goodglass H, Kaplan E. Boston Diagnostic Aphasia Examination （BDAE）. Philadelphia: Lea and Febiger; 1983

26 Porch B. Porch Index of Communicative Ability （PICA）. Palo Alto: Consulting Psychologists Press; 1981

27 Kertesz A. Western Aphasia Battery. New York: Grune & Stratton; 1982

续表

28 Beck AT, Ward CH, Mendelson M, Mock J, Erbaugh J. An inventory for measuring depression. Arch Gen Psychiatry 1961 June;4:561-571

29 Beck AT, Steer RA. Beck Depression Inventory: manual （revised edition）. NY Psychological Corporation; 1987

30 Radloff LS. The CES-D scale: a self-report depression scale for research in the general population. J Appl Psychol Meas 1977;1:385-401

31 Yesavage JA, Brink TL, Rose TL, et al. Development and validation of a geriatric depression screening scale: a preliminary report. J Psychiatr Res 1982-1983-83;17（1）:37-49

32 Hamilton M. A rating scale for depression. J Neurol Neurosurg Psychiatry 1960;23:56-62

33 Hamilton M. Development of a rating scale for primary depressive illness. Br J Soc Clin Psychol 1967;6（4）:278-296

34 Lawton MP. Assessing the competence of older people. In: Kent D, Kastenbaum R, Sherwood S, eds. Research Planning and Action for the Elderly. New York: Behavioral Publications; 1972

35 Holbrook M, Skilbeck CE. An activities index for use with stroke patients. Age Ageing 1983;12（2）:166-170

36 Epstein NB, Baldwin LM, Bishop DS. The McMaster Family Assessment Device. J Marital Fam Ther 1983;9（2）:171-180

37 Ware JE Jr, Sherbourne CD. The MOS 36-item short-form health survey （SF-36）. I. Conceptual framework and item selection. Med Care 1992;30（6）:473-483

38 Bergner M, Bobbitt RA, Carter WB, Gilson BS. The Sickness Impact Profile: development and final revision of a health status measure. Med Care 1981;19（8）:787-805

注：Instrument is available from the Health Services Research and Development Center, The Johns Hopkins School of Hygiene and Public Health, 624 North Broadway, Baltimore, MD 21205.

转载自 “Post-Stroke Rehabilitation: Assessment, Referral, and Patient Management Quick Reference Guide Number 16” and published by the US Agency for Health Care Policy and Research。

- 其他用于衡量残疾/ADL的有效评估工具包括：
  - –ADL的Katz指数

    Katz S, Ford AB, Moskowitz RW, Jackson BA, Jaffe MW. Studies of illness in the aged. The index of ADL: a standardized measure of biological and psychosocial function. JAMA 1963;185:914-919
  - –Kenny自我照料指数量表

    Schoening HA, Iversen IA. Numerical scoring of self-care status: a study of the Kenny self-care evaluation. Arch Phys Med Rehabil 1968;49（4）:221-229
  - –LORS/LAD

    Carey RG, Posavac EJ. Program evaluation of a physical medicine and rehabilitation unit: a new approach. Arch Phys Med Rehabil 1978;59（7）:330-337
  - –图片交换沟通系统（PECS）

    Harvey RF, Jellinek HM. Functional performance assessment: a program approach. Arch Phys Med Rehabil 1981;62（9）:456-460
- 评估精神状态的另一个有效工具是活动持久性评估

  Ben-Yishay Y, Diller L, Gerstman L, Haas A. The relationship between impersistence, intellectual function and outcome of rehabilitation in patients with left hemiplegia. Neurology 1968;18（9）:852-861
- 评估抑郁的工具是Zung量表

  Zung WW. A self-rating depression scale. Arch Gen Psychiatry 1965;12:63-70
- 用于测量IADL的有效工具包括：
  - –OARS ADL评估

    Duke University Center for the Study of Aging and Human Development. Multidimensional Functional Assessment: The OARS Methodology. Durham, NC: Duke University；1978
  - –功能健康状态

    Rosow I, Breslau N. A Guttman health scale for the aged. J Gerontol 1966;21（4）:556-559

15.2　残疾评定（量表）

15.2.1　Glasgow预后量表

Glasgow预后量表（GOS）提供了高度的评分者间可靠性并且已证明其在颅脑损伤的多中心临床研究中有用。

得分	结局
1	死亡
2	植物状态：无反应、无言语
3	重度残疾：因为精神或身体残疾，完全或部分地依赖他人的照料或管理
4	中度残疾：残疾，但能在日常生活活动和社区中独立生活
5	恢复良好：恢复正常生活；可能有轻微的神经或心理缺陷
来　源：Jennett B，Bond M. Assessment of outcome after severe brain damage. Lancet 1975;1（7905）:480-484	

15.2.2　残疾等级量表（DRS）

为补充GOS的不敏感方面而开发。在一个住院康复环境中，可用于中重度脑损伤的大龄青少年和成年人的测试。

这是一个8个项目的结果测试；与其他许多量表相比，得分越多，说明功能越差。该量表旨在准确衡量恢复过程中的一般变化。它广泛用于脑损伤的评估。

类别	项目	说明	得分
唤醒能力	睁眼	0= 自发睁眼	
		1= 对语言有反应	
		2= 对疼痛有反应	
		3= 无反应	
意识与动作反应	沟通能力	0= 有问有答	
		1= 困惑	
		2= 不适当	
		3= 难以理解的	

续表

类别	项目	说明	得分
		4= 无	
	运动反应	0= 遵嘱活动	
		1= 刺痛定位	
		2= 刺痛撤回	
		3= 刺痛屈肢	
		4= 刺痛伸肢	
		5= 无	
自我照顾能力	进食能力	0= 完全	
		1= 部分	
		2= 低程度	
		3= 无	
	如厕能力	0= 完全	
		1= 部分	
		2= 低程度	
		3= 无	
	洗漱能力	0= 完全	
		1= 部分	
		2= 低程度	
		3= 无	
依赖他人	功能水平	0= 完全独立	
		1= 特殊环境下独立	
		2= 轻度依赖	
		3= 中度依赖	
		4= 重度依赖	
		5= 完全依赖	
社会心理适应能力	就业能力	0= 不受限	
		1= 限定工作	
		2= 庇护工厂（不具竞争性）	

续表

类别	项目	说明	得分
		3= 无法就业	
总 DR 得分			
来　源：Rappaport et al. Disability rating scale for severe head trauma patients: coma to community. Arch Phys Med Rehabil 1982;63:118-123.			

总 DR 评分水平和残疾	
0	无
1	轻微
2 ~ 3	部分
4 ~ 6	中等
7 ~ 11	中重度
12 ~ 16	重度
17 ~ 21	极其严重
22 ~ 24	植物状态
25 ~ 29	极端植物状态

来　源：Bellon K，Jamison L，Wright J et al. J Head Trauma Rehabil 2012;27（6）:449-451.

注意：患者在 DRS 上可获得的最高分是 29 分（极端植物状态）。无残疾得 0 分。DRS 评分必须是在稳定的情况下进行，即在个体在不受麻醉或其他改变精神的药物的影响、最近无癫痫发作或从手术麻醉中恢复的情况下。与 GOS 相比，有 71% 的创伤性脑损伤患者的 DRS 改善，而 33% GOS 改善。

DRS的优点：

• 简洁（如果熟悉量表，评分时间可为30秒，否则至15分钟）
• 信度和效度测试
• 能够广泛用于从昏迷者到能在社区活动的个人
• 可以自我评估，也可通过电话评估
• 无需专业知识即可准确完成

DRS的缺点：

• “评价”困难

–需要专业知识4/5
–内容难度4/5
- 对量表中得分较低者相对不敏感（轻度创伤性脑损伤）
- 并非旨在衡量短期内的变化

15.2.3 Rankin残疾量表

Rankin残疾量表在卒中的临床测试中具有特殊的地位。然而，由于它兼顾残疾和损伤的评估，使其不够敏感。因此，它最适合需要简单评估的大型人群研究。

得分	结果
1	无残疾
2	轻度残疾：无法进行某些以前从事的活动，但可自理
3	中度残疾：需要一些帮助，但可独立行走
4	中重度残疾：在没有帮助的情况下无法行走和自理
5	严重残疾：卧床不起，大小便失禁，需要持续照护

15.2.4 改良Rankin量表（MRS）

得分	描述
0.	完全无症状
1	尽管有症状，但无明显残疾；能够完成所有日常职责和活动
2	轻度残疾：不能完成
4	中重度残疾：在没有帮助的情况下无法行走和自理
5	重度残疾：卧床不起，大小便失禁，需要持续照护
6	死亡
合计（0～6）：	
来源：Rankin J. Cerebral vascular accidents in patients over the age of 60. Scott Med J 1957;2:200-215	

15.2.5 Barthel指数

Barthel指数（BI）是10项活动的加权量表，其最大程度独立等于100分。BI得分为100的患者可以在没有照顾的情况下生存。卒中后出院的评分低于61分者，预测患者会有一定程度的依赖，出院回家无法独立生活。

BI是一个著名的残疾评估和预后量表。它已用于卒中的流行病学研究，例如Framingham研究，卒中后的一段时间内对患者进行评估，并在卒中、创伤性脑损伤和脊髓损伤的急性干预的多中心试验中用于补充损伤评估。

BI也其局限性：（1）没有语言或认知评估；（2）由于是对大多数功能的评估，给定分数的变化并不意味着不同活动的残疾程度有相同的变化。但是，BI与其他新方法比较是最著名的量表。

活动	得分
喂养	
0= 无法	
5= 需要帮助切割、涂黄油等，或需要调整饮食	
10= 独立	____
沐浴	
0= 依赖	
5= 独立（或淋浴）	____
洗漱	
0= 需要个人护理帮助	
5= 独立洗脸 / 洗头发 / 刷牙 / 剃须（提供工具）	____
穿衣服	
0= 依赖	
5= 需要帮助，但可以独立完成一半	
10= 独立（包括系纽扣、拉链、系鞋带等）	____
大便	
0= 失禁（或需要灌肠）	
5= 偶发 10= 无失禁	____
小便	
0= 尿失禁或导尿，无法独自处理	
5= 偶发 10= 无失禁	____

续表

活动	得分
如厕	
0= 依赖	
5= 需要帮助，但可以独自做点事情	
10= 独立（打开和关闭、穿衣、擦拭）	____
移动（从床到椅子，从椅子到床）	
0= 无法，无法坐姿平衡	
5= 大量帮助可坐下来（一或两个人，身体上）	
10= 少量帮助（语言或身体上）	
15= 独立	____
行动能力（在水平面上）	
0= 不能移动或 <50 码	
5= 独自坐轮椅，包括拐弯，>50 码（约等于 50 米）	
10= 在一个人的帮助（语言或身体）下行走，>50 码	
15= 独立（但可以使用任何辅助手段；例如拐杖）>50 码	____
上楼梯	
0= 无法	
5= 需要帮助（语言、身体、协助）	
10= 独立	____
合计（0～100）：____	

15.2.6 Barthel ADL指数：指南

1. 该指数可用于检测患者的日常生活活动能力，而不是检测患者可以做什么。
2. 主要目的是确定在任何帮助下的身体或语言上的独立程度，无论出于何种原因、多么轻微。
3. 需要别人提供监护说明患者不能独立。
4. 病人的表现应利用现有的最佳证据来确定。询问病人、朋友/亲戚和护士是通常的来源，但直接观察和常识也很重要。然而，不需要直接测试。

5. 通常，患者在前24～48小时的表现很重要，但偶尔需要更长的时间。
6. 中度功能障碍意味着患者需要50%以上的帮助才能完成日常生活活动。
7. 评估时允许患者使用有助于独立的辅助工具。

Mahoney FI, Barthel DW. Functional evaluation: the Barthel Index. Md State Med J. 1965; 14:61-65

15.2.7　简易精神状态评价量表（MMSE）

MMSE是最常用的认知筛查量表，但它在检测语言功能障碍和确定神经康复人群的认知残疾基础方面的敏感度有限。评分必须考虑受教育程度和年龄调整的标准。

最高得分	患者得分	
		定位
5	( )	现在的（年）（季节）（星期）（日）（月）
5	( )	我们在哪里：（州）（国家）（镇）（医院）（楼层）？
		记忆力
3	( )	说出三个物体的名字，每一个都用 1 秒钟的时间，然后让患者在你说完之后重复。每答对 1 个得 1 分。继续重复，直到病人记住这 3 个物体。数次数并记录
		注意力和计算力
5	( )	100 连续减 7。每个正确答案得 1 分。5 个回答后停止。或者正反向拼写单词
		回忆
3	( )	询问先前记住的 3 个物体名称。每个正确答案得 1 分
		语言
2	( )	命名铅笔和手表
1	( )	复述：“否，且，或但是”
3	( )	遵循三阶段命令：“右手拿起纸，将其对折，然后放在地板上”
1	( )	阅读并遵守以下内容：“闭上眼睛”

续表

最高得分	患者得分			
1	( )	写一个句子		
1	( )	临摹画图		
30	( )			
评定连续的意识水平				
机敏	嗜睡	昏睡	昏迷	
来源：Folstein MF, Folstein SE, McHugh PR. “Mini-mental state”. A practical method for grading the cognitive state of patients for the clinician. J Psychiatr Res 1975;12（3）:189-198				

15.2.8 功能独立性测定量表（FIM）

FIM评估是为了解决长期以来缺乏对残疾和康复结果的统一测量方法和数据的问题（Granger 1998）。FIM经历了一个逐步发展完善的过程，是由美国康复医学协会和美国物理医学及康复学会共同参与完成的。由一个国家工作队审查了36个已发表和未发表的功能评估量表，然后达成一致。

FIM（TM）得分介于1到7之间：FIM（TM）项目得分7被归类为“完全独立”，而得分为1则表示“完全依赖”（完成一项任务的行为少于25%）。得分6以下需要其他人监护。

FIM（TM）评估独立自我照顾、括约肌控制、移动、活动、沟通和社会认知。通过每个项目的得分相加，独立水平的总分可能从18分（最低）到126分（最高）。

在康复期间，入院和出院评分由临床医生观察患者的功能进行评分。经训练合格的随访人员通过电话版FIM（TM）可准确评估患者出院后的功能。

Guide for the uniform data set for medical rehabilitation （Adult FIM）, version 4.0 Buffalo, NY 14214: State University of New York at Buffalo; 1993

Granger CV, Hamilton BB, Keith RA, Zielezny M, Sherwin FS. Advances in functional assessment for medical rehabilitation. Top Geriatr Rehabil. 1986; 1（3）:59-74

Granger CV, Hamilton BB, Sherwin FS. Guide for the use of the uniform data set for medical rehabilitation. Uniform Data System for Medical Rehabilitation Project Office, Buffalo General Hospital, NY; 1986

Keith RA, Granger CV, Hamilton BB, Sherwin FS. The functional independence measure: a new tool for rehabilitation. In: Eisenberg MG, Grzesiak RC, ed. Advances in clinical rehabilitation. Vol. 1. New York: Springer-Verlag; 1987:6-18

15.2.9　Hachinski缺血评分

Hachinski缺血评分（HIS）是一种简单的含13个项目的临床工具，用于鉴别痴呆类型（原发变性、血管性或多发性梗死、混合类型）。得分为7或更高的患者更可能患血管性痴呆。HIS低不太可能是血管性痴呆，因为如果缺血严重到足以引起痴呆的病变，将被认为是严重到足以引起伴随的神经系统病变，得分会提高。

特征	得分
突然发作	2
逐步恶化	1
波动病程	2
夜间意识模糊	1
人格相对无变化	1
抑郁	1
躯体化主诉	1
情绪失控	1
高血压病史	1
卒中病史	2
动脉粥样硬化相关证据	1
局灶性神经系统症状	2
局灶性神经系统体征	2
总分 ____	

来　源：Hachinski V，Oveisgharan S，Romney AK，Shankle WR. Optimizing the Hachinski Ischemic Scale. Arch Neurol 2012;69（2）:169-175

15.2.10　卒中评估量表

1. DSM-IV血管性痴呆的诊断标准

　a）多种认知缺陷的发展表现为：

i.记忆受损（学习新信息或回忆以前所学信息的能力受损）

ii.下列一种或多种认知障碍：

–失语症（语言障碍）

–失用症（尽管运动功能完好，但进行运动活动的能力受损）

–失认症（尽管感官功能完好，但仍不能识别或分辨物体）

–执行功能障碍（即计划、组织、排序和抽象化）

b）A1和A2标准中的认知缺陷均会导致社会或职业功能的显著损害，并且与之前的功能水平相比显著下降。

c）局灶性神经系统症状和体征（例如深部肌腱反射亢进、伸跖肌反应、假性延髓麻痹、步态异常、四肢无力）或实验室证据表明脑血管疾病（CVD）的发生（例如累及皮质和下面的白质的多发性梗死）被判定为与疾病的病因相关。

d）这种缺陷并不只发生在谵妄的过程中。

2. NINDS-AIREN血管性痴呆的诊断标准

a）可能的血管性痴呆的临床诊断标准包括以下所有内容：

i.痴呆 是指认知能力由先前较高的功能水平出现下降，表现为记忆力减退和两个或更多的认知领域受损（方向、注意力、语言、视空间功能、执行功能、运动控制和实践），最好通过临床检查确定，并通过神经心理测试记录；缺陷应严重到足以干扰日常生活活动，并非仅由于卒中引起的身体缺陷。排除标准：意识障碍、谵妄、精神病、严重失语或严重感觉运动障碍妨碍神经心理学测试的病例。也排除本身可引起记忆和认知缺陷的全身性或其他脑部疾病（例如AD）。

ii.脑血管疾病 定义为神经系统检查中存在局灶性体征，如偏瘫、下面部面瘫、Babinski征、感觉障碍、偏盲和构音障碍与卒中一致（有或没有卒中病史）和脑影像（CT或MRI）证据不相关的CVD，其包括多个大血管梗死或单个功能区梗死（角回、丘脑、基底前脑或大脑后动脉或大脑前动脉供血区），以及多个基底神经节和白质腔，或广泛的脑室周围白质病变或其组合病变。

iii.以上两种疾病之间有确切的关系 有以下一种或多种的表现

可提示或推断：①卒中后3个月内出现痴呆；②认知功能突然恶化；或认知缺陷波动、逐步发展。

b）与可能的血管性痴呆的诊断相一致的临床特征包括以下几个方面：①早期出现步态紊乱（小步、共济失调或帕金森步态）；②步态不稳、频繁跌倒病史；③泌尿系统疾病不能解释的早期尿频、尿急和其他泌尿系统症状；④假性球麻痹；⑤性格和情绪变化、意志力丧失、抑郁、情绪失控或其他皮质下功能障碍包括精神运动迟钝和执行功能异常。

c）使血管性痴呆的诊断不确定或不太可能的特征包括：①早期出现记忆力减退和进行性恶化的记忆障碍和其他认知功能障碍，如语言（皮层感觉性失语）、运动技能（失用）和感知（失认），而脑影像缺少相应的局灶性病灶；②除认知障碍外，无局灶性神经体征；③脑部CT或MRI检查无脑血管病变。

d）可能的血管性痴呆的临床诊断（“DSM-IV血管性痴呆诊断标准”）可能在有局灶性神经体征且无证实CVD的脑影像的患者出现痴呆时做出；或没有清晰的痴呆和卒中之间的时间关系；或患者的认知损害有轻微的起病和变化过程（平稳或改善）和CVD相关的证据。

e）诊断明确的血管性痴呆的标准为：①有可能的血管性痴呆的临床标准；②从活检或尸检获得的CVD的组织病理学证据；③没有超出年龄预期的神经元纤维缠结和神经炎性斑块；④无其他能引起痴呆的临床或病理疾病。

f）为了研究目的，血管性痴呆的分类可根据临床、影像学和神经病理学特征进行亚分类或定义，如皮质性血管性痴呆、皮质下血管性痴呆、Binswanger病和丘脑痴呆。

应保留具有CVD的AD一词来分类符合可能的AD的临床标准，并有CVD相关临床或脑影像证据的患者。传统上，在流行病学研究中，这些患者被划归于血管性痴呆。迄今为止，“混合性痴呆”一词应该避免使用。

Román GC, Tatemichi TK, Erkinjuntti T, et al. Vascular dementia: diagnostic criteria for research studies. Report of the NINDS-AIREN International Workshop. Neurology. 1993; 43(2):250-260

15.3 在远程康复和神经康复相关人类表现实验室使用的量表

例如过去Adenine Stanislaus的MS研究项目。

15.3.1 功能障碍

Fugl-Meyer评估

这是一套系统的测试，基于Brunnstrom和Twitchell量表（运动恢复的个体发育概念），使用3点有序量表来量化运动恢复阶段。除了运动恢复（100分）外，对平衡（14分）、移动范围（44分）、感觉（24分）和疼痛（44分）也进行了评估（最高分为226）。检查运动协同与否。它被广泛用于研究。我们倾向于使用66分的上肢部分评估。

15.3.2 一般ADL/独立

功能独立性测定量表

一个具有18个项目的7个等级的顺序量表，目标是评估功能和独立性。大约2/3的项目针对运动功能，1/3的针对认知功能。文档包括观察和记录一个人的实际行为。大约需要15分钟即可完成。包括一个非常庞大的国家数据库，由强大的联邦支持基金资助完成（例如VA医院参与的NIDRR基金）。

Barthel指数

一种广泛应用的对10项日常活动独立性的100分评估（饮食10分、洗澡5分、洗漱5分、穿衣10分、大便10分、小便10分、如厕10分、移动15分、行走15分、爬楼梯10分），最初专门设计用于神经肌肉或肌肉骨骼疾病的患者。通常在5～10分钟内完成。

15.3.3 日常活动

日常活动记录表（MAL）

这是一个在日常生活环境中对30种不同功能任务的评估，通过在一个内容结构化的面谈问卷对“多久一次”和“感觉怎样”自我报告来对患者的表现进行打分（二者皆0～5分，以0.5分为增量），通常应用于评估前一周的表现。是由负责约束诱导运动疗法的小组开发的。大约需要30分钟即可完成。

15.3.4　目标功能表现

九柱孔测试

九柱孔测试是一种简单的测试运动协调性的计时测试，在九个孔中放置榫钉（直径9mm，长32mm）。根据放置和移除所有9个钉子所花费的时间对受试者进行评分。收集两份分数，每个手一份。耗时几分钟。

Jebsen-Taylor手功能测试

以设计的七个测试项目的计时表现来评估手功能的不同方面，如书写、模拟喂食、拿着物体、阅读时翻动卡片或页面等常见的活动。用于评估每个功能的维度是完成每个任务所花费的时间长度。双手测试在10～15分钟内完成。

Wolf运动功能测试

这是一项基于实验室的侧重于手臂功能的测试，涉及15个计时测量和2种基于力量的测量，在复杂性上从单个关节测试到整只手臂递进。对于15个计时测试，一个与运动质量相关的排序分数也会被用于评分。所有都是目标导向的，有几项是功能性的（例如将罐头举到嘴边）。大概可以在30分钟完成。

15.4　神经心理学评估与精神状态障碍的鉴别诊断

认知功能	遗忘（1）	痴呆（2）	意识模糊（3）	失语（4）	注意涣散（5）
注意力	正常	正常	受损	正常	受损
记忆力	受损	受损	受损	口语受损，非口语正常	可变性受损
智力	正常	受损	正常	正常	正常
语言	正常	早期正常，后期受损	正常	受损	受损
视空间	正常	受损	受损	正常	正常
执行力	正常	受损	受损	正常	正常

注：

注意力：注意力测试部分，例如数字广度测试或心算，可以使用Wechsler成人智力量表修订版中的分测试量表。

记忆力： 短期记忆被视为“工作记忆”，其中有有意识的心理过程参与，它类似于即刻记忆或初级记忆。“记忆力测试”包括口头记忆任务，例如单词列表学习（选择性提醒测试）、数字广度（系列数字学习）、段落保持（Wechsler记忆量表）和配对的联想学习（Wechsler记忆量表），以及非语言、新视空间学习，例如复杂的图片回忆（Rey-Osterrieth复杂图片），或学习简单的几何设计（Wechsler记忆量表）。

智力： 通常用Wechsler成人智力量表修订版测试。

语言： 核心语言功能是通过任何失语测试量表中视觉命名、听觉理解、句子重复和语言流畅性测试来测量的。

视空间： 视觉感知、视空间推理或判断。

执行力： 诸如抽象、解决复杂问题、推理、构建概念和通过利用反馈指导行为等功能（代表额叶功能）。

鉴别诊断

1. 失忆　痴呆、急性意识模糊状态、精神疾病、心因性健忘
2. 痴呆　智力低下、急性意识模糊状态、精神疾病（抑郁）
3. 意识模糊　痴呆
4. 失语　主要失语综合征

失语亚型	流利度	理解	重复
命名性	正常	正常	正常
传导性	正常	正常	受损
Broca 失语	受损	正常	受损
皮质运动性	受损	正常	正常
Wernicke 失语	正常	受损	受损
皮层感觉性	正常	受损	正常
完全性失语	受损	受损	受损
混合皮质性	受损	受损	正常

5. 注意涣散　失忆和痴呆的早期，神经行为紊乱（注意力不集中、失

眠、精力丧失和易怒）

15.5　Karnofsky 量表（肿瘤疾病残疾分级）

功能状态	得分（%）
正常：无主诉，无疾病证据	100
能够进行正常活动，仅有轻微症状	90
需努力进行正常活动；有一些疾病引起的中度症状	80
可自理，但无法进行正常活动	70
基本可自理，但偶尔需要帮助	60
需要大量帮助来进行日常生活活动；经常需要医疗护理	50
残疾：需要特殊帮助和照顾	40
严重残疾：住院，但并未濒临死亡	30
重病：需要积极的支持治疗	20
垂死状态：受到死亡威胁或濒临死亡	10
来源：Karnofsky DA，Abelmann WH，Craver LF，et al. The use of the nitrogen mustards in the palliative treatment of carcinoma：with particular reference to bronchogenic carcinoma. Cancer 1948;1:634-656	

索引

C

D

E

F

G

H

J

K

L

M

N

O

P

Q

R

S

T

U

V

W

Y

Z